COVID-19 AU SÉNÉGAL

Communications, engagements communautaires et jeux d'acteurs

Amadou NDIAYE

COVID-19 AU SÉNÉGAL

Communications, engagements communautaires et jeux d'acteurs

Sénégal
L'Harmattan

Du même auteur chez L'Harmattan

Pastoralisme, résilience et développement. Des forages à la Grande muraille verte, 2018
Système d'innovation agricole. Guide stratégique et pratique de conseil agricole, 2018
Paradigmes du développement. Quels systèmes et approches pour l'Afrique ? 2016
Baaba Maal et le Fouta, 2015
L'agriculture sénégalaise de 1958 à 2012, 2013

10 VDN, Sicap Amitié 3, Lotissement Cité Police, DAKAR

http://www.harmattansenegal.com
senharmattan@gmail.com
senlibrairie@gmail.com

ISBN : 978-2-336-50779-8
EAN : 9782336507798

DÉDICACES

Je dédie ce travail à :

- Mon père Ousmane Ndiaye (In memorium)
- Ma Mère Mame Ngoné Soh, femme de foi et de culture qui, dès ma tendre enfance, me raconta le mirage du prophète Mouhamad (PSL) et les récits historiques des prophètes (Noé, Youssouf et Moussa), du guide cheikh Ahmadou Tidiane Chérif ainsi que de l'Almamy Samoury Touré et de la princesse Yacine Boubou. *Je n'ai pas oublié.*
- Madame Ndiaye Mariam Bocar Talla, Lumière divine, Fleur dans mon cœur.
- Mes enfants et mes très chers nièces et neveux
- Mes frères et sœurs
- Ma famille.

Ce travail est dédié à :

- **Mon neveu Aba Ly**, parti au seuil de l'adolescence, emportant sa joie de vivre
- **Ma nièce Dieyna Talla**, partie à la fleur de l'âge, emportant son rayon lumineux
- Mes frères Bassirou Ndiaye et Amadou Silèye Ndiaye
- Mon oncle Abdou PAM

Je dédie ce travail à toutes les victimes de la COVID-19 particulièrement à :

- **Mon oncle Seydou Ba**, Inspecteur d'enseignement, toi qui m'as offert mon premier livre de lecture « *Pour parler français (CLAD) :* Classe de CP » et a bercé mon enfance de débats intellectuels au clair de lune
- **Mon grand Abdourahmane Faye**, Agronome formateur et premier président de FARSEN.

AVANT-PROPOS

L'épidémie de la covid-19 a été une période douloureuse pour de nombreuses familles et communautés dans le monde à plusieurs égards. Au Sénégal, les conditions socioéconomiques et l'insécurité alimentaire ont été déterminantes dans la réaction des populations face aux mesures de gestion de la crise. De nombreuses personnes ont vécu des moments intenses d'angoisse et de stress, malgré les solidarités du « *réseau familial* » et du « *tissu communautaire* ».

Ce n'est pas la peine d'insister sur la douleur de ces valeureux chefs de famille qui se sont rués, presqu'éhontément, et ont vidé les rayons de denrées alimentaires des hypermarchés lors des manifestations de « *résistance* ». Cette douleur s'est fortement intensifiée pour certaines personnes à qui on a refusé, dans l'ignorance optimale des valeurs de la vie et de la mort, la dignité de la mort et des rituelles funéraires de leurs proches. « *Nous autres, civilisations, nous savons maintenant que nous sommes mortelles* », avertissait Paul VALÉRY (1919).

Pour éviter toute inversion de valeurs, certains se sont montrés agressifs pour accéder, toucher et récupérer leurs malades et/ou leurs morts. Ils ont refusé de se soumettre et ont résisté pour ne pas rendre leur condamnation définitive face à « *d'imperceptibles impolitesses* » au sens de Jean GIRAUDOUX[1]. Ou bien ont-ils simplement fait prévaloir que « *L'émotion est au-dessus du droit* » de Christophe KASTANER (2020).

La technostructure de gestion de la crise de Covid- 19, a -t-elle assez pris en compte la douleur liée à la « *dé-civilisation* » de la sacralité des rituels de fin de vie ? Les chefs politiques auraient- il ignoré François MAURIAC (1967) « *Sans doute faut-il incriminer d'abord les institutions qui, d'avance, détruisent les chefs.* » ? Aujourd'hui, on peut

---

[1] Ce dernier, en 1935, écrivait dans « la guerre des trois n'aura pas lieu » : « *Les nations, comme les hommes, meurent d'imperceptibles impolitesses. C'est à leur façon d'éternuer ou d'éculer leurs talons que se reconnaissent les peuples condamnés.* ».

se poser la question du rôle des mesures de gestion dans le déclin du régime de l'époque.

Au-delà des sentiments de culpabilité et de responsabilité, la page de la crise sanitaire est-elle tournée ? L'inventaire civilisationnel est-il déjà fait ? S'est-on penché sérieusement sur ce qui s'est passé dans toutes les dimensions ? A -t- on fini de rendre un hommage aux morts et aux divers acteurs ? A-t-on procédé à un travail scientifique de capitalisation ou se remet -on au « *jugement empirique de l'histoire* » ? Je ne sais pas. Alors trêve de philosophie !

Cet ouvrage s'est construit comme un mémoire de la communication analysée pendant la crise sanitaire de la Covid-19. Sa production a eu pour socle une revue de la presse en ligne et des commentaires des lecteurs. En effet, pendant la durée de l'épidémie, le confinement a donné assez de temps aux Sénégalais de diverses expertises. Ces experts ont produit des contributions dans les journaux (presse écrite et/ou ligne) ou posté des commentaires anonymes après une publication d'un article en ligne. Il y'a un nombre incalculable de productions contributives que ce travail n'a pu recueillir. Parmi celles, très nombreuses, qui ont été recueillies, une sélection s'est imposée pour avoir une production raisonnable même si « *il n'y a pas une tête lucide en termes de choix* » comme disait cheikh Hamidou Kane (1971). Ainsi, de nombreux auteurs et acteurs qui ont fait preuve d'engagement communautaire, pourraient sentir une déception de ne pas retrouver leur contribution dans ce document. Je m'en excuse et espère que d'autres personnes complèteront ce travail qui est loin, vraiment, très loin d'être exhaustif.

Pour ceux qui verront leurs contributions citées et analysées, ils pourraient noter que l'orientation interdisciplinaire de l'auteur ne correspond ou ne valorise pas suffisamment leur angle d'attaque disciplinaire. Ce qui peut entrainer une frustration. Qui disait qu'on ne cite pas ses contemporains ? Qu'ils sachent que leurs contributions ont été sélectionnées parmi des milliers d'autres de par l'importance, à elles accordée ; les inscrivant dès lors en lettre d'or dans l'orientation scientifique retenue.

Au-delà, cet ouvrage rend hommage à tous les acteurs et auteurs qui ont apporté leurs contributions volontaires et expertes à la gestion de la crise sanitaire. La plus grande partie sont des anonymes. Certains sont plus ou moins connus alors que d'autres sont très bien connus et reconnus. A ce stade, il est important de nommer deux disparus, avant la publication de cet ouvrage. Il s'agit des deux socio-anthropologues feus *Abdou Ndao* et le Pr Cheikh Ibrahima Niang. Les témoignages sur le premier concordent sur sa rigueur scientifique.

Pour le second, voilà l'hommage que nous avions posté dans un groupe professionnel « *Innaa lillahi, wa innaa ileyhi rajjiouun. Que le seigneur l'accueille dans son paradis éternel. Un grand Monsieur de l'anthropologie. Il m'a enseigné l'anthropologie de l'environnement à l'Institut des Sciences de l'Environnement (ISE) où il était considéré, d'emblée, comme adepte des méthodes quantitatives. Lors d'une séance, il a posé une question sur les logiciels quantitatifs. J'avais cité le SPSS que le Pr Ly de L'EISMV m'avait appris à manipuler légèrement. A cette époque (fin des années 1990), ce logiciel était connu par très peu de personnes au Sénégal.*

Ainsi, il m'a invité à participer (en tant que superviseur d'enquêteurs) à une étude anthropologique qu'il menait sur les IST et le SIDA. Nous avons fait le tour du Sénégal. J'ai beaucoup appris de l'anthropologie de la santé et, surtout acquis de compétences en méthodes qualitatives. Il m'a appris comment on discute avec des taximen de nuit. Il m'a appris comment pénétrer un milieu hostile, recueillir objectivement des données et surtout ne pas juger les gens qui exercent des métiers comme le travail de sexe. Bref, il m'a appris la « rupture avec les sens commun » et la « lutte contre le sociocentrisme », deux vigilances très chères aux sciences sociales. J'ai fondamentalement appris que Pr Niang combinait, allègrement, approche quantitative et approche qualitative.

Côté jardin ; une nuit, on prenait de l'air sur la corniche de St-Louis, nous discutions librement quand j'ai découvert qu'il était membre fondateur de And Jef/MRDN. Les anciens connaissent ce pan de l'histoire. Il entonna l'international, ce chant de ralliement de la gauche. J'ai repris et nous chantâmes ensemble.

Un homme modeste, philosophe, environnementaliste et spécialiste de l'anthropologie de la santé qui a participé à de nombreux comités pour la lutte contre les épidémies émergentes. Il a été de l'équipe d'Ebola dans le continent. Récemment lors de la Covid-19, il était aussi du comité national de gestion. Ses contributions scientifiques sont nombreuses. Elles portent sur les risques sanitaires, les crises sanitaires et les approches de santé communautaire.

Que le Seigneur accorde le pardon et rétribue ce grand Monsieur »

En plus de ces deux disparus, cet ouvrage cite et rend hommage à de nombreuses personnalités qui ont fait preuve de professionnalisme dans leur domaine. D'abord, commençons par les acteurs qui ont choisi de développer des entreprises privées : les patrons de presse (écrite, audiovisuelle et en ligne), de laboratoires d'analyses biologiques, de centres d'imagerie médicale et de cliniques médicales. Leur flair et expertise ne sont plus à démontrer, si l'on observe le dynamisme de leurs secteurs respectifs. Ils sont nombreux à faire preuve d'engagement dans la gestion de la crise.

Ensuite, les acteurs politiques, les guides religieux et les défenseurs des droits de l'homme ont été largement cités pour leur engagement pendant la crise. Ces hommes ont toujours pu trouver le juste milieu dans la cogestion des crises sociopolitiques malgré les conflits liés à la conquête et à la gestion des pouvoirs. Ils ont toujours su faire preuve de responsabilité pour que règnent la paix civile et que soit préservée la sûreté de l'État. Nous devons préserver cela.

Puis, nos chercheurs et enseignants chercheurs, plus présents dans le secteur public, ont naturellement mis à contribution leur expertise à la gestion de la crise. Certains, membres du dispositif officiel ou non, se sont mis au service de la communauté. Il s'agit de mathématiciens, de philosophes, de communicants, d'économistes, de sociologues, d'ingénieurs de divers génies, etc. Ils ont senti le besoin d'agir et de communiquer directement avec la population pour apporter des évidences de leurs spécialités.

Il s'agit aussi des membres du corps médical qui ont su faire preuve de vigilance et ont émis des alertes à chaque fois que de besoin. Généralistes et spécialistes (infectiologues, gynécologues, pédiatres, microbiologistes, radiologues, parasitologues, cardiologues, pneumologues, etc.), ils sont nombreux à avoir fait preuve d'engagement communautaire en communicant directement avec les populations, accompagnant ainsi les spécialistes de santé publique.

Last, but not the least, rendons hommage aux journalistes et professionnels de la communication qui étaient sur le terrain et ont produit ces nombreux articles sans lesquels, cet ouvrage n'aura pas lieu. Néanmoins, la palme d'or revient à ces anonymes doués d'intelligence qui ont posté, spontanément et parfois narquoisement, des commentaires et contributions d'experts suite à des articles de presse en ligne. Ces commentaires et contributions ont été le soubassement de l'approche interdisciplinaire adoptée.

Toutes ces formes expertes ou non d'engagement communautaire, spontané ou non, volontaire ou pas, peuvent être mieux explorées et capitalisées. Même si, l'on consent que tous les acteurs et auteurs n'ont pas la même préparation pour saisir la délicatesse de la communication de crise et la même disposition à l'exercice. Nous pouvons apprendre des actions, réactions et interactions systémiques pour améliorer et mieux intégrer nos approches de gestion de crise de ce genre. Pour ce faire, il est important de construire progressivement des compétences en analyse interdisciplinaire et transdisciplinaire.

Mais pour servir de sources d'apprentissage, il faut dire que ce travail a été possible grâce à la qualité du service internet qui a permis d'interconnecter les gens en cette période de confinement et de recueillir les articles et contributions nécessaires à la rédaction de cet ouvrage. Pour avoir utilisé la fibre optique, nous rendons hommage à la SONATEL pour la qualité de service mais aussi aux autres fournisseurs (EXPRESSO et YASS ex Free) pour la qualité de l'internet mobile. Ces services ont permis de rendre disponibles les plateformes de réunions virtuelles dont nous avons aussi largement fait usage pendant la crise.

Il serait incomplet de terminer cette série d'hommage sans citer deux processus qui ont, tacitement, incité et encouragé ce travail. Le premier processus est en rapport avec les activités de l'observatoire national des sciences, des technologies et de l'innovation pour la riposte contre la

COVID-19 (OCOVID19) mise en place par la Direction Générale de la Recherche et de l'Innovation (DGRI) du Ministère de l'Enseignement Supérieur, de la Recherche et de l'innovation (MESRI). En partenariat avec l'Université Numérique Cheikh Hamidou Kane (ex UVS), il a été organisé un minimum de 16 panels numériques, permettant ainsi à plusieurs spécialistes d'apporter leur contribution. La production de cet ouvrage s'est, quelque part, inspirée de certaines de ces contributions. Nous rendons hommage au Directeur Général (Pr Gaye) de l'époque et à son équipe. Au- delà, le processus mis en place fait apparaitre des éléments d'opérationnalisation de la mission de service à la communauté des universités sénégalaises. Sa capitalisation serait d'un apport fondamental pour la troisième mission des universités.

Le deuxième processus est celui mis en place par le comité d'initiative de la mise en place du Réseau Sénégalais des Think Tanks (SENRTT). À l'époque, ce comité a organisé de nombreuses rencontres, physiques et virtuelles sur le COVID-19 qui ont permis de partager des idées divergentes mais complémentaires. Les échanges qui ont souvent ignorés respectueusement les dimensions médico-sanitaires de la crise, nous ont convaincu de l'importance de l'orientation interdisciplinaire de ce travail. Les coordonnateurs (Drs Ba et Guèye) et les membres du comité d'initiative sont, quelque part, des inspirateurs de ce travail.

Malgré toutes ces inspirations et incitations, ce travail n'est ni exhaustif ni parfait. Surtout, il ne tente aucune évaluation des compétences disciplinaires des auteurs et acteurs dans l'exercice professionnel de leurs spécialités. Donc, il ne faut pas prendre cet ouvrage pour ce qu'il n'est pas. Il peut, à la limite, prétendre être un mémoire de presse utile ou un document de travail pour ceux qui s'intéressent à la gestion du risque et de la crise de COVID-19.

Les chercheurs, enseignants, étudiants et autres spécialistes de gestion politique et technique des risques et crises sanitaires ou non, pourraient trouver des éléments utiles à l'exercice de leurs professions respectives et/ou à l'amélioration des interactions multidisciplinaires pendant une période spécifique. Voilà la raison d'être de cet ouvrage.

Bonne lecture.

INTRODUCTION

La fin du 20e siècle est marquée par l'installation des affections chroniques (*cancer, cardio-vasculaires, infections respiratoires, HIV-SIDA, etc.)* et accidentelles (*traumatismes, affections diarrhéiques).* Le début du 21e siècle est marqué par l'émergence d'infections notamment virales (SRAS-, Ebola, Covid-19). Il est largement admis que les changements climatiques, l'expansion des agglomérations et activités anthropiques et la dégradation des écosystèmes sont des facteurs qui entraînent le contact plus ou moins important entre les humains et les réservoirs (animaux sauvages porteurs sains) de virus. Ainsi, la question n'est pas tant de savoir « si » de prochaines épidémies ou pandémies vont se produire, mais bien plutôt « quand ??? ». La gestion du risque épidémique et de futures crises sanitaires devient une préoccupation mondiale. C'est dans ce cadre que l'Organisation mondiale de la Santé a forgé le concept de « maladie X » : une maladie inconnue, capable de causer une pandémie.

La « Maladie X » ne représente pas une maladie spécifique, mais une maladie infectieuse causée par un agent pathogène inconnu qui pourrait conduire à une pandémie mondiale. Les experts de divers pays estiment généralement qu'en raison de facteurs tels que l'accélération du changement climatique mondial, l'étendue croissante des activités humaines et la transmission fréquente d'agents pathogènes entre espèces, le risque d'une pandémie mondiale causée par la « maladie X » demeure.

L'expérience récente montre trois grandes familles de virus non sexuellement transmissibles qui ont émergé au cours de ces dernières décennies, ont présenté les plus grands risques infectieux pour l'humanité. Il s'agit de la famille de Filoviridae (Ebola, Marburg…), de la famille des Coronaviridae (SARS-CoV-1 et SARS-CoV-2, MERS…) et de la famille des Henipavirus (virus Nipah, virus de Hendra…). Au-delà de la dimension étiologique, la question de la gestion de la « maladie X » se pose. Comment gérer les risques de la « maladie X » et les crises sociopolitiques et médico-sanitaires associées ? Surement, la capitalisation des expériences nationales et internationales de gestion des risques et crises sanitaires devrait jouer un rôle important.

Ce travail apporte une contribution dans la capitalisation, à travers la communication officielle et l'engagement des acteurs, de l'expérience de gestion de la Covid-19 au Sénégal. Il n'est pas une capitalisation de la gestion mais offre des éléments de capitalisation. Sa méthodologie est fondée sur le recueil d'informations parues dans la presse (surtout en ligne) pendant la période de crise. Ainsi, il tente de se saisir indirectement et partiellement de la gestion du risque et de la crise de Covid-19 au Sénégal, à travers la communication officielle et l'engagement des acteurs. Il faut reconnaitre d'emblée que la gestion de la Covid-19 a fait l'objet d'une communication sans précédent profitant de l'ère du numérique et de réseaux sociaux. La communication devient à la limite sauvage avec des contenus aussi divers qu'il y a des acteurs qui peuvent intervenir. La sélection des informations pertinentes pour saisir la gestion et les influences est une difficulté majeure ainsi que l'analyse d'ailleurs. Le modèle d'analyse s'inspire du système d'acteurs de Crozier[2] et s'articule autour de trois axes communicationnels (Communication officielle, Engagement communautaire et Réactions des populations) centrés sur les conflits de gestion. La communication peut être considéré comme l'établissement d'une relation entre hommes (individus ou groupes d'individus) pour faciliter l'action collective. Alors ces acteurs (officiels, volontaires et populations) sont motivés pour communiquer que si c'est un moyen pour agir. Par ailleurs, qu'il soit latent ou manifeste, le conflit est corollaire de toute relation humaine. Il est un facteur de changement positif ou négatif et un signal d'alarme qui dévoile les intérêts.

Ce travail fait ainsi une lecture empirique du contenu de la communication médiatique et une analyse basée sur un modèle d'interaction (communication officielle, engagement communautaire, réactions des populations) permettant de saisir des conflits. Les limites des outils d'analyse sont assumées vu la nature de ce travail même si elle peut être préliminaire à un autre plus scientifique.

Le rapport est articulé autour de deux (2) parties centrées respectivement sur le sociopolitique et le médico-sanitaire, précédées d'une partie préliminaire. Cette dernière qui porte sur le cadrage de l'étude fait un rappel théorique sur le risque (concept, caractéristiques et facteurs) en Chapitre 1, la gestion du risque (fondamentaux et modalités de gestion) en chapitre 2, avant de faire focus, au chapitre 3,

[2] Michel CROZIER et Erhard FRIEDBERG, *L'Acteur et le système. Les contraintes de l'Action collective*, Paris, Seuil, col. Points-Essais, 1992, 500 pages.

sur les concepts opératoires de l'étude (engagement communautaire, communication de risque et leurs interactions).

La partie 1 porte sur la dimension sociopolitique de la crise. Il présente d'abord au chapitre 4, la communication officielle sur la gestion sociopolitique de la crise (phases de gestion sociopolitique de la crise, appui à l'opérationnalisation des mesures de gestion), ensuite au chapitre 5, les réactions et engagements sociocommunautaires (populations, leaders de communautés religieuses, leaders politiques et organisation de société civile) et, enfin au chapitre 6, l'engagement des spécialistes de sciences sociales (communicants, socio-anthropologues et philosophes).

La partie II traite de la dimension médico-sanitaire de la crise. Le chapitre 7 présente la communication officielle de la gestion médico-sanitaire de la crise, le chapitre 8 est centré sur l'engagement des membres du corps médical alors que le chapitre 9 aborde l'engagement d'autres spécialistes (Statisticiens et Mathématiciens, technologues/ inventeurs et communicants).

Pour chacune de ces deux parties, le jeu des acteurs est appréhendé à travers le paradigme interactionniste et systémique, d'une part, ainsi que d'autre part, le paradigme déterministe.

PARTIE I

CADRE THÉORIQUE ET OPÉRATOIRE

Au début du 21e siècle, l'émergence d'infections épidémiques virales (SRAS, Ebola, Covid-19) de type zoonotique apparait comme une tendance plus ou moins constante. « La communauté internationale est très préoccupée par ces maladies virales capables de causer une pandémie. Ainsi, la gestion de risques d'épidémie d'ampleur ou de pandémies est une préoccupation de l'Organisation mondiale de la Santé qui a forgé le concept de « maladie X ». Mais ces épidémies et pandémies entrainent des crises sanitaires dont la gestion apparait de plus en plus complexe à l'ère du numérique et de réseaux sociaux. La gestion du risque sanitaire de la Covid-19 a fait l'objet d'une communication sans précédent. Comment saisir cette gestion à partir de la communication qui en était faite ?

Le traitement des activités de communication à l'ère du numérique et de réseaux sociaux permet de saisir la communication de risque et/ou de crise des autorités, les réactions des communautés et l'engagement communautaire des acteurs.

Cette partie préliminaire présente le cadre théorique et opératoire de l'étude en trois chapitres. Le Chapitre 1 théorise le risque et présente ses typologies, ses facteurs déterminants et son appropriation.

Le chapitre 2, portant sur la gestion des risques, aborde les fondamentaux de gestion avant de présenter les deux modalités de gestion des risques à savoir la gestion communautaire et l'ingénierie de gestion du risque. Le Chapitre 3 présente les concepts opératoires de l'étude à savoir l'engagement communautaire, la communication du risque ainsi que les relations entre les deux.

CHAPITRE 1

RISQUE, CARACTÉRISTIQUES ET FACTEURS

La notion de risque est largement répandue avec plusieurs appréhensions selon les utilisateurs. Parmi celles-ci, une appréhension scientifique fait appel à des notions de base pour bien clarifier le concept. Au-delà des notions de base, la saisine du concept est complétée par des typologies et l'appropriation du risque.

1.1 RISQUE ET CONCEPTS ASSOCIÉS

L'appréhension du risque part des notions d'aléa dangereux, s'appréhende à travers l'exposition et la vulnérabilité. Elle diffère des notions de catastrophe et de crise.

– Aléa et Danger

Dans le monde, de nombreux aléas peuvent survenir sans qu'ils ne soient des dangers pour une communauté humaine bien déterminée. Par exemple, l'apparition ou la disparition d'une espèce (animale ou végétale) constituent des aléas qui se produisent souvent dans le monde. Ces aléas peuvent affecter (positivement ou négativement) ou non la vie d'une communauté ou de l'humanité tout entière. Si elle affecte négativement la vie, elle apparait alors comme un danger. Ainsi, un aléa peut être un danger ou non. C'est la présence de germe de dangerosité pour l'homme qui détermine le danger.

L'aléa dangereux peut être une substance, un micro-organisme, une activité humaine ou une condition particulière pouvant causer des pertes en vies humaines, des blessures ou d'autres effets sur la santé, des dommages aux biens, des pertes de moyens de subsistance et des services, des perturbations socioéconomiques, ou des dommages à l'environnement (GIEC, 2012). Il peut partir de niveau macroscopique (*phénomène physique qui est une capacité de perturber le fonctionnement normal d'un écosystème ou d'une activité anthropique*) ou de niveau microscopique (*agent physique, biologique ou une substance qui a le potentiel de causer un effet néfaste avéré sur la santé*).

L'aléa dangereux est généralement caractérisé :

- Par son intensité (importance du phénomène en rapport avec les pertes qu'il peut engendrer),
- Sa couverture géographique (étendue de son action)
- Et sa durée (sévérité de son action).

– Risque

Les aléas dangereux ne constituent un risque qu'au moment où il y a une probabilité d'affecter et de créer un préjudice (type, étendus, etc.) sur une communauté humaine. La notion de risque découle ainsi de la mise en relation entre la probabilité de survenue d'un aléa et l'ampleur de ses conséquences éventuelles[3]. Ainsi, le risque est défini par la probabilité de survenue d'un événement et par l'ampleur de ses conséquences. Le risque peut être également défini comme la combinaison de la probabilité d'un événement néfaste et de la perte occasionnée par cet événement.

Dans le domaine médical, un risque peut être lié à la contamination par un virus, une bactérie ou un parasite (aléa dangereux). Mais, l'aléa dangereux ne suffit pas pour saisir la notion de risque. Il faut aussi prendre en compte la probabilité de sa survenue et la gravité du résultat (type de préjudice, nombre de personnes touchées, etc.).

C'est ainsi que la notion de risque fait appel à la notion d'Exposition et de Vulnérabilité.

Exposition : L'exposition est en relation avec l'événement à risque qui évoque l'incident susceptible de venir perturber le bon déroulement d'un processus et dont la survenance conduira à la réalisation du risque. L'ampleur, la durée, la fréquence de l'exposition d'un événement sont caractéristiques pour chaque risque.

Vulnérabilité : La vulnérabilité recouvre la sensibilité ou la susceptibilité d'être atteint et le manque de capacité à réagir et à s'adapter. Elle détermine aussi le degré auquel un système est affecté ou modifié de manière négative ou bénéfique. La vulnérabilité dépend des caractéristiques du système exposé et contribue fortement à

---

[3] Baux Jean-François : 1997, l'environnement ; Nathan, Paris.

l'impact du risque ou la perte (financière ou non financière) résultant de la réalisation du risque.

Ainsi la notion de risque est en rapport avec l'aléa (Hazard), l'exposition et la vulnérabilité.

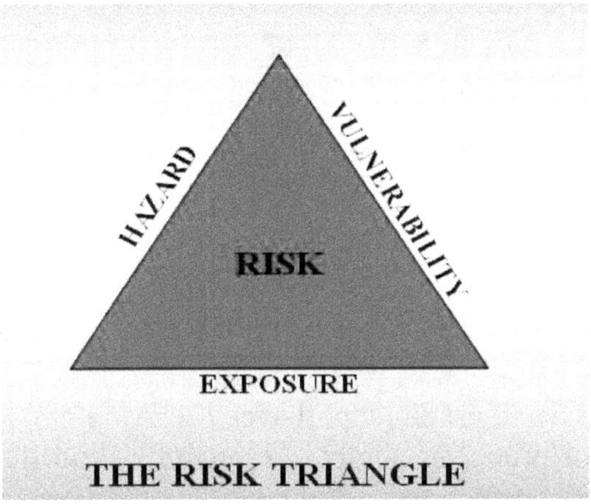

Figure 1 : Triangle du risque (Diack, 2017*)*

– Catastrophe et crise

Le terme "**Catastrophe**" est souvent utilisé lorsqu'on se réfère à l'occurrence des risques naturels (tremblements de terre, ouragans ou inondations) ou accidentels ayant, d'une part des conséquences immédiates sur les écosystèmes, les infrastructures et habitats, les appareils de valeurs ainsi que, d'autre part, des conséquences médiates sur le fonctionnement des communautés. Lorsque ces conséquences médiates sont plus ou moins durables et affectent le fonctionnement normal de la société, on parle de crise.

Justement, le terme « **Crise** » est souvent utilisé lors de l'occurrence d'un perturbant plus ou moins durable à l'organisation et le fonctionnement d'une communauté humaine En général, l'occurrence d'un risque d'ampleur (inondation, sècheresse, épidémie, dévaluation, etc.) peut aboutit à des crises (agricole, alimentaire, sanitaire, financière, économique, etc.).

Attention : on peut avoir une maladie infectieuse très contagieuse sans avoir une épidémie. On peut aussi avoir une épidémie sans crise sanitaire. C'est le cas des grippes annuelles. La covid-19 a été une épidémie et une crise en 2020 au Sénégal car ayant entrainé une perturbation du fonctionnement de la société sénégalaise.

1.2 TYPOLOGIES, DÉTERMINANTS ET APPROPRIATIONS DU RISQUE

Pour une meilleure gestion du risque, il a été procédé à des typologies qui sont en rapport avec le domaine (santé, alimentaire, agricole, finance, etc.), la nouveauté (connus ou émergents), l'évaluation, la maîtrise, la réversibilité. Ces typologies sont en rapport avec l'appropriation.

1.2.1 Typologies

Il peut être distingué d'une part, plusieurs types de risque et d'autre part, plusieurs types de facteurs.

a. Typologie du risque

La typologie du risque permet de distinguer trois (3) types : le risque extensif, le risque intensif, le risque résiduel.

– **Le risque extensif** est en rapport avec *l'accumulation (chronique) des dommages* qui prend en compte la généralisation du danger par répétition ou persistance, l'exposition des populations dispersées et l'intensité faible ou moyenne ;

– **Le risque intensif** est en rapport avec la furtivité (aiguë) du dommage qui prend en compte l'effet de surprise, la concentration de personnes et des activités économiques et enfin l'intensité de l'événement :

– **Le risque résiduel** est en rapport avec la durabilité des effets de l'aléa (malgré sa disparition) ou sa réplicabilité (malgré les mesures de réduction). Il implique d'une part un besoin de développer et de soutenir l'efficacité des capacités des services d'urgence, de préparation, d'intervention et de récupération ainsi que, d'autre part, des politiques socio-économiques tels que les filets de sécurité et les mécanismes de transfert de risque.

b. Typologie des facteurs de risque

Les facteurs de risques peuvent être classés en quatre types :

– **Facteur de risque 1 : *Environnement et ressources naturelles***

Les aspects inclus dans le Facteur de Risque 1 comprennent les conditions environnementales telles que la qualité de l'air et de l'eau, les zones forestières et les niveaux de conservation, de même que les ressources naturelles du pays et ses capacités pour gérer durablement ses écosystèmes. Avec la destruction des écosystèmes par les changements climatiques et l'extension des habitats et activités humaines, le risque d'épidémies zoonotiques devient de plus en plus important

– **Facteur de risque 2 :** ***conditions socioéconomiques et moyens d'existence***

Les éléments inclus dans le Facteur de Risque 2 comprennent les conditions et les capacités en termes de santé, éducation, pauvreté, emploi et égalité des genres. L'envahissement de zone vierge par développement des activités de lutte contre la pauvreté et d'accaparement de richesses augmente le risque d'épidémie.

– **Facteur de risque 3 :** ***utilisation des sols et environnement bâti***

Le facteur de Risque 3 prend en compte des éléments comme les infrastructures, les codes et normes de construction, les pratiques de réhabilitation et de reconstruction, les plans de développement et les mécanismes de suivi. Pour ce facteur, l'analyse fait une distinction importante entre les zones rurales et urbaines.

Il est considéré que l'interaction des déterminants biologiques, environnementaux, sociaux et habitudes entraine une augmentation d'occurrence des risques d'épidémie, notamment zoonotique.

– **Facteur de risque 4 :** ***Gouvernance***

Les éléments pris en compte pour le Facteur de Risque 4 sont principalement liés à la démocratie, à l'efficacité du gouvernement et à l'État de Droit. Dans la gouvernance des risques sanitaires, les déterminants liés au système de santé sont à considérer fortement, car ils augmentent la vulnérabilité communautaire. En général deux types de facteurs sont à considérer.

Le premier type concerne les déterminants liés au système de santé et en rapport avec le Règlement Sanitaire International (RSI- 2005) :

- Législation, coordination, zoonose
- Sécurité alimentaire, laboratoire et surveillance
- Ressources humaines, préparation et réponse
- Communication, point d'entrée
- Événement chimique et radiation nucléaire

Le second type concerne la préparation des systèmes de santé à faire face aux urgences :

- Performance des systèmes de santé : Accès, qualité, demande, résilience
- Préparation aux urgences : Score évaluation externe conjointe

Remarque : La gouvernance du système de santé est aussi un élément déterminant dans la gestion des crises sanitaires.

1.2.2 Appropriations du risque

L'appropriation du risque dépend de la perception des acteurs et de son acceptabilité.

- **Perception du Risque**

Le risque est une question centrale pour la politique dans divers domaines tels que l'agriculture, la santé, l'environnement, la technologie, les finances, la sécurité alimentaire et la sécurité de manière générale. Un risque est en relation avec :

- La croyance et la déclaration de son existence
- Son identification sûre et certaine
- La circonstance de son acceptation ou rejet
- Sa perception et son interprétation par différentes personnes et communautés,
- Et sa gestion.

Ainsi, le risque peut être saisi en termes de processus. Le processus devant faire l'objet de discussion est généralement appelé « perception du risque ». Cependant, la « perception » implique souvent qu'il y a quelque chose quelque part à percevoir. Il peut être individuel et/ou collectif ou social. Il implique en général non seulement des dommages élevés en moyens et ressources (biens et services), en état de santé humaine et environnementale et en valeurs individuelles et sociales.

- **Acceptabilité du risque**

Qu'il soit extensif, intensif ou résiduel, un risque peut être acceptable. La notion de **risque acceptable** est en rapport avec le niveau de ***pertes potentielles acceptées*** par une société ou une communauté en rapport avec ses conditions sociales, économiques, politiques, culturelles, techniques et environnementales. Ainsi, le terme "catastrophe naturelle" suggère un avis ou une acceptation non critique du mythe culturel idéologiquement et profondément ancré.

La notion de risque acceptable permet d'évaluer les mesures structurelles et non structurelles nécessaires pour réduire les dommages éventuels à un niveau qui ne cause de préjudice ni aux personnes ni aux biens matériels, selon des codes ou "une pratique acceptée". Elle détermine la gestion des risques.

CHAPITRE 2

GESTION DES RISQUES

Si pour certains (Cordier et Debar, 2012), la composante aléatoire du risque échappe à toute prévision, pour d'autres (Baux Jean-François, etc.), « *les témoignages historiques et les études scientifiques permettent, pour une région donnée, d'identifier la nature et les caractères des risques susceptibles de l'affecter et révèlent souvent la permanence de ceux-ci au cours du temps* ».

Dans la gestion du risque, on peut distinguer des fondamentaux et des types de gestion des risques.

2.1. Fondamentaux de gestion des risques

La gestion des risques regroupe un ensemble d'activités qui tendent, d'une part, à limiter le développement de l'aléa, sa survenance (exposition) et/ou la baisse de la vulnérabilité ainsi que, d'autre part, à atténuer ses résultats, effets et impacts négatifs sur les populations et leurs environnements (physique et social). Ainsi, la gestion des risques contient une dimension prévention/atténuation et une dimension lutte/traitement durable.

2.1.1. Prévention et Atténuation dans la gestion des risques

Très souvent, l'absence totale de pertes n'est pas possible et la tâche se transforme en mesure d'atténuation. C'est en partie pour cette raison que les termes de prévention et d'atténuation sont parfois utilisés de manière interchangeable.

La prévention est un ensemble d'activités permettant d'éviter complètement l'impact négatif des aléas, et de minimiser les catastrophes environnementales, technologiques et biologiques qui leur sont associées (UNISDR, 2009). C'est l'intention d'éviter complètement les effets négatifs éventuels par le biais de mesures prises à l'avance. Dans la gestion des risques d'épidémie, le confinement ainsi que les prophylaxies sanitaires et médicales sont des éléments de prévention.

L'atténuation consiste à la réduction ou la limitation de l'impact négatif des catastrophes et crises. Il est important de souligner que les effets néfastes des risques ne peuvent souvent pas être entièrement évités, mais leur ampleur ou leur gravité peut être considérablement réduite par différentes stratégies et actions. En général, les mesures d'atténuation permettent de soulager/accompagner les populations dont les activités ont été perturbées ou arrêtées. Dans la gestion des risques d'épidémie, on prend des mesures d'atténuation pour soulager les populations dont les activités sont arrêtées par un confinement ou un semi-confinement.

Les mesures d'atténuation englobent des techniques d'ingénierie et de constructions résistantes, ainsi que l'amélioration des politiques environnementales et la sensibilisation du public. Elles font appel aussi à des méthodes de transfert.

En économie, finance, santé, agriculture ou entrepreneuriat, l'assurance est un transfert équitable d'un risque de perte d'une entité à l'autre, en échange d'une prime ou d'une petite perte déterminée et quantifiable, pour empêcher une grande perte éventuellement dévastatrice (Iturrioz, 2009).

L'assurance maladie permet aussi de se faire prendre en charge presque gratuitement après la manifestation de la maladie assurée ou de toute maladie.

La prévention des catastrophes et crises exprime le concept et l'intention d'éviter complètement les effets négatifs éventuels par le biais de mesures prises à l'avance. Très souvent, l'absence totale de pertes n'est pas possible et la tâche se transforme en mesure d'atténuation. C'est en partie pour cette raison que les termes de prévention et d'atténuation sont parfois utilisés de manière interchangeable.

2.1.2. Adaptation et résilience

La lutte/traitement durable du risque consiste à la mise en place de stratégie d'adaptation et de résilience.

L'adaptation est un ensemble d'ajustement des systèmes éco-sociologiques et humains, en réponse à l'occurrence de l'aléa, de ses résultats, effets, et impacts pour atténuer les dommages ou en valorise les bénéfices. La capacité d'adaptation est la combinaison de toutes les forces et de tous les moyens disponibles au sein d'une communauté, d'une société ou d'une organisation qui peuvent être utilisés pour atteindre des objectifs fixés (UNISDR, 2009).

Les stratégies d'adaptation constituent un ensemble de mesures et de pratiques combinées pour la recherche de solutions. « *Ce sont des Actions pérennes tirées de la combinaison de savoirs traditionnels et de données nouvelles, de groupes ou institutions, jugées comme étant efficaces face à un changement » (*Care Internationale, 2010.) Les stratégies d'adaptation font appel à des mesures successives d'ajustement dans le temps et dans l'espace jusqu'au nouvel équilibre. L'échelle temporelle des actions d'adaptation est très variable. En fait, l'adaptation va de l'accommodation (redressement) à la restauration (réinstallation et amélioration) des conditions de vie des communautés. Elle peut prendre en compte les efforts visant à réduire les facteurs de risque et s'appuie sur la résilience des populations.

La résilience est la capacité d'un système (écosystème ou socio-système) exposée aux risques de résister, d'absorber, d'accueillir et de corriger les effets d'un danger, en temps opportun et de manière efficace, notamment par la préservation et la restauration de ses structures essentielles et de ses fonctions de base. Ce ne sont pas seulement les capacités personnelles des individus à faire face aux aléas qui sont à la base de la résilience, mais les ressources collectives qui sont à leur disposition. La résilience peut être individuelle et collective.

La résilience individuelle est la capacité de résister et de retrouver son état plus ou moins normal après avoir été exposé à des traumatismes d'ordre personnel (comme la perte d'un proche, la maladie), mais aussi à des événements extérieurs, qui peuvent affecter sa communauté (catastrophe naturelle, choc économique, rupture dans les réseaux d'approvisionnement, etc.). Pour développer la résilience, il faut passer inévitablement par le développement de l'autonomie du groupe et par un travail de dépassement du traumatisme, au niveau personnel et collectif.

L'homme est un être social, étroitement lié à son entourage, qui s'épanouit et s'organise en groupe. La résilience ne peut être réduite à la seule « force » interne des individus ; elle part d'un ensemble de supports sociaux et de répertoires culturels. Il faut miser sur la résilience des communautés en prenant acte du fait que cette résilience n'a de sens que dans la perspective où l'homme se définit comme un être qui se montre civique et sociable. La résilience individuelle est étroitement liée à une faculté de résilience communautaire.

La résilience communautaire est la capacité d'une communauté de continuer à vivre, fonctionner, se développer et s'épanouir après une crise ou une catastrophe. Une communauté est un regroupement humain, pouvant revêtir différentes formes. Comme son nom l'indique, elle « met des choses en commun ». Les communautés répondent principalement à deux types d'organisation spatiale : le réseau ou la zone. Un réseau est composé d'individus (ou de groupes d'individus) dispersés géographiquement, qui sont liés par un intérêt commun.

Une communauté résiliente est donc un groupement de personnes structuré et organisé pour s'adapter rapidement au changement, surmonter un traumatisme (crise ou catastrophe), tout en maintenant sa cohésion (liens sociaux et solidarité interne) et des relations ouvertes avec le reste du monde.

Nous pouvons retenir que la résilience désignerait la capacité d'un corps (organisme) ou d'une organisation (système) biophysique et/ou sociale à retrouver ses propriétés initiales ou d'équilibre après un traumatisme (altercation, choc) dû à une catastrophe ou une crise.

La gestion des risques constitue un ensemble d'activités permettant d'éviter complètement l'impact négatif des aléas et de minimiser les catastrophes environnementales, technologiques et biologiques qui leur sont associées.

2.2. Modalités de gestion des risques

Il peut être distingué deux types de gestion risque : la gestion communautaire et l'ingénierie de gestion.

2.2.1. Gestion communautaire des risques

Chaque communauté est consciente d'un certain nombre de risques sur ses habitats, activités et conditions de vie. Elle met en place un système de gestion autonome de ces risques. Elle est fondée sur la prévention/atténuation, la réduction de la vulnérabilité et la capacité d'adaptation qui constitue les ressorts de la résilience d'une communauté. La gestion communautaire des risques est fondée sur des témoignages historiques qui permettent, pour une région donnée, d'identifier la nature et les caractères des risques susceptibles de l'affecter et révèlent souvent la permanence de ceux-ci au cours du temps.

Les régions menacées par les manifestations naturelles brutales sont ainsi clairement reconnues. Elles n'en sont pas moins occupées par l'homme : les sols fertiles des régions volcaniques ont de tout temps retenu de nombreuses populations et le risque sismique ne ralentit ni la croissance démographique ni le développement économique.

Les bouleversements susceptibles d'impacter les humains et les communautés humaines peuvent être graduels ou brutaux, de diverses origines. Pour une communauté donnée, il n'y a pas de résilience possible sans aptitude à dépasser le traumatisme et/ou le changement, puis à l'intégrer. Dépasser le traumatisme, c'est être capable de le « penser » et de gérer les émotions qui y sont liées. Cette capacité qui régit la résilience (prévention, atténuation, adaptation, corriger les effets d'un danger) déterminée par une rationalité et l'innovation.

a. La rationalité

Tout système de gestion autonome des risques est fondé sur la prise de conscience des dangers et de la probabilité de son occurrence ainsi que sur la connaissance de l'histoire et du vécu des anciens. Cette prise de conscience qui est fondée sur la rationalité de la communauté, met en lumière ce qui s'est déjà passé, tout en suggérant que les groupes humains ont toujours trouvé des solutions pour continuer à vivre malgré les catastrophes et crises rencontrées.

Cette rationalité facilite et accélère le "deuil", qui est une phase normale dans l'acceptation du changement ou du traumatisme. Individuellement ou collectivement, un deuil mené à son terme aboutit à une reprise d'énergie, alors qu'un échec du deuil aboutit à une phase de dépression. Il est aussi important de s'adapter rapidement au changement pour garantir une continuité dans l'organisation de la communauté. Le développement d'une rationalité ouverte et capable de flexibilité est donc une autre nécessité.

La rationalité étant adaptative, la proactivité et la réactivité sont indispensables à la résilience à travers une ouverture à la différence et à la nouveauté. Cette ouverture à dimensions variables, entraîne une diversité du groupe qui est un atout pour la créativité ; si elle est bien acceptée et intégrée. Le groupe doit donc être capable d'assimiler ses différences et d'en tirer profit. La rationalité adaptative constitue une base nécessaire, une fondation à partir de laquelle vont se développer les autres capacités (pratiques) favorables à la résilience. Elle détermine la capacité d'un groupe à tolérer et assimiler le changement, sans rupture, sans explosion et en maintenant les liens. Mais toute rationalité est fondée sur le « savoir » qui répond à trois conditions : la croyance, la vérité et la justification selon la théorie tripartite (Hoffman, et all, 2009).

Au-delà de la dimension épistémologique (croyance, vérité et justification), toute communauté détermine sa ou ses rationalités à travers la dimension ontologique du savoir qui assure la systématisation (passage du savoir d'un individu à un savoir d'une organisation, d'un groupe, d'une communauté). Fondamentalement, la rationalité d'une communauté détermine ses modes de production et partage de savoirs. Elle détermine l'adoption de nouveaux savoirs, savoir-faire et savoir-être, donc de comportement adaptatif ou innovant pour réussir la gestion du risque/crise, notamment sanitaire.

b. Adoption et Innovation résiliente

L'innovation est composée de deux parties : la génération d'une idée ou invention et la conversion de cette invention dans une entreprise ou une autre application utile (Hoffmann et all, 2009). Elle consiste à l'invention et à l'utilisation plus ou moins durable d'un savoir, savoir-faire ou savoir-être dans les activités d'un individu ou d'une communauté donnée. L'utilisation durable détermine la notion d'adoption. Ainsi, pour qu'une innovation se fasse dans la communauté, il y a un processus d'adoption de cette invention (savoir, savoir-faire ou savoir-être). Ce processus d'adoption est facilité si ces nouveaux savoirs sont construits dans la même rationalité que celle en cours dans la communauté.

L'innovation peut entraîner des changements significatifs dans les modes de vie. Elle permet aussi la mise en œuvre d'une nouvelle méthode organisationnelle dans les pratiques d'une communauté, l'organisation du travail ou les relations extérieures. C'est pour cela que les communautés n'aiment pas des innovations qui produisent des ruptures brusques. Une communauté cherche toujours à garantir la continuité de son fonctionnement et sa résilience.

La résilience qui prend en compte les mesures de prévention, d'atténuation, d'adaptation et de correction des effets d'un danger, est déterminante dans la gestion des risques. Cette gestion repose sur la rationalité et la capacité d'innovation. À côté de la gestion communautaire, les scientifiques construisent de plus en plus des approches d'experts de la gestion des risques.

2.2.2. Ingénierie de gestion des risques

La gestion des risques est tombée dans le domaine scientifique, ce qui a permet de construire une ingénierie. Cette dernière repose fondamentalement, sur l'évaluation du risque, la réduction du risque, la planification de la gestion et l'information du public.

a. L'évaluation du risque

Knight (1921)[4] a élaboré la théorie du risque qui établit que le risque est une probabilité mathématique alors que l'incertitude ne l'est pas.

L'évaluation du risque ou calcul de risque est faite à travers la connaissance d'une suite statistique d'événements ; l'estimation approchée ou subjective des diverses plausibilités (probabilités supposées) et la détermination des conséquences réelles ou imaginées (au cas il y a absence d'historiques d'événements) des aléas.

La valeur (gravité ou importance) du risque est ainsi déterminée par la somme et la fréquence des aléas (danger). Ainsi, la notion de risque est à la base d'une prise de décision rationnelle : on pèse le pour et le contre d'une action, on fait un pari en connaissance de cause.

b. La réduction du risque

La réduction des risques repose sur son évaluation. La gestion experte des risques tend à calculer un Indice de réduction des risques (IRR). Ces calculs permettent de mettre en évidence, évaluer et surveiller les risques dans le but de réduire les facteurs sous-jacents, de renforcer la préparation en prévision et les systèmes d'alerte rapide.

La réduction de risque utilise la cartographie qui permet de saisir les capacités (ressources humaines,) et conditions (normes, lois, législations, codes et accords). Les capacités et les conditions sont analysées de manière systémique à travers les facteurs de risque.

La méthodologie utilisée pour analyser les facteurs de risque peut être qualitative, quantitative ou mixte. Cette dernière apparait plus complète.

La réduction du risque se poursuit jusqu'à la Réaction d'urgence qui consiste à la fourniture de services d'urgence et de l'assistance publique pendant ou immédiatement après une catastrophe afin de sauver des vies, de réduire les impacts sur la santé, d'assurer la sécurité du public et de répondre aux besoins essentiels de subsistance des personnes touchées. La réaction d'urgence est principalement axée sur les besoins immédiats à court terme et est parfois appelée "cas de catastrophe".

La réaction d'urgence mobilise l'ensemble des institutions spécialisées qui ont des responsabilités spécifiques et des objectifs d'aide et de protection des personnes et des biens dans des situations d'urgence. Ces services d'urgence comprennent des entités tels que les autorités de protection civile, la police, les services des incendies, les ambulances,

[4] Frank Knight (1921) *Risk, Uncertainty and Profit.*

les services de médecine d'urgence et paramédicaux, la Croix-Rouge, le Croissant-Rouge, et les unités d'intervention d'urgence spécialisées en électricité, transport, communication et autres services.

Fondamentalement, la division entre ce stade de réponse d'urgence et la phase de récupération n'est pas claire. En effet, certaines des actions, telles que la fourniture de logements temporaires et d'eau, peuvent s'étendre à la phase de récupération. La gestion de la phase de récupération se fait à travers la planification de la gestion des risques.

c. Planification de la gestion du risque

La planification de la gestion du risque est un document préparé par une autorité, un département, une organisation ou une entreprise pour réduire les risques de catastrophes ou de crise. Il contient des buts, des objectifs spécifiques et des actions dédiées ainsi que des mesures structurelles/non structurelles[5]. Le processus de planification est fondé sur une analyse des possibilités d'événements ou de nouvelles situations menaçants.

Le contenu du document établit des modes d'action à l'avance pour permettre en temps opportun, des réponses appropriées et efficaces. Il précise l'organisation et la coordination des actions, identifie clairement les ressources et les rôles institutionnels, précise les processus d'information et détermine les modes opérationnels pour des acteurs spécifiques en fonction de leurs besoins.

Plusieurs types de documents de planification existent :

– La Prévision et planification d'urgence

La Prévision est une déclaration ou estimation statistique définie concernant la probabilité d'un événement à venir ou de conditions spécifiques pour une zone déterminée. Par exemple, une prévision météorologique se réfère à un futur état, alors qu'un avertissement se réfère à une condition potentiellement dangereuse à venir. Exemple : ***L'Alerte précoce.***

La planification d'urgence est basée sur des scénarios possibles de situations d'urgence ou d'événements catastrophiques, il permet aux acteurs clés d'envisager, d'anticiper et de résoudre les problèmes qui peuvent survenir pendant les crises. Exemple : ***le plan ORSEC.***

---

[5] Mesures structurelles : toute construction physique visant à réduire ou à éviter les impacts éventuels des aléas, ou l'application de mesures d'ingénierie pour assurer des structures ou systèmes résistants et résilients aux aléas.

– Le plan de préparation à l'urgence

Le plan de préparation à l'urgence établit des modes d'action à l'avance pour permettre, en temps opportun, d'apporter des réponses appropriées et efficaces aux besoins des populations touchées après avoir bien analysé l'impact des crises potentielles. Il est basé sur des scénarios possibles de situations d'urgence ou d'événements catastrophiques, la planification de la préparation permet aux acteurs clés d'envisager, d'anticiper et de résoudre les problèmes qui peuvent survenir pendant les crises.

Le document peut contenir des éléments de prospective en termes d'activités de gestion qui tendent et cherchent à limiter le développement de nouvelles catastrophes ou l'augmentation des risques. Exemple : ***le plan de contingence***.

Remarque : le concept de la préparation à l'urgence est axé sur le traitement des risques qui peuvent se développer dans l'avenir si les politiques de réduction des risques ne sont pas mises en place.

Ainsi, les plans de gestion des risques constituent un élément important d'une préparation globale. Ils contiennent des éléments d'information du public.

d. L'information du public

L'information du public fait le point sur les connaissances communes sur les aléas, sur les facteurs qui conduisent à des catastrophes et sur des actions qui peuvent être prises individuellement et collectivement pour réduire l'exposition et la vulnérabilité au danger.

L'information du public est un facteur clé dans la réduction effective des risques, des catastrophes et de crises. Son développement est soutenu, par exemple, par l'élaboration et la diffusion de l'information par les médias et les canaux de l'éducation, la création de centres d'information, les réseaux et les actions communautaires ou la participation et la sensibilisation du public par des hauts fonctionnaires et des dirigeants communautaires.

L'information du public est importante dans l'évaluation et la réduction du risque. Ses modalités sont déterminées dans l'ensemble des documents (prévision, plan d'urgence, plan de préparation à l'urgence) de planification de la gestion du risque.

En matière de gestion de risque épidémique ou de crise sanitaire, l'information du public a pour but de faire adhérer les populations des mesures de gestion et de leur faire adopter les comportements adéquats. Elle contribue au développement sanitaire et constitue une composante spécifique de l'éducation pour la santé ou de la communication pour le développement sanitaire. Selon Bouchet[6], "*L'éducation pour la santé est un ensemble de méthodes et de démarches pédagogiques et de communication parmi d'autres (diagnostics des besoins, planification...), au service de la promotion de la santé et de la prévention, pour accroître l'autonomie, la capacité de faire des choix favorables à la santé, - en respectant la liberté, en promouvant la responsabilité des personnes, - en développant les connaissances et les compétences, - en favorisant l'estime de soi et l'attention aux autres*".

Loockx[7] précise que « *L'éducation pour la santé ne se résume pas à une information pour la santé. Elle va plus loin, en cherchant à donner aux individus à la fois les savoirs, les savoir-être et les savoir-faire nécessaires pour pouvoir, s'ils le souhaitent, changer de comportements ou renforcer des comportements favorables à leur santé et à celle de la communauté.* »

La C4D est « *un processus de dialogue qui permet aux populations de définir qui elles sont, ce qu'elles veulent et comment y parvenir. Elle est aussi une démarche planifiée d'échange et d'interactions entre différents individus aux groupes concernés par un même problème. Elle fait appel à différents moyens pour mobiliser la population à travers la communication interpersonnelle ou de groupes notamment par des animations, des entretiens et des groupes de discussion »,* selon SANA[8].

Ainsi l'information au public, en tant que composante de l'EPS, aide les gens à élucider leur propre comportement et à voir comment ce comportement influence leur état de santé. On ne les force pas mais les encourage à participer et à choisir eux-mêmes[9].

Les communautés sont, non seulement informées mais aussi écoutées et valorisées dans l'expression de leurs points de vue et de leurs désirs. Ainsi, une bonne information au public se préoccupe

---

[6] C. Bouchet. Zoom sur la prévention, l'éducation pour la santé, la promotion de la santé. Oct. 2000.

[7] Mme Loockx, 2012, Principes d'enseignement et d'éducation pour la santé 2e Infirmière hospitalière, Institut provincial de nursing du centre.

[8] SANA Safiatou Assistante technique du PA-EESSA.

[9] http://www.psycom.org/Actualites/Pour-en-savoir-plus/Article-L-education-a-la-sante-c-est-quoi

fondamentalement des réactions des populations face à la crise. L'information au public s'opérationnalise à travers la communication de crise et l'engagement communautaire.

Dans notre époque moderne, les gouvernants mettent toujours en œuvre l'ingénierie de la gestion des risques, oubliant ou négligeant ainsi, la gestion communautaire. Ces deux types de gestion ne sont pas toujours fondés sur la même rationalité.

Devant les difficultés d'adoption des mesures prises dans le cadre de cette ingénierie de gestion, il oublie souvent que le risque est accepté en fonction de sa perception et de l'évaluation faite de la situation par la communauté. La perception du risque peut être entravée ou amplifiée par des facteurs subjectifs, propres à chaque être humain et même, par des facteurs culturels ou conjoncturels propres à des humains. À travers une rationalité ouverte et flexible, une communauté résiliente évalue rapidement la situation et développe de nouvelles compétences, de nouvelles solutions potentielles, de nouveaux outils, tout en s'inspirant de l'existant. Une communauté a des capacités de s'adapter et de surmonter les traumatismes lors de catastrophes ou de changements rapides de ses conditions de vie à travers une lecture empirique et un partage des savoirs. Ainsi, cette communauté améliore aussi le quotidien de ses membres et favorise leur épanouissement, renforce leur liberté et le respect de leurs différences.

Au-delà de la maîtrise scientifique des risques, la perception et l'acceptabilité du risque sont déterminantes dans la gestion des risques et des crises. Le cadre institutionnel de gestion de risque doit bien prendre en compte aussi ces éléments pour mener à bien les activités correspondantes. Ce qui devrait permettre l'utilisation des connaissances, des innovations ainsi que d'information et d'éducation du public pour instaurer une culture de la sécurité et de la résilience à tous les niveaux.

Pour cela, il faut prendre conscience des risques auxquels le groupe est exposé et de leur impact possible sur son organisation. En ayant une vue d'ensemble de ses besoins et de ses ressources, il est possible de réfléchir efficacement à des innovations potentielles.

CHAPITRE 3

CADRE OPÉRATOIRE

Dans le cadre de l'analyse des acteurs et actions dans la gestion du Covid-19 au Sénégal, l'observation des interactions des trois éléments (Messages verbaux, Appuis et Réactions individuelles et communautaires des populations) du modèle d'analyse est faite à travers le prisme de l'engagement communautaire et de la communication des risques ainsi que de leur complémentarité.

3.1. Engagement communautaire (EC)

L'engagement communautaire est appréhendé ici, à travers le concept, les principes et niveaux ainsi qu'à travers la pratique.

3.1.1. Le Concept

L'utilisation du terme « *Engagement communautaire* » varie considérablement. Elle partage des notions de consultation, de participation, de collaboration et d'autonomisation.

A l'absence de définition unique, l'engagement communautaire est saisissable à travers la « *contribution volontaire des acteurs à la prise de décision bénéfique dans et pour une communauté* ». Elle reconnaissait d'emblée l'existence des besoins et aspirations des communautés et les capacités de ses membres à apporter une contribution à la prise en charge adaptée.

L'engagement communautaire permet de renforcer le lien entre les personnes et les systèmes, structures et services, formels et informels, qui ont été conçus pour répondre à leurs besoins. Cet engagement implique de renforcer la gouvernance, la qualité de la prestation de services et des systèmes, mais aussi d'améliorer les mécanismes de responsabilité effective.

Par ailleurs, l'engagement communautaire est un moyen d'action des membres de la communauté en vue d'explorer, de planifier et d'agir ensemble sur les problèmes qui les touchent en priorité tout en renforçant la capacité collective. Ainsi, les gouvernements, les organisations et les individus travaillent en collaboration pour créer – et réaliser – des visions durables pour l'avenir de leur communauté.

Centrée sur l'inclusivité, l'engagement communautaire promeut l'idée des interactions *intentionnelles* entre les organismes gouvernementaux et les communautés. La promesse de l'engagement communautaire est de mieux mobiliser la communauté par la participation, la collaboration et la parole accordée à tous pour générer des résultats plus efficaces.

L'engagement communautaire vise à mieux engager la communauté pour obtenir des résultats, des processus, des relations, des discours, des prises de décision ou des mises en œuvre durables et à long terme

L'engagement communautaire peut être une intervention spécifique au service de réalisations particulières, comme par exemple, l'évolution des sensibilités, des connaissances, des attitudes, des perceptions et des normes, en fonction de nouveaux besoins. À ce titre, elle repose également sur des plateformes destinées à interpréter et influencer rapidement le comportement de la communauté, ce qui améliore considérablement les interventions d'urgence en temps de crise.

Pour la gestion des crises, les membres, les dirigeants et les organisations de la communauté jouent un rôle central dans la mise en place des initiatives qui les concernent. Pour la CDC (1997), il s'agit d'un puissant vecteur de changements environnementaux et comportementaux qui amélioreront la santé de la communauté et de ses membres.

L'engagement communautaire est au cœur des missions humanitaires et de développement avec des objectifs sociaux et comportementaux. Les principaux objectifs sociaux et comportementaux de l'engagement communautaire comprennent notamment : le renforcement des relations, l'instauration de la confiance et la promotion d'une collaboration sincère, sans oublier l'augmentation de l'efficacité personnelle et de la résilience collectives.

3.1.2. Principes et Niveaux d'engagement communautaire

L'engagement communautaire est fondé sur l'idée démocratique que toute personne touchée par un problème qui a un impact sur sa communauté devrait avoir son mot à dire dans la prise de décision à ce sujet. Il promeut « *la participation du public, peut influencer les décisions qui ont une incidence sur la prestation de services, les visions d'avenir et la durabilité de nos collectivités.* »[10]

A. Les sept principes

L'engagement communautaire repose sur au moins sept (7) principes qui respectent le droit de tous les membres de la communauté d'être informés, consultés, impliqués et habilités :

- Construction de système
- Communication bidirectionnelle
- Participation
- Inclusion
- Autonomisation et appropriation
- Adaptabilité et localisation
- Prise en compte des rationalités

L'engagement communautaire est donc un processus[11] stratégique dont l'objectif spécifique est de travailler avec des groupes de personnes identifiés, qu'ils soient liés par leur emplacement géographique, leurs intérêts particuliers ou leur affiliation, afin d'identifier et de résoudre les problèmes affectant leur bien-être. Au-delà des principes, le processus d'engagement communautaire[12] consiste à :

- Adopter une approche stratégique de l'engagement

L'élaboration d'un plan d'engagement communautaire prenant en compte l'analyse des parties prenantes et indiquant les résultats ainsi que les méthodes pour les atteindre.

- Mettre en place une communication bidirectionnelle

Il s'agit d'encourager les membres de la communauté à participer aux discussions et à donner leur avis à travers des plateformes facilement joignables : Réseaux sociaux, Événements, Marchés locaux, Principaux centres commerciaux, Bibliothèques, Messagerie électronique, Téléphone.

---

[10] https://granicus.com/blog/what-is-community-engagement/

[11] file:///C:/Users/hp/AppData/Local/Microsoft/Windows/INetCache/Content.MSO/25602DEF.html

[12] file:///C:/Users/hp/AppData/Local/Microsoft/Windows/INetCache/Content.MSO/5706E0CD.html

- Établir de meilleures relations

Elle permet l'engagement des membres de la communauté les rendant fortes et plus résilientes.

- Mettre en place un système de suivi- évaluation

Il s'agit de saisir objectivement les résultats et effets du processus en cours en suivant leurs coordonnées et leurs interactions via, par exemple, un logiciel de gestion des parties prenantes.

B. Les quatre niveaux d'engagement communautaire

Les modalités d'application de l'engagement communautaire sont variables. Quel que soit le niveau d'engagement que vous choisissez, les systèmes doivent toujours être conçus pour une durabilité à long terme, ce qui garantit qu'ils peuvent répondre de manière fiable aux besoins actuels et à venir de la population. Cela est particulièrement important dans les contextes de crise, pour lesquels nous devons soutenir la capacité des communautés à se préparer et à réagir aux catastrophes, aux maladies émergentes et à la volatilité économique, afin d'accroître la résilience et le relèvement.

L'engagement peut être pris en considération à quatre niveaux différents :

(i) Informer et mobiliser la communauté pour qu'elle participe à la résolution des problèmes immédiats à court terme, grâce à une aide externe solide.

(ii) Consulter et impliquer la communauté en vue d'améliorer la prestation des services et des programmes, avec une aide externe.

(iii) Collaborer avec la communauté pour lui permettre de définir les priorités et de prendre des décisions, avec ou sans aide externe.

(iv) Donner à la communauté des moyens d'action pour développer des systèmes d'auto-gouvernance, établir et fixer des priorités, mettre en œuvre des interventions et élaborer des mécanismes durables de développement avec des partenaires, dans le cadre d'un réseau d'aide.

Il est donc important de déterminer le niveau d'engagement communautaire en fonction du contexte.

3.1.3. Pratiques : Formes et problèmes potentiels

L'engagement communautaire apparait ainsi comme une situation plus ou moins construite de communication permanente. Cette situation de communication se faisait fondamentalement « en personne » ou « en face à face ». Cet engagement pouvait prendre des formes diverses : assemblées, réunions et consultations publiques, représentation artistique (théâtre, musique, dessin, etc.) participation à *des émissions radio-télévisées, contribution dans des journaux, etc.*

Toutes ces formes entrainent l'établissement de relations permettant à tous les membres d'accéder et de partager les informations utiles dans un environnement pratique plus ou moins physique.

Aujourd'hui, les technologies du web permettent de construire une communication axée sur le numérique qui peut inclure plusieurs formes : forums participatifs, panels communautaires en ligne, contributions personnelles, contributions anonymes, récits numériques.

Ces formes permettent de poser des questions plus approfondies sur les problèmes en question sur une durée plus ou moins longue, augmentant le temps de réflexion des acteurs engagés, tout en garantissant la flexibilité environnementale.

Les deux formes « face to face » et « numérique » sont essentielles pour connecter les communautés aux processus de prise de décision. Mieux, elles peuvent s'intégrer dans un processus d'engagement fonctionnel répondant à la question : « *Comment faire participer les communautés ?* »

Il faut surtout noter que dans le cadre de la forme numérique, cette question se pose fondamentalement en période de catastrophe ou de crise. **Généralement, la participation via le numérique est libre et peut difficilement faire l'objet de censure, mais il est du devoir des autorités de bien suivre l'engagement citoyen des anonymes pour en faire un engagement civique à travers une sorte de veille pour la diffusion de la bonne information.** On ne peut laisser les organes de presse en ligne régenter à leur guise. Pour ce faire, l'équipe de veille en temps de crise doit disposer de temps nécessaire et de membres à haute valeur éthique.

En fait, l'engagement communautaire peut être complexe et exigeant en main-d'œuvre et nécessite des ressources dédiées telles que du temps, du financement et des personnes possédant les compétences nécessaires.

Dans la pratique, l'engagement communautaire est un mélange de science et d'art. La science provient de la sociologie, des politiques publiques, des sciences politiques, de l'anthropologie culturelle, du développement organisationnel, de la psychologie, de la psychologie sociale et d'autres disciplines. Elle provient également de concepts d'organisation tirés de la littérature sur la participation communautaire, le développement communautaire, la constitution de circonscriptions et la psychologie communautaire. L'art provient de la compréhension, de l'habileté et de la sensibilité utilisées pour appliquer et adapter la science de manière à s'adapter à la communauté et aux objectifs des efforts d'engagement spécifiques. Les résultats de ces efforts peuvent être définis différemment et peuvent englober un large éventail de structures (p. ex., coalitions, partenariats, collaborations), mais ils relèvent tous de la rubrique générale de l'engagement communautaire et sont traités de la même manière dans nos discussions (adapté de l'ATSDR, 2011)[13]

Dans la pratique, de l'engagement communautaire, les acteurs peuvent rencontrer certains problèmes :

- **Le niveau de participation** : une participation restreinte aux dirigeants ou aux acteurs influents exclut les besoins des plus marginalisés.

- **La non-institutionnalisation** : une participation libre sans cadrage, ni veille et rectification peut entrainer toutes les dérives notamment avec la forme numérique. Et tout le monde ne peut jouer le rôle de veille aussi.

- **L'absence de visibilité de la prise en compte de la contribution communautaire :** un ressenti négatif peut naitre et entrainer un retrait. Il faut éviter à tout prix un engagement superficiel et qui donne lieu à un sentiment de contribution symbolique.

- **La concentration sur les interventions sans prise en compte de la capacité d'appropriation/d'adoption de la communauté et de la durabilité :** une implication compréhensive des populations dans les processus d'identification de besoins et de leur prise en charge est nécessaire. Pour ce faire, un dialogue de rationalité est nécessaire pour que les différents acteurs aient une compréhension partagée des pratiques.

- **La collecte et l'utilisation régulières de données :** une communauté est toujours caractéristique d'une dynamique qu'il faut régulièrement saisir pour mieux adapter le programme de changement social et comportemental. La collecte de données doit se concentrer sur l'équité et la représentativité, les opinions, les perceptions et les besoins.

---

[13] "Principles of Community Engagement: Second Edition." *Agency for Toxic Substances and Disease Registry (ATSDR)*, 2011.

L'analyse des données doit se faire par des spécialistes ou des personnes compétentes en **changement social et comportemental.**

L'engagement communautaire est très difficile à mettre en œuvre et à évaluer, mais la connaissance de ses obstacles et la détermination des moyens de les surmonter aideront les communautés à contribuer à la création de programmes plus durables.

3.2. Communication de risque (CR)

On tente de saisir le concept de communication de risque avant d'en aborder les pratiques

3.2.1. Concept de communication de risque

L'information du public est un facteur clé dans la réduction effective des risques de catastrophe. Son développement est soutenu, par exemple, par l'élaboration et la diffusion de l'information par les médias et les canaux de l'éducation, la création de centres d'information, les réseaux et les actions communautaires ou la participation et la sensibilisation du public par des hauts fonctionnaires et des dirigeants communautaires.

Selon Palavra (2020)[14], « *la communication sur les risques est un échange d'informations, de conseils et d'opinions en temps réel entre les experts ou les dirigeants et la communauté faisant face à une menace (danger) à sa survie, sa santé ou son bien-être économique ou social* ».

La communication sur les risques permet de persuader, de venir en aide aux communautés et de créer et/ou restaurer la confiance. Son objectif est de partager les informations correctes en temps réel et adaptées aux besoins dans le but de s'adapter à la situation et d'adopter les bonnes pratiques. Elle contribue à rendre la réponse à une crise ou une épidémie plus efficace.

La communication sur les risques en période de crise/épidémie est fondamentalement caractérisée par une forte demande d'informations, un besoin de disséminer l'information rapidement, un décalage entre perception et réalité et, enfin, une démultiplication de rumeurs.

Ainsi, une bonne communication sur les risques aide à mieux percevoir et comprendre les risques, à dissiper les rumeurs et à changer les comportements des personnes pour les protéger. Elle est une marque de respect et construit la confiance au sein des communautés. Lorsque

[14] Mariana Palavra UNICEF WCARO 29 mai 2020.

des personnes sont en danger, la communication aide à résoudre les problèmes et peut sauver des vies.

La communication sur les risques combine des stratégies et tactiques de communication à travers les formes « face to face » et « virtuelle » : médias, réseaux sociaux, campagnes de sensibilisation de masse, promotion de la santé, radio communautaire, communication interpersonnelle, mobilisation sociale et engagement de la communauté.

3.2.2. Pratiques de communication

Les pratiques de communication sur les risques reposent plusieurs points. On peut en noter les quatre éléments suivants : (i) les attitudes à avoir avec les personnes, (ii) le développement d'une bonne communication, (iii) la lutte contre la stigmatisation et les rumeurs ainsi que (iv) l'adaptation de son comportement envers les membres de la communauté.

A. Les attitudes à avoir avec les personnes

Les quatre (4) attitudes suivantes constituent des éléments d'une pratique de communication :

– **Confiance :** Construire la confiance avec les personnes est fondamentale. Lors d'une crise, les gens sont plus enclins à prendre des décisions fondées sur la confiance. (Surtout s'ils sont intimidées par la peur de maladie/centre santé, etc.). La confiance dans les individus et les organisations est le plus grand facteur pour communiquer les risques. Il ne suffit pas seulement de diffuser un message, il faut aussi que la personne l'accepte en ayant pleine confiance en celui qui donne le message. La confiance est la clef d'une communication réussie dans une réponse à une épidémie.

– **L'empathie :** Essayer de ressentir les émotions que la personne en face de vous peut avoir des effets recherchés. Lors d'une crise, les personnes ont besoin d'être écoutées, de s'exprimer, de ne pas être jugées sur leur comportement même s'ils peuvent parfois être irrationnels. Si les personnes ne se sentent pas écoutées, elles seront moins susceptibles d'écouter elles-mêmes les conseils d'une personne avec qui la confiance n'a pu être établie.

– **Patience/indulgence :** Restez calme dans une situation de tension ou face à des difficultés. Le changement de comportements peut prendre du temps. Lors d'une crise, il est probable que les leaders communautaires et autres acteurs de la réponse aient parfois l'impression que « les personnes ne comprennent pas/n'appliquent pas les messages ».

Il est nécessaire de répéter continuellement les messages car la communication peut sauver la vie d'une personne. Répétez-vous que le changement de comportement n'est facile pour personne. Imaginez une habitude néfaste pour la santé que vous avez et à quel point cela peut être difficile de changer même en connaissance des risques encourus.

– **Diversité :** Acceptez les différentes réactions/comportements des personnes et soyez compréhensif, écoutez et restez calme. Lors d'une crise, il est probable que les personnes autour de vous et dans la communauté aient des réactions différentes face à la menace. C'est normal. Acceptez, respectez les différentes réactions même si elles paraissent irrationnelles. Chacun réagit différemment. Ne jugez pas un comportement sinon cela pourrait générer un manque de confiance envers celui qui donne le message. Et empêcher le message d'être diffusé et accepté.

B. Développement d'une bonne communication

Le développement d'une bonne communication repose sur certains éléments :

– **Communiquez une information transparente :** La communication doit inclure ce qui est connu et ce qui ne l'est pas encore. Elle doit être facile à comprendre, complète et précise. Cela contribue à construire la confiance. Dans tout contexte, la confiance est un élément-clef de succès pour contrôler une épidémie, selon l'OMS.

– **Répondez aux questions des personnes :** La communication doit pouvoir répondre aux préoccupations des personnes par rapport à la situation de crise. Écoutez-les et répondez aux questions. Demander un appui aux autres acteurs si vous n'avez pas la réponse. Répondre aux questions permet de diminuer les rumeurs. Les rumeurs se créent en partie lorsque l'on manque d'information et en cas d'événements suscitant l'anxiété dans la population.

– **Adaptez votre communication aux personnes :** La communication doit pouvoir s'adapter à votre public. Il est important de garder une information précise et technique tout en s'adaptant au public. L'objectif n'est pas uniquement de communiquer mais de faire passer un message. Prêtez attention aux langues locales. Si la communication et les messages ne sont pas dans la langue de la communauté, il est plus difficile de se sentir concerné par un message et plus difficile de se sentir inclus/engagé dans la réponse à une épidémie (âge, milieu social et professionnel, etc.)

– **Dialoguez, créez une communication bidirectionnelle :** Il est important d'établir un dialogue et non un discours unidirectionnel avec une personne. En cas de crise et plus fortement en cas d'épidémie non connue précédemment, les personnes ont besoin de poser des questions, comme vous vous en posez aussi. Cela crée aussi la confiance. Il est indispensable de prévoir un temps de questions/réponses dans toutes vos communications.

– **Expliquez à la communauté les bénéfices des mesures de protection :** Un message aura plus de chances d'être accepté si une personne comprend le bénéfice direct pour elle-même si elle suit les conseils et les recommandations.

– **Répétez les messages :** Le changement de comportement peut prendre du temps, quelle que soit l'urgence de la situation. Soyez patient, répétez les messages pour une meilleure compréhension. Un message diffusé une seule fois ne sera pas suffisant pour parvenir à un changement de comportement (utilisez les différentes sources disponibles)

– **Veillez à ce que les personnes autour de vous ne diffusent pas des informations contradictoires :** Si une personne entend des messages contradictoires, elle sera plus susceptible de perdre confiance dans la personne qui communique. Un message homogène et répété est un message qui a plus de chance d'être retenu. Un seul message contradictoire (par exemple deux informations contradictoires sur comment s'attrape une maladie) peut affecter une relation de confiance et donc la réponse. (Restez informé, et communiquez sur la maladie avec vos collègues/membres de l'équipe).

C. Lutte contre la stigmatisation et la rumeur

La lutte contre la stigmatisation commence par le choix d'actions non discriminantes et un langage non criminalisant. Il faut éviter les mots ou les expressions qui font partie d'un langage criminalisant et impliquent une transmission intentionnelle. Certains mots (suspects) et expressions (propageant/transmettant…) ont une signification médicale entre techniciens. Leur utilisation communautaire peut les faire apparaitre comme criminalisants ou déshumanisants et donner l'impression que les personnes atteintes de la maladie ont fait quelque chose de mal ; au-delà du langage, il s'agit d'éviter d'associer des personnes, des groupes ou des sites à l'aléa du risque.

Le port de certains vêtements en milieu communautaire ainsi que la présence trop visible des forces de l'ordre peuvent conduire à des comportements de fuite qui vont impacter le contrôle de l'épidémie. La stigmatisation peut être aggravée par la peur de l'inconnu sur la maladie.

Remarque 1 : Dans la communication, les experts doivent utiliser un langage (oral, vestimentaire, matériel, etc.) que les profanes peuvent comprendre lors de la conception de stratégies de communication ou de la diffusion d'informations.

Remarque 2 : La rumeur « *est une information marquante, déformée ou fausse, véhiculée à cause de la peur…* » Selon Jean Noel Kapferer[15] : « *une rumeur est un bruit qui circule et que l'on répète, tenu pour information, sans que l'on en connaisse la source* »

Dans la gestion d'une crise épidémique, les rumeurs et la désinformation menacent directement la réussite des interventions ou des traitements proposés pour contrôler une épidémie. Elles créent la résistance ou réticence aux interventions de la réponse. Surtout, elles créent la peur et le rejet des équipes de la réponse. Ainsi, l'épidémie continue à se propager tant qu'on n'y croit pas ou que de fausses informations sont diffusées.

La lutte contre la rumeur repose sur le partage de la bonne information sur (i) l'existence véritable de la maladie, (ii) les questions sur la maladie, (iii) les rumeurs sur la maladie et (iv) les questions/ inquiétudes/attentes entendues dans la communauté.

Il faut reconnaitre la difficulté de lutter contre les rumeurs notamment avec le développement des réseaux sociaux numériques. Le traçage systématique de ces rumeurs nécessite des ressources importantes et une veille permanente, alors qu'on agit en urgence. A défaut de spécialistes, il faut mettre en place des compétences pluridisciplinaires.

Fondamentalement, la construction d'une bonne communication sur les risques se base sur des questions en rapport avec ceux que veulent savoir les communautés en cas de crise. Il s'agit de répondre

[15] Rumeur le plus vieux média du monde, 1987.

fondamentalement à des questions à travers la rationalité des populations.

- Que se passe-t-il ?
  - Qui est responsable ?
  - Pourquoi il y a cette épidémie ?
- À quel point est-ce grave ?
  - Quels sont les symptômes de cette maladie ?
  - Est-ce qu'il y a un traitement ?
  - Pourquoi certaines personnes meurent et d'autres pas ?
  - Est-ce que je suis en danger, en sécurité ?
  - Que dois-je faire si une proche tombe malade ?
  - Qu'est-ce que je dois faire pour me protéger et protéger ma famille ?
- Où est-ce que je peux trouver de l'information et de l'aide ?
  - Pourquoi personne ne nous donne d'informations ?
  - Qui sont ceux qui me viennent en aide ?
  - Quand est-ce que ça va se terminer ?
  - Est-ce que je peux travailler sans risques ?
- Pourquoi certaines personnes disent que cette maladie n'existe pas ?
- Pourquoi je dois faire cela et pas autre chose ?

D. L'adaptation du comportement envers les membres de la communauté

Le comportement de communication sur les risques consiste à naviguer entre l'empathie et la compassion. Il s'agit d'avoir la conscience d'autrui : savoir écouter et comprendre ce qu'expriment les personnes.

– Écouter avec les oreilles : qu'est-ce qui est dit et quel ton est utilisé ?

– Écouter avec les yeux : que fait la personne avec son corps en parlant ?

– Écouter avec l'instinct : sentez-vous que la personne communique quelque chose d'important ?

– Écouter avec le cœur : que pensez-vous que ressent l'autre personne ?

Parfois, il s'agit aussi de savoir-faire face à des gens en colère en

- Montrant du respect,

- Reconnaissant les préoccupations des autres et, à haute voix, le ressenti des gens - cela renforce la confiance,
- Permettant aux autres de ressentir de la peur,
- Traitant les gens comme vous souhaitez être traité, même lorsque des décisions difficiles doivent être communiquées,
- Étant respectueux à travers la parole et le message pour mieux maintenir l'ordre social.

Pour terminer, il apparait important de plus en plus d'élaborer un plan national[16] de communication sur les risques d'urgence englobant plusieurs menaces. Ce plan permet d'instaurer et d'expérimenter la coordination de la communication avec tous les partenaires. Il doit permettre d'assurer une collaboration permanente dans le cadre d'une couverture élargie ainsi qu'une sensibilisation proactive des médias, en s'appuyant sur les meilleures pratiques de communication sur les risques.

Ce plan doit faire l'objet d'un examen périodique et innovant tenant en compte des résultats de la recherche avec une stratégie d'échange publique de données et d'informations scientifiques reposant sur une base factuelle.

3.3. Relations entre EC et CR

Dans la gestion des risques sanitaires, la communauté peut bénéficier et participer aussi bien de la communication des risques que de l'engagement communautaire ainsi que de l'interaction de leurs acteurs. Ces interactions peuvent être révélatrices de complémentarités entre EC et CR ou de conflits entre acteurs.

3.3.1. Complémentarités entre EC et CR

La communauté a besoin de connaitre et comprendre le pourquoi des actions suggérées par le communicateur. Quand la communauté comprend la menace et le danger ; elle peut prendre des décisions éclairées pour s'approprier des actions.

Fondamentalement, la bonne communication sur les risques mène à l'engagement communautaire. Ensemble, la Communication sur le risque et l'engagement communautaire peuvent :

– Alerter des risques et des dangers dans le but de sauver des vies

[16] Dr Ibrahima Socé Fall.

– Réduire la peur et l'anxiété en cherchant à développer la confiance avec les communautés

– Engager des conversations et écouter les questions, les réactions, les plaintes et les rumeurs des gens dans le but de les utiliser pour adapter et informer la réponse, de dissiper les rumeurs et la désinformation, de donner une voix aux populations et d'aider à identifier des solutions

– Utiliser des approches innovantes pour encourager les changements de comportement et faire accepter les actions de protection et de prévention

– utiliser les méthodes de communication les plus appropriées permettant de donner des informations vitales, correctes, pertinentes, et exploitables

– Responsabiliser les organisations avec pour objectifs de générer une action et mobiliser des ressources, de renforcer les efforts d'aide/ d'assistance, d'aider les communautés à trouver des solutions et de fournir un soutien psycho-social.

3.3.2. Conflits entre acteurs

L'EC et CR sont aussi révélateurs de conflits entre acteurs ayant des intérêts pouvant être divergents et utilisant des rationalités parfois différentes. Ainsi, le modèle d'analyse prend en compte la pluralité et l'interaction des acteurs qui est fondamentalement source de conflits. En effet, tout groupe social contient des sous-groupes hiérarchisés qui sont en conflit l'un avec l'autre (Wallerstein 1998). Ainsi le conflit apparait comme un élément déterminant dans l'analyse de la gestion du Covid-19 à travers notre modèle d'analyse.

D'ailleurs, le conflit est corollaire de toute relation humaine. Il peut être latent ou manifeste. C'est un affrontement entre des intérêts, des valeurs, des actes ou des procédures. C'est aussi un désaccord des idées : l'une s'opposant à une autre. Une typologie des conflits permet de distinguer huit (8) types :

– **Des conflits de jugement** : il y a une différence entre les systèmes de valeurs des acteurs,

– **Des conflits de culture** : Il y a une incompatibilité entre les systèmes de valeurs des acteurs,

– **Des conflits d'objectifs** : il y a des antagonismes voire des nuisances entre les objectifs,

– **Des conflits de distribution** : il y a désaccord pour les règles et modalités d'accès de bien ou service,

– **Des conflits d'école** : les acteurs se querellent sur les voies et méthodes pour atteindre les objectifs,

– **Des conflits de pouvoir** : les acteurs se disputent le pouvoir, l'influence et les avantages matériels,

– **Des conflits de rôle** : les attentes mutuelles des parties ne coïncident pas avec l'idée que chacun se fait de son rôle,

– **Des conflits d'information** : les parties impliquées s'empêchent de se procurer les informations (rétention d'information).

Les conflits de jugement, de culture et, parfois d'école constituent des conflits de rationalité.

3.3.3. Modèle d'analyse du jeu d'acteurs

Ce travail cherche à saisir les éléments de la communication officielle de risque et de l'engagement communautaire ainsi que les réactions des populations ainsi que leurs interactions. Ces dernières déterminent le jeu des acteurs qui peuvent se manifester sous forme de conflits ou non. Ces conflits dévoilent les intérêts des acteurs. Ainsi, l'analyse des informations obtenues et retenues par ce travail est fait à travers le modèle d'analyse représenté ci-dessous (figure 1).

Figure 1 : Modèle d'analyse

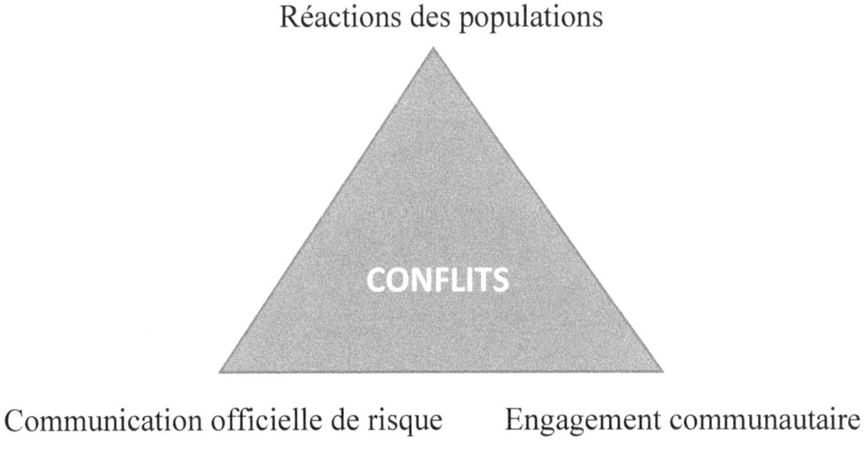

Il est postulé que les interactions entre ces trois éléments cachent des complémentarités et des conflits, en fonction des intérêts personnels des acteurs et l'organisation du système (M. CROZIER et E. FRIEDBERG,

1992)[17]. L'analyse devrait permettre de comprendre le jeu des acteurs à travers les paradigmes interactionnistes ou déterministes.

Normalement, la gestion du risque s'appréhende dans un contexte bien défini en fonction des capacités et de l'organisation administrative permettant de mettre en œuvre les politiques, stratégies et capacités de réponse appropriées en vue d'atténuer l'impact des aléas. Mais, dans le cadre de la crise sanitaire du Covid-19, le confinement apparait comme un facteur limitant de recueil de données de gestion. Dans un contexte de boom communicationnel de la Covid-19, les sites d'informations ont été importants dans la gestion du risque et de la crise (diffusion des mesures de gestion officielle, contribution des volontaires et réactions des populations)

Ainsi, il a été fait le choix de recueillir, au jour le jour et pendant la crise, les informations diffusées sur les mesures de gestion et les réactions plus ou moins volontaires de divers acteurs dans tous les mass médias. Les sites d'information offrant l'avantage de recueillir les réactions des lecteurs après chaque article. Ces contributions (parfois expertes, parfois profanes) offrent une mine d'informations, d'opinions, d'idées, d'émotions et de compétences (savoirs, savoir-faire et savoir-être) que cet ouvrage a bien voulu mettre à la disposition du public de manière brute. Elles constituent une mine d'or à explorer, analyser et exploiter par les gestionnaires d'éventuelles crises sanitaires pour mieux ajuster leurs communications. Elles peuvent aussi faire l'objet d'analyses plus approfondies.

---

[17] Michel CROZIER et Erhard FRIEDBERG, *L'Acteur et le système. Les contraintes de l'Action collective*, Paris, Seuil, col. Points-Essais, 1992, 500 pages.

PARTIE II

DIMENSION SOCIOPOLITIQUE DU RISQUE ET DE LA CRISE

CHAPITRE 4

COMMUNICATION OFFICIELLE ET GESTION SOCIOPOLITIQUE DU RISQUE ET DE LA CRISE

La communication officielle de la gestion sociopolitique a été portée par le chef de l'État lui-même. Il a été secondé par d'autres membres du gouvernement dans leurs secteurs respectifs (santé, transport aérien, éducation nationale, solidarité) ainsi que des agents du ministère de la Santé. Ce chapitre présente les différentes phases de gestion sociopolitique et l'appui à l'opérationnalisation des mesures de gestion.

4.1. Phases de gestion sociopolitique

La communication officielle sur la gestion sociopolitique est celle faite par le gouvernement et les services de l'État désignés à cet effet. Une analyse de cette communication permet d'identifier trois phases. Elle commence avec une phase préliminaire en fin janvier 2020. La deuxième phase de prise en main commence le Samedi 14 mars. Alors que la dernière phase de relâchement débute de mai 2020 à juillet 2020.

4.1.1. La phase préliminaire

La phase préliminaire de la gestion du risque de Covid-19 au Sénégal est déclenchée en fin janvier 2020. On découvre sur le net, une vidéo d'un étudiant de Wuhan faisant l'état des lieux de la crise en Chine et sollicitant l'aide des autorités. Les statistiques de la Chine font état de plus 100 morts à Wuhan. Les Sénégalais vivant à Wuhan demandent aux autorités une évacuation d'urgence vers leur pays d'origine.

Sur le net, on note rapidement la division des Sénégalais sur la question de rapatriement. Chacun y va de son argumentaire pour ou contre. Finalement, la décision de l'État tombe : le rapatriement est refusé. Le 31 janvier, on apprend que « *L'État du Sénégal a dégagé une enveloppe de 6 500 000 FCFA pour assister les 13 étudiants sénégalais bloqués à Wuhan (Chine), épicentre de l'épidémie du coronavirus.* »

C'est en ce moment que l'ONG Horizon sans frontières (Hsf) s'en mêle. Pour elle, l'aide ne doit pas masquer le besoin exprimé de *« leur rapatriement d'urgence. C'est le seul credo qui s'impose au regard des autres nations vis-à-vis de leurs concitoyens bloqués en Chine »*. Elle apporte une précision intéressante pour la stratégie de gestion de risque à savoir : *« le monde entier est en alerte contre cette infection qui a déjà fait plus de 213 morts et touché plus d'une dizaine de pays. »*

Le 3 février, le Président de la République se prononce au grand jour après la cérémonie de la levée des couleurs au palais de la République : « *L'État ne dispose pas de moyens pour rapatrier les Sénégalais de Wuhan. J'ai une pensée très grande à l'égard de nos douze (12) compatriotes qui vivent à Wuhan. Nous sommes en contact avec eux par le canal du ministère des Affaires étrangères et notre ambassade à Bejing. Leur rapatriement requiert et demande une logistique tout à fait hors de portée du Sénégal. Puisqu'il faudrait des avions spéciaux qui puissent aller sur place. Il faudrait du personnel différent de celui des compagnies aériennes. Peut-être du personnel militaire. Et lorsque ces personnes reviennent, il faudrait les mettre en quarantaine dans un lieu équipé en conséquence. Ce qui n'est pas le cas, pour le moment, de notre pays.* » Il poursuit « *Nous avons envoyé des appuis. Mais, la question du rapatriement, j'avoue qu'elle n'est pas simple. Je voudrais dire que nous travaillons avec les autorités chinoises pour voir toute possibilité de les suivre de façon convenable. Même les grands pays qui ont pu faire des rapatriements l'ont réussi avec beaucoup de difficultés* ».

Cette sortie du président va de suite déclencher des réactions. Plusieurs voies anonymes se sont levées pour exprimer leur adhésion ou non à la décision de l'État.

Pour certains, le président ne fait pas un effort de rapatriement parce qu'aucun membre de sa famille n'est concerné, alors que d'autres demandent à ceux qui avaient décidé d'immigrer d'eux-mêmes de prendre leur responsabilité et de rester.

Un certain nombre de lecteurs notent que l'effort de l'État est louable, la position acceptable alors il ne reste qu'à souhaiter la protection divine à nos jeunes compatriotes parce que les autorités chinoises sont en train d'user de tous les moyens pour endiguer ce fléau. D'autres lecteurs n'ont pas hésité à décortiquer la communication du président : *« À mon avis, même si le Président a été franc, il a commis une erreur de communication. La gouvernance voudrait qu'un Chef d'État rassure ses citoyens en toute circonstance. Il devrait communiquer en ces termes : "Nous suivons leur situation de très près. J'ai déjà donné une somme symbolique pour leur permettre de faire face aux urgences de l'heure. Si leur rapatriement s'impose avec l'évolution de la situation, le gouvernement prendra les mesures idoines. En attendant, prions que le pays frère qu'est la Chine puisse venir à bout de l'épidémie pour le grand bonheur du monde entier car si cette situation perdure, aucun pays ne sera à l'abri."*

Dans ce brouhaha, deux internautes se singularisent. Le premier précise que *« Certains pays ont affrété des vols réguliers sans précaution mais peut-être qu'ils ne savaient pas que les personnes contaminées non malades pouvaient transmettre la maladie. Cette information a été publiée le 31 janvier, donc disponible depuis peu. »*. Le second s'adresse directement au ministère de la Santé le 05 février 2020 : *« Au ministère de la Santé, on ne sait pas si Coronavirus apparaitra au Sénégal, alors :*

Faites des campagnes de sensibilisation insistant sur le lavage de mains et protection contre le coronavirus et la grippe en général.

Travaillez sur un plan de réponse en cas de désastres, pour éviter les surprises.

Ravitaillez-vous en Remdesivir.

Fermez les aéroports aux vols en provenance de la Chine. »

La communication du risque reprend ses droits avec la sortie du directeur général de la RTS, le 06 février : « *Le Président de la République est un homme responsable, il ne prendra jamais le risque de rapatrier les étudiants aussi longtemps que notre pays ne réunira pas les conditions requises pour ce genre d'opérations. Ici, les autorités sanitaires ont déployé un dispositif pour la surveillance épidémiologique et la sensibilisation. Le Sénégal a prouvé son expertise lors de l'épidémie à virus Ebola. On ne peut pas faire du catastrophisme en toute ignorance, c'est pire que n'importe quelle autre posture !*»

Elle se politise davantage avec la sortie attribuée à l'ancien président de la République, le 12 février 2010 : « *Le Président Wade demande le rapatriement de nos 13 jeunes compatriotes qui vivent à Wuhan. Évidemment, il faut le faire avec précaution et ne pas exposer les Sénégalais au risque du coronavirus. Eux aussi ont droit à la santé. Ce rapatriement doit être entrepris immédiatement car, si une maison brûle, on ne dit pas Je vais réfléchir.*

Toutefois on doit prendre des précautions pour que des malades n'importent pas dans notre pays les microbes d'une épidémie dangereuse qui expose la population entière.

Dans ce cas les précautions à prendre sont très simples. Envoyer une équipe médicale constituée de médecins sénégalais qui, avec leurs collègues chinois, sélectionnent ceux qui ne sont pas atteints pour un rapatriement immédiat, les autres, s'il y en a, devant être traités sur place dans les hôpitaux chinois jusqu'à leur guérison totale ;

Les autres étudiants doivent être mis en quarantaine dans un pays très chaud car, selon les spécialistes, le risque de propagation au Sénégal est faible du fait que nous sommes un pays chaud.

Nous ne devons pas laisser plus longtemps nos étudiants, leurs parents et amis dans l'angoisse », rapportent plusieurs sites (Seneweb, Leral, Xalima, etc.) d'information de la place.

Le 15 février, le Dr Abou Sy, responsable de la Cellule psycho-sociale du ministère de la Santé et de l'Action sociale tente de rassurer et annonce que les étudiants bénéficient d'un suivi psychologique. "*Pour l'instant, les étudiants avec qui je suis arrivé à entrer en contact, sont dans un état psychologique satisfaisant. Après des entretiens que nous avons eus, la situation psychologique est assez stable. Il y a pas mal d'entre eux qui commencent à réaliser que cet état d'isolement est déjà pour leur propre bien. Et dès l'instant qu'ils s'approprient cela, ça leur permet de mieux vivre cette situation. C'est une situation qui est difficile pour les parents d'étudiants. C'est pourquoi d'ailleurs, nous proposons de les accompagner et faire en sorte qu'ils sortent de cet épisode* », assure-t-il dans une station radio de la place.

Le lundi 2 mars, le Sénégal annonce officiellement son premier cas « importé » de Covid-19. Le ministre de la Santé déclare que « *Les résultats des tests effectués par l'Institut Pasteur de Dakar se sont avérés positifs. À ce jour l'état du patient ne suscite aucune inquiétude majeure* » Rentré le 26 février au Sénégal, il a consulté, avec une fièvre de 39 degrés, un mal de gorge et des maux de tête. La structure médicale qui l'a reçu, a contacté la cellule d'alerte sénégalaise mise en place contre le coronavirus. Le patient a été mis en quarantaine dans le centre de traitement du service des maladies infectieuses et tropicales du CHU de Fann. Les passagers à bord de son avion (Air Sénégal Paris-Dakar) sont recherchés par les autorités sénégalaises pour les mettre en quarantaine. Le ministre rassure : « *Le dispositif de surveillance et de riposte au Covid-19 est renforcé et tous les moyens sont mis en œuvre pour circonscrire la maladie* ». Il appelle la population à la « *sérénité* » et a dit avoir « *parfaitement confiance* » dans le système de santé national.

Le jeudi 05 mars 2020 s'est tenu le Magal de Porokhane.

Le 09 mars, un patient hospitalisé à Touba depuis le 06 mars, a été testé positif au Covid-19. Il fut transféré par l'équipe des opérations au service des maladies infectieuses. Ses contacts sont mis en quarantaine et testés.

Le bilan du 13 mars faisait état d'une vingtaine de cas confirmés de coronavirus dont la plupart ont été recensés à Touba. Une dizaine de cas déclarés positifs à Touba. A l'ouverture du conseil présidentiel du 14 mars, le ministre de la Santé et de l'Action sociale précise qu'une dizaine de cas découlent de la contamination d'un émigré rentré récemment d'Italie. On entre dans la crise sanitaire. La mesure de fermeture de frontières aériennes et terrestres a semblé être tardive.

4.1.2. La phase de prise en main

Le samedi 14 mars marque la prise en main de la crise. Un conseil présidentiel d'urgence sur le coronavirus est convoqué en présence des responsables des forces de défense et de sécurité ainsi que de tous membres du comité de gestion des épidémies. Le président décide :

– De l'interdiction de tous les événements et grands rassemblements publics sur l'étendue du territoire sénégalais pour une durée de 30 jours

– De la "suspension des enseignements dans les écoles (du primaire à l'université) pour une durée de trois semaines, à partir de ce lundi"

– Du renforcement des contrôles sanitaires systématiques au niveau des frontières

– De l'annulation de la célébration de la fête de l'indépendance (à la place du traditionnel défilé du 4 avril et une prise d'armes au niveau du palais présidentiel).

Il déclare que : « *Les services de santé sont en train de prendre en charge le patient en question suivant la procédure recommandée par l'Organisation mondiale de la santé. J'appelle au calme et à la sérénité. J'invite la presse à nous accompagner dans cette phase critique* ». Il appelle les populations à la « vigilance » et rassure que le Sénégal est « prêt » à faire face à la maladie. « *Nous faisons aujourd'hui entièrement confiance aux services de santé et aux personnels de santé, qui ont prouvé par le passé et continuent à prouver leur savoir-faire. Ils sont restés mobilisés dans la prévention, la riposte et le suivi de l'épidémie* ». Le chef de l'État invite ses compatriotes au suivi des consignes des services de santé et de sécurité pour éviter la propagation de la maladie. « *Si on doit mettre en quarantaine, on le fera. Si on doit interdire des manifestations, on va les interdire* ». Le Sénégal valide ainsi le plan national de riposte contre la Covid-19, dont le coût est estimé à plus de **1,5 milliard de francs CFA**.

Un lecteur de site d'information réagit « *Je suis déçu du président de tenir un discours incomplet sur les mesures à prendre pour contrer cette Maladie. Je m'attendais à une fermeture totale des frontières avec les pays infectés à haut risque comme France, Espagne et Italie. Mais rien a été dit sauf le renforcement des capacités humaines et logistiques.* »

Plusieurs cérémonies religieuses sont prévues entre 14 et le 26 mars. Les responsables des communautés acceptent plus ou moins de suspendre ou de ne pas tenir ces cérémonies.

Le dimanche 17 mars, le ministre affirme dans une émission radiodiffusée que « *Le bilan de la riposte est un bilan maîtrisé* » et il ajoute : « *Ce que je peux noter, c'est que depuis quelques semaines, on a une fluctuation autour de 93, 97 ou 106 cas depuis qu'on a quitté les 177. Et j'ose espérer que nous sommes en train d'engager une dynamique décroissante qui va permettre d'entrer dans les 80, en espérant que vers le mois d'août ou septembre, l'épidémie sera derrière nous. Ce que je peux dire, c'est que je constate depuis quelques semaines qu'il y a une oscillation sur un plateau qui va nous pousser vers une décroissance de l'épidémie. J'aimerais bien qu'on reste sur ce paramètre de respect* ».

Le 18 mars 2020, le ministre du Tourisme ferme totalement son espace aérien. L'exploitation des tous les vols en provenance et à destination des aéroports du pays est interdite. Le Lendemain 19 mars le gouverneur de la région de Dakar signe un arrêté annonçant "la fermeture provisoire" des mosquées de sa circonscription administrative, en appliquant les dispositions de l'arrêté N°7782 du 13 mars 2020, du ministre de l'Intérieur. Cette fermeture jusqu'à nouvel ordre sur l'étendue du territoire régional, vise la grande mosquée de Dakar et la mosquée Massalikul Jinan qui avaient décidé de maintenir les prières du vendredi.

Le vendredi 20 mars, le Chef de l'État reçoit en audience les présidents d'institutions (Assemblée nationale, Conseil économique, social et environnemental, Haut Conseil des Collectivités locales). Ce vendredi, les yeux sont rivés sur Touba où l'envoyé du Chef de l'État accompagne le Khalifa général à la grande prière.

Le lundi 23 mars 2020, le Chef de l'État passe à la vitesse supérieure. Il fait un discours reprenant la terminologie d'étudiant en grève : « *L'heure est grave* ». Dans ce discours, il fait le point sur la maladie qui lui sert de justificatif : « *Nous en sommes aujourd'hui à 71 malades sous traitement dans les 4 arrondissements de Dakar, ainsi qu'à Mbao, Yeumbeul, Guédiawaye, Rufisque, Touba, Mbour, Thiès, Popenguine, Saint-Louis et Ziguinchor. 1561 personnes en contact avec la maladie sont présentement suivies et seront désormais confinées dans des réceptifs hôteliers par le ministère de la Santé et de l'Action sociale.* »

Il décrète l'État d'urgence et précise que « *Conformément à la loi sur l'état d'urgence, ces mesures donneront en particulier aux autorités administratives compétentes le pouvoir :*

- *de réglementer ou d'interdire la circulation des personnes, des véhicules ou des biens dans certains lieux et à certaines heures ;*
- *d'interdire, à titre général ou particulier, tous cortèges, défilés, rassemblements et manifestations sur la voie publique ;*
- *d'ordonner, la fermeture provisoire des lieux publics et lieux de réunions ;*
- *d'interdire, à titre général ou particulier, les réunions publiques ou privées de quelque nature qu'elles soient, susceptibles de provoquer ou d'entretenir le désordre.*

Ces mesures, non exhaustives, pourraient évoluer en fonction des circonstances. »

Il décrète le couvre-feu sur l'étendue du territoire national, de 20 heures à 6 heures. Pour finir, le président crée un fonds de riposte et de solidarité contre les effets du Covid-19, Force-Covid-19, qui sera doté de 1000 milliards de FCFA. Il lance un appel à tous, au secteur privé et aux partenaires bilatéraux et multilatéraux, afin qu'ils apportent leur soutien au fonds. Il précise que « *le Fonds servira, entre autres, à soutenir les entreprises, les ménages et la diaspora.* »

Le lendemain 24 mars, il reçoit des leaders de l'opposition parlementaire et des anciens premiers ministres. L'obtention du consensus se serait faite sans difficulté. La réussite de cette opération était ternie par le comportement d'un opposant, qui « *a refusé de respecter les gestes barrières édictés* ». Les services présidentiels n'ont pu apporter la réaction adaptée à ce comportement singulier. Peut-être qu'ils n'étaient pas bien préparés aux protocoles de crise de ce genre. Mais c'était mauvais pour la mise en scène communicationnelle.

Le 29 avril 2020, le conseil des ministres arrête la date de reprise des cours « à *compter du 02 juin 2020 pour les élèves en classe d'examen.* » Et pourtant, le communiqué de ce conseil trouve important de préciser : « *Le Président de la République, face à la multiplication de comportements à risque a requis, l'application de nouvelles mesures plus coercitives au niveau des transports interurbains, des lieux de commerce et espaces publics.*

Le Chef de l'État a demandé au Gouvernement de renforcer la mobilisation efficace de l'ensemble des services de l'État et des personnels de santé, ainsi que la mise en œuvre d'une communication de proximité efficiente et adaptée. »

Le 02 mai, le ministre de la Santé avertit « *En 30 jours, le nombre de cas positifs a plus que quintuplé : La progression du coronavirus est rapide. Entre le 2 avril et aujourd'hui (30 jours), le nombre de cas positifs de Covid-19 est passé de 186 à 1114 avec une augmentation des cas communautaires. Le constat majeur est que l'épidémie ne faiblit pas* ». Tout en déclarant que les mesures et les stratégies de riposte sont certainement efficaces car ils ont permis de contrôler la maladie. Il dit que la maladie « *touche désormais 11 régions sur 14* » et demande un « *engagement plus marqué en particulier les communautés.* »

Il ajoute : « *Le ministère adapte nécessairement la stratégie de riposte à l'évolution de la pandémie : c'est pourquoi nous avons fortement augmenté le nombre de tests, renforcé nos capacités d'alerte, de détection, d'isolement mais aussi de prise en charge* », Mieux, il a demandé aux membres du Comité national de gestion des épidémies (CNGE) et du groupe opérationnel « *d'intégrer dans leurs stratégies de prise en charge, la prise en charge extrahospitalière des cas asymptomatiques* ».

Le 8 mai, la presse informe que le comité de suivi de la Force Covid-19, après avoir adopté ses règles de fonctionnement, son budget et validé le dispositif de suivi des opérations de la "Force Covid-19", a mis en place 4 commissions :

- Renforcement du système de santé,
- Renforcement de la résilience sociale des populations,
- Stabilité macro-économique et financière pour soutenir le secteur privé et préserver les emplois,
- Approvisionnement régulier en hydrocarbures, produits médicaux, pharmaceutiques et denrées de première nécessité'

Pour rappel, le président de la République, Macky Sall, avait créé par décret le Comité de suivi de la mise en œuvre des opérations du

Fonds de riposte et de solidarité contre les effets du Covid-19 (Force Covid-19)[18].

Le président du Comité, Général François Ndiaye, aurait rappelé « *le contrat de confiance devant lier les membres du comité* » alors que « *les membres du comité ont réitéré leur engagement à travailler bénévolement pour la préservation de l'intérêt supérieur des Sénégalais dans ce contexte de pandémie* »

Le communiqué signale que "*la présentation des plateformes numériques proposées par les structures étatiques intervenant dans la lutte contre la Covid-19 a également suscité l'intérêt des membres*" du comité.

Il a souligné que les représentants[19] des ministères chargés de la mise en œuvre « *ont axé leurs communications sur leurs plans d'action en précisant les objectifs visés, les délais d'exécution, les moyens et les résultats attendus avec les indicateurs précis* ». Enfin, pour assurer le suivi de toutes ces opérations, un programme de visite de toutes les régions du Sénégal "*a été soumis à l'appréciation du comité*".

Les réactions des communautés s'enchainent et confirment leurs désaccords avec les mesures de gestion sociopolitique. Le 09 mai au soir, le Khalife de Léona Niassene, dont certains membres de la famille sont convoqués par la police, se fend d'un communiqué sur un appel téléphonique du président de la République. Il informe que le président lui a promis de « *repousser l'heure du début du couvre-feu à 22 heures pour permettre aux musulmans de jouir d'un Ramadan de sérénité* ».

L'heure est donc à l'apaisement pour un Ramadan de paix et de prospérité. Et le président tente de calmer le jeu. La sortie de l'information est interprétée diversement. Pour certains, il devrait attendre que le président lui-même annonce la nouvelle aux Sénégalais.

---

[18] Cet organe institué auprès du président de la République, est un rouage essentiel d'une bonne gouvernance du Fonds FORCE COVID-19. Il est chargé de suivre, de façon proactive et inclusive, l'ensemble des opérations menées par le Fonds et d'en rendre compte au président de la République.

[19] Le comité dirigé par le Général François Ndiaye compte six représentants des ministères, trois membres de l'Assemblée nationale (1 député de la majorité, 1 de l'opposition et 1 pour les Non-inscrits), deux hauts conseillers des collectivités territoriales, deux membres du Conseil économique, social et environnemental (CESE). Deux membres des associations d'élus territoriaux, six représentants des partis politiques, trois représentants de la société civile, deux membres du secteur privé, deux représentants syndicaux et deux représentants des associations des consommateurs font aussi partie du comité.

Pour d'autres, le président laisse le marabout fuiter la nouvelle pour tâter l'opinion et réajuster si besoin. Pour tous l'essentiel est que le président soit dans une dynamique de rectification de ses erreurs ou d'ajustement ses décisions pour calmer les tensions.

Le lendemain 10 mai, une forte rumeur circule que le président va s'adresser à la nation le mardi suivant 12 mai sur la gestion de la pandémie. Les internautes se lâchent sur l'opportunité de la décision de gestion :

– *« Comment le président peut faire reculer l'heure du couvre-feu sur demande de frondeur alors que le virus commence sérieusement à tuer des Sénégalais ? »*

– *« Le président devrait partir sur un confinement total pour protéger la nation, mettre les religions de côté et combattre ce virus correctement »*

– *Il faudrait durcir les conditions pour éviter ces cas communautaires, ces cas graves.*

– *Il faut ouvrir les mosquées pour permettre aux fidèles de prier tout en respectant les gestes barrières.*

– *Un minuscule virus, le Corona ne doit empêcher les gens de célébrer la korité (Aid), après un mois de jeûne. »*

Dans ce bruit, quelqu'un s'adresse directement au président *« Mr le Président, de grâce évitons trop de parlotte et de déclarations stériles. En 10 jours le Sénégal a doublé son triste record de morts. Il est temps que vous preniez vos responsabilités.*

Nous vous avons confié les destinées de notre nation et pas à une mafia politico-religieuse. Les hommes partent les institutions restent. L'État est garant de notre sécurité et de notre intégrité physique. Prenez vos RESPONSABILITÉS devant les hommes et devant l'Histoire....

Arrêtez de tergiverser et prenez les décisions qui s'imposent.

wa salam »

Nous résumons les discours des gens rencontrés dans mon quartier : *« Il faut maintenir le couvre-feu en reculant l'heure jusqu'à 22 heures car les agressions ont diminué. Il faut ouvrir le trafic interurbain et autoriser la reprise des activités de commerce et les prières à la mosquée. D'ailleurs, il faut ouvrir symboliquement les mosquées avant l'école française. Et enfin, il faut tester tous les enseignants pour la reprise »*.

Ce 10 mai, Dr Safiétou Thiam, Présidente du CNLS et ancienne ministre de la Santé, apportait la précision suivante dans une autre radio : « *On n'est pas encore au pic de la maladie. La Covid-19 est à sa phase montante. La courbe ne descend toujours pas et les infections se multiplient. La maladie risque d'être endémique dans le pays* ». C'est pour demander un changement de stratégie : « *Il faut tester le maximum de personnes. Le virus circule. Il y a beaucoup de personnes qui sont infectées et on devrait pouvoir les dépister toutes. Donc, ce ne sont pas 800 ou 1000 prélèvements par jour qui permettront de les dépister. Il faut appuyer les laboratoires nationaux* ».

Il apparait de plus en plus que les Sénégalais n'adhèrent pas aux mesures. Le 11 mai, on découvre qu' « *un homme âgé d'une quarantaine d'années de retour de Dakar a été testé positif au Covid-19 à Diakhao* » Il avait quitté Dakar, le jeudi 07 pour se rendre *à Diakhao* dans la région de Fatick, jusque-là épargnée. Déjà au mois de mars, une femme y avait été testée positive après avoir été interceptée dans un bus en partance pour Kédougou. Des dispositions ont été prises pour répertorier toutes les personnes avec lesquelles il a été en contact et pour assurer son suivi au centre d'isolement de l'hôpital régional de Fatick.

La gouverneure de Fatick, Seynabou Guèye, regrette que le patient « *s'est déplacé jeudi de Dakar jusqu'à Diakhao sans autorisation spéciale, en toute violation flagrante des dispositions qui ont été prises par les autorités de ce pays au plus haut niveau* ». Les internautes révèlent : « *le gars testé positif qui possède un véhicule 4x4 a été conduit par un gendarme qui l'a déposé à Diakhao, pour contourner l'interdiction des voyages entre les régions.* » La gouverneure indique et précise : « *Nous attendons les résultats des investigations et appelons au respect des mesures préventives prises par les autorités, dont l'interdiction du déplacement interrégional. Si ces mesures avaient été respectées, on n'aurait pas eu ce cas-là aujourd'hui dans la région de Fatick* ».

Fondamentalement, la communication de la phase de prise en main de la gestion de la crise a débuté, presque brusquement, par une annonce tournant autour de deux objectifs : interdiction de tout rassemblement et suspension des déplacements entre agglomérations. Pour l'objectif d'interdire tout rassemblement, l'État a procédé à la fermeture des marchés et marchés hebdomadaires en milieu rural (apparemment moins touché par la Covid-19) alors qu'en ville les marchés et le secteur informel ont continué de fonctionner normalement, dans la journée. Les chercheurs du monde rural que nous sommes, avons reçu un nombre incalculable d'appels téléphoniques tendant à faire savoir l'impact négatif de la fermeture des marchés sur l'économie réelle.

En milieu urbain, *les commerçants résistent et expriment dans les médias leur refus d'appliquer les mesures de fermeture des marchés prise par les autorités locales. Les autorités à qui reviennent désormais la gestion de la crise, voient leurs décisions* rejetées de vive voix. Un porte-parole annonce : « *Nous qui ne faisons pas les produits alimentaires, nous ouvrons le mardi, on descend à 16 heures, le mercredi, on ne vient pas, le jeudi, nous venons et descendons à 16 heures, après nous restons chez nous sans revenus. Nous ne pouvons pas être l'agneau du sacrifice. Lundi, si on ne reçoit aucune proposition, la masse va prendre ses responsabilités, ouvrir le marché, et venir travailler.* » selon, Dié BA de Seneweb.

En ville, l'État a insisté sur le couvre-feu nocturne. Mais, les jeunes ont organisé des actions de défiances aux forces de l'ordre. Des rassemblements improvisés juste avant l'heure d'entrée en vigueur du couvre-feu se sont démultipliés.

Alors que je disais à un voisin ma volonté de retenir les enfants à la maison même si leurs camarades sont dans la rue et cherchent à les sortir, Kamara, (le président actuel du conseil de quartier) me sort une question- argument sur l'efficacité de la mesure. « *Est-ce que le virus ne se transmet que la nuit, pourquoi le couvre-feu du soir ?* ». Je m'entends lui répondre de poser la question au président de la République, le décideur en connaissance de cause. Il s'en sort intelligemment et développe : « *Je sollicitais l'avis du médecin-vétérinaire. Pour moi, si le virus circule aussi le jour, il fallait confiner entièrement. Dans notre économie dominée par l'informel, il est impossible de le faire. Alors, le couvre-feu ne sert à rien surtout le brassage se fait plus le jour. L'État perd beaucoup de taxe et d'impôt avec l'arrêt de l'économie de la nuit* ». Je lui fais remarquer simplement que le couvre-feu ne le concerne pas car je le vois sortir tous les soirs du haut de mon balcon. Il acquiesce et se défend de ne pas manger la nuit et se coucher sans une promenade. Cet entretien informel révèle, au-delà de la capacité de production d'arguments justificatifs, l'adhésion aux mesures sociopolitiques.

Le second objectif d'empêcher les déplacements entre régions n'a pas aussi été adopté par les populations. Les agents de l'administration pour des raisons diverses, ont tellement donné d'autorisations que la mesure semblait caduque. Le ministère de l'Intérieur a été obligé de rappeler à l'ordre et centraliser l'octroi des autorisations. Les populations et transporteurs ont utilisé tous les pistes, sentiers et voies possibles pour éviter les check-points des gendarmes. Certains gouverneurs ont été obligés de déployer de militaires en brousse alors que des maires soulignaient un problème d'indiscipline du Sénégalais.

Au-delà de certains chefs religieux, la majorité des populations n'a pas adhéré à ces deux mesures. Le refus d'adhésion aux décisions (circulation, rassemblement, sortie nocturne, etc.) est concomitant avec un essaimage des cas communautaires dans presque toutes les régions. L'aveu d'échec vient du ministre en charge de la santé : « *Les commerçants sont les plus exposés aux cas communautaires. C'est pourquoi j'insiste sur le port systématique de masque dans les marchés et autres lieux publics* ».

4.1.3. La phase de relâchement

Le lundi 11 mai, la presse titre « *Réouverture des mosquées : Macky a informé Serigne Mountakha Mbacké* »[20] Plus tard, la presse en ligne revient à la charge : « *Macky Sall va s'adresser à la Nation, ce lundi 11 mai à 20 h* ». Elle précise : « *C'est un changement de dernière minute. Prévu pour demain mardi, c'est aujourd'hui, lundi 11 mai que le président de la République, Macky Sall, va s'adresser à la nation, à 20 heures sur l'ensemble du réseau synchronisé de la radiotélévision sénégalaise* », nous a appris Seneweb.com.

La boussole de la communication médico-sanitaire indiquait qu'on venait de battre le record de cas de contaminations enregistrés (177 dont 169 cas contacts et 8 cas de transmission communautaire) depuis l'apparition de la pandémie. L*e Sénégal compte 1886 cas positifs de Covid-19 dont 715 personnes guéries, 19 décédées, 1 évacuée (finalement décédée en France) et 1151 malades suivis dans les hôpitaux. ».* Dans ces conditions, la prise de parole du président de la République était très attendue. Quelle sera son orientation ? Densifier les mesures de protection ?

[20] https://legalsen.com/people/reouverture-mosquees-macky-informe-serigne-mountakha-mbacke-79796.html

Deux internautes tentent de rassurer. L'un précise : *« Je pense que ça ne sert à rien de menacer de mort un cadavre ambulant. Les Sénégalais sont déjà des morts vivants, meurtris et fusillés de tout bord par une classe opportuniste, suceuse d'espoir. Ce covid-19 ne fait plus peur, il vient simplement achever l'âme de cadavres ambulants. »* L'autre développe : *« La situation sanitaire se complique avec des chiffres en augmentation de jour en jour. Autrement dit les infections et malades du Covid-19 augmentent, ce qui veut dire que la lutte contre la maladie est inefficace. On doit donc s'attendre à un discours pour changer de stratégie de lutte. Parce que franchement, vu les chiffres catastrophiques, on devrait encore renforcer les restrictions.*

Il y a des pays qui déconfinent leurs populations et qui allègent et même annulent certaines restrictions, mais dans ces pays la situation s'améliore avec des contaminations en baisse. Contrairement au Sénégal où les choses s'aggravent, on ne devrait pas aller dans ce sens même si la pression des lobbys est bien présente. Les Sénégalais n'ont pas respecté les règles car les attroupements, les marchés, etc., n'ont jamais cessé dans le pays. Et comme résultat, rien n'a baissé depuis bientôt 2 mois de lutte.

Macky va certainement alléger les restrictions mais ce n'est pas la bonne décision et c'est contradictoire à la situation sanitaire qui est catastrophique et qui devrait plutôt appeler à renforcer les restrictions pour encore au moins les 3 prochaines semaines. »

Le même jour à 10h, la directrice de la Santé n'est pas contente et a assené ses vérités aux détracteurs des stratégies mises en place pour combattre le coronavirus. Après la présentation journalière des statistiques, elle aborde des questions essentielles :

– **Non-respect des mesures sanitaires**

« Nous avons remarqué que la maladie est en train de se propager de manière très grave dans le pays. Les gens ne respectent plus les gestes barrières, surtout la distanciation sociale qui est de 1 mètre minimum. Certains même disent que quand on porte un masque on est protégé, ce n'est pas vrai. Le port de masque doit être associé à tous les autres gestes barrières : éviter aussi de se serrer la main, fuir ceux qui éternuent. On peut aussi éternuer sur un mouchoir, un papier, et le mettre dans la poubelle. Il faut respecter les consignes sanitaires, sinon on aura du mal à se débarrasser de cette maladie du coronavirus ».

– **Tests effectués par des individus à domicile**

« *Le personnel de santé chargé de lutter contre le coronavirus est doté chacun d'un badge professionnel. Interpol nous a mis en garde contre les détracteurs des règles sanitaires. Il y a un produit dénommé « Uni-Gold ™ HIV », certains l'utilisent pour dire qu'ils effectuent des tests ou soigner le coronavirus. C'est un faux médicament. Le Gouvernement avec le ministère de la Santé a pris toutes les dispositions pour lutter contre ça* ».

– **Respect de la stratégie**

"*Faites- nous confiance. Si vous respectez ce qu'on vous dit, avec la stratégie qu'on a mise en place, nous allons vaincre très rapidement cette maladie. Mais pour que cela puisse se faire, il faut que vous suiviez scrupuleusement les consignes sanitaires*".

Ce soir du 11 mai, le discours « ***l'heure est à l'adaptation de la stratégie*** » aborde plusieurs points. Nous le résumons en trois parties. La partie préliminaire qui compte d'abord les félicitations, remerciements et hommages (corps médical, para médical, personnel de soutien, équipes du ministère et services, forces de défense et de sécurité, guides spirituels, leaders d'associations religieuses, autorités coutumières et mouvements citoyens) et les prières pour le repos de l'âme de nos morts du Covid-19.

La deuxième partie est consacrée à la prise de décision. Elle annonce rapidement la possibilité de rapatriement des compatriotes décédés du Covid-19 à l'étranger *« sur la base d'avis motivés »* suivie d'une sensibilisation brève (*éviter la stigmatisation car maladies dites honteuses, adopter une attitude digne et respectueuse, nul n'est à l'abri d'un virus aussi contagieux)*.

Avant d'annoncer les grandes décisions, cette deuxième partie s'engage dans la justification et le processus. D'abord, le président fait le bilan (1886 cas positifs, dont 715 guéris et 19 décédés, 1151 sous traitement et 7182 contacts) et présente la carte épidémiologique (22 départements exemptés de Covid-19 sur les 45).

Ensuite, le président rend compte de l'avis d'une équipe pluridisciplinaire d'éminents experts nationaux après analyses et évaluations minutieuses : « *dans le meilleur des cas, si nous continuons d'appliquer les mesures édictées, la Covid-19 continuera encore de circuler dans le pays jusqu'au mois d'août, voire septembre*. ». Il avertit qu'il ne faut pas se relâcher mais faut s'adapter, en rappelant que l'adaptation doit être fondée sur l'application des mesures de contingentement, d'une part, et d'autre part, sur la mise en œuvre des activités essentielles (pour faire vivre notre économie), en veillant à la préservation de notre santé et celle de la communauté. Il appelle à l'engagement et à la responsabilité de tous et de chacun à « *Apprendre à vivre avec le virus, en adaptant nos comportements individuels et collectifs à l'évolution de la pandémie.* **».**

Enfin, le chef de l'État présente les décisions suivantes :

- Baisse de la durée du couvre-feu (21h à 5h et non 20h à 6h)
- Réaménagement des horaires de bureau (9 h à 16 h)
- Ouverture des marchés et commerces 6 jours par semaine
- Ouverture des marchés hebdomadaires, dans les limites d'un département.
- Réouverture des lieux de culte
- Ouverture des classes le 2 juin pour les classes d'examen.

La troisième partie est faite de promesses d'appui au génie créateur du peuple sénégalais pour notre résilience commune : aux tailleurs qui confectionnent des masques ; aux étudiants, enseignants et chercheurs qui fabriquent des gels hydro-alcooliques, qui inventent des robots, des respirateurs artificiels et des machines à laver les mains et enfin aux concepteurs de plateformes de commerce électronique et aux livreurs.

Fondamentalement, le président a pris des mesures d'assouplissement du semi-confinement. Le but est de baisser les tensions ambiantes en provenance de certains milieux religieux et de certains acteurs de l'économie informelle. Sur le plan épidémiologique, il convoque les éminents experts. Nous pouvons penser légitimement que ces experts ont présenté plusieurs alternatives. « *Si on continue comme ça, on va vivre avec le virus pendant 4 à 5 mois encore. Si on corse la mesure et décide du confinement, on pourrait arrêter la circulation du virus dans un délai de 2 mois, (peut-être). Si on assouplit, le virus peut circuler plus ou moins rapidement en fonction du degré d'assouplissement. On pourrait même aller vers l'immunité collective si on suspend toutes les mesures de semi-confinement en cours.* »

Le président nous aurait donc présenté l'alternative qui justifie sa décision un peu forcée. Il a assumé explicitement son rôle de décideur politique car « *ne pas décider, c'est aussi décider* ». Ça a permis de faire baisser des tensions socioreligieuses même si d'importants foyers religieux (musulman et chrétien) ont refusé de suivre la consigne d'ouverture des lieux de culte. Ceux qui ont ouvert, s'ingénient à mettre en place des mesures de prévention avec un respect visible des gestes barrières. Le pays reste divisé en deux mais la tension a baissé d'un cran. C'est mieux qu'un pays sous tension.

Le lendemain 13 mai, le ministre de la Santé annonce : « *Beaucoup de nos spécialistes estiment que le pic est déjà là. Mais, par prudence, nous préférons le constater a posteriori* ». Le Sénégal, avec 286 malades en 48 heures et plus de 2000 personnes testées positives, aurait atteint son pic de contamination qui correspond au moment qui précède l'infléchissement de la courbe des contaminations. Les réactions lui demandent les bases scientifiques de cette supposition. En fait, les chiffres augmentent depuis des semaines. On ne peut parler de pic atteint qu'à partir du moment où la courbe commence à retomber et pas avant. Comment ces spécialistes ont pu connaitre en avance le nombre de testés positifs pour les jours à venir ? Qui sont ces spécialistes ? Des scientifiques, des manipulateurs ou/et des charlatans de cauris ?

Un internaute vient à son secours : « *Je crois que le Sénégalais a peut-être des dons que personne n'a au monde, en tout cas au regard des commentaires sur ce site et dans n'importe quel domaine. Comment peut-on contredire facilement les gens alors qu'on n'a aucune donnée médicale, statistique et on n'est pas épidémiologiste, et vous voulez contredire tout le temps des spécialistes en médecine ? Dans ce pays je crois que ça ne sert plus à rien d'aller à l'école, puisqu'il y a des super "savants" dans TOUT.* » Un autre l'interpelle : « *Monsieur le ministre, je vous donne rendez-vous 3-4 semaines après les mesures prises par votre président.* »

Le 28 mai, le ministère des Transports aériens annonce sur son compte Facebook que le Sénégal prolonge la fermeture de ses frontières aériennes jusqu'au 30 juin 2020 alors que le ministère de l'Intérieur publie un nouvel arrêté ministériel n°010133 modifiant l'article premier de l'arrêté n° 8207 du 24 mars 2020 portant, d'une part, interdiction temporaire de circulation des personnes et des biens d'une région à une autre ainsi que, d'autre part, maintien du couvre-feu de 21 h à 5 h sur toute l'étendue du territoire national.

Le lendemain 29, la Direction des transports routiers du Sénégal, sur instruction du ministre des Infrastructures, des Transports terrestres et du Désenclavement, dans une note de service parvenue à la presse, informe les usagers que les activités d'immatriculation, de mutation, de contrôle technique de véhicules automobiles, d'enrôlement pour le permis de conduire ainsi que toutes les autres opérations habituelles des services de transport routier, vont reprendre à partir du mardi 2 juin 2020. Ce, avec les mesures sécuritaires et sanitaires édictées dans le cadre de la lutte contre la Covid-19.

L'État d'urgence sanitaire a été prolongé pour une durée de 30 jours sur toute l'étendue du territoire national.

L'État publie le décret prolongeant l'État d'urgence pour une durée supplémentaire de 30 jours (2 juin jusqu'au 2 juillet). Le pays a enregistré 3429 cas positifs, dont 1738 guéris, 41 décès et un évacué, ce vendredi 29 mai. 1649 patients sont sous traitement au niveau des différents centres. Les uns ne comprennent pas qu'on ouvre les mosquées et les lieux publics. Il demande qu'on leur explique le bien-fondé de l'état d'urgence dans la lutte contre la Covid. Les autres prient Dieu le tout-puissant que cette pandémie disparaisse le plus vite possible et demandent à ce que l'on porte les masques sinon on court à la catastrophe.

Le ministre du Développement communautaire, de l'Équité sociale et territoriale invite les acteurs à procéder rapidement à la distribution de l'aide alimentaire destinée aux ménages vulnérables, en vue de terminer les opérations dans un délai de 15 jours pour une bonne rentrée des écoles prévue pour le 02 juin.

Le lendemain 30 mai, le ministre de la Santé fait la communication des statistiques : d'une part 106 cas confirmés positifs en 24 h et 84 sont de la région de Dakar et d'autre part 12 cas communautaires dont, 10 sont aussi de la capitale dakaroise. Il poursuit : "*C'est cette tendance qui s'est manifestée depuis plusieurs semaines. Force est donc de constater que la région de Dakar constitue l'épicentre de l'épidémie au Sénégal. En effet, ¾ des cas confirmés de Covid-19 sont de la région de Dakar. À la date du 29 mai 2020, la région de Dakar totalise 2525 sur les 3429 cas dépistés dans notre pays soit un taux de 73,6 %*",

Il reconnait que la transmission locale est clairement établie et se traduit par une augmentation des cas issus de la transmission communautaire et des décès communautaires. Pour lui, l'endiguement de l'épidémie doit passer par un renforcement des stratégies à l'échelle locale et un engagement fort de l'ensemble des communautés. Ce renforcement stratégique devient un impératif urgent. Il poursuit : « *J'ai demandé au Comité national de gestion des épidémies (CNGE) en rapport avec le Comité régional de gestion des épidémies de Dakar de se réunir toute affaire cessante pour nous proposer une stratégie spécifique de renforcement de la démarche de lutte dans la région de Dakar*".

Il précise que « *si on perd la main à Dakar, la lutte risque d'être perdue au niveau du pays* » et que « *nous devons nous mobiliser au sein de nos communautés pour vaincre la Covid-19* ».

La population rappelle que « *le communiqué du ministère n'a de sens que s'il propose des solutions. Lire des statistiques tout le monde peut le faire. Vous avez ouvert les mosquées et les écoles alors que vous n'avez pas les moyens de contrôle et la population n'est pas disciplinée.* ». Curieusement, les réactions des Sénégalais s'orientent vers la décision d'ouverture des classes pour le 02 juin.

Un premier se pose des questions : *« Maintenant dites-moi quel est le parent d'élève qui sera rassuré d'envoyer son enfant à l'école ? »*, Le deuxième internaute accuse : *« avec ça vous voulez que nos enfants soient exposés en allant à l'école ce mardi, celui qui osera amener son enfant dans ces conditions précipitera son suicide... L'enseignant peut contaminer l'élève et vice versa »*, un troisième raisonne : *« Dakar est l'épicentre de l'épidémie et vous convoitez des 10zaines de milieux d'enseignants justement de Dakar vers l'intérieur du Pays. En plus pour aller être en contact avec des jeunes élèves qui vont rentrer et trouver à la maison des Papis et Mamies très vulnérables. Je n'ai rien compris de cette stratégie... Le leadership ne se décrète pas, il se mérite »*, et un cinquième se demande : *« Comment peut-on considérer comme dangereuse une situation qui n'a pas empêché de préparer activement la rentrée de dizaines de milliers d'élèves et d'enseignants ? »*.

Ce 30 mai, le ministre de la Santé visite avec son équipe l'hôpital de Diamniadio. L'après-midi, en compagnie du ministre des forces armées, il visite le centre de Guéréo où les cas asymptomatiques ont été transférés depuis quelques semaines. Officiellement, c'est pour isoler "*précocement les cas confirmés asymptomatiques, leur apporter des soins appropriés, et limiter ainsi la transmission du virus*". Le ministre de la Santé a tenu à rassurer ces patients asymptomatiques qui se plaignent de la longueur du séjour qui dépassent pour certains les 14 jours d'incubation.

La presse rapporte que dans la ville sainte de Touba, le ministre de l'Intérieur aurait déclaré le 31 mai sur Benno Fm « *Nous allons renforcer la surveillance dans la commune de Touba-mosquée. Il ne sera plus accepté que des gens exposent la population, avec le refus de port du masque devenu une obligation au Sénégal. Les contrevenants pourraient payer désormais jusqu'à 20 000 F CFA*".

Ce jour, la situation épidémiologique fait état de 110 nouveaux cas positifs sur 1024 tests réalisés dont 98 cas contacts suivis et 12 cas issus de la transmission communautaire. Le bilan de la situation globale montre *que* le nombre de patients guéris égale celui des cas sous traitement avec *3 645 cas positifs dont 1 801 guéris et 1 801 malades sous traitement.*

On signale un premier cas communautaire à Diourbel. Le médecin-chef dudit district précise : « *C'est une dame qui habite à Dakar et qui est venue à Diourbel, il y a juste une dizaine de jours. La patiente vient juste d'être affectée à son lieu de travail et n'avait pas encore pris service. Les 7 membres de sa famille sont mis en quarantaines chez eux.*».

Le lundi 1er juin, les statistiques annoncent que le Sénégal compte 3739 cas dont 1858 guéris, 42 décédés, 1 évacué (finalement décédé) et 1838 patients sous traitement. Plus tard, le Président de la République fait un post sur sa page Facebook : « *Nous devons gagner le combat contre le coronavirus tout en assurant une éducation de qualité à nos enfants. Je rends ici un hommage mérité aux enseignants, ces soldats du savoir qui ont accepté fièrement de monter en première ligne pour servir la Nation*".

Les internautes réagissent. Un premier groupe raille : « *Merci Mr le président de la République pour ces félicitations. Vraiment ça nous va droit au cœur. Vous les félicitez aujourd'hui, ces "braves soldats" que vous traitiez jadis de « terroristes ». On n'a vraiment pas besoin de vos discours bidons et vides de sens mais juste les voir en bonne santé chez eux entourés de leur famille comme toi... Que le tout-puissant les protège Tous* ».

Un deuxième groupe encourage, prie et apprécie : « *Le peuple entier compte sur les enseignants. C'est un moment extrêmement difficile mais notre pays doit se relever. Le peuple attend beaucoup de votre haut degré de patriotisme pour réussir cette rentrée. Que DIEU apporte son infaillible protection à tous les enseignants et apprenants. Le président compte beaucoup sur votre sens élevé du civisme pour réussir ce test grandeur nature. Tout le peuple vous regarde avec respect et admiration car le moment est plein de solennité, le danger existe ; comme les médecins, vous serez en première ligne. NOUS PRIONS POUR VOUS TOUS* ».

Un troisième groupe juge : « *Les enseignants sont en première ligne et toi qui devais être à la première, tu es à quel niveau ? A la deuxième ou à la dernière ?*

Votre décision sera un échec. Ne pas revenir en arrière. Votre expérience est basée sur vos intérêts et du copier-coller. Restez chez vous c'est la loi de la corona. »

Un quatrième groupe tente de raisonner :

– « *Connaissant la gravité de cette maladie vous auriez dû jamais ouvrir les écoles ; le taux de contaminations va exploser et vous allez mettre les personnes âgées et pathologiques en danger. Il faut aller faire un tour à Fann service maladies infectieuses, en réa pour savoir la dangerosité de cette maladie ! Maintenant la décision ; ce sont les parents qui ont la décision finale de remettre leurs enfants ou non à l'école.* »

– *« Après la cacophonie de leur transport, il les remercie, plus hypocrite que ce froussard, tu meurs ! Aujourd'hui alors que les enseignants doivent reprendre les cours avec tous les risques encourus et la cacophonie de leur transport. Chers enseignants vous serez décorés pour être morts de la Covid et avoir contaminé votre entourage. Le président, médecin après la mort, est chez lui, il y prie et joue au Ludo. »*

Plus tard dans la journée, la région de Louga communique sur les manquements du convoyage des enseignants. Plus de 200 enseignants et pas moins de 195 élèves attendent des moyens de transport pour rejoindre leur école, selon les autorités éducatives. Un professeur de philosophie au lycée de Tataguine (région de Fatick), affirme dans Seneweb : "*On nous avait dit que les bus Dakar Dem Dikk allaient venir nous prendre, mais on n'a rien vu. Nous n'avons aucune information, rien de concret. Et pourtant, nous sommes censés démarrer les cours demain dans nos écoles. On est là à attendre et on n'a aucune proposition qui puisse nous rassurer*". Seuls les enseignants qui devaient quitter Louga pour Dakar ont été convoyés. Les réactions des internautes insistent sur l'impréparation et le forcing du gouvernement.

C'est tard le soir (journal de 23 h) que la RTS informe que « *Le plan de transport des enseignants prévu par la société publique Dakar-Dem-Dikk (DDD) est annulé jusqu'à une date ultérieure.* »

Les Sénégalais réagissent. Quelqu'un lance : « *Laissez les élèves travailler SVP* » ; un autre lui répond : « *Quel travail ? Précisez !*

Choper le virus et le répandre, c'est ça le travail ». Un troisième parle de crédibilité : *« Comment voulez-vous être crédibles en balançant des communiqués de ce style à 23 h... Quand tout le monde dort ou presque et que les enfants sont prêts, ainsi que les profs qui se sont déplacés des régions pour reprendre leurs postes... »*

Certains appuient le ministre qui « *a pris la meilleure décision qui soit, le moment est assez crucial et le fait qu'il y ait des cas peut être source d'inquiétude. Mesure courageuse, lucide et salutaire. Respectons les mesures d'hygiène et les gestes barrières pour sortir de cette crise*» ou bien : *« Face à la complexité des arbitrages ; on se rend compte qu'il suit personnellement tous les paramètres et prend des décisions sur des bases claires et module ses décisions en fonction de l'évolution des paramètres.* » ou encore : « *Voilà une décision hautement responsable qui doit mettre fin aux inquiétudes tout à fait légitimes que ressentaient de nombreuses personnes dont la plupart des parents d'élèves. Il n'y a pas à hésiter sur le choix entre perdre une année scolaire ou sauver des vies humaines ! Lorsque la sagesse doit primer dans certaines situations, on ne peut l'assimiler à une reculade...* »

La presse titre : « *Covid-19 : la reprise des cours reportée* » et reprend le communiqué du gouvernement : « *Il a été appelé à mon attention des cas de personnels enseignants testés positifs dans la région de Ziguinchor. C'est pourquoi sur instruction du Président de la République, il a été retenu de reporter la reprise des cours initialement prévue le 02 juin 2020 jusqu'à une date ultérieure, en vue d'éliminer tout risque de propagation du virus dans l'espace scolaire.*

Le président de la République engage les ministres chargés de l'éducation nationale, de la formation professionnelle et de la santé, en relation avec les autorités administratives, à poursuivre les efforts déjà entamés en vue de se préparer à une éventuelle réouverture des classes. Le ministre de l'Éducation nationale ».

Fondamentalement, les réactions des Sénégalais comptent des critiques, des accusations, des avertissements, des regrets, des propositions et des corrections.

Les critiques ont porté sur la stratégie. Certains s'exclament pêle-mêle : « *Monstrueux amateurisme ! Tâtonnements ! Quel tocard ! Aveu d'échec ! Les loosers ! Ah pourtant le Sénégal a connu des talents ! Incompétence, No more comment. Que des amateurs incompétents ! Monstrueux amateurisme ! Vraiment ! Ben ! Ce n'est pas un fake news ?* »

D'autres développent un peu plus. Ainsi, des critiques portent aussi sur la stratégie : « *Quel tâtonnement. Pourquoi attendre minuit pour faire cette annonce alors que ces cas servant de prétexte ont été annoncés depuis 2 jours. Franchement on ne sait plus quoi faire* » ou bien : « *Tâtonnements 100 % est c'est début de la gestion qui est mal partie. Tes fonctionnaires (enseignants) ne devraient pas sortir du département chef-lieu de son travail parce que c'est l'état d'urgence* » et encore : « *La décision de reprendre les cours était précipitée, pas réfléchie. Arrêtons le pilotage à vue. Un gestionnaire ne travaille pas comme eux sur un échéancier, ils ont trop tardé à réagir* », et encore : « *Gouvernement d'incapables, composé d'incompétents et de bras cassés. Comment on peut, à 20 h, prendre une décision aussi importante ? Cela montre encore une fois que ces gens-là n'avaient rien préparé, ni planifié. Ils ont envoyé 16 000 enseignants partout au Sénégal sans avoir à les tester et au final ils découvrent qu'il pourrait y en avoir des cas positifs au Covid* ».

Certains se permettent de donner des leçons : « *Voilà ce qu'on appelle du "pilotage à vue". Une décision ne saurait être prise à la hâte. Les cas du Covid-19 ne peuvent pas prospérer, vos stratégies n'ont pas encore donné des résultats probants et vous voulez ouvrir les écoles. Il ne faut pas copier les autres. A situation spécifique, solution spécifique* », ou bien : « *Pour un gestionnaire, c'est tout à fait normal de travailler sur un échéancier. En un moment aussi si la situation n'est pas favorable, il faut revoir la planification. C'est ce qui se passe et c'est dans l'ordre normal des choses !* »

D'autres critiquent et appellent à la responsabilité : « *démissionel mo gueune. Li metina trop (Démissionne c'est mieux. C'est trop lourd*) » ou : « *Un pas en avant, un en arrière ! Si ce n'est pas du tâtonnement quoi c'est donc. Dire que la reprise est suspendue alors que le mal est déjà fait, à quoi bon ? Il fallait aller jusqu'au bout de ta logique* » ou : « *On vient encore sortir un communiqué au moment où la plupart des enseignants et leurs élèves étaient en train de dormir pour se lever tôt et aller à l'école, ce qui constitue encore un manque total de considération,.* » Ainsi, « *Si d'ici quelques jours de nouveaux foyers de contamination apparaissent dans le pays, le président, le ministre de la Santé, le ministre de l'Éducation et le ministre des Transports devront être tenus pour responsables.* »

En réalité, « *le jour où ils ont pris leur décision incompréhensible de rouvrir les écoles dans une situation d'ascendance fulgurante et sans précédent des cas de contamination au Covid-19 dans ce pays, ils savaient que cette hypothèse de possible contamination dans les écoles n'était pas à écarter. Donc arrêtez de mettre vos décrets à tout bout de champ et concentrez-vous sur comment arrêter la propagation de ce virus !* » Un autre d'ajouter : « *Des enseignants ont été testés positifs au Corona à Ziguinchor, nous dit-on. Mais à quoi d'autres pouvez-vous s'attendre après le fiasco de l'organisation du retour des enseignants vers leurs différents lieux de service. Nous avons tous vu les images du regroupement de milliers d'enseignants au terminus liberté 5 dans une promiscuité totale sans aucune organisation.* »

D'autres essaient de comprendre : *« La vérité c'est que la situation dépasse Macky et son équipe. Ils ne sont pas à la hauteur* » ou bien *« ils n'ont pas vraiment une stratégie bien étudiée pour gérer l'épidémie au Sénégal. »*

Certaines critiques sont plus positives : *« Le Chef de l'État veille tout le temps et au fil des heures sur l'évolution de la COVID-19. Il est en contact permanent avec les principaux acteurs de la santé et il met toujours en avant l'élément le plus déterminant qui est la santé publique de ses concitoyens. Il prend les décisions idoines en fonction de l'évolution des paramètres »* ou bien : *« Donc face à la multiplication des cas, il est d'urgence de reporter la reprise des cours tant annoncée car il faut préserver la santé des élèves et des enseignants avant tout. Travaillons pour réunir toutes les conditions d'une bonne reprise prochaine des classes. » D'ailleurs, « Le Président suit l'évolution des événements de près et comme d'habitude dès qu'il a su que des risques planent, et ce malgré les bonnes dispositions prises, il a agi comme tout bon leader : prendre la décision qu'il faut au moment qu'il faut. »* Ainsi, *« C'était une très bonne stratégie de la part des autorités pour forcer les enseignants à regagner leurs sites et d'attendre 14 jours (pour ouvrir les classes. Le gouvernement sait bien ce qu'il fait. »*

Les accusations fusent de partout. Certains pensent d'ailleurs qu'on n'a pas dit toute la vérité aux Sénégalais : *« Au-delà des enseignants positifs de Ziguinchor, les écoles catholiques et le refus dans des zones de Matam sont les principales causes de ce report. »* D'autres ciblent les autorités : « *Ils sont devenus fous. Ils décrètent à tour de bras, tout et son contraire. Ils ont amené le virus dans des régions qui étaient épargnées.* » Ainsi « *Mor Wooyoof Signature ne sait même pas ce qu'il doit faire et avec le Sénégal sera dans les ténèbres jusqu'à 2024. Incompétence notoire et arrogance nauséabonde !!! »* Alors, *« Ce gouvernement est composé de plaisantins incompétents et qui considèrent* *le pilotage à vue comme méthode de gestion ».* De toute façon, *« en tout cas Macky Sall s'est complètement planté sur la gestion de cette crise ! Il a carrément manqué de courage et a cédé sous la pression de groupuscules...* » Et alors : *« On a fatigué les enseignants pour rien. Tout ça c'est de l'amateurisme de bas niveau. »*

Les syndicats en prennent pour leur grade : « *Les syndicats des enseignants sont aussi d'une nullité terrible en contre-propositions intelligentes et concrètes, face à leur ministre et collaborateurs très " confinés" intellectuellement.* » Une objection survient : « *Amateurisme ou sabotage de l'État. Ce dernier voulait que les syndicalistes boycottent cette rentrée pour qu'il leur impute la responsabilité de la saison blanche et ainsi couper les salaires des enseignants ».* Les enseignants contaminés sont aussi pointés du doigt : « *On doit faire une enquête concernant les enseignants testés positifs... Comment ils ont pu attraper ce virus...* »

Les avertissements qui peuvent apparaître tardifs, n'ont pas manqué. Bien sûr, « vous avez *regroupé des milliers d'enseignants au terminus liberté 5 dans une promiscuité totale : Le virus s'en est donné à cœur joie pour se propager parmi cette population enseignante qui au moment où j'écris ces lignes ont été dispersés un peu partout dans les 14 régions du Sénégal.* » Alors, « *ne sacrifiez pas la vie des pauvres Sénégalais. Pour rien au monde cela n'en vaut pas la peine.* ». Dans ces conditions, « *il faut que chaque parent prenne ses responsabilités. Une fausse année et sa santé et celle de la famille.* » Certains inventent une terminologie nouvelle (cas scolaire) et alertent : « *Attention ! Les cas scolaires seront plus foudroyants que les cas communautaires* ».

Les regrets portent sur la décision « *Il fallait coute que coute démarrer les cours le 2 comme prévu.* » ou « *il ne fallait pas revenir sur sa décision. Reprise le 02 point barré. La 1re semaine il y aura des réticences mais avec le temps, les élèves vont revenir. Forcez.* » Ils portent aussi sur la stratégie : *« la rentrée pouvait être un moyen par lequel les tests pouvaient se faire plus rapidement car les enseignants et élèves constituent une partie considérable de la société sénégalaise et ainsi notre bien aimé président pouvait marquer un grand pas dans la lutte contre la Covid-19. »* Et encore : « Les enseignants devaient rejoindre leur école 14 jours avant les élèves et ceux qui présentent des symptômes seront remplacés »

Enfin les regrets portent sur les dépenses « *Beaucoup d'argent jeté par la fenêtre lors de Covid 2020. C'est incroyable !* » ou bien

« *Incroyable ! Toutes les dépenses effectuées pour le retour des enseignants et la désinfection des écoles pour rien !!!* » On regrette même pour les enseignants : « *C'est du n'importe quoi. Attendre jusqu'à la veille pour reporter la reprise et fatiguer les gens pour rien. Sénégal dou deime (le Sénégal ne se développera pas)* » et « *Je suis triste pour nos braves enseignants renvoyés manu militari dans leurs localités de fonction et qui risquent d'y être oubliés pour un temps s'ils ne seront pas finalement obligés de se démerder pour retourner par leurs propres moyens dans leurs familles* »

Les propositions sont nombreuses. Elles concernent les stratégies scolaires et sanitaires. Pour la situation scolaire, certaines propositions sont de portée immédiate. Pour certains, il faut en finir avec cette année : « *Clairement, cette dernière décision vient d'entériner l'année blanche. Je ne vois pas objectivement comment on peut sauver cette année scolaire* » ou encore : « *Certes on fait marche arrière mais bon pourquoi tergiverser il faut avoir les couilles de dire les choses à temps. La logique est que cette année l'école c'est terminé. La courbe ne descend pas, le quantum horaire n'est pas atteint, le Sénégal n'a pas le moyen de tester tous les élèves et enseignants et mettre 10 élèves dans une classe, l'année scolaire doit être invalidée* ». Pas si vite pour d'autres : « *Prenez en compte les contrôles continus pour les classes d'examens, les établissements avec un faible taux d'admission, contrôler pour éviter la complaisance...* »

D'autres propositions sont plus médiates : « *Concentrez-vous sur l'enseignement à distance pour les 2 prochains mois, et laissez passer les élèves en classe supérieure. L'année prochaine, à partir d'octobre, un cursus scolaire de 10 mois avec le premier mois de rattrapage. Pour l'instant, organiser juste le bac. Il faut être méthodique et pas suicidaire. Concentrez-vous sur l'éradication du coronavirus pour commencer l'année prochaine en toute tranquillité.* » Dans ce cas, « *L'internet doit être réquisitionné et des prix subventionnés pour les nouveaux abonnés temporairement* ». Pour d'autres, « *Il faut remettre la rentrée en septembre de toute façon même si vous forcez les examens pour les étudiants qui doivent étudier à l'étranger les frontières européennes et celles des Usa ne vont pas rouvrir avant décembre, donc c'est mort pour la rentrée prochaine pour tous ceux qui doivent aller étudier en Europe ou Usa.* »

Les propositions sur la stratégie d'ordre sanitaire concernent les enseignants « *il faut maintenant bloquer les enseignants pour qu'ils ne reviennent pas avant 14 jours à Dakar.* », ou bien : « *Il faut que les enseignants regagnent leur poste et y restent.* ». De toute façon, « *la marche arrière aucune honte. Par contre il faut les moyens de tester tout le monde élèves et enseignants avant l'ouverture et puis transporter convenablement tout le monde.* »

D'autres sont plus globalisants : « *Aujourd'hui, la réouverture des écoles est risquée, ce qui est le plus important, vaincre ce virus et pour ça il faut confiner radicalement les villes les plus touchées. Bon courage à tout le monde !!!* ». Dans ces conditions, « *la sagesse recommanderait qu'on confine Dakar et Touba, et attendre d'atteindre le pic pour rouvrir les écoles. Les enseignants n'ont qu'à rester sur place. On observe la situation, les zones prêtes démarrent les enseignements. On se cherche par rapport à la maladie. Leçons apprises à capitaliser. Toutes les zones sans problème démarrent leur programme surtout en brousse. Dans beaucoup de zones pas de problèmes, il faut démarrer* » ou bien : « *Il faut confiner Dakar et Touba et Diourbel, prendre des mesures radicales et dans 3 semaines le virus aura disparu ; il faut arrêter le tâtonnement et la peur de grâce, même s'il faut sortir l'armée et la gendarmerie il faut le faire...* »

Les corrections ont fait partie des réactions. Quelqu'un affirme : « *Le style de rédaction de ce communiqué est honteux. " il a été appelé mon attention' c'est du toucouleur et non du français. On dit" mon attention a été appelée ". Qui a soumis ce communiqué à la signature du ministre ? La honte.* ». Une autre ajoute : « *en rédaction administrative, on écrit : « Il a été porté à mon attention...* » et un troisième précise : « *plus élégant encore : il a été porté à ma connaissance ... ...ou..., mon attention a été attirée* ».

Dans la matinée du 02 juin, la presse précise que ce sont 10 enseignants venus de Dakar qui ont été testés positifs à Ziguinchor. C'est la raison de la décision du chef de l'État de reporter l'ouverture des écoles. Surtout que les conditions de voyage retour des enseignants ont été chaotiques avec le regroupement montré dans les stations de départ et dans le bus. Les contaminations pourraient surement être faites.

Nous pouvons penser légitimement que la découverte de Ziguinchor serait en partie due à la décision du gouverneur de région (Guedj Diouf) de tester tous les enseignants entrant dans sa région. A notre connaissance, c'est le seul qu'on a entendu faire cette déclaration. Faut-il le féliciter ou le blâmer ? Je ne sais pas.

En tout cas, les Sénégalais réagissent sur les résultats des tests des enseignants arrivés à Ziguinchor. Un groupe exprime ses craintes. Ils analysent : « *Au vu de résultats, la situation à Dakar doit être catastrophique ; au-delà des enseignants il faut penser à la population vernaculaire insouciante qui ne pratique pas les gestes de prévention ; ce qui se passe sous silence est grave et des lendemains dramatiques nous attendent pour les prochains mois* ». Ils affirment : « *Cela dépasse l'entendement ! Ceci signifierait que chaque Dakarois est un porteur sain potentiel !* ». Ils avertissent : « *on va les stigmatiser* ».

Un autre groupe se prononce sur la stratégie. Certains apprécient positivement : « *Mieux vaut tard que jamais. Au moins ils n'ont pas persisté dans l'erreur. Oui j'essaie de voir le verre à moitié plein pour me faire des raisons d'y croire encore et d'avancer...* » et avertissent : « *Heureusement que le président est revenu sur sa décision. Le problème n'est pas les jeunes bien portants, mais les personnes âgées et tous les jeunes et adultes pathologiques* ». D'autres expriment leurs désaccords sur la stratégie. La vision n'était pas lointaine : « *Et pourtant même un profane comme moi l'avait vu venir. J'avais prédit que des départements jusque-là épargnés avec ces enseignants qui viennent pour la majorité de l'épicentre du Covid-19* ».

L'organisation n'a pas été précautionneuse : « *Regrouper des milliers d'enseignants au terminus liberté 5 et une bonne partie sans masques ou masques sous le menton ...il faudra s'attendre à une multiplication des cas dans tout le pays. Le laxisme est un accélérateur de cas de Covid-19 ; nous risquons d'être les derniers à nous débarrasser de ce virus. Dans les marchés, les masques tombent sous les mentons ou accrochés à l'oreille. On fait du matay... personne ne dit ou fait rien. Sauvez-vous Sénégalais !* ». La logique n'est pas comprise pour le moment, sous forme de raillerie : « *12 cas on ferme les écoles, à plus de 3000 on ouvre. Donc si on ferme avec 2 cas scolaires normalement à 1000 cas scolaires, on va ouvrir à nouveau les écoles. C'est la démarche de ceux qui nous dirigent.* »

Le 04 juin un journal de la place (L'As) annonce que, « *d'après le ministère de l'Éducation nationale, la balle est dans le camp du Comité national de gestion de la pandémie qui doit édicter le protocole de reprise s'il pense que cela s'impose. Car, en définitive, c'est à lui seulement qu'incombe la décision.* » Mais son avis a-t-il été sollicité dès le départ ? « *Sur le millier d'enseignants devant rallier la région Sud, en vue de la reprise des cours, seuls 100 ont été dépistés, douze parmi eux ont été déclarés positifs. Près de 900 enseignants (potentiels) porteurs du coronavirus errent dans la nature* », informe L'Observateur.

En réalité, ce n'est pas seulement la région Sud qui est concernée, la presse informe d' « *un cas positif à Mbirkilane, un enseignant revenu de Dakar est aussi contaminé dans la commune de Darou Mousty. Il s'agit donc du premier cas noté dans le département de Kébémer.* »

Par ailleurs, invité dans le groupe des jeunes reporters du Sénégal, le Secrétaire général du SAEMS annonce : « *Pour dire vrai, nous n'avons pas les statistiques des enseignants qui sont atteints de la Covid-19. Mais, aujourd'hui, on m'a annoncé trois autres cas, à côté des 10 cas de Ziguinchor* ». Il ajoute : « *Du côté de Fatick vers Foundiougne, un enseignant est décédé et un autre atteint du virus.* » Les Sénégalais réagissent. Pour les uns, « *il faut confiner Dakar et Touba pour qu'on puisse nous en sortir vite* » ; ils ajoutent : « *C'est ce qui devait être fait depuis le début…* » D'autres conseillent ironiquement : « *Macky Sall ne confine pas, reste dans ton entêtement. Depuis le début, on vous dit de confiner mais rien à faire ce virus son seul traitement c'est le confinement total. De toute façon, si le virus perdure en Afrique, c'est là que les conséquences économiques seront désastreuses.* »

Il existe des Sénégalais qui crient au complot : « *Ce n'est pas terminé, les tests ne sont pas fiables ; c'est faux, aucun enseignant fainéant n'est positif. Les syndicalistes ont des complices à l'Institut Pasteur et ceci faisait partie de leur plan pour refuser de reprendre les cours, l'État n'a qu'à prendre son courage et couper les salaires et vous verrez que tout ce bruit va s'arrêter à la seconde qui suit.* » C'est sans compter avec le Mouvement des élèves et étudiants républicains (MEER) qui affirme « *Par cette attitude (report de l'ouverture des classes), le chef de l'État rappelle son souci de préserver la santé des Sénégalais en premier lieu et montre sa ferme volonté de ne pas faire de l'école un vecteur de transmission du virus tout en s'engageant à réunir les conditions d'une bonne reprise des enseignements au niveau national.* » Il appelle les compatriotes sénégalais à poursuivre le combat en respectant davantage les mesures barrières dont le port systématique du masque, le lavage des mains et les règles de distanciation sociale. Il ajoute : « *Nous abordons une phase qui peut s'avérer décisive, l'heure n'est point au relâchement, encore moins à la déconcentration. Elle n'est point à la politique mais plutôt à l'unité et à la cohésion car nous avons un ennemi commun et nous combattons pour notre patrie* ». Un Sénégalais les qualifie ainsi : « *Les mauvais experts en service après-vente. Hi, les griots ont repris les tam-tams de plus belle* » et d'autres ajouter : « *Continuez à prendre les Sénégalais pour des ignorants rek. Vous allez bientôt vous réveiller et ce sera trop tard* » ou bien : « *Les voilà après un échec lamentable et retentissant qui restera dans les annales de l'histoire en train de chercher des prétextes. Thieyy lii môme sans commentaires* ».

Plus sérieusement, certains disent « *Donc il n'avait qu'à réfléchir par 2 fois avant de prendre la décision de renvoyer les gens dans les classes* » où : « *Trop tard pour jouer les sapeurs-pompiers ! Depuis l'attroupement de liberté 5, les vecteurs de transmission du virus ont pris toutes les directions du pays. Taisez-vous ! Vous amplifiez la bêtise meurtrière de votre maître* » Ils sont appuyés : « *C'est surtout ça dans une épidémie aussi rapide et grave et qui craint les regroupements quand la courbe est ascendante, on n'annonce pas une réouverture des écoles, ce régime n'est pas cohérent* ».

Mais d'autres sénégalais félicitent le MEER national « *dont les membres ont aussi compris avec le Président Macky Sall que la santé n'a pas de prix et elle prime sur tout. Avoir la volonté que nos frères et sœurs aillent à l'école est une bonne chose mais arrêter le processus si ce n'est pas encore possible est encore meilleur et bien réfléchi. Comme on dit : l'homme propose, planifie mais seul Dieu décide ; nous avons voulu ouvrir les écoles, l'Omnipotent ne nous a pas permis de le faire, soyons des croyants pour l'accepter.* »

Ce 02 juin, les Sénégalais n'ont pas eu droit au bilan mensuel sur l'évolution de la pandémie Covid-19 au Sénégal. Un communiqué indique : « *Le ministère de la Santé et de l'Action sociale (MSAS) vous informe, que dans le cadre de la gestion de l'épidémie à coronavirus, le point bilan de ce mois se tiendra le vendredi 05 juin 2020 à partir de 10 heures selon toujours le format habituel* ». Certains pensent que c'est parce que le Comité national de gestion des épidémies (CNGE) et le Comité régional de gestion des épidémies (CRGE) de Dakar se réunissent pour proposer une stratégie spécifique de renforcement de la démarche de lutte dans la région de Dakar. Un Sénégalais propose : « *Il suffit juste de distribuer le reste des denrées alimentaires à Dakar et procéder au confinement total de toute la région de Dakar pendant 3 semaines. Déployez la police, l'armée et la gendarmerie pour faire respecter le confinement total de Dakar pendant 3 semaines* ». Il ajoute : « *Bientôt ce sera la fête de Tabaski, et personne ne pourra empêcher les Sénégalais d'aller passer la fête de Tabaski en famille. Même sans véhicule de transport, les gens marcheront pour aller faire la fête en famille. Alors que l'État prenne ses responsabilités pendant qu'il est encore temps* ».

Un autre compatriote tente une analyse : « *Vraiment le ridicule ne tue pas au Sénégal. Le mal de ce pays, c'est que certains veulent mettre leurs convictions politiques devant la réalité des choses. Dans tout autre pays, ceux qui sont au front contre le Covid seraient félicités pour avoir réussi là où des pays infiniment plus dotés en ressources ont eu des résultats catastrophiques.*

Avoir une trentaine de décès et près de 3000 contaminations là où on compte les décès par dizaines de milliers et les contaminations par centaines de milliers ce n'est pas donné à tout le monde. Même Israël, un pays faiblement peuplé mais à la pointe de la recherche médicale a enregistré près de 300 morts, de même que le Maroc avec près de 200 morts.

Seulement, seneweb.com l'organe de propagande de la secte Satanique islamo-anarchiste PASTEF ne peut pas constater ces faits. Depuis le début du Covid, PASTEF a parié sur le chaos pour assouvir son rêve de s'emparer du pouvoir suite à une hécatombe. Voyant son rêve tomber à l'eau, PASTEF a choisi la désinformation. Le ministère de la Santé et les autres départements disposent des mathématiciens et statisticiens à même de calculer le pic d'une épidémie. »

Le 04 juin, la presse accuse le ministre de la Santé d'avoir fait une confidence lors du conseil des ministres et titre que le pic épidémique est atteint au Sénégal. Dans le texte de seneweb.com, on peut lire « *Covid-19 : Le pic épidémique atteint au Sénégal*

Le Sénégal a atteint son pic endémique. La confidence est faite, hier, par le ministre de la Santé, lors du conseil des ministres. En clair, le nombre de nouveaux cas positifs et de décès commence à se stabiliser au lieu de continuer sur une trajectoire ascendante nette.

Dans un document transmis par le chef de l'État, le ministre soutient que les courbes des cas positifs et des guérisons ont la même allure. Elles représentent, en effet, les courbes les plus importantes depuis le début de la pandémie ». On peut noter que le titre parle d'épidémique alors que le texte parle d'endémique. Le communiqué du conseil des ministres s'est limité à « *le Ministre de la Santé et de l'Action sociale a fait le point sur la situation de la pandémie.* »

Néanmoins, les Sénégalais réagissent. Ils accusent : « *comment atteindre le pic de la pandémie au moment où les cas communautaires se multiplient à une vitesse exponentielle ? Dites plutôt que vous mûrissez d'autres stratégies pour plus exposer la population. Dites plutôt que vous ne gérez plus la situation »*. Ils s'étonnent : *« c'est étonnant, chaque semaine, il nous annonce le pic, il ne maîtrise rien »* et expriment leurs craintes : « *Ils ont peur des manifestants, donc jouer sur le pic pour justifier la fin du couvre-feu* ». Certains s'interrogent : « *Est-ce qu'il connait ce qu'est un Pic ?* » alors que d'autres donnent des réponses « *Si vous connaissez bien les statistiques, vous saurez qu'il a raison. Depuis quelque temps, le taux de positivité est inférieur à 10 %* ». Un autre groupe donne des explications : "*Le taux de positivité ne veut pas dire grand-chose. Si on teste aléatoirement ou massivement alors le taux de positivité est petit. Si on teste que les gens symptomatiques alors le taux de positivité est grand. Vous nous prenez pour qui ? Même pas 1/3 de la population n'est testé et vous nous parlez de pic* »

Un autre site (Pressafrik) est plus précis sur le contenu de la déclaration du ministre de la Santé, soutenue par l'analyse des chiffres de la covid19 de début mars au 31 mai : « *Les courbes des cas positifs et des cas de guérison ont exactement la même allure, presque superposable avec un décalage d'une semaine dans le temps (la semaine 11 pour les cas positifs et la semaine 12 pour les cas guéris). Elles représentent les pics les plus importants depuis le début de la pandémie. Le décalage entre ces deux courbes peut être expliqué par la durée de la prise en charge des patients dans les centres de traitement entre le diagnostic et la guérison (14 jours au moins pour les cas simples)* ».

Pour le ministre de la Santé, les décès ont une explication plus complexe. « *Car, dépendant de plusieurs paramètres dont l'âge, la précocité et la qualité de la prise en charge, compte tenu de la comorbidité de chaque patient. Cependant, nous pouvons avancer que la mortalité est corrélée au nombre de cas. Plus nous avons des cas compliqués, plus nous avons des décès. C'est à partir de la semaine 10 que les décès ont augmenté en connaissant leur pic, à ce stade de l'épidémie. La baisse devrait être observée avec la baisse des notifications des cas positifs.* » Les réactions des Sénégalais se poursuivent « *communication trop verticale et figée. Soyez plus relaxes et plus explicites. Trop de généralités* », d'ailleurs « *Vous n'avez même pas testé 5 % de la population et vous nous parlez de pic* », cela est « *du tâtonnement ! Vraiment triste* »

Lors de la conférence de presse journalière du jeudi 4 juin, le ministre de la Santé dresse le bilan médico-sanitaire du trimestre *« Entre le 02 mars et le 02 juin,*

49 090 tests réalisés, avec 4 021 cas positifs. Soit un taux de positivité de 7,36 %.

2 162 patients déclarés guéris soit un taux de guérison est de 53,77 %.

- *45 patients sont décédés. Soit un taux de létalité est de 1,12 %.*
- *27 sites de traitement ont été mis en place. »*

Il poursuit : « *Nous (avons) noté une élévation rapide de la courbe des cas confirmés, entre la semaine du 20 avril et celle du 11 mai 2020. En effet, sur cette période, le nombre de cas confirmés est passé de 304 cas à 771 cas par semaine. Actuellement, nous constatons avec espoir une tendance baissière de la courbe des cas confirmés* ». Le ministre ajoute : « *Devant cette situation, la mise en œuvre de la nouvelle stratégie commande de notre part une plus grande rigueur dans le respect des mesures barrières, en particulier l'obligation du port de masque, le lavage régulier des mains ainsi que le respect de la distanciation sociale, un ciblage des groupes à risque pour la prise en charge, notamment les personnes âgées, et celles atteintes de maladies chroniques* ». Il précise aussi « *75 % des cas confirmés sont dans la région de Dakar, avec notamment le département de Dakar qui concentre 56 % de tous les cas confirmés au Sénégal.* » avant de prévenir « *cette situation ne doit pas constituer un motif de relâchement, mais plutôt nous engager dans une adaptation de nos stratégies de riposte, en particulier dans la région de Dakar* ».

Ensuite, ses collègues de l'Intérieur et du Transport, lors d'une conférence de presse conjointe ont annoncé « *la réouverture des gares routières, la reprise du transport interurbain, la reprise des activités dans les salles de sports, l'ouverture des restaurants ainsi que l'autorisation des réunions privées. Le couvre-feu quant à lui est toujours maintenu, mais il est ramené de 23 heures à 5 heures du matin.* » Ils précisent *« Une équipe sanitaire du service d'hygiène disposant du matériel nécessaire sera repositionnée dans les gares officielles et les "horaires" pour faire le travail de test et de prélèvement de la température. Et si un cas positif est identifié, le responsable de la gare est tenu d'en informer l'autorité administrative compétente de la destination du véhicule. Les chauffeurs doivent également nettoyer les véhicules avec les produits appropriés. »*

Les Sénégalais réagissent. Certains sont accusateurs : d'abord, *« ces gens sont des farceurs, vraiment du bruit pour rien. Les cas augmentent et tout est rouvert. Toutes les personnes âgées seront exposées maintenant. Cette ouverture n'a aucune raison sanitaire* » ; ensuite : *« L'État cède face aux quelques manifestants. C pas raisonnable cette ouverture presque totale. Il a suffi que les enseignants soient forcés à voyager pour que le COVID aille dans des zones jusque-là non infectées. Je ne crois pas à cette tendance baissière donnée par le ministre de la Santé. Ils n'ont qu'à nous montrer les courbes. Il y a beaucoup de malades et porteurs qui se promènent* », et enfin « *Mais où sont les milliards qu'on entend les autorités Il nous faudra un bilan précis de ces fortes sommes.* »

D'autres Sénégalais appellent à la responsabilité : « *On l'a réclamé, soyons beaucoup plus responsables* » ou bien : « *Avec ces nouvelles mesures, les cas vont exploser et l'État ne veut pas être responsable de la mort des élèves. Que chaque parent prenne ses responsabilités* », ou encore : « *L'État a démissionné. Que chacun sache ce qu'il doit faire. Je sors pour travailler. Le reste du temps je suis chez moi.* ». De façon plus précise : « *C'est l'unique solution. Il faut seulement imposer les mesures barrières, pour le reste chaque personne est responsable de ses agissements. L'État ne peut pas veiller sur chaque personne. Vous l'avez réclamé, vous l'avez reçu et si demain il se pose des problèmes, ayez l'honnêteté de ne pas vous défouler sur le président comme vous avez l'habitude. La corona est toujours dans nos murs, que chacun prenne ses responsabilités.* »

Une autre réaction apprécie : « *Sage décision, il n'est juste pas possible de gouverner un peuple contre sa volonté. Actuellement, le couvre-feu prolongé ne trouve pas l'adhésion globale des Sénégalais. Inutile d'ajouter de crise sociale voire sécuritaire à celle sanitaire actuelle. Nos forces de l'ordre sont épuisées et ont besoin de repos.* »

Sur les ondes de Zik Fm, le président des transporteurs routiers du Sénégal réagit : « *Nous rendons grâce à Dieu et remercions le président. En tant que syndicaliste, si nos revendications ont été entendues par l'autorité qui a pris des décisions dans ce sens, on ne peut que rendre grâce à Dieu et l'en remercier. Nous sommes dans des situations pénibles. C'est difficile, pour des pères de famille, de rester trois mois sans activité et sans revenu* ». Un Sénégalais lui rappelle que le « *Corona a tué jusqu'ici 40 personnes. Les routes tuaient 40 personnes par mois en moyenne. Veuillez sensibiliser les chauffeurs pour que la population ne regrette pas tôt l'allégement des mesures. Évitez les accidents de la circulation due à l'erreur humaine et à la négligence. Donnez une bonne image. Faites une introspection* ».

Le 05 juin, la presse informe que le ministre du Tourisme et des Transports aériens a annoncé la reprise progressive des vols intérieurs à partir du 15 juin. Pour le trafic sous régional, le ministre dit que des concertations sont en cours au sein de l'Union économique et monétaire ouest-africaine. Quant au trafic international, une évaluation est en cours pour une reprise progressive à partir de fin juin. Pendant ce temps, le ministre de l'Intérieur se justifiait à "La Totale" sur Itv : « *Le gouvernement n'a cédé à aucune pression. La levée des mesures de restriction est une décision mûrement réfléchie, signalant, au passage, que la décision a été entérinée avant même le début des émeutes* ». Pour lui, le seul argument qui aura été à l'origine de ces nouvelles mesures d'assouplissement du couvre-feu et de levée de l'interdiction du transport interurbain est celui de la volonté de soulager l'économie nationale après près de trois mois de restrictions. *« Polémique inutile M. le ministre. L'État a déjà agi. Monsieur le Ministre, le tigre n'a pas besoin de crier sa tigritude »,* conseillent certains Sénégalais.

« En tout cas les chiffres des contaminés est loin d'être en baisse… » objectent d'autres qui trouvent des alliés : *« Comment peux-tu nier l'évidence ? On sait ce qu'on sait et tu ne peux pas nous convaincre avec tes négations défaitistes. Acceptez que la pression de la rue ait eu raison sur votre tâtonnement quotidien sur la gestion de cette crise. Maintenant, il appartient aux populations de faire attention à cette nouvelle situation et de continuer à prendre au sérieux cette nouvelle ascension de la Covid-19 si on se réfère aux chiffres d'aujourd'hui. ».* Une partie des Sénégalais pointe une incohérence : *« Incohérent ! Comment expliquer que l'État ait choisi de transporter les enseignants avec les bus DDD ? Ne fallait-il pas alors libérer le secteur depuis longtemps et permettre à l'État d'économiser des ressources ? »*

Le 07 juin, invité de l'émission « Point de vue » de la Rts, le ministre en charge de la santé affirme que « *L'allègement de l'état d'urgence installe un climat de confiance favorable à la lutte contre la Covid-19.* ». Il poursuit : « *Si on n'avait pas fait cela, on ne serait même plus, nous en tant que système de santé, en tant qu'acteurs de la riposte, dans des conditions de sécurité et dans des conditions psychologiques et dans des conditions performantes de faire notre riposte. Dans l'intérêt de la riposte, il fallait absolument installer l'environnement de confiance qui permette non seulement au système de santé d'y aller mais pour permettre aux populations et à la société de manière générale de poursuivre sa vie économique, sociale et autre dans des conditions effectivement d'une riposte performante* ». Il ajoute : « *C'est tout à fait pertinent ! Ne pas le faire, qui serait extrêmement dangereux et pour la riposte et pour l'équilibre économique et social du pays* ».

Pour le ministre, l'État n'a pas cédé à une quelconque pression. « *Non, pas du tout, pas du tout ! On est tout à fait cohérent. Ces manifestations on ne les aurait pas connues, les mesures seraient prises. D'ailleurs, des mesures ont été prises et préparées bien avant ces manifestations parce qu'on les a effectivement mises en application le lendemain. Mais ça n'a absolument rien à avoir en termes de corrélation. Ce n'est pas parce que les gens ont manifesté qu'on a effectivement priorisé. C'est parce que ce sont ces mesures-là qui s'imposaient pour nous permettre de poursuivre la riposte sanitaire dans des conditions socio-économiques d'équilibre qui permettent de réussir la mission* ».

Les internautes réagissent : « *Les mesures d'assouplissement de l'état d'urgence sont dans l'intérêt de la riposte sanitaire. L'État n'a pas cédé à une quelconque pression. Non, pas du tout, pas du tout ! l'État est tout à fait cohérent ! ça fait plaisir.* » Pour d'autres : « *Personne ne peut comprendre ce relâchement des mesures restrictives au moment où les cas augmentent. Avec cette pandémie, il faut des mesures radicales et rapides si on veut sauver des vies et l'économie aussi ! Vous aviez perdu la confiance des Sénégalais. Ce monsieur voulait alléger les mesures pour faire des rencontres politiques. Aujourd'hui, il a organisé un rassemblement avec l'imam et le maire de son quartier.* »

Deux autres de se poser des questions « *Je ne sais pas qui est le plus idiot le ministre ou la population sénégalaise. Vous les inconscients pensez-vous que taxer un ministre d'incompétent vous fera avancer. Trop d'idiots et d'analphabètes dans les rangs.* »

Le 12 juin, le journal l'Observateur précise que « *La police a relevé l'exigence et élevé le niveau de coercition. Elle a lancé la chasse aux "démasqués", sur instruction ferme de la hiérarchie. Les interpellations et les amendes pour non-port de masque ont pris une courbe aussi exponentielle que le nombre de personnes contaminées par la Covid-19* », alors que, le 13 juin, seneweb.com précise que le préfet de Vélingara était « *dans tous ses états en visitant le grand marché de la localité* ». Très furieux, il fait dans la menace, d'un ton inhabituel :

« *J'ai constaté que beaucoup n'ont pas porté le masque qui est une obligation dans les marchés. Je vous donne trois jours si vous ne changez pas de comportement, je ferme le marché.* »

Dans la foulée, certains apprécient : « *Dans les marchés, les commerçants ne portent pas les masques ou laissent tomber les masques sous le menton. Merci M. le préfet au moins vous faites votre boulot.* » D'autres appuient : « *Un vrai préfet. Les kaw kaw ne vont pas dicter leur loi. Il faut les ficher dans le but de ne pas leur offrir de soins en cas d'infection, les isoler en brousse afin qu'ils paient seuls le prix de leur entêtement comme ça sera plus juste et équitable. Le Sénégalais juste, averti et conséquent ne doit pas être logé à la même enseigne que ces vauriens têtus.* »

Un troisième groupe compare et analyse : « *Des menaces encore, des gouverneurs, préfets... pire qu'au temps du commandement colonial. En pédagogie résiliente vis-à-vis du petit peuple ignorant, ils oublient la cherté des masques. J'ai acheté la dernière fois un paquet de masques à une grande pharmacie du centre-ville de piètre qualité (d'ailleurs puisque les élastiques tombent dès qu'on réajuste le masque) le paquet de 50 à... 35 000 frs. Les autres qui se vendent chez les ambulants, il faut que le goorgorlus débourse minimum 500 f. et ça veut que le peuple des marchés et rues publiques porte des masques. Ailleurs dans les pays sérieux, c'est cadeau des autorités locales. Élites sénégalaises sans cœur, préoccupés par la bouffe foncière de notre littoral et autres zones... agricoles du peuple paysan.* »

Le 16 juin, le ministère de la Santé et de l'Action sociale annonce « ***74** nouveaux cas testés positifs au coronavirus, **6** nouveaux décès, **22** cas graves en réanimation et 101 nouveaux guéris dans les 24 heures* » et un bilan total de « *5247 cas déclarés positifs dont 3527 guéris, 70 décédés et donc 1651 sous traitement.* » Une réaction prémonitoire a eu lieu : « *Bref de toute façon les gens ne se préoccupent plus de la maladie, toutes les activités ont repris, aucun respect des mesures barrières et tenez - vous bien des écoles ont décidé d'ouvrir leurs portes dans quelques jours pour finir leurs examens de 1er semestre en respectant les mesures barrières comme si ces écoles savaient mieux comment gérer la situation que l'État. C'est incroyable, faisons juste le nécessaire pour se protéger de la maladie, nous qui y croyons encore.* »

Malgré le discours du 11 mai, le mois de juin a été riche en réactions sociocommunautaires.

Le 29 juin, le président de la République déclare la levée de l'état d'urgence et fait six annonces :

1- *J'ai décidé de lever l'état d'urgence et le couvre-feu y afférent à compter de demain, 30 juin 2020 à 23 heures.*

2- L'horaire de bureau qui était aménagé pour l'Administration de 9 heures à 16 heures depuis l'allègement de l'état d'urgence en mai, est rétabli dans sa séquence normale, de 8 heures à 17 heures, avec la pause habituelle de 13 heures 30 à 14 heures 30.

3- La fermeture des marchés publics un jour par semaine pour nettoiement reste en vigueur.

4- En raison du risque élevé de propagation du virus qu'ils présentent, les lieux accueillant des activités de loisirs à huis clos resteront fermés.

5- La réouverture des frontières aériennes se fera à partir du 15 juillet prochain ; et les vols internationaux reprendront ainsi selon un protocole sanitaire défini.

6- Les frontières terrestres et maritimes restent fermées jusqu'à nouvel ordre. »

Le lendemain, le ministre du Transport précise dans seneweb.com, que « *La situation de la pandémie au Sénégal est bien contrôlée...* » et les internautes se déchainent :

– *Vraiment le ridicule ne tue pas, maintenant n'importe quel plaisantin s'improvise médecin épidémiologiste. Ce gars n'a qu'à parler des choses qu'il maîtrise au lieu de parler d'épidémie maîtrisée.*

– *Mais pourquoi, ils n'ont pas honte de m... ? ils savent pertinemment que les Sénégalais ne croient plus aux... Ré ba tass !*

– *Voilà le régime de Macky Sall dans toute sa beauté. Plus aucun m... ne les effraie. Ils peuvent t'emmener devant un éléphant et tenter de te faire croire que c'est un agneau qui tète encore sa mère.*

– *Quel honteux mensonge ! se conférer à mc quotidien du ministre de la Santé en direct TV sur le pic Covid avec cascades de décès ces derniers jours, plus de 100 morts. Pour légitimer le discours d'hier du président, mentent mal en total irrespect de notre bon sens citoyen. C'est ce genre de ministre qui parasite la bonne portée du discours du président de la République.*

– *D'où vient ce fanfaron ? vraiment c'est dommage pour l'Afrique et les Africains que de se retrouver dans des pays où l'élite est une racaille de personnes sans vertu, ni principes et surtout ni morale. Des gens capables de mentir à eux-mêmes. Ce type est vraiment ridicule. Maintenant, eux et leur peureux sont dans le déni total. Il faut dire à la population tout est normal alors que les cas se multiplient et les morts augmentent.*

– *Quand une bande de pathétiques et de sorciers dirige le Sénégal, je ne sais pas s'il faut en rire ou en pleurer. Ce pays est foutu. Ça y est c'est officiel, le mensonge est érigé en mode de gouvernance. Vivement yawmal qhiyaam (NDLR : la fin du monde), nous en avons marre de cette farce continue orchestrée par des sans scrupules.*

– *Je crois que ces gens sont malades... cheuteuuteu...*

– *Quelles sont les mesures CONCRÈTES prises par cette clique de médiocres gueulards pour contrôler "le pangolin » : s'enfuir en rase campagne à la WAYAYOYE...*

– *Félicitations et bonne continuation*

– *L'exception sénégalaise : une gestion intelligente de la crise sanitaire. Bravo !*

– *Celui - là il est ministre de quoi ? un autre lui répond « un ministre qui dit la vérité »*

– *Donne-toi un visage intelligent au moins avant de débiter ces conneries.*

– *Comment peut-on avoir chaque jour 3 ou 4 morts avec plus de 100 nouveaux cas pour dire que la situation est maîtrisée ? Ces gens du pouvoir doivent tous dégager sauf peut-être le jeune.*

– *Vous parlez sans conviction. Vous vous êtes fait du beurre sur la Covid-19.*

– *L'épidémie est sous contrôle avec au commencement deux cas, aujourd'hui le nombre de cas dépasse les 6000 milles et plus de 100 morts et vous dites le virus est sous contrôle. Je pense que nous n'avons pas été à la même école que ce ministre ou nous avons des difficultés de compréhension : Parce qu'être de mauvaise foi et aussi menteur, c'est une pathologie*

– *Pardonnez-lui, il ne sait pas ce qu'il dit... Certains mini ministres se précipitent sur les plateaux pour parler de choses qu'ils ne maîtrisent pas.*

– *Un avocat qui chope la Covid-19 et parle pour les médecins spécialistes....*

– *Je l'ai suivi à la télévision mais il l'a dit sans contrôle, de manière éhontée.*

– *Ai-je le droit de ne pas croire ? La majorité des Sénégalais sont sortis des daara, mais ils savent juger et donner leurs avis sur la situation du Sénégal, il faut les écouter !*

– *D'accord avec le ministre !*

– *La Tabaski et le Magal vont propager le virus au Sénégal vu que l'État a démissionné. Que chaque personne se protège elle-même.*

– *100 % avec le ministre, il a tout dit*

– *Avec sa tête de dernier de la classe, il devrait remuer sa langue pendue et fendue avant d'essayer d'enfumer des gens plus intelligents que lui.*

– *La courbe est encore ascendante, le nombre de cas augmente chaque jour... mun naan c maîtrise... on risque l'hécatombe !*

– *Le nombre de morts en hausse. Les gestes barrières, la distanciation sociale et le port obligatoire de masque non respectés. Pénurie d'eau à Dakar (impossibilité du lavage des mains à l'eau savonneuse). Retard dans la prise en charge des cas positifs (risque de contaminations, augmentation des cas). Réveillez-vous, cessez de faire plaisir aux autorités (donnez un avis médical sans complaisance aux autorités, vos pairs vous observent, libre aux autorités de décider). Le mensonge, la complaisance ou le déni vous rattraperont. Jamais je ne vais mentir pour plaire à l'autorité ou pour garder mon fauteuil. Mon destin est entre les mains de mon Seigneur et non entre les mains d'un homme, même s'il est le plus puissant du pays. Wasalam.*

– *Mais franchement il doit faire des déclarations sur ce qu'il maîtrise ! Il passe pour un rigolo en disant que la situation du Covid-19 est maîtrisée au Sénégal ! Il peut chercher à plaire à son maître dans un autre domaine mais pas ici. Son discours dérange et choque toute intelligence....*

– *Ce virus a mis à nu l'incompétence de ceux qui nous gouvernent. Je n'ai jamais entendu un discours aussi plat. Et pourtant l'heure est grave. J'espère que les Sénégalais se réveilleront à temps pour mettre fin à ce cauchemar. Sinon nous courons droit à la catastrophe.*

– *Celui-là, il ajoute de l'insulte à la douleur. He is adding insult to the injury.*

Pendant ce temps, le ministre de la Santé joue à l'équilibriste selon Sudonline. Il déclare que la « *levée de l'État d'urgence assorti du couvre-feu constitue des mesures importantes dans la riposte sanitaire* » car « *70 % des cas graves sortent des services de réanimation* ». Par ailleurs, « *La prise en charge à domicile est possible pour certains patients qui bénéficient d'un cadre approprié* ». Pour lui, les meures du président de République « *placent la poursuite de la riposte sanitaire dans un environnement de sécurité économique et social plus favorable et garant d'une plus grande sérénité dans nos interventions* ». Il poursuit « *aucune lutte sanitaire n'est possible dans un chaos économique et social* » avant de terminer par « *remercier et saluer l'ambition du président de la République qui a décidé de relever le plateau technique par le recrutement de «500 médecins et de 1000 agents professionnels de santé* ».

Le 1er juillet, le bilan du ministère de la Santé fait état de « **4 nouveaux décès**, 132 tests positifs dont 1 cas importé et 35 patients en réanimation ». Pendant l'exercice de présentation du bilan, les autorités sanitaires ont exhorté davantage les populations à se mobiliser au sein des communautés pour un respect strict des mesures de prévention individuelles et collectives qui impliquent une distanciation physique, le port du masque, le lavage des mains entre autres. Ce, afin d'arrêter la progression de la Covid-19 au Sénégal. Les internautes apprécient : « *Tous ces décès devraient interpeller les Sénégalais, je pense. Trop c'est trop ! nous sommes en train d'enterrer tous les sujets âgés (et même relativement âgés).*

Un autre précise : « *Le pire est que les gens refusent catégoriquement de lier tous ces décès au Covid-19. Ils sont même pressés de les enterrer afin de n'attiser aucune suspicion de cas de coronavirus. Je pense que ce fléau arrange certains : c'est affreux ce que je vais dire mais les personnes considérées comme âgées deviennent une charge financière et physique pour les familles concernées.*

Notre pays a vraiment changé. Je me rappelle de ma jeunesse, à l'époque où on adorait tellement nos aînés qu'on les appelait affectueusement "Mame Boye"

Ce pays se délite dangereusement et le pire est qu'il s'est installé une forme d'hypocrisie mesquine qui a des traits de psychose dans le sens psychiatrique du terme. Maintenant, les fous sont dans la maison et de plus en plus nombreux. Personnellement, je ne vois pas la solution à moyen et même long terme. La casse est énorme. Que Dieu ait pitié des victimes de ce pauvre pays. »

Il est suivi d'un avertisseur : « *figurez-vous que ce qui est déclaré en termes de cas et victimes est inférieure à la réalité. Car les gens tombent malade sans savoir pourquoi et préfèrent rester à la maison. Même cette psychose n'est pas favorable au développement de l'économie. Au bout du compte je pense qu'on n'aura ni le sanitaire ni l'économie.* » Quelqu'un lui répond « *Le villageois n'est pas intéressé par ta réflexion et ton point de vue. Il ne connait pas les conséquences post-économiques de cette crise.* »

Un troisième propose « *le problème n'est pas l'indiscipline des sénégalais, mais c'est bien plus que ça. Nous avons eu l'indépendance depuis 60 ans et les dirigeants n'ont pas su éduquer les gens et l'éducation des citoyens est un aspect fondamental pour toute société qui aspire au développement. On a réussi à éduquer les Rwandais en 20 ans. Aujourd'hui le coronavirus ne fait que montrer les tarés de la société sénégalaise dans toutes ses composantes.*

Les politiques, les religieux, les journalistes et la société civile à l'instar de la société qui les a générés n'ont pas eu cette éducation qui les aurait disciplinés. On vole, on viole, on ment et on ne respecte rien qui soit public, chacun pour soi et le bien public à personne quand il s'agit de le protéger ou à qui peut s'en emparer quand il s'agit de l'utiliser. »

« Vous pouvez arrêter les communiqués là, envoyez-les juste sous forme d'écrit et c bon. Corona ou pas ça ne change rien dans la vie d'un Sénégalais, ce dernier n'y croit même pas. Continuons nos activités et vraiment apprenons à vivre avec. Désolé pour les personnes qui ne survivront pas peut être même que j'en fais partie mais le monde ne s'arrêtera pas de tourner, c tragique mais c'est comme ça. »

« Le message "RESTEZ CHEZ VOUS" est caduc... nos lumières affirment "ON CONTRÔLE " avec brio. Merci de rectifier. » et un autre d'ajouter *: « Avec les départs pour la Tabaski on aura une explosion de cas. Les autorités devraient fermer Dakar. »*

Quelqu'un raisonne ses semblables « *Ayons de la retenue. C'est ALLAH qui tue les gens ce n'est pas la Covid, elle n'est qu'un instrument. Il faut encourager le ministre et son personnel et prier ALLAH pour qu'il nous préserve du mal de la Covid. Ce ministre et ses équipes évoluent dans un environnement concret qui ne fait rien pour mériter ces résultats « cléments » par rapport à notre comportement collectif de tous les jours. Je suis cependant d'accord que nous devons*

TOUS cesser ce "tapage" et être humbles devant le virus, c'est-à-dire parler peu et agir efficacement. »

Un internaute s'interroge « *On se demande à quoi joue le président de la République et son ministère de la santé en duo de voix discordante. Le patron déconfine totalement, genre " plus de risques " alors que la radio ministère continue de nous informer du pic de Covid qui tue en cadence accélérée. Incompréhensible et lamentable paradoxe de mode de gouvernance.* »

4.2. Appui à l'opérationnalisation des mesures de gestion sociopolitique de la crise

Au Sénégal, dès le début des tests, il a été institué un fonds Force Covid-19 pour accompagner la gestion de l'épidémie. Sa constitution s'est faite à travers la participation volontaire de nombreux acteurs individuellement et collectivement à travers leurs institutions, leurs entreprises, leurs organisations, etc. Le montant atteint serait de 298, 618 milliards CFA.

Avant son opérationnalisation, beaucoup de maires, présidents de conseil départemental et hommes politiques ont semblé montrer la voie en distribuant des denrées alimentaires, avec ou sans produits de lavage des mains. Le ministère en charge du développement communautaire est allé dans le même sens avec une communication radiotélévisée montrant des tonnes et des tonnes de riz prêts à être distribuées. Les autres éléments (huile, sucre, savon) étaient « en cours de route » pour compléter le kit. Curieusement, les masques et gels n'étaient pas listés dans le kit.

Mais les choses prennent une tournure plus sérieuse le lundi 23 juin 2020. Ce jour-là, dans son adresse à la nation, le président de la République, en décrétant l'état d'urgence, y associe des mesures d'accompagnement. « *Pour atténuer l'impact, j'ai créé un fonds de riposte et de solidarité contre les effets du Covid-19 (Force Covid-19) qui sera doté de 1000 milliards de francs CFA* ». Ce Fonds de riposte et de solidarité sera alimenté par l'État, le secteur privé, les partenaires au développement et toutes les bonnes volontés.

La Chef de l'État précise que les ressources de ce fonds serviront à « *une enveloppe de 50 milliards destinés à l'achat de vivres pour l'aide alimentaire d'urgence* ». Par ailleurs, des mesures fiscales générales et spécifiques seront prises en soutien aux entreprises. Ainsi, il sera accordé « *une remise partielle de la dette fiscale constatée au 31 décembre 2019 due par les entreprises et les particuliers pour un montant global de 200 milliards de francs Cfa* ». Plus spécifiquement, les mesures « *bénéficieront aux secteurs les plus touchés par la crise du Covid-19, en particulier l'hôtellerie, la restauration, le transport et la culture* » ainsi qu'aux secteurs de la presse « *compte tenu des changements induits dans ses grilles de programmes et du rôle de services publics qu'elle joue dans le contexte de la Covid -19* ». Le 1" avril 2020, le chef de l'État signa le décret N° 2020-884 portant création et fixant les règles d'organisation et de fonctionnement du Fonds de Riposte et de Solidarité contre les Effets du Covid-19 dénommé « Force Covid-19 ».

En plus des actions envers les communautés, l'appui s'est opérationnalisé à travers trois autres éléments. D'abord, l'appui des sociétés de distribution de l'eau et de l'électricité qui ont décidé d'annuler des factures pour certains ménages, ensuite la suspension du paiement de prêt bancaire pour certaines entreprises et particuliers et enfin la suspension du paiement des charges fiscales de certaines structures.

Le début des opérations de ce fonds a été lancé le 11 avril par le chef de l'État. Un décret portant « *création et fixant les règles d'organisation et de fonctionnement du Comité de suivi de la mise en œuvre des opérations de la Force Covid-19* » est pris le 17 avril 2020. Deux jours plus tard, (le 19 avril), il procède à la nomination du Président du Comité de suivi de la mise en œuvre des opérations, en la personne du Général François NDIAYE. Une installation jugée tardive d'autant que les passations de marchés sur la dotation de riz et le transport auraient été déjà faites, pour leur grande partie, sous l'égide du ministre du Développement communautaire, de l'Équité sociale et territoriale.

En moins d'un mois, des dysfonctionnements apparaissent au grand jour pour des problèmes de perdiem des membres. Le 8 mai, le journal en ligne https://www.dakarposte.com/ titre : « *Habib Sy démissionne du comité de suivi « Force Covid-19 » – Une affaire de perdiem !*». Il développe *: « L'ancien ministre sous Wade n'est pas le seul à se plaindre. Nombre de membres du nouveau comité de suivi devant contrôler les fonds mis à la disposition de la "Force Covid 19" n'ont pas compris pourquoi certains d'entre eux bénéficient d'indemnités journalières qui dépassent les normes. Pour chacun des membres de ce comité, il a été dégagé une somme de 3,5 millions de nos francs sur une rubrique classée "perdiems". Ce qui leur paraît très louche et qui a été dénoncé par certains d'entre eux. Pour confirmer son opposition à ce qui apparaît comme des pots de vin ou, à tout le moins comme une* *indemnité indue, l'ancien ministre sous Wade et ancien maire de Linguère a décidé de rendre le tablier. C'est en substance l'information qui revient à Dakarposte.*

Il avait été coopté parmi les membres éminents de ce comité de suivi mais il n'a pas cru bon de poursuivre pour ne pas être ciblé comme un "fonctionnaire alimentaire". Il donne ainsi une bonne leçon de civisme à tous ces vautours qui tournent autour des milliards dégagés pour affronter le coronavirus. C'est dire... »

Deux jours plus tard, un autre dysfonctionnement est révélé par la presse. Le 10 mai, Dakaractu.com est très factuel. Il découvre que des personnes sont inscrites sur une liste de bénéficiaires de Guédé bousso alors qu'ils n'y résident pas. Ces personnes précisent qu'elles ont été inscrites sur cette liste à leur insu et donnent leurs lieux de résidence (Ziguinchor, Casamance et Thiès) très loin de Guédé bousso.

En plus, le journal en ligne reprend les propos de Sokhna Ndack Mbacké, une résidente de Guédé bousso : « *Nous avons vu un père de famille s'inscrire et inscrire ses épouses, ses enfants et les autres membres de la famille alors qu'il était juste attendu qu'il s'inscrive personnellement et recevoir l'aide au nom de la famille dans sa globalité. À ce rythme, 11 personnes d'une même famille recevront de l'aide séparément alors que d'autres familles nécessiteuses pourraient ne rien recevoir.* » Elle fait aussi remarquer que des pères de famille ont été inscrits à Darou Khoudoss alors qu'ils vivent à Madyana. Pour elle, tout est clair : « *il y a un scandale et le fichier constitue une incontestable nébuleuse...* »

Le ministre du Développement communautaire, de l'Équité sociale et territoriale, Mansour Faye entame une mission de suivi des opérations de distributions de kits. La presse rend compte.

Le 17 mai. À Ndiébène-Gandiol (Saint-Louis), il invite « *les acteurs à procéder rapidement à la distribution de l'aide alimentaire destinée aux ménages vulnérables, en vue de terminer les opérations dans un délai de 15 jours* », rapporte seneweb.com. Le ministre prend le soin de préciser que l'opération de distribution se "*déroule très bien et dans les règles de l'art, ici dans la région de Saint-Louis, comme partout ailleurs dans les autres régions du Sénégal*". Il fait son premier bilan : « *il est constaté qu'à l'échelle nationale, pour une bonne partie des régions, les opérations de mise en place et de distribution des vivres ont bel et bien démarré* ».

Il précise que, pour certaines régions (Kédougou, Kolda), les opérations de distribution de vivres sont presque terminées à "90 ou 95 %", alors qu'à Sédhiou, les opérations de distribution ont atteint un taux de plus de 50 %. Elles ont également bien démarré dans le département de Bignona (Ziguinchor) et Koumpentoum (Tambacounda), de Kanel et Ranérou (Matam).

Il souligne des difficultés dans les régions du centre, notamment, Kaolack, Louga, Thiès et Diourbel. Concernant ces quatre régions, il a évoqué "*des actions à faire afin que les opérations de mise en place et de distribution se fassent dans les meilleurs délais et correctement*".

Pour la région de Dakar, M. Faye signale que les opérations de distribution vont démarrer dans les communes de Ngor, Ouakam, Yoff, Cambérène et Parcelles Assainies. L'objectif est de faire en sorte que dans les 10 prochains jours les opérations de distribution puisent être réalisées à 100 %, ou au moins à 90 % dans toute la région. Un internaute réagit. « *Les jeunes ont raison, il sert à quoi ce couvre-feu et cet état d'urgence. État d'urgence où les gens meurent de faim à l'intérieur du pays. Avec toute la politique de merde que vous y avez mêlée avec des distributions de riz, détournement et corruptions sur les marchés du riz, des mosquées ouvertes ici et fermées ailleurs parce que l'État est faible. Alors qu'il aurait suffi de faire des transferts par Orange monnaie. Sales dirigeants de merde !* »

La tournée se poursuit. Le 19 mai, seneweb.com rapporte que le ministre du Développement communautaire et de l'Équité sociale et territoriale a précisé qu'à Linguère : « *tous les kits sont disponibles sur toute l'étendue de la région (de Louga) et dès ce lundi (hier) la distribution devrait pouvoir commencer* ». Mansour Faye indique que « *Linguère fait partie des 26 départements qui subissent l'insécurité alimentaire* ». Il précise que le plan de riposte mis en place par le gouvernement règle en grande partie la question de l'insécurité alimentaire. Pour lui, « *il est prématuré de parler de famine au Sénégal. Chaque mois, on consomme 100 mille tonnes de riz au Sénégal et il y a suffisamment de stocks de vivres dans le marché* ».

Les sorties répétées du ministre semblent indisposer certains internautes qui dénoncent « *Mansour Faye, on n'est pas en campagne. Vous n'avez pas besoin de vous afficher partout avec les médias. Coordonne tout simplement, on parle d'aide d'urgence.* ». Un autre appuie : « *Franchement ce ministre n'a rien d'autre à faire. La politique à l'ancienne, quoi ! On est mal barré* ».

Le 23 mai, le journal Rewmi.com titre : « *Conférence de presse de Mansour Faye : zones d'ombre sur un report* » pour informer que le face-à-face du ministre Mansour Faye avec la presse pour faire le point sur l'opération de distribution de vivres a été déplacé à 20h alors que d'habitude de telles communications se faisaient en même temps que le point de presse fait par le ministère de la Santé et de l'action sociale, depuis le 02 mars.

Il ajoute que « *Malheureusement, à 20 heures, point de conférence de presse. Et non plus de précision sur l'absence de réaction du ministre. Il semble que le report soit fait sine die.* ». Le journal tente d'analyser « *Une absence de communication qui est pour aggraver les spéculations et autres suspicions sur la question. ... C'est un secret de polichinelle que l'opération est entourée de beaucoup de polémiques qui n'auraient jamais dû avoir lieu. Malheureusement, avec l'installation tardive du Comité de pilotage, nombre de Sénégalais ont dénoncé les passations de marchés aussi bien sur la dotation de riz mais également le transport. Certains n'ont pas hésité à dénoncer des malversations.*

Les opérations étaient malgré tout en cours et tout semblait entrer dans l'ordre. Toutefois, aujourd'hui, la lenteur observée dans la distribution a encore ravivé les polémiques. Personne n'a compris que depuis qu'elle a été lancée, l'opération tarde encore.

Pourtant, le ministre Mansour Faye continue à faire des déclarations dans les médias. ...Mais, la réalité est que beaucoup de départements sont encore laissés en rade. »

Le 28 mai, sudonline.sn affirme qu'à Kolda, devant le retard dans la distribution des vivres de la « *Force Covid-19* »., *les responsables politiques ont fait don aux populations nécessiteuses qui consomment déjà le riz des responsables dans les assiettes alors que Ziguinchor est toujours dans l'attente de ses kits même si* le maire Abdoulaye Baldé a débloqué 100 tonnes de riz pour ces populations. La correspondance précise qu'un habitant de Ziguinchor ne cache pas sa déception : « *nous avons traversé le mois de Ramadan sans ces vivres, donc ils n'ont qu'à les garder ou les laisser pourrir dans les magasins de stockage... Comme ils ne veulent pas nous les donner* ».

Pour Guinguinéo, la presse rapporte « *une violente bagarre au cours d'une cérémonie de distribution de vivres à Dara Mboss* ». Plusieurs blessés graves ont été enregistrés, rapportent à Emedia.sn des sources concordantes. La cause est inconnue encore, mais tout s'est passé lors de cette distribution de vivres dans le cadre de l'aide alimentaire destinée aux populations après la crise sanitaire et économique causée par la Covid-19.

Le 08 juin, seneweb.com titre : « *Covid-19 : d'urgence : Plusieurs régions attendent (désespérément) l'aide alimentaire* ». C'est pour donner une idée de l'ampleur du désespoir suscité, un peu partout à travers le pays, l'aide alimentaire d'urgence, annoncée à grand renfort de publicité, pour juguler les effets négatifs de la pandémie de Covid-19. : « *Tenez, à Ziguinchor, où on paye pour se faire livrer, le maire Abdoulaye Baldé est dans tous ses états. Pis, 85 629 bénéficiaires attendent encore à Diourbel et 109 809 ménages sont toujours en rade à Thiès. Quid de la grosse colère des populations à Kolda et Louga ? Alors que des salariés disputent les vivres avec des pauvres* ». Les commentaires vont bon train : « *Je refuse de croire que ce régime-là est nul au point de ne pas être en mesure de faire parvenir quelques denrées aux ayants droit depuis 02 mois* » puis « *Même dans les ambassades du Sénégal à l'étranger c'est la croix et bannière pour juste bénéficier de 50 000 CFA.* »

Le 11 juin, la presse rend compte des propos du ministre du Développement communautaire, de l'Équité sociale et territoriale qui sanctionne les fournisseurs à travers la résiliation de 6 contrats. « *Au départ, je leur ai servi des mises en demeure qui étaient en réalité des courriers de résiliation. On a résilié au moins 6 contrats. D'autres ont reçu ce document, mais ont réussi à se rattraper. Je ne suis pas là pour jouer la police, c'était juste une manière de pousser à faire respecter les engagements* », soutient-il.

Des internautes attaquent le choix de départ « *Donc tu avoues que le choix a été très mal fait et qu'aucune référence fournie (par les 6 résiliés) n'était crédible.* ». D'autres s'en prennent à la modalité : « *Foutaise ! il faut faire des transferts d'argent par orange money* ».

Un groupe se préoccupe du sort des populations « *C'est étonnant, les confinés qui attendent ce riz. Depuis votre show arrogant en chemise Blueberry, les pauvres attendent toujours dans un pays où 80 % font de la débrouillardise pour obtenir la dépense quotidienne* » ou bien « *On est en juin Mansour. Riz et huile, si on t'avait attendu depuis mars. Vos experts servent à quoi ! Pendant ce temps ton enfant nous nargue sur Instagram avec sa voiture à 100 000 000 frs.* »

Le 11 juin, Sud Quotidien rend compte « *comment le riz de Mansour Faye a échappé aux ayants droit ?* » A Kolda où les femmes se sont regroupées sous le mythique arbre Moussa Molo, au centre-ville de

Kolda, pour lancer leur protestation, lundi dernier 8 juin. Le journal décrit « *une manifestation spontanée de femmes fortement remontées contre les autorités locales. Les chefs de quartiers et autres membres des commissions sont accusés d'avoir délibérément choisi leurs parents et autres proches, au détriment de certains ayants-droits.* » Il précise que « *la distribution de ces vivres a permis de mettre des visages sur ceux qui « avalent », sans aucun souci, cet argent alors qu'ils n'en ont pas droit. En effet, la condition, c'est qu'il fallait aller récupérer physiquement les bons et passer au magasin de stockage. Un supplice pour certains bénéficiaires obligés de se montrer au grand jour devant des voisins oubliés, plus nécessiteux.* »

À côté, un autre article titre : « DAKAR CHERCHE SES KITS ». En effet, « *les bénéficiaires tardent à être servis. Comme dans presque toutes les localités, le malaise est perceptible à Keur Massar, cette localité banlieusarde où la plupart de la population peine à joindre les deux bouts.* » Il identifie des « *recensements partisans et sectaires » et dénonce une « attente sans fin.* » Il rapporte : « *On voit du n'importe quoi au niveau des recensements. J'ai entendu des rumeurs comme quoi les familles qui habitent dans les belles maisons ou maisons à étages ne vont pas en bénéficier. Au début, je ne croyais pas à cette absurdité et ça me faisait même rire. Mais maintenant je commence à le croire, parce qu'ils sont passés une seule fois chez moi pour recenser et depuis lors, je ne les ai plus revus. Pourtant, ils sont revenus plusieurs fois de suite dans les maisons environnants* ».

Le 11 juin, 2020 à 17h, seneweb.com titre « *Parcelles Assainies : AMADOU BA et MANSOUR FAYE distribuent 12 889 kits alimentaires…* ». C'est pour simplement mettre en ligne une vidéo de 7 mn dans laquelle, les ministres distribuent des kits alimentaires. Les internautes commentent la vidéo. Certains y voient de la politique alors que d'autres s'arrêtent sur l'approche. Pour le premier groupe, voici quelques exemples : «

– *C'est honteux !!! C'est de l'humiliation !! C'est de la politique !!!*

– *Ils se rendront compte à leurs dépens que cette manière de faire de la politique est révolue. C'est dans cette brèche que va s'engouffrer les gars de PASTEF pour prendre le pouvoir gratuitement comme ça. Dès fois, ces gens ouvrent tellement le boulevard à Sonko que je me demande est ce qu'ils ne sont pas de mèche…*

– *Amadou Ba veut se faire image politique. C'est le dauphin de la famille Marième Faye Sall si le plan Mansour Faye ne passe pas.*

– *Humiliant. Ils ont appauvri, volé, affamé le peuple sénégalais pour venir ensuite se présenter devant eux comme des sauveurs, alors que c'est l'argent du peuple.*

– *La préparation des élections locales de 2021. Un pays ne peut se développer avec de l'aide à outrance...*

– *Amadou Ba, tu es un peureux. Macky met en selle Mansour pour te contrer et lui a même trouvé un soutien de taille avec PCA à la poche pour bien le combattre.*

– *Ils sont en train de préparer Amadou Ba, le fonctionnaire milliardaire pour le dauphinat car Mansour Faye est incapable. 2024 n'est pas loin on va vous foutre dehors.*

– *Amadou Ba a toujours été le choix de Marième Faye Sall car Amadou Ba a toujours financé ses frères et il leur a donné des terrains. »*

Un autre groupe en profite pour relever la nature et la performance de l'opération dans le discours :

– *"Cette opération de distribution est l'opération la plus complexe que le Sénégal ait eu à mener depuis 1960" dixit Amadou Ba. Ça renseigne sur votre sommeil depuis 1960.*

– *À peu près 35 % de distribution depuis bientôt 3 mois et cet incompétent ministron est quand même très fier.*

– *Rien de spécial. Ce n'est que de l'exhibitionnisme.*

– *Dans un pays normal, on n'allait pas entasser des gens pour leur distribuer du riz et huile, comme du bétail.*

– *Comme l'histoire se répète, les mêmes méthodes par les mêmes personnes pour les mêmes populations... Ceux qui rêvent d'un peuple éveillé et respecté devront patienter.*

– *Quand un peuple n'est pas mûr on le manipule comme pas possible*

– *Il était plus simple et plus rapide de donner de l'argent. Et où est la distanciation. Ce que vous faites n'est qu'un meeting rien d'autre.*

– *Collecter l'argent du peuple, le restituer au peuple et prendre des vidéos et photos de ce même peuple et les diffuser dans la presse. C'est ainsi que ceux qui se disent dirigeants traitent les populations sénégalaises. Même les animaux ne méritent un traitement pareil.*

– *1) je croyais avec l'État d'urgence les rassemblements sont interdits 2) toutes les personnes qu'ils ont rassemblées, vivent une pénurie d'eau totale insupportable depuis plusieurs jours.*

– On est en crise alimentaire ou sanitaire. Regardez-moi ces incompétents au moment où Dakar est l'épicentre de la maladie, il organise des rassemblements. »

Le même jour, le journal senego.com titre « *Aide alimentaire : Mansour Faye a déjà satisfait 136 communes sur les 556* ». C'est pour préciser qu'il a qualifié d'*"inédite"* l'opération de distribution de vivres, avec 1 100 millions de ménages bénéficiaires, soit une hausse de 100 mille ménages. Il a annoncé que « *l'opération de distribution des vivres va se terminer dans les prochains jours.* », avant de rassurer que « *les difficultés rencontrées dans ce cadre, ont aujourd'hui été surmontées.* ». Le ministre a fait savoir « *Nous avons connu des difficultés dans le paquetage des kits alimentaires, avec la rupture de certains produits (les pâtes alimentaires). Ces difficultés sont surmontées, les produits sont en cours d'acheminement*". Son collègue Amadou Ba a souligné *''la complexité''* de l'opération de distribution de l'aide alimentaire d'urgence faite *''dans un délai court''*.

Les internautes font leur calcul et rient sous cap :

– « Lol…136 sur 556… ????? mais quel retard… ! Les autres vont mourir de faim avant l'arrivée des denrées lol… Il fallait donner de l'argent directement au peuple comme dans tous les pays du monde ou presque… »

– MDR, à peu près 35 % de distribution depuis bientôt 3 mois et cet incompétent ministron est quand même très fier.

– Eh mes chers, ce monsieur doit rendre le tablier point final sinon le président sera seul. Rien de sérieux, tu veux faire de ta campagne en détruisant l'image du président, ah non. Les aperistes doivent dégager ce monsieur du riz politique sans sucre ni huile ?

– Dans un pays normal, tu devrais être limogé dans les 48 heures, Mon cher, tu as échoué tu cèdes ton poste sinon le président va payer les conséquences.

L'autre information du 11 juin 2022 concerne le comité de suivi de la force – Covid -19. Senego.com campe le sujet : « *Ce matin donc, le général François Ndiaye, président du comité de la mise en œuvre des opérations de la Force Covid-19, faisant le bilan d'activités à mi-parcours, avec tous les autres membres du comité, est revenu de manière beaucoup plus détaillée sur les questions, notamment sur l'aide alimentaire, celle destinée aux Sénégalais de l'extérieur et toutes les autres informations concernant ce qui est en train d'être fait en matière de contrôle et de veille relativement à cette Force Covid-19. Le comité œuvre dans la transparence et la rigueur dans la veille et l'opérationnalisation de la distribution et se dit ouvert à toute proposition...* »

Le journal Leral.net préfère insister sur le nombre de ménages et reprend les propos du général François Ndiaye, président du comité de la mise en œuvre des opérations de la Force Covid-19 : « *L'État a pris la décision d'augmenter. Au lieu de 1 million de ménages, ça sera 1 million plus 100. Il y aura 100 000 ménages de plus. Il ne faut pas donner aux populations de faux espoirs. Tout le monde ne pourra pas être servi. C'est une réalité qu'il faut intégrer* ». Le général Ndiaye annonce la perspective financière. Il annonce qu'à ce jour, « *il a été engagé des échanges pour la mobilisation en urgence d'une enveloppe additionnelle de 575 milliards de F CFA.* »

Un internaute analyse : « *Avec le régime de Macky Sall, tout le monde savait que la distribution des vivres du Covid-19 ne serait pas faite selon les règles de l'art ! Aucun critère de base pour les personnes ciblées ! Seulement un listing des "personnes les plus démunies au Sénégal", celles-là étant été identifiées selon des critères de pauvreté !*

Or, il doit s'agir ici de personnes (pauvres, riches,) mais "impactées négativement par la Covid-19" ! Un boursier familial qui reçoit régulièrement sa bourse ne doit pas lister parmi les plus démunies ! En dehors de cette liste liftée, il s'y est ajouté du n'importe quoi mais la plupart étant des "partisans de l'APR". Comme quoi la stratégie du Sénégal ne peut servir de modèle ! ».

Sur la communication du Général, la presse retient massivement ce qu'elle comprend comme des attaques contre elle.

Deux journaux (Dakaractu.com et Senego.com) partagent le même titre « *Évaluation force Corvidé : Quand le général François Ndiaye s'attaque à la presse* ». Ils se défendent avec humour : « *Si besoin en est de le rappeler, la presse est un contrepouvoir dans une société. Et quand le général François Ndiaye s'attaque aux journalistes avec une pointe d'humour qui n'en avait pas l'air et en évitant de prendre comme il le dit un air condescendant, cela remet en cause le travail de toute une corporation.*

En conférence de presse ce matin, il s'est attaqué aux Fake news ce qu'on veut bien lui accorder, mais de là à jeter le discrédit sur toute la presse dont le seul tort est de chercher à voir si la transparence est de mise dans la gestion du fonds de force Covid-19, il y a un pas à ne pas franchir.

Alors dans ce cas l'expression bien faire, se taire et laisser braire serait mieux appropriée pour se lancer dans un lavage à grande eau. La manipulation même si elle reste une arme secrète dont certains se servent allègrement ne saurait prévaloir pour tout le monde... »

Walf-groupe.com titre « *Comité Suivi Force Covid-19 : Le Général NDIAYE Oublie Le Bilan Et Solde Ses Comptes* » pour préciser que le général a pris tout son temps pour se prononcer sur l'histoire d'indemnités qui commençait à installer un climat de suspicions dans ledit Comité. *« Quelquefois c'est le vice qui côtoie la vertu. Cette crise a fait éclore des talents aussi bénéfiques que maléfiques. Au moment où les patriotes font preuve d'imagination et de création en fabriquant des respirateurs, des masques, des gels pour lutter contre la pandémie pendant ce temps, d'autres Sénégalais en panne d'esprit et atteints de paranoïa maladive fabrique des* fake-news *avec pour objectif de divertir »,* se désole le Général Ndiaye.

Non sans émettre quelques hypothèses : *« Soit la source a manipulé le journaliste pour causer du tort aux membres du Comité ou il s'agit de motivations bassement mercantiles avec un titre fantaisiste pour vendre le journal ».* Pour ce grand responsable de la Grande muette, *«il y aurait dû avoir des poursuites pour certains membres du Comité. On ne l'a pas fait parce qu'on est au Sénégal et on est entre parents ».*

Le patron du Comité de suivi de la mise en œuvre des opérations de la Force Covid-19 a insisté sur leur mission. *« Notre mission est cruciale pour la gouvernance de la Force Covid-19. Toute œuvre humaine peut faire l'objet de critiques. Dès lors c'est avec une ouverture d'esprit non partisane que nous acceptons toutes les propositions qui feront avancer notre pays. Je profite de l'occasion pour saluer les membres du Comité qui se veut apolitique. Il ne saurait donc question d'un terrain de jeu politique. Ces membres ont été choisis parce qu'ils représentent l'ensemble des forces vives de la Nation et constituent l'échantillon le plus achevé de la cohésion nationale. C'est cette diversité qui fait la force du Comité ».* Il signale que tous les membres du comité sont traités selon le principe de l'égale dignité.

Le lendemain12 juin 2022, la presse papier est largement revenue sur la sortie du général. Retenons, le papier de dakarmatin.com qui titre : « *Le député Toussaint Manga persiste sur les per diem du comité de suivi des opérations du Fonds Force Covid-19* ». Il informe que le député Toussaint Manga a répondu à la sortie du général François Ndiaye, président du comité de suivi des opérations du Fonds Force Covid19, qui qualifie de fake news l'information sur les perdiems.

Manga, qui est membre du comité, botte en touche et recadre le débat sur la matinale de la Rfm : « *Sur ce point précis, je ne suis pas d'accord avec le général. Il est en train de tenir un discours qui sape le travail du comité qui est en train de faire un travail remarquable. On en avait déjà parlé et je ne sais même pas pourquoi on agite ce débat* ». « *La morale m'interdit de recevoir des indemnités dans ce contexte. Il y a beaucoup de gens qui n'ont pas parlé, ils sont peut-être d'accord avec nous. Mais c'est après ma sortie et celle de Habib Sy que le général a convoqué ceux qui n'étaient pas d'accord avec nous et, finalement, il a été décidé qu'on devait faire dans le bénévolat. Il y a une différence entre ce qui est discuté et ce qui est retenu* », précise-t-il.

Le député a, dans la foulée, salué le travail qu'abat le comité : « *Je peux certifier que la mission se fait correctement avec beaucoup de sacrifices. On est dans un débat que ne nous fait pas avancer* », conclut-il.

La nouveauté dans la presse de ce jour est en rapport avec l'information sur la disparition de l'aide alimentaire. Emedia.com parle d'une bande de malfaiteurs qui a frappé fort dans la commune de Gaé, (Dagana) et précise : « *Ils ont cambriolé le magasin où était stockée l'aide alimentaire destinée aux bénéficiaires de ladite commune. Ainsi, une part importante des bouteilles d'huile, qui devaient accompagner les vivres, ont été emportées* ».

Seneweb.com parle de « 40 tonnes de riz disparues retrouvées ». Il rappelle que « *le comité de ciblage et de distribution des vivres avait fait cas de la disparition de près d'une quarantaine de tonnes de riz destinée à la commune de Goudomp.* » Selon Vox Populi qui donne l'information, « *le riz a été retrouvé dans un magasin à Djibanar.* »

Du 13 au 16 juin, la presse s'épanche sur les controverses autour de la *distribution de l'aide alimentaire et alerte sur* le risque de créer des conflits à l'avenir si le Registre national Unique (RNU) n'est pas apuré et remis à jour. En effet, *411 mille ménages seraient rajoutés au RNU en dehors de l'enquête de l'Agence nationale de la statistique et de la d*émographie (ANSD).

Lequotidien.sn précise qu'aujourd'hui, « *plus 411 mille ménages ont été intégrés dans le RNU qui risque de créer des dysfonctionnements à l'avenir, car il y a des bénéficiaires de l'aide qui ne sont pas forcément des sujets vulnérables.* »

Dakarmatin.com énumère les failles d'un système en précisant que *« des membres du comité de quartier ont choisi leurs familles ou proches ».* Ainsi, il note que la tutelle reconnait « *beaucoup d'inclusions et d'exclusions,* » et promet de procéder « *à la mise à jour du RNU* », signalant que « *dans ce genre d'opérations, il y a un seuil d'erreur tolérable de 10 %. Mais, nous allons corriger ces erreurs. Et nous avions donné mandat au sous-comité de ciblage de procéder au toilettage de ce RNU pour éviter certaines difficultés. Parce que, naturellement lors de l'élaboration du RNU, nous avons constaté que dans certaines concessions ou dans certaines familles, soit des doublons soit une présence assez importante de bénéficiaires ou de figurants. Cette dynamique sera nettoyée dans les meilleurs délais.* »

Par ailleurs, la tutelle évoque une rupture des pâtes alimentaires : « *C'est vrai, il y a une denrée qui est en rupture, et ça nous l'assumons, ce sont les pâtes alimentaires. Nous sommes en train de prendre des solutions. Parce qu'on a distribué au moins les 3/4 du volume. Il reste le quart à trouver. Certainement des communes vont démarrer sans les pâtes alimentaires* ».

Le 17 juin, seneweb.com titre : « *Gestion Covid-19 : Aïda Mbodj "traîne" Mansour Faye et Diouf Sarr à l'Assemblée* ». Il informe que « *la députée Aïda Mbodj, qui a adressé des questions d'actualité à Moustapha Niasse, demande à l'Assemblée nationale d'auditer la gestion de la pandémie de Covid-19 par les ministres Mansour Faye et Abdoulaye Diouf Sarr.* » Elle a en effet constaté que "*beaucoup de failles et d'impairs" dans la mise en œuvre du Programme de résilience économique et sociale (PRES) et la gestion de l'enveloppe des 1000 milliards* ». En plus, elle veut que la lumière soit faite sur « *les 64 milliards destinés à la riposte contre la Covid-19 et l'acquisition "dans des conditions douteuses"* du matériel médical par le ministère de la Santé.

Les internautes sont pessimistes : « *Ah yaye boye, ça ne sert à rien même si l'intention est louable. Avec ce que vous avez en face, ça ne va pas aboutir* ». « *Presque oublié que nous avions une assemblée nationale et des députés. Ils étaient bien confinés avant, a fortiori maintenant un gouvernement chanceux de gouverner devant des endormis.* » et enfin une lumière d'optimisme : « *Merci Mme. Vous avez tout le soutien du peuple. Toute la lumière sur ces scandales. Honte pour ce pays. Indigné. La misère du peuple profite à des guignols* ».

Le 17 juin, Seneweb.com reprend le quotidien national et informe que « *Le Comité de suivi reprend ses tournées* ». L'équipe du Général François Ndiaye débute un périple qui le mènera dans sept régions du pays. Le Comité compte mettre à profit cette tournée pour tenir des séances d'études avec les communautés et les autorités administratives et territoriales en vue de collecter des informations pouvant servir d'indicateurs pour la distribution des kits alimentaires.

Les internautes réagissent. L'un d'eux exprime sa triste sympathie au général : d'abord, « *un comité qui ne sert à rien...Vraiment mon général, je vous aime bien, mais vous ne devriez pas accepter ce cirque.* » Ensuite, « *le cirque du soleil fait sa tournée de joyeux spectacle pour ceux qui ont le temps de les suivre pour apprécier les acrobaties dommage pour ce militaire !!! j'avais cru comprendre qu'ON NOUS TUE MAIS ON NE NOUS DÉSHONORE PAS, mais là je vois qu'on est loin de ça ! ! ! Pauvre pays* » et enfin « *Ce général est en train d'être ridicule avec son machin de comité. Vraiment il ne fallait pas être le dindon de la farce de cette mascarade.* »

Le 20 juin, la presse annonce « *Aide alimentaire : Deux personnes arrêtées aux Parcelles Assainies* » avant de développer : « *La distribution de l'aide alimentaire d'urgence fait encore des victimes. Un membre du comité de distribution et une jeune dame, domiciliés aux Parcelles Assainies, ont été arrêtés. Selon Vox Populi, le premier nommé, représentant d'un dignitaire religieux, revendait les kits à des boutiquiers guinéens qui lui versaient entre 30 000 et 35 000 FCFA. S'agissant de la jeune dame, domiciliée à l'Unité 13 des Parcelles Assainies, elle s'est inscrite dans trois quartiers différents (Unités 13, 17 et 18) pour bénéficier de trois kits alimentaires. Démasquée, elle avoue avoir fraudé.* »

Un internaute rappelle : « *Le jour où cette méthode (archaïque et rétrograde) de distribution avait été annoncée dans ce site, j'avais écrit le modus operandi : des responsables vont inscrire les membres de leurs familles sur les listes, y compris des enfants mineurs sans préciser leurs âges, et des vieillards grabataires, voire des parents qui ne se trouvent même pas dans la localité ! tout ça pour augmenter les parts qui vont revenir à l'initiateur de cette manœuvre frauduleuse ! Je sais ça parce que je l'ai déjà vu de mes propres yeux !!!* »

D'autres internautes en profitent pour « *informer » : (i) « Au secours ! au secours ! au secours ! La SENELEC est en train de récupérer le montant des factures offert par le Président petit à petit. 10 000 F c'était 106 kW mais maintenant c'est 81 kW j'ai besoin d'explications svp* » et (ii) « *SENELEC est une calamité. Des contrats bidons et on répercute le déficit sur le peuple. Pendant ce temps, ce peuple subventionne en partie l'électricité des employés de SENELEC* ».

Le 1er juillet seneweb.com titre « *Aide alimentaire : Le riz et l'huile vendus sur les lieux de distribution* ». *C'est pour partager le constat du reporter* du quotidien. Ce reportage décrit une scène de vente des produits d'une dame, distribués à Dakar (école de la Sicap Liberté 3). Celle-ci de fixer ses priorités ailleurs : « *Je n'ai pas même de quoi payer un chariot pour transporter ces denrées. C'est pour cela que j'ai tout bradé sur place à des prix dérisoires. En effet, je vis dans l'obscurité, depuis hier nuit, faute de crédit d'électricité "woyofal". Sans oublier la facture d'eau que je n'arrive toujours pas à payer. Mon petit-fils dont j'assure la garde est gravement malade faute de médicaments. Pour toutes ces raisons, j'ai tout vendu sur place* ». La quantité de réactions est surprenante.

Un groupe d'internautes réagissent sur le travail du journaliste : (i) « *Donc une seule personne vend son aide alimentaire et vous parlez de vente de dons dans les centres de distribution. Il faut être sérieux ce n'est pas du journalisme cela.* » (ii) « *Tissu de mensonges et de contrevérités. Ce "reporter" commence par voir une vieille ne sachant quoi faire de ses produits tant elle en avait...et plus loin le même reporter nous dit avoir entendu la vieille dame dire qu'elle a vendu ses dons... cher reporter tu as vu ou entendu ?* » (iii) « *Cessez de mentir. Ce reporter ment, – il n'est pas sérieux. Si jamais, il disait la vérité ou est le problème. On lui donne du riz, je le vends où est le problème. Soyons positifs* » (iv) « *Il faut arrêter de dénigrer n'importe comment, l'assistance en vivres est une composante entre autres appuis que l'État a fait aux entreprises, et aux catégories socioprofessionnelles, aux entreprises, à la santé. Elle a le droit de vendre le riz ou l'huile mais cela n'entache en rien la pertinence de l'assistance. Il faut se poser la question de la solidarité sénégalaise, la responsabilité des communautés.* »

Un deuxième groupe d'internautes donnent des idées sur l'approche de distribution 1. *Vous en parlez comme si c'était étonnant et nouveau alors que la revente sur place ou avant même d'avoir pris sa ration se fait partout depuis le début dans les villes et dans le monde rural. Et le "Soul bouki souli bouki" fait l'affaire des commerçants locaux qui achètent des produits (riz, huile, pattes, savons, etc.) à prix bradés pour revendre au juste prix du marché.*

Et peut-être même ce sont les grossistes fournisseurs qui rachètent les produits pour les revendre à l'état. Rien n'est impossible dans un pays où les populations sont désespérées. Les Sénégalais ont besoin d'argent pour acheter ce qu'ils veulent et qu'ils jugent indispensables.

Mais donner du riz, sucre, savons et sans argent n'aide pas les populations qu'on infantilise. Alors comme réponse, pas étonnant de voir certains brader sur place tous les dons reçus.

2. Cette histoire de riz c'était du gros n'importe quoi. On ne peut pas lutter contre une maladie en distribuant du riz. Juste un nouvel alibi pour continuer à sucer le sang du peuple

3. Un élève de terminale aurait pu te dire de faire des bons ou tickets pour les pauvres une fois à la boutique ou au supermarché on leur donne les vivres pour se nourrir.

4. Quelques-uns qui vendent, ce ne sera pas surprenant. À quoi servent les conseillers et ministres conseillers, les conseillers techniques du ministère ... Ne serait-ce que 3 nianko réunis pouvaient trouver une solution beaucoup plus adéquate que la distribution qui a finalement tué la dignité de nos braves retraités. J'ai vu un vieux qui me dit qu'il n'est pas allé chercher sa part parce qu'il trouve que c'est humiliant.

Un troisième groupe élargit le débat : (i) *« Elle au moins elle vend pour soigner son petit-fils. Les autres vendent parce que le riz est de mauvaise qualité. »* (ii) *« On traite les Sénégalais comme des handicapés qui doivent être assistés en tout. »* (iii) *« C'est dommage, désolant de constater comment la pauvreté a pu gagner du terrain dans le pays, surtout pendant la pandémie à la Covid-19. C'est pourquoi, ceux qui détournent, pillent nos ressources doivent en toute logique se remettre en question, en tenant compte de la vulnérabilité économique de notre cher Sénégal.*

En tout cas les Sénégalais sont harassés, fatigués, frustrés d'assister impuissants aux prédations et aux spoliations de toutes sortes opérées sur leurs ressources. Paradoxalement, ceux qui devaient sauvegarder les biens de la communauté sont les premiers à les dilapider, en dehors de toute règle éthique ou morale. Ils se rendent ainsi coupables d'abus de confiance et de trahison manifestes, vis-à-vis du peuple.

Ce pays mérite sincèrement une cure, nous devons remédier à un changement radical, qui remet en question le mode de gouvernance courant dans le pays. Nous devons réapprendre les valeurs de civisme, d'éthique, d'amour du bien commun, de respect des lois et règlements qui fondent un état de droit. »

Le 3 juillet sudonline.sn titre : « *Distribution de l'aide alimentaire aux ménages vulnérables : Entre couacs et impairs* » et fait l'état des lieux. Le journal révèle les « *insuffisances d'une gestion non concertée et unilatérale des programmes d'envergure nationale.* » Il précise « *De l'attribution des marchés au transport des vivres, en passant par le recensement des cibles via le Registre national unique, les doublons notés partout, les membres de groupes vulnérables (handicapés) oubliés en chemin, les corrections apportées sur le ciblage... un flou artistique a plombé les opérations de distribution des vivres.*

Il insiste sur les impairs de la distribution : « *Beaucoup d'ayants droit qui ont été oubliés dans la distribution des vivres* », « *L'opération de distribution qui ne devait durer que deux semaines, a accusé, en fin de compte, un retard considérable* » et ajoute : « *Rupture des pâtes alimentaires.* » avant de s'interroger : « *Quid de la disponibilité des camions donnés gratuitement par les opérateurs ?* ». Il tire les conséquences de tous ces dysfonctionnements : « *Dans beaucoup de communes du pays, les « gorgorlus » sont toujours à la recherche de leurs kits alimentaires, s'ils ne sont tout simplement exclus du recensement souvent parallèle opéré dans les quartiers par des délégués de quartier et autres acteurs à motivations politiciennes.*

À Dakar, la distribution des vivres a fini d'ailleurs par s'imposer auprès des populations comme une sorte d'éléphant blanc, tant ils sont quasiment introuvables, les bénéficiaires de ces kits alimentaires. ». Fondamentalement, le journaliste constate un retard sur le deadline de la distribution des denrées, initialement programmé.

Le 12 juillet, seneweb.com titre : « *Distribution kits alimentaires : Les 45 départements du Sénégal bouclés* ». Il reprend un document du ministère du Développement communautaire et de l'Équité territoriale qui annonce : « *Les opérations de distribution des kits alimentaires destinés aux ménages vulnérables ou impactés par la Covid-19, tirent à leur fin* ». Ce même document remercie les vérificateurs et annonce qu' « *ils recevront chacun une motivation de 70 000 F CFA qui seront payables en 2 tranches. Le paiement se fera auprès des chefs des services départementaux du développement communautaire. La première tranche de ce montant est déjà disponible.* » Les internautes font leur bilan. Un premier apprécie *ironiquement « Nous sommes riches et rassasiés comme des Monégasques !! »* Un deuxième remercie le Seigneur, en revenant sur le parcours : *« Bravo. Beau travail. Confinement en mars. Balade de vérification du Riz en mars. Distribution du riz en mai, juin et juillet. Fin de distribution en juillet. Qu'est-ce que les confinés non-salariés qui étaient journaliers au marché, ont mangé depuis ? Heureusement, le Seigneur est là. On le remercie beaucoup de nous avoir permis de manger le temps que le ministre nous amène du riz et de l'huile. »*

Un troisième internaute prend sa calculatrice et apprécie l'approche de distribution : *« En tout cas "nous", on n'a rien vu ! 64 milliards + LES 50 MLDS du fond Covid-19. Cela doit faire au bas mot la rondelette somme de 114 milliard divisé par au moins par mille ménages, chacun pouvait avoir sans se fatiguer et à l'instant T via les TIC un pécule 114 000 (cent quatorze mille francs CFA). Mais ils ont préféré jouer au plus malin et voilà le résultat trois mois pour distribuer des denrées, logistique coûteuse et lourde, ciblage difficile et hasardeux bref un véritable fiasco. On avait une très bonne avance sur la pandémie, mais notre incompétence légendaire est passée par là. Selon mon analyse, le couvre-feu était inopportun, l'état d'urgence et le confinement des régions de DAKAR et TOUBA PLUS LA FERMETURE DIASS devraient largement suffire pour contrer ce virus. »*

Le 17 juillet, seneweb.com titre : *« Aide alimentaire : Des pâtes commandées en Gambie ».* Le site en ligne précise *« Dans le cadre de la distribution des kits alimentaires de l'État destinés aux ménages vulnérables, les habitants de la commune de Diamaguène-Sicap Mbao ont reçu des paquets de pâtes sur lesquels l'adresse de la provenance est la Gambie. Ce qui est une anomalie dans la mesure où le pays ne manque pas d'usine de production de ces pâtes pour spaghetti.*

Plutôt que d'aider nos entreprises nationales, on s'en va enrichir les commerçants gambiens. Donnant ainsi un coup de pouce à la contrebande. Car, à ce que l'on sache, le pays du président Barrow ne dispose pas d'industrie de fabrication de pâtes alimentaires. En tout cas, les distributeurs et grossistes sont formels, il n'existe pas de rupture de pâtes qui pourrait pousser nos autorités à aller jusqu'en Gambie pour s'en procurer. »

Un lecteur tente de rétablir la vérité « *Le marché était en rupture de pâtes alimentaires. Arrêtez de mentir. Aucune entreprise sénégalaise n'était capable de fournir toutes ces tonnes de pâtes alimentaires. C'est pourquoi d'ailleurs il y'a eu des retards dans la distribution. Les soumissionnaires étaient obligés de se rabattre vers la Gambie, la Côte d'Ivoire et même la Tunisie pour avoir les tonnages manquants. C'est cela la vérité vraie, tout le reste c'est mensonge.* »

Pendant ce temps, trois autres y voient une contrebande ou une stratégie pour cacher une surfacturation. « *1. Donc à y voir clair y'a du magot qui a quitté le circuit normal. 2. c'est de l'importation frauduleuse. Celui qui a gagné le marché sait que c'est moins cher en Gambie qu'au Sénégal. Il a donc amené des camions de la Gambie. 3. Vous aussi il faut comprendre qu'ils ne veulent pas que la population sénégalaise soit au courant de leurs magouilles et surfacturations sur ces produits. Les commerçants gambiens ne vont rien révéler de ces transactions surfacturées* ».

Le dernier intervenant tente une conclusion : « *Par leur faute, ces denrées sont devenues celles de la honte et de malheur* »

Le 21 juillet, le ministre de la Santé visite sous les yeux des journalistes les points de vente de moutons de Tabaski afin de sensibiliser les vendeurs. « *Beaucoup de maladies qui sont des épidémies que nous combattons au niveau santé strictement humaine, des fois ont leur origine au niveau de l'animal. C'est pourquoi on parle de zoonose* ». Il rappelle le niveau épidémiologique de la capitale : « *Depuis le 2 mars, nous sommes en train de nous battre pour éliminer cette Covid-19. Il faut reconnaitre que sur plus de 8 mille cas que nous avons actuellement, plus de 6 mille sont dans la région de Dakar qui, incontestablement, est l'épicentre de la pandémie. Dans les 75 % des cas, qui sont dans la région de Dakar, il faut reconnaitre qu'une autre évidence, c'est que plus de 56 % de ces cas se trouvent dans le département de Dakar. C'est-à-dire dans les communes de Dakar* ».

Il finit par lancer un appel à l'endroit de tous les Dakarois : « *On demande à chaque Dakarois de manière permanente de porter le masque. Il ne faut pas que nous dormions sur nos lauriers. La maladie existe bel et bien. Et si certains continuent à nier son existence, c'est parce qu'ils ne sont pas touchés ou l'un de leur proche* ».

Le 27 juillet seneweb.com titre : « AIDE ALIMENTAIRE (2) : La réplique du CSA (NDLR Commissariat à la sécurité alimentaire) ». Cette structure annonce : « *Les opérations inédites par leur ampleur et leur consistance, conduites dans la plus grande transparence…, dans une démarche participative, connurent un succès considérable que tentent vainement de salir des embusqués nihilistes à volonté. Lorsqu'on fonde son raisonnement sur des bases fausses, on arrive aux conclusions que l'on veut.* ».

La note présente les chiffres de l'opération : « *le budget prévisionnel de l'opération d'aide alimentaire était de 69 milliards de francs CFA. Suite à l'avis de commande ouverte le montant des attributions pour l'acquisition, en gros, des denrées était de 54 532 712 000 FCFA pour un million de ménages. Ce montant divisé par le million de ménages nous donne 54 532,712 FCFA le coût du kit sans transport, sans manutention, sans frais de ciblage, etc. La même règle appliquée aux 100 000 ménages supplémentaires, donne un coût global de 5 453 271 200 FCFA, ainsi le coût global des denrées pour les 1 100 000 ménages serait de 59 985 983 200 FCFA. Le montant global à payer pour le transport ne dépassera pas 2 milliards de FCFA.* ».

Le bilan financier de l'opération est ainsi fait : « *Il a été aussi clairement dit lors de cette rencontre avec les journalistes, qu'à ce jour le montant global de toutes les dépenses effectuées dans le cadre de l'aide alimentaire s'élève à 60 709 694 520 FCFA dont : Acquisition des denrées (57 289 289 292 FCFA), Transport et manutention (1 599 595 586 FCFA), Acquisition des oignons et pommes de terre pour appuyer à la commercialisation de la production locale (1 milliard FCFA) et autres dépenses (820 809 642 FCFA), montant des livraisons de denrées et des services de transports effectués et non encore facturés (2,5 milliards de FCFA : estimation)* ». Le CSA fait une appréciation de son travail : « *Par conséquent, les économies réalisées dans le cadre de cette opération sont réelles et ne peuvent être niées par tout citoyen animé de bonne foi.*

Ainsi, au-delà de l'efficacité prônée par le Code des Obligations de l'Administration en matière de commande publique, nous avons fait preuve d'efficience c'est-à-dire réaliser les objectifs de la commande publique en dépensant moins que le budget prévu. La revue de la procédure de passation des marchés a été concluante et la décision de financement approuvée par les hautes instances des PTF. »

Le 28 juillet, des journaux reviennent sur la sortie du Député Mor Kane sur le coût du test de dépistage. Dakarmatin.com *précise que le député Pds de l'Europe du Sud « accuse le gouvernement du Sénégal de vouloir retirer les 12,5 milliards distribués à la diaspora dans le cadre de Force Covid-19 alors qu'il y avait mieux à faire »*. Le député estime qu'on devait « *puiser dans le fonds du Covid-19 de 1 000 milliards pour construire des hôpitaux équipés pour prendre en charge les Sénégalais.*

Le ministre de la Santé devrait tirer des enseignements de cette crise sanitaire qui a entraîné une crise économique au Sénégal. Toute l'économie est paralysée. Le gouvernement devrait subventionner les denrées alimentaires et les factures d'eau et d'électricité. C'était mieux que de distribuer des denrées alimentaires. »

Senego.com reporte en ces termes « *le député de l'Europe du Sud voit derrière la décision de faire payer le test à 40 mille francs CFA aux voyageurs « une manière pour le gouvernement du Sénégal de retirer les 12,5 milliards qu'il a mis à la disposition des Sénégalais de l'extérieur dans le cadre du Force-Covid-19. Chaque jour, 300 personnes sont testées à Touba moyennant 40 milles chacune. Si on fait le calcul, cela fait des milliards.* »

Deux internautes réagissent : (i) « *si l'État était arrivé à distribuer rapidement les vivres, un confinement total des Sénégalais aurait été possible en avril, avec fermeture des marchés et autres lieux de rassemblements.* » (ii) « *Si l'État était courageux, il fermerait toutes les mosquées sans exception. Alors, peut-être, on n'en serait pas là aujourd'hui* ».

Le 15 juin, la presse accuse. Le site https://www.xibaaru.sn/, titre : « *Des Fonds de la Force Covid-19 : Une mafia organisée au ministère de la Culture* ». La rédaction du journal signe le texte suivant : « *Le ministère de la Culture et de la Communication est au centre des polémiques avec la répartition des fonds dédiés aux acteurs des secteurs dont il a la charge. La polémique enfle au sujet de la répartition de l'aide annuelle dédiée par l'État à la presse, qui cette année, a été doublée à cause de la crise liée à la Covid-19. Et jusqu'ici, cette polémique n'est pas encore éteinte.*

Lorsqu'il s'est agi de répartir maintenant l'aide destinée au secteur de la culture durement éprouvé par cette crise, la polémique enfle toujours. Ces derniers temps, l'Observatoire de la musique et des arts (OMART) a fait des sorties très salées pour dénoncer la manière dont la Société du droit d'auteur et des droits voisins (SODAV) a décidé d'opérer avec l'enveloppe qui lui est remise par l'État pour secourir les acteurs culturels.

En réalité, lorsqu'il s'agit de bizarreries, il y en a plein la vue au sein du ministère de la Culture et de la Communication à propos de la gestion et de la répartition des montants débloqués pour venir en aide aux différents acteurs des secteurs placés sous sa tutelle. Tout le monde a été ahuri après avoir pris connaissance d'un document faisant le compte rendu des montants débloqués par le comité de pilotage de la Force Covid-19.

L'on ne manque pas de tomber à la renverse, après avoir pris connaissance que c'est un montant de 100 millions de FCFA dans le cadre de l'enveloppe toujours destinée à la culture qui est débloquée pour soutenir les communicateurs traditionnels, autrement dit, griots. Dans le même temps, il est inscrit que c'est un montant de 180 millions FCFA à répartir au monde du théâtre. 100 millions pour les communicateurs traditionnels, 180 millions pour tout le monde du théâtre et pire encore avec seulement 50 millions à tous les stylistes et modélistes du Sénégal. Dans quelle République se retrouvons-nous ?

Il devient clair que la mise sur pied de fonds dans le cadre du Force Covid-19 est devenue pour certains, l'occasion idéale d'enrichir des membres de la société. Verser 100 millions FCFA pour venir en aide aux El Hadj Mansour Mbaye, Abdoulaye Mbaye Pekh, Mbaye Garmi et autres au détriment des professionnels de la culture, relève de l'absurdité.

Le ministère de la Culture alloue 100 millions aux griots et seulement 180 millions au théâtre et les groupes socioculturels sont exclus.

Tout le monde remarque que les groupes socioculturels sont laissés en rade dans la clef de répartition. Finalement, c'est une véritable mafia qui s'organise au ministère de la Culture et de la Communication où aucune mesure transparente n'est mise en œuvre permettant d'attester que les fonds dégagés parviennent aux mains des ayants droit. », signé par La rédaction de Xibaru.

La communication du risque de la phase préliminaire, piloté par l'appel aux détresses des Sénégalais de Wuhan, montre un État déterminé à gérer le risque et à prendre des décisions plus dans l'intérêt collectif que dans l'intérêt d'un groupuscule. Malgré la sortie relative à la tentative humanitaire d'une ONG et la tentative de politisation, l'État est resté sur une stratégie rationnelle et cohérente de gestion de la crise, en refusant de rapatrier les étudiants de Wuhan encore que l'aléa (ici le virus) est non connu. Il a appuyé la communication par la cellule psycho-sociale. Le conflit de pouvoir n'a pas eu lieu. Les forces en présence étaient totalement déséquilibrées. Même après le premier cas, la communication voudrait protéger *sereinement* » les populations.

Rapidement, la communication du risque a cédé la place à la communication de crise lors de la phase de prise en main qui a débuté, presque brusquement, avec les cas. Malgré la volonté de mettre en avant, la *confiance* dans le système de santé national. Elle annonce deux objectifs : interdiction de tout rassemblement et suspension des déplacements entre agglomérations. Fondamentalement, l'État du Sénégal a choisi le semi-confinement à la place du confinement total et a pris des décisions à travers une communication écrite administrative (décret, arrêté, autorisation, note de service), orale (discours) et mixte (convocation à la police, check-points). Ce choix serait plus conforme à la nature sociologique et économique du pays que le confinement total.

La communication de la phase de relâchement s'est faite progressivement, tenant compte que la gestion sociopolitique de la crise avec d'une part la préparation de l'opinion au relâchement des mesures de gestion de la crise ainsi que, 'd'autre part, la convocation de « *l'avis d'une équipe pluridisciplinaire d'éminents experts nationaux après analyses et évaluations minutieuses* » dans le discours du Chef de l'État. On peut néanmoins retenir que la communication a été parasitée par la reprise avortée des classes et ses corollaires, le prolongement de l'état d'urgence, la débat sur la fermeture des frontières, le comportement à géométrie variable de la police et la gendarmerie en défaveur du milieu rural dans une ambiance de défiance des populations.

L'appui à la mise en place des mesures de semi-confinement (état d'urgence, couvre-feu, etc.) est fait à travers la distribution de denrées alimentaires et de kits, d'abord par certaines autorités locales, ensuite par le ministère du Développement communautaire et de l'Équité sociale et territoriale et, enfin, la force Covid-19, mis en place par le chef de l'État lui-même.

Avant son opérationnalisation, beaucoup de maires, présidents de conseil départemental et hommes politiques ont semblé montrer la voix en distribuant des denrées alimentaires, avec ou sans produits de lavage des mains. Le ministère en charge du développement communautaire est allé dans le même sens avec une communication radiotélévisée montrant des tonnes et des tonnes de riz prêts à être distribué.

La communication de l'appui à la gestion de la mesure de semi-confinement est très largement caractérisée par la domination des dysfonctionnements des opérations qui révèlent une certaine absence de préparation.

CHAPITRE 5

RÉACTIONS ET ENGAGEMENTS SOCIO-COMMUNAUTAIRES

Ce chapitre présente d'abord les réactions des populations, ensuite les engagements des leaders de communautés religieuses et enfin les engagements des leaders politiques et des organisations de la « société civile »

5.1. Les Réactions des populations

Pendant les mois de mars et avril, les populations étaient en phase d'observation, en tout cas, les réactions étaient timides et les gens se posaient des questions. Pour rappel, dès le début de la prise en main de la gestion sociopolitique de la crise, l'État annonçait trois objectifs (interdiction de tout rassemblement et suspension des déplacements entre agglomérations), au-delà du couvre-feu (interdiction de sortic la nuit ou confinement nocturne). Dès le départ, on a observé des accrochages, parfois violents, entre les policiers et les jeunes qui ne voulaient pas respecter les horaires de couvre-feu.

Pour l'objectif d'interdire tout rassemblcment, l'État a procédé à la fermeture des marchés et marchés hebdomadaires en milieu rural (apparemment moins touché par la Covid-19) alors qu'en ville les marchés et le secteur informel ont continué de fonctionner normalement, dans la journée. Les chercheurs du monde rural que nous sommes, avons reçu un nombre incalculable d'appels téléphoniques tendant à faire savoir l'impact négatif de la fermeture des marchés sur l'économie réelle.

En milieu urbain, *les commerçants résistent et expriment dans les médias leur refus d'appliquer les mesures de fermeture des marchés prises par les autorités locales. Les autorités à qui reviennent désormais la gestion de la crise, voient leurs décisions* rejetées de vive voix.

Un porte-parole annonce : « *Nous qui ne faisons pas les produits alimentaires, nous ouvrons le mardi, on descend à 16 heures, le mercredi, on ne vient pas, le jeudi, nous venons et descendons à 16 heures, après nous restons chez nous sans revenus. Nous ne pouvons pas être l'agneau du sacrifice. Lundi, si on ne reçoit aucune proposition, la masse va prendre ses responsabilités, ouvrir le marché, et venir travailler.* » selon Dié BA de Seneweb.

En ville, l'État a insisté sur le couvre-feu nocturne. Mais, les jeunes ont organisé des actions de défiance des forces de l'ordre. En ville, des rassemblements improvisés juste avant l'heure d'entrée en vigueur du couvre-feu se sont démultipliés.

Alors que je disais à un voisin ma volonté de retenir les enfants à la maison même si leurs camarades sont dans la rue et cherchent à les sortir, il me sort une question-argument sur l'efficacité de la mesure. « *Est-ce que le virus ne se transmet que la nuit, pourquoi le couvre-feu du soir ?* ». Ma réponse, un peu sadique, a été de lui dire que la question devrait plutôt être posée au président de la République, le décideur en connaissance de cause. Il s'en sort intelligemment ainsi : « *Je sollicitais l'avis du médecin- vétérinaire. Pour moi si le virus circule aussi le jour, il fallait confiner entièrement. Dans notre économie dominée par l'informel, il est impossible de le faire. Alors, le couvre-feu ne sert à rien surtout que le brassage se fait plus le jour. L'État perd beaucoup de taxes et d'impôts avec l'arrêt de l'économie de la nuit* ». Je lui fais remarquer simplement que lui-même ne respecte pas le couvre-feu et que je le vois sortir tous les soirs du haut de mon balcon. Il acquiesce et se défend de ne pas manger la nuit et se coucher sans une promenade. Cet entretien informel révèle au-delà du non-respect de la mesure, la production d'arguments pour se justifier.

Le second objectif d'empêcher les déplacements entre régions, n'a pas été, fondamentalement, adopté par les populations. Les agents de l'administration pour des raisons diverses, ont tellement donné d'autorisations que la mesure semblait caduque. Le ministère de l'Intérieur a été obligé de rappeler à l'ordre et de centraliser l'octroi des autorisations. Les populations et transporteurs ont utilisé tous les pistes, sentiers et voies possibles pour éviter les check-points des gendarmes. Certains gouverneurs ont été obligés de déployer de militaires en brousse alors que des maires soulignaient un problème d'indiscipline du Sénégalais.

Au-delà de certains chefs religieux, la majorité des populations n'a pas adhéré à ces deux mesures. Le refus d'adhésion aux décisions (circulation, rassemblement, sortie nocturne, etc.) aurait entrainé un essaimage des cas communautaires dans presque toutes les régions. L'aveu d'échec vient du ministre en charge de la santé : « *Les commerçants sont les plus exposés aux cas communautaires touchés.*

C'est pourquoi j'insiste sur le port systématique de masque dans les marchés et autres lieux publics ».

Après cette phase d'observation, les populations vont réagir progressivement pour montrer leur véritable position par rapport aux mesures. Déjà au mois de mai, elles ouvrent les hostilités pour entrainer les autorités vers l'ajustement de leurs mesures.

Les mois de mai, juin et juillet-août sont riches en événements (actions et réactions pour écrire messages et feed-back) de l'engagement communautaire des acteurs. Il est présenté ci-dessous :

– Les réactions musclées des populations : conflits ouverts du mois mai 2020

– Les tentatives d'ajustements des autorités du mois juin/2020

– La contribution des spécialistes pour l'adhésion des populations en juillet/aout 2020.

5.1.2. Les réactions musclées des populations : conflits ouverts du mois mai 2020

Le ton de la réponse communautaire est lancé à Diender. Le 8 mai 2020, la presse (Seneweb.com) titre : « *Diender : La population s'oppose violemment à l'évacuation d'un malade du Covid-19* ». Pour le journal, « le *spectacle est assez inédit depuis l'apparition du Covid-19 au Sénégal. Hier, au village de Thor dans la commune de Diender, Département de Thiès, la population s'est opposée violemment à l'évacuation d'une personne malade de Covid-19.* ».

Dans le film proposé par le site web, on peut voir deux pelotons de la gendarmerie ainsi qu'une demi-douzaine de personnels du corps médico-sanitaire dans leur combinaison hermétique de protection contre des agents infectieux de contact. On voit également des populations de la localité et on entend aussi leur commentaire en wolof « *Tout le village est sorti pour voir. Ils ont amené l'armée nationale pour nous embarquer et nous amener. Ils ont amené beaucoup de nos parents non atteints, à l'hôtel. Ce n'est pas sérieux. Ces gens sont des « goordjiguen ». Ils nous fatiguent pour rien car il n'y a pas de corona, il n'y a rien.* ».

Le journal écrit : « *La résistance a été farouche et les jeunes ont lancé des cailloux aux forces de l'ordre venues récupérer le malade. Il a fallu que les hommes de tenue usent de grenades lacrymogènes pour venir à bout de la résistance. Des dizaines de personnes ont été placées en quarantaine.* »

Certaines réactions mettent le focus sur l'analyse de la communication des autorités et la gestion de la crise « 1. *Ce n'est que le début du commencement... Nul doute que le Covid, bien qu'il existe, est une arme de contrôle, de transformation et de dominations des peuples. Des tests qui ne sont faits que dans une seule et unique structure, alors qu'il y en a d'autres qui voudraient le faire mais on les en empêche. Si les peuples étaient aussi faciles à formater, le nouvel ordre mondial n'userait pas de subterfuges (ordo ab chaos). Si Macky dit nouvel ordre mondial, quelqu'un doit être libre de dire anti-nouvel ordre mondial. Il a lui-même lié cette maladie au nouvel ordre mondial ; il faut le prendre au mot.*

2. Ces gens-là ne sont pas des illettrés, vous avez vu leurs smartphones, ils s'informent. Village ne veut pas dire grotte.

3. Vous vous acharnez sur ces gens-là alors que même le tort devrait se situer du côté des forces de l'ordre mais la répression n'est la seule façon de régler ce genre de conflit. Non de Dieu. Il y a la médiation, le pourparler il y a des responsables dans ce village.

4. Aujourd'hui ce sont les habitants de ce village demain ce sera qui ? nagn bayi li gnouy def parce que amna dolé rek je dois en faire usage je suis sûr que ce n'est pas ce que l'on enseigne dans les académies.

5. Kay ma fathie la té do depensé deureum vraiment je ne pense pas que le malade irait refuser ça. Wasalam »

Deux réactions se montrent étonnées et préconisent des solutions plus énergiques « *1. Ils ne veulent pas être soignés, mettez tout le village en quarantaine et empêchez quiconque d'en sortir. Ça arrange tout le monde.*

Incroyable, je n'ai même pas les mots pour qualifier l'inconscience et l'indiscipline de certains Sénégalais.

2. Du jamais vu ça. Comment ne pas être vu de par le monde comme des illettrés, des barbares, des singes !!!

Quand le pays est en danger ces types de comportements doivent être bannis à jamais il faut même écraser tout le village toi tu parles de fautes dommage qu'au Sénégal vous politisez tout »

Un dernier individu se particularise : « *Vous parlez d'État, vous rêvez il n'y a jamais eu d'État digne de ce nom, le colon est toujours aux commandes. La monnaie, l'économie est contrôlée, ils ont sous leur coupe ; le "président" est au service de leurs intérêts. Enfin, réveillez-vous et libérez-vous de ces colons et de leur valet qui nous sert de "président", c'est mieux que de se focaliser sur nos religieux, qui tout au contraire essayent d'exercer et de défendre leur culte.* »

Le 15 mai, 2020, Seneweb.com, reprenant un article de l'Observateur, titre « *Louga : Un commerçant guéri de la Covid-19 arrêté* ». L'article est court « *F. D., le commerçant de Louga touché par la Covid-19, est guéri. Il avait été testé positif au coronavirus quelques jours après un voyage clandestin à Dakar. Plus précisément à bord d'un camion frigorifique. Toutefois, il n'est pas rentré chez lui.*

Selon L'Observateur, il a été arrêté par la police, puis déféré au parquet de Louga. Il est poursuivi pour mise en danger de la vie d'autrui, complicité de transport irrégulier et violation des mesures liées à l'état d'urgence. ».

Nous notons trois réactions dont la première est énigmatique « *Félicitations à Mr le Ministre de l'Intérieur, vous faites du bon boulot avec la rigueur qu'il faut dans un pays où non seulement la majorité est non instruite, mais rebelle et n'ayant aucun respect pour les autres. Le peuple vous suit continuez dans cela et laissons le Pr faire sa politique pour voir là où cela va l'amener. Déjà avec le revers subi avec les marabouts pour l'ouverture des mosquées il doit bien réfléchir. Comment expliquer que des confréries se préoccupent plus de la santé des populations que le Président de la République. Il fallait attendre la fin de la pandémie pour sévir.*

Les deux autres réactions sont mieux ciblées :

« *1. Laissez-le rentrer chez lui, il y a des responsables qui ont fait pire que lui et qui n'ont pas été inquiétés. Le pouvoir a fléchi devant la pression des marabouts et alors qu'est-ce que voulez ? Bientôt la population n'acceptera plus ces inégalités.*

2. Le pire c'est quand les gens commencent à cacher leur maladie, de peur d'être poursuivis par la police. »

Le 20 mai 2020, la presse rapporte une polémique autour d'un décès. Seneweb.com titre : « *Covid-19/Polémique autour du 27e décès : Les enfants de la victime contredisent le ministère de la Santé* ». Le journal en ligne rapporte : « *Pour le ministère de la Santé, il n'y a aucun doute : le 27e patient rappelé à Dieu à l'hôpital Principal de Dakar fait partie des victimes du coronavirus. Un décès qui suscite beaucoup de polémique, renseigne la Rfm. À Diamaguène, les enfants de la défunte balaient d'un revers de main toute information, selon laquelle leur mère est décédée du coronavirus. Selon eux, aucun test post mortem n'a été effectué sur la dépouille de leur mère. La défunte aurait succombé plutôt du diabète.* »

Les réactions sont nombreuses, très nombreuses. Une sélection s'impose. D'abord, passons en revue quatre internautes qui défendent le gouvernement et attaquent la famille. « *1. Il me semble que quand un malade est hospitalisé, il est traité pour une maladie dont il présente les signes. S'il meurt, un médecin en fait le constat et délivre un certificat. Si quelqu'un, pour une raison qui lui est propre, falsifie la conclusion du médecin, ce dernier le fait immédiatement savoir par déontologie (oui les médecins ont à cœur leur déontologie !). Cela suppose, bien évidemment, d'être dans un pays avec des règles normales !*

Si au Sénégal, les familles sont légitimes pour décider des causes de décès de leurs membres, fermons les facultés de médecine et on fera d'énormes économies puisque tout le monde pourra exercer la médecine à sa guise. Je ne dis pas qu'il faille que l'on fonctionne comme tout le monde, mais on pourrait au moins fonctionner normalement, rationnellement, raisonnablement de temps en temps.

2. Le diabète est un élément aggravant de la covid 19. Une personne contaminée par le virus et qui a le diabète, on la considère morte de la covid 19 dans le contexte de pandémie. La covid 19 a trouvé un terrain favorable, le diabète.

3. Par peur d'être stigmatisés ils ont laissé leur mère mourir de Covid et maintenant ils ne veulent pas être isolés. Réveillez-vous cette maladie est réelle. Protégez vos personnes âgées et fragiles !! Il y aura beaucoup de décès comme çà si on n'y prête garde !! Thiey Yalla arrêtez de nous parler de complots et de nouvel ordre mondial !!!! Respire, souffle un peu... voilà !

4. Est-ce que ces enfants sont des médecins depuis quand on peut contredire un médecin sur la cause de la mort sans autopsie ni analyse ?

5. Comment ces gens peuvent savoir quel test a été fait ou pas. Si la victime était entre les mains des médecins personne ne peut savoir. Et pourquoi démentir une cause de décès ? Bou lène niou sonal ce n'est pas une honte de mourir du corona c'est plutôt une chance pour un musulman puisqu'on va directement au paradis. Laissez les diagnostics et tests entre les mains des médecins. Si on vous dit qu'un proche est décédé de Covid le plus sage est de vous mettre en quarantaine et d'éviter la propagation parce que vous pourriez être un danger pour vos voisins et toute la société. Wait and See.

6. Les enfants de la victime sont de potentiels contaminés et ne veulent en aucun cas devoir subir un test.

7. Au fait, pourquoi serait-elle morte de son diabète hors coronavirus ; manque d'insuline ou insouciance des enfants ? Le diabète est justement un des facteurs de comorbidité du virus, comme les obèses et les hypertendus. »

Prenons note des réactions suivantes qui attaquent la gestion de la crise sanitaire *« 1. C'est du n'importe quoi au Sénégal, le gouvernement cherche à élargir sa liste de décès. C'est ce que l'OMS lui recommande. Donc chers Sénégalais ne vous évanouissez jamais devant les hôpitaux. Vous serez comptée parmi les décès sans être mort. Que Dieu nous protège de nos dirigeants vuriscoro.*

Et pourtant ceux qui ont le sida meurent souvent de tuberculose. Est-ce qu'on les comptabilise comme mort de tuberculose non mais du sida. À méditer. Bonne journée

Y'a trop de zone d'ombre dans cette affaire de Covid-19. Mais l'État est pris en flagrant délit (ministère de la Santé). Car Y'a plus de zone d'ombre dans ce que vous êtes en train de faire.

2. Même les gens qui vivent au fin fond des villages les plus reculés du pays savent qu'ils sont à la merci d'un complot étatique. Pourquoi il n'y a pas un seul journaliste qui veut enquêter sur ce qui se passe dans ce pays. Faites de l'investigation et vous allez découvrir cette mafia organisée pour enrichir des personnes. Une mafia très structurée que médecins, infirmiers, directeurs d'hôpitaux, ministère de la Santé, présidence de la république ont mise en place. Faites une enquête sur les cas dits communautaires. Comment on les recrute, comment on fait taire leurs proches, etc.

3. Un cas qu'on déclare communautaire alors que sa famille n'est pas mise en quarantaine.

4. Des morts attribués à corona, alors que le défunt agonisait chez lui des mois ou même à l'hôpital avant l'arrivée de la maladie. Faites une enquête s'il vous plait.

5. C'est le laboratoire de l'Institut Pasteur qui fait les tests de dépistage et non les médecins qui soignent. Nous sommes dans un cas de test post mortem.

Je signale que des médecins de l'hôpital Fann ont contesté les résultats de l'institut Pasteur qui les avaient déclarés positifs au Covid. Qui n'a pas suivi le retournement à 360° de Pasteur ? En réalité, aucun n'était positif. Comment on peut se tromper sur 10 personnes ? »

Devant ces réactions, deux autres internautes interviennent. Le premier avertit sur les raccourcis du journaliste : *« Ne vous contentez pas des écrits, ils ne sont pas assez explicites. J'ai écouté de vive voix il y a à peine une demi-heure l'un des fils de la défunte mais ce qu'il a dit est clair comme de l'eau de roche. ».*

Le second internaute tente d'éclairer la lanterne des lecteurs, dans une neutralité plus ou moins orientée. *« C'est une personne d'un âge mûr, une personne posée, calme, instruite et responsable qui s'expliquait. Sa version est indestructible sauf si le ministère accepte qu'il a fait preuve d'une légèreté dangereuse auquel cas il faudra arrêter la lutte contre le Covid et laisser tout le monde vaquer à ses occupations...*

Je vous résume en quelques lignes les propos du Monsieur.

Sa mère malade, diabétique est hospitalisée dans une clinique. Elle entre dans un coma qui nécessite son transfèrement à l'hôpital Principal. Un médecin de la clinique doit appeler le 15/15 pour qu'on fasse un test Covid à la dame avant son transfèrement. Le médecin traîne les pieds alors que la situation de la dame s'aggrave. Le médecin étant convaincu que la dame n'avait aucun signe du Covid a préféré ne pas appeler pour également éviter que la clinique fasse l'objet de quarantaine. Finalement, c'est le fils de la dame qui appelle et les tests réalisés reviennent négatifs. La dame est finalement transférée mais décède malheureusement à l'hôpital Principal.

Un certificat de décès pour inhumation est délivré à la famille. La famille ne parvenant pas à trouver le corps de leur maman est orientée vers la personne qui s'occupe des décès du covid. Celle-ci à la lecture du certificat de décès que le gars lui tend affirme que leur maman ne se trouve pas dans sa morgue vu qu'elle ne s'occupe que des personnes décédées de Covid. Elle lui précise qu'au regard de l'acte sa maman n'est pas décédée de Covid sinon on ne leur aurait pas délivré le certificat de décès du genre.... On leur précise même qu'ils peuvent avoir leur autorisation s'ils souhaitent enterrer leur maman à Touba.

Ainsi donc la famille enterre sa maman de manière normale. C'est le surlendemain qu'ils entendent dans la liste des morts que leur maman est décédée du Covid.

Et là la famille est choquée. Lisez le raisonnement de haute facture du monsieur avant de l'accabler. Il rappelle qu'ils reconnaissent que le Covid est une maladie qui existe et tue. Qu'ils n'auront aucune honte si leur maman était décédée de la maladie.

Il demande pourquoi la famille n'a pas été mise en quarantaine même s'il a été découvert tardivement qu'elle est décédée du Covid ? Pourquoi la clinique n'a pas été fermée et mise en quarantaine pour avoir accueillie en premier la dame ?

Mieux le gars souligne qu'à part le premier test revenu négatif aucun autre n'a été fait. Lorsque leur maman est décédée il y avait un de leur frère médecin présent dans la salle qui a constaté qu'aucun autre prélèvement n'a été fait…

Voilà pourquoi je dis que si le ministre persiste à dire que la dame est morte de Covid, ils méritent la guillotine pour négligence dans le suivi des personnes contacts (famille, clinique, hôpital).

Je m'évertue à transcrire ce que j'ai entendu à la radio et qui m'a choqué pour éviter à certains d'aller vite en commentaire désagréable pensant que toute personne qui a l'esprit critique face à ce qui est en train de se dérouler sous nos yeux est un conspirateur.

Nous devons faire preuve davantage de vigilance face à nos gouvernants qui sont capables de tout pour recueillir de l'argent. »

Un avant-dernier intervenant exprime ses doutes : « *Encore une fois le Covid existe, elle tue, mais tout ce qu'on nous décrit quotidiennement est-il avéré ?* »

Un dernier intervenant exprime sa colère, s'en prend aux réactions et menace les Sénégalais : « *Lorsque je lis certains commentaires je me rends compte que les Sénégalais ne sont plus seulement mauvais mais ils devenus de vrais MBAME. C'est du n'importe quoi, comment des ignares, des abrutis qui n'ont aucune connaissance en médecine peuvent être aussi lâches envers ces médecins. Ce pays pour le sauver, il faudra un après Covid, où un homme fort prendra le pouvoir pour le désinfecter des vrais coronavirus de ce pays dans ce pays maintenant même un sortant des daaras pense qu'il a le même niveau qu'un médecin ou un ingénieur, c'est du n'importe quoi. Ce pays est doux* ».

Il est tellement doux que le 23 mai 2020, emédia.sn repend un article de RFI pour valoriser une série qu'une chaîne TV de son groupe diffuse. Le titre de l'article « **LE VIRUS, LA SÉRIE iTV QUI SÉDUIT À L'INTERNATIONAL** » http://www.emedia.sn/ Avec RFI--*La série le Virus, diffusée chaque soir sur iTV, la chaîne de télévision de groupe E-Media invest et sur Internet, aura été sans doute l'un des grands rendez-vous télé durant ce mois de ramadan survenu dans un contexte particulier du coronavirus. Aljazeera, RFI, France 24... nombreux sont les médias étrangers à saluer son contenu alliant divertissement et sensibilisation à travers ses scénarios « qui reprennent des intrigues classiques, histoires d'amour, jalousie... mais sur fond de pandémie, couvre-feu et mises en quarantaine ! »*

Tout commence avec le retour d'un « modou modou », autrement dit un émigré sénégalais venu d'Italie. Il ignore avoir contracté le virus, et contamine toute sa famille. Une histoire tirée d'un fait réel.

Moustapha Kanté, réalisateur de la série « Le Virus », a eu l'idée dès l'apparition du premier cas au Sénégal, début mars. Chaque épisode, de 4 à 8 minutes, aborde une thématique liée à la pandémie : port du masque, modes de transmission, fausses informations...

Pour le réalisateur, la série est un moyen efficace de faire passer des messages : « *Parce qu'on a vu que dans toutes les chaînes de télé, c'est la même chose qui se répète, lavez-vous les mains, alors que ce n'est pas suffisant. Il y a des histoires d'amour, il y a des histoires de querelles, il y a des histoires d'une fille qui trompe son copain... On a développé plusieurs thèmes de la vie des Sénégalais de tous les jours, tout en sensibilisant. Mais le virus reste le centre.* »

L'équipe de tournage est réduite, la plupart des séquences sont filmées en intérieur. Au final, 30 épisodes qui s'adaptent à l'évolution de la pandémie dans le pays : « *On avance en fonction de l'actualité. On va tenir compte de toutes les nouvelles mesures prises par notre président Macky Sall.* »

Et à la fin de chaque épisode, les recommandations d'un personnage vêtu d'une blouse de médecin, pour rappeler très concrètement les mesures barrières.

Revenons à la réalité, c'est-à-dire l'attitude des populations. Au-delà du succès de la diffusion, les comportements souhaités, ont-ils été adoptés ? En tout cas, le 27 mai, Sénéweb.com titre « *Diameguène Sicap-Mbao : La population saccage deux ambulances en s'opposant à l'inhumation d'une personne décédée du Covid-19* ».

L'article précise que « *Les populations de Diameguène Sicap-Mbao se sont opposées à l'enterrement d'une personne supposée morte de la Covid-19. Elles ont saccagé les ambulances de la croix rouge et des sapeurs-pompiers.* »

Il ajoute que Abdou Samath Diouf qui a accompagné la dépouille se dit scandalisé : « *La situation est très grave aujourd'hui au niveau de la commune de Diameguène Sicap-Mbao. Il y a un citoyen sénégalais qui habite la localité qui a perdu la vie il y a de cela trois jours à l'hôpital de Pikine et les tests réalisés sur le corps de la victime sont revenus positifs. Cependant, toutes les dispositions nécessaires ont été prises pour l'enterrer au niveau des cimetières de Diameguène. Mais à notre grande surprise, les populations de ladite localité sont venues nous barrer la route et saccager les ambulances de la croix rouge et des sapeurs-pompiers. Actuellement les agents de la Croix Rouge et les sapeurs-pompiers sont en danger* ».

Par ailleurs, il interpelle les autorités pour qu'elles trouvent une solution face à ce problème qui commence à s'imposer dans les cimetières. : « *L'État doit prendre ses responsabilités pour que ça cesse. On a avisé toutes les autorités. Donc elles devaient prendre leurs responsabilités et assurer la sécurité des gens* ».

Certaines réactions expriment vivement leur non-approbation de la vindicte populaire. *« 1. Les gens sont vraiment stupides. Ça fait quoi d'enterrer un mort du Covid dans un cimetière. Je ne crois pas que c'est de l'ignorance mais de la pure méchanceté.*

2. Après on vient nous dire que les Sénégalais sont des musulmans alors que ces actes démontrent le contraire

3. Illettrés analphabètes rek... si on l'enterre pas là-bas ou veulent-ils qu'on l'enterre.

4. Quelle ignorance ! Que l'état prenne ses responsabilités pour mettre fin à cette indiscipline ...Que ce serait la catastrophe. Que Dieu sauve le Sénégal ».

D'autres réactions s'en prennent à la gestion de la pandémie : *« 1. Coronavirus les a rendus fous et mécréants. Où sont les vieux, imams et sages de Mbao ? Voilà ce que ça coûte de fermer les mosquées des quartiers. Plus de connexion en solidarité et en spiritualité*

2. Il fallait éduquer la population et la sensibiliser avant que l'épidémie ne prenne cette proportion, les gens ont peur de se déclarer malades à cause du tapage que font les ambulances pour venir les chercher. On est un peuple encore au temps de Cro-Magnon

3. À y voir de près les gens ne sont pas aussi fautifs. Toute la communication des autorités consiste à installer la panique. Si ces morts sont inoffensifs pourquoi alors s'équiper comme des astronautes couverts de blanc de la tête aux pieds ??? À les voir ainsi habillés il y a de quoi avoir peur. Pourquoi pour un seul corps déployer tout cet attirail : Croix Rouge, Sapeurs-Pompiers, ... etc. De grâce autorités ramenez les choses à leur juste proportion si vous voulez que les populations suivent »

Un dernier groupe élargit la perspective *« 1. Il faut nous éduquer. État irresponsable + peuple idiot = pays sous-développé pour l'éternité.*

Voilà où mènent l'intolérance et l'obscurantisme. Quand des homos étaient morts on interdisait de les enterrer et même on les déterrait. Et cela avec le silence complice de l'État. Maintenant, la population se sent prendre des galons en interdisant même ceux qui sont morts d'une simple maladie. Et la question qu'on devrait poser est : « si on ne les enterre pas où devra-t- on le mettre ? »

2. Alors, les habitants de Yoff où se trouve le cimetière continental et ceux de Touba dont le cimetière est planétaire sont quoi selon ces cancres qui jouent aux muscles avec des cailloux. La Covid-19 sera une malédiction s'il consacre le règne des plus idiots dans ce pays, parce que quelques couillons ont tellement râlé que les autorités n'osent plus demander aux services d'ordre et de sécurité de neutraliser ces déficients mentaux.

3. Quand ignorance, indiscipline et manque de compassion guident nos actions, voilà ce qui en résulte. Qu'on se le dise, le Sénégalais, qui se prend pour l'être le plus intelligent et civilisé sur terre, est d'une indiscipline extraordinaire. Cette indiscipline se manifeste dans nos marches, nos services, la rue, sur la route, les confréries, l'administration, l'école, partout ! Faut que ça cesse ! L'état a la responsabilité d'instruire les Sénégalais. L'analphabétisme gagne du terrain partout. »

La Croix rouge attendra le matin du 28 mai 2020 pour réagir. Seneweb.com donne l'information. « *Incident à Diamaguène Sicap-Mbao : La Croix-Rouge donne sa version des faits* ». Dans l'article, le coordonnateur de la gestion du Covid-19 à la Croix rouge de Pikine revient sur les faits : « *On est arrivé vers les coups de 16 h mais juste après l'enterrement, les habitants de la localité nous ont attaqués en nous jetant des pierres. Ils ont dit que l'homme n'habite pas le quartier et qu'il n'a pas de certificat d'inhumation alors que c'est tout à fait le contraire car l'homme habite dans le quartier et il a un certificat d'inhumation. La réalité est qu'ils déclarent que la victime ne devait pas être enterrée ici car elle a le Covid* ». En plus des blessés enregistrés, les véhicules des sapeurs-pompiers, de la Croix rouge et du service d'hygiène ont été vandalisés. Il ajoute « *Il y a un de nos éléments qui a été blessé par les jeunes, d'autres aussi ont été blessés mais moins grave. Les véhicules des sapeurs-pompiers, de la Croix-Rouge et du service d'hygiène ont été aussi saccagés* ». Pendant ce temps, le Chef de la division Hygiène et sécurité de l'hôpital de Pikine, Samba Sow, quant à lui, se dit dépassé par la situation et interpelle l'État pour que pareille situation ne se reproduise.

L'après-midi, les autorités réagissent. Le même site titre « *Covid-19 : Dr Aloyse Waly Diouf s'offusque du refus d'enterrer les morts* ». L'article introduit sur la répétition des faits et le respect du protocole « *Après Malika, des populations de Diamaguène se sont opposées à l'enterrement d'un corps décédé de la Covid-19 dans leur localité, craignant la propagation du virus. Pourtant, ces défunts sont inhumés selon le protocole édicté dans de telles circonstances.* ».

Seydina Alioune Boly, le chef des opérations de riposte à Ebola en Guinée pour le compte de Croix rouge internationale, de 2014 à 2016, a laissé entendre que ces enterrements sont faits de manière digne et sécurisée. « *Il n'y a aucun danger ! Les corps sont mis dans des sacs mortuaires après un traitement au chlore. C'est fait de manière très professionnelle par des personnes qui pulvérisent le corps jusqu'à être sûres qu'il n'est pas contagieux*".

De son côté, le Directeur de cabinet du ministre de la Santé et de l'Action sociale, Dr Aloyse Waly Diouf, exprime son incompréhension : "*Je ne peux pas comprendre que l'on ait fait beaucoup de bruit pour demander à ce qu'on rapatrie les corps des Sénégalais décédés à l'étranger de la Covid-19. Finalement, l'État a accepté et tout le monde a applaudi et salué cette mesure*". Avant de poursuivre : "*Maintenant qu'un Sénégalais vivant au Sénégal perde la vie à cause du coronavirus et que des gens puissent s'opposer à ce qu'il soit enterré dans son quartier, ce n'est pas compréhensible. En plus, comment on peut expliquer que l'on puisse saccager des voitures, des sapeurs-pompiers et blesser le personnel médical ? Il faut que les gens reviennent à la raison*".

Trois réactions. La première accuse les autorités et propose une solution : « *Pourquoi pas les gens ne se comporteront pas comme ça ? Le gouvernement et sa tête le ministère de la santé, vous avez extrapolé la maladie injustement. Maintenant je vous demande de faire recours aux religieux pour qu'ils sermonnent les populations.* »

La deuxième exprime son indignation et incompréhension après avoir incité les autorités à agir : *« il faut que les autorités prennent leur responsabilité. C'est inadmissible. On n'a vu ça dans aucun pays du monde. Personne n'a le droit de s'opposer aux sépultures dignes d'un défunt même mort du coronavirus.*

Les cimetières sont des endroits publics qui appartiennent à tout le monde. De plus, les autorités sanitaires, à travers les sapeurs-pompiers et services d'hygiène, ont pris toutes les mesures nécessaires pour empêcher les contaminations. Trop de complaisance au Sénégal, ces gens qui empêchent les enterrements doivent être traqués, arrêtés et traduits en justice. C'est inacceptable car même les défunts continuent à avoir des droits et c'est nous les vivants qui devrons nous assurer que leurs droits soient respectés jusque dans la tombe. Ce qui est bizarre dans cette histoire, il y a plein de gens qui ne croient pas au coronavirus et qui ne prennent aucune mesure de distanciation sociale et autres mesures anti-Covid-19, qui s'opposent aux enterrements sous le prétexte du coronavirus auquel ils ne croient même pas. »

La troisième se plaint du sort des secouristes : *« Vraiment pitié sapeurs-pompiers car il y a 48 sapeurs-pompiers qui sont atteints du Covid à Touba et 12 Dakar. Ils se sacrifient et font un bon boulot dans l'ombre. Que le Bon Dieu vous protège et protège le Sénégal »*

Le même jour du 29 mai 2020, une autre information portant sur une découverte dans une morgue d'un cimetière, fait la une de la presse en ligne avec une vidéo en appui de l'article. Seneweb.com titre : « *Le cas communautaire de Ouakam retrouvé mort après une semaine de fugue (vidéo)* ».

Ce mercredi, le corps d'une femme a été découvert dans la morgue du cimetière de Ouakam. Après recoupements, les médecins ont découvert qu'il s'agit de la même personne qui a été déclarée positive et qui s'était volatilisée dans la nature, il y a de cela une semaine. Son fils, qui l'avait conduite à l'hôpital, ne répondait plus aux appels des médecins.

Le comité de lutte contre le coronavirus sis à Ouakam et les médecins avaient du mal à retrouver son domicile. Pour cause, l'adresse donnée par le fils n'était pas exacte. Ce lundi, la dame ressortissante de la Guinée Conakry dominée par la maladie, s'est de nouveau rendue dans un district de la commune. Une fois encore, elle y est testée positive. Malheureusement, son cas s'est aggravé et elle a perdu la vie.

Deux lecteurs commentent la vidéo *« 1. Le gars en bleu, il est bête et con. Il ne sait même pas de quoi est-ce qu'il parle. Coronavirus existe et nous devons prendre toutes les mesures nécessaires que le Tout puissant nous en Garde 2. Les dindons qui prient derrière sans masque »*

Quatre lecteurs s'intéressent à la gestion de la crise *« 1. Incroyable. Depuis le "apprendre à vivre avec le virus » du président nous avons eu 25 décès... Un gouvernement d'incapables de voleurs et de pilleurs.*

2. Dans les pays sérieux il est impossible qu'une négligence pareille puisse se passer....

3. Pourtant, elle n'est pas comptabilisée parmi les décédés du COVID, Idem pour celui enterré à Malika et décédé de 'l'IPD ! En fait au Sénégal on comptabilise que ceux qui ont plus de 60 ans.

4. Une honte les Sénégalais et ce gouvernement qui refuse la prise en charge de ces malades et morts. Les mesures drastiques prises par tous les pays occidentaux pendant 3 mois enfermer leurs populations pour les sauver servent à quelque chose aujourd'hui ».

Quatre lecteurs condamnent l'attitude des populations ou conseillent *« 1. Être têtu c pas bon. Il n'y a rien de 'honteux avec la Covid-19. » 2. Son fils doit être arrêté pour négligence et non-assistance à une personne en danger. Malheureusement, il est mineur ... 3. Les gens qui nient l'existence de la maladie n'ont même pas le courage de rentrer dans la morgue. 4. Soyons responsables, j'espère que cette dame n'a pas contaminé son fils ou d'autres personnes... ».*

Le 30 mai, la presse en ligne fait circuler une vidéo avec en titre *« VIDÉO – Deux personnes décédées du Covid-19, enterrées nuitamment à Yoff ».* Sur tous les sites, les lecteurs sont aphones, à une exception. Voilà son commentaire qui s'adresse aux hommes politiques *« Comment privilégier l'approche communautaire dans un pays individualiste ?*

Les politiciens ont rompu la chaîne de valeur sociale et les populations ne croient plus aux dynamiques communautaires. Assumez et sortez vos jeunes qui s'occupaient de vos parrainages, donnez-leur vos moyens et tee-shirts comme lors de vos campagnes électorales pour effectuer la sensibilisation.

Laissez les communautés tranquilles. Elles sont en train de courir derrière la dépense quotidienne pour nourrir leurs familles déjà largement éprouvées par la faim. »

Le 30 juin, on annonce que *« deux enseignants ont été déclarés contaminés au virus de la Covid-19. » Le premier cas, signalé par la région médicale du sud, est un enseignant déjà suivi par les services médicaux depuis son arrivée à Ziguinchor. Il revenait de la Guinée-Bissau pour reprendre les cours le mardi 02 juin.*

Ce jour même, une équipe de igfm.sn informe qu'un certain *Abdourahmane Gningue* mis en quarantaine depuis plus de 24 jours au centre Guéréo, les a contactés pour expliquer les conditions difficiles qu'il est en train de vivre avec ses amis. Il demande de l'aide…

Le 30 juin, la presse avertit sur la question du stockage des vivres de l'aide alimentaire dans certaines écoles de la banlieue de Dakar alors que la reprise est prévue le 02 juin. Le ministre du Développement communautaire, de l'Équité sociale et territoriale invite les acteurs à procéder rapidement à la distribution de l'aide alimentaire destinée aux ménages vulnérables, en vue de terminer les opérations dans un délai de 15 jours.

Sur le terrain, les jeunes commencent déjà à goûter à leur liberté, sans les précautions nécessaires. La police, à deux reprises, a eu recours aux gaz lacrymogènes pour disperser des jeunes de Guédiawaye à la plage de Malibu.

Le lendemain 1 juillet, la presse fait appel aux spécialistes qui pointent du doigt la communication, notamment celle portant sur l'âge des personnes décédées. Sénéweb.com fait recours à des « spécialistes » et titre : « *Covid-19 : Quand la communication autour de l'âge des décédés crée la psychose chez les personnes âgées et le relâchement chez les jeunes* ».

On est à la veille de l'ouverture des classes prévu le 02 juin par le discours de *« l'heure est à l'adaptation de la stratégie » du 11 mai.* La région de Matam la seule du pays qui n'a pas encore enregistré de cas positif au nouveau coronavirus exprime son inquiétude avec le retour des enseignants qui avaient séjourné dans des régions où la pandémie de Covid-19 s'est fortement propagée. Les parents d'élèves du village des Agnam refusent de laisser leurs enfants retourner en classe le 2 juin. Ils exigent que ces enseignants de retour soient « *mis en quarantaine* ». Un internaute réagit « *19 000 enseignants ont quitté Dakar pour rejoindre l'intérieur du pays. J'ai la certitude absolue qu'il y'a des cas covid-19 même asymptomatiques parmi eux. L'idéal est de reporter la reprise à mi-juin histoire d'observer la quatorzaine pour tous* ».

La surprise vient de l'Union nationale des parents d'élèves et d'étudiants du Sénégal (UNAPEES). Elle communique : « *Nous demandons à tous les parents d'accompagner leurs enfants pour constater les dispositions et jouer leurs rôles de lanceurs d'alerte* ». Où est-ce qu'elle était pendant tout ce temps ? a-t-elle travaillé avec les ministères depuis ?

À la maison, mon fils, en classe de terminale, voulait en terminer avec le confinement et retrouver ses camarades. Il préparait activement sa rentrée alors que je l'avertissais du danger. Je comprenais qu'il voulait profiter de la rentrée pour sortir du confinement que j'avais imposé à la maison. Depuis une semaine, on ne parvenait pas à s'entendre. On discutait calmement sur la rentrée. Je ne voulais pas imposer quoi que ce soit.

Ce jour-là du 1er juin, à 15 h, alors qu'on discutait à la maison encore sur le sujet, je lui ai fait lire un message que je venais de recevoir d'un collègue ; « *REPRISE DES COURS : le collectif des gouvernements scolaires dit niet.*

Des élèves en classes d'examen ne sont toujours pas prêts à rejoindre leurs établissements malgré la réouverture prévue le 2 juin prochain. Ces derniers ont exprimé leurs positions à travers le communiqué du collectif des gouvernements scolaires du Sénégal. Lequel souligne leur inquiétude surtout après les images hallucinantes du retour des enseignants vers leur lieu d'affectation, mardi dernier.

« Vu les conditions inhumaines de l'organisation du retour des enseignants (certains abandonnés à leur sort), le collectif des gouvernements scolaires réaffirme son engagement pour que l'État respecte ses engagements pour la reprise des cours. Après concertation au sein du collectif, on a constaté que les conditions ne sont pas réunies dans beaucoup d'établissements surtout à l'intérieur du pays comme Matam, Kolda, Sédhiou, Tambacounda, et autres. Nous pouvons donner l'exemple de Tambacounda contenant 63 écoles ni eau, ni latrines, le nombre de thermo-flash très insuffisant. Donc, nous pouvons conclure que les cours ne vont pas démarrer le 2 juin comme prévu ». Ainsi, le collectif, après concertation avec l'Union des parents d'élèves et étudiants (UNAPEES), invite « *les élèves conscients du danger à rester chez eux jusqu'à ce que les conditions optimales soient effectives. Désormais chaque parent est responsable du devenir de son enfant* ». EMEDIA.

J'ai observé sa réaction. Le visage exprimait une déception mais aucun mot n'est sorti. Il se posait peut-être la question de la nature de la décision que j'allais prendre. Pour ne pas faire durer la tension, je lève l'ancre.

À 17 h 08 mn, je reçois son message « *Les conditions réunies dans le privé sont largement supérieures à celles du public* ». Je ne réagis pas car j'avais déjà lu le communiqué de l'UNAPES. À 20 h, il revient à la charge pour me faire la proposition. « *Baaba, toi-même tu peux aller vérifier si les conditions sont réunies dans notre établissement* ». Je lui pose la question sur la disponibilité de l'emploi du temps et sur l'organisation du transport. Les emplois ne sont pas disponibles, ils ont convoqué demain à 9h 30 et il me fait une proposition sur le transport. Je lui ai promis d'aller vérifier.

J'étais dans mon lit à 00 h 56 mn, je reçois un sms de mon fils : « *La rentrée des classes initialement prévue pour demain 02 juin est reportée à une date ultérieure. Source RTS* ». Je poursuis tranquillement mon sommeil.

Combien de familles ont vécu une situation pareille, riche et instructive, sur la gestion de la Covid-19 ?

Son sms, annonçant le report de la rentrée, est confirmé le lendemain matin. La presse titre : « *Covid-19 : la reprise des cours reportée* » et reprend le communiqué du gouvernement : « *Il a été appelé à mon attention des cas de personnels enseignants testés positifs dans la région de Ziguinchor….*

5.1.3 Vers la levée du couvre-feu en fin juin 2020

Au début du mois de juin, les communautés défient les autorités religieuses et étatiques. Les réactions communautaires sont fortes et nombreuses. Certaines mettent à mal les autorités religieuses.

Le 02 juin, vers midi, la presse annonce une réaction musclée des Sénégalais. « *Manifestation des transporteurs sur l'axe Tivaouane-Thiès* ». Ils manifestent contre l'arrêt du trafic depuis des mois au moment où tous les autres secteurs ont repris. Plus tard, on annonce « *une manifestation improvisée de chauffeurs dispersée par la police à Diourbel* ». Ces chauffeurs « *exigeaient de l'État l'arrêt de l'interdiction de circuler, déclarant être restés trois mois sans travailler.* » À 14 h, on annonce : « *Grande manifestation à Touba : Vive tension entre les chauffeurs et policiers* ». À cette série de manifestations des transporteurs, les Sénégalais réagissent.

Pour l'un, *« L'heure devient grave, l'état ne doit pas capituler. On menace et met la pression »,* pour un autre, *« le Chef de l'État doit se ressaisir et gérer ce pays. Il ne faut pas affaiblir l'État. Certaines personnes n'ont aucune culture civique ni citoyenne »,* une troisième personne annonce : *« Si vous ouvrez le trafic inter-régional et bonjour la corona partout au Sénégal. Il ne faut pas céder » ;* un quatrième conseille : *« Essayons de gérer les frustrations des gens, On n'a pas des millions de forces de l'ordre, alors qu'il y a des millions de mécontents. Donc soyons conscients des souffrances des gens »*

D'autres internautes font des constats. Le premier s'en limite à ceci : « *Le pays est en train de se désintégrer lentement mais sûrement,* » et le second poursuit en appréciant : « *L'erreur fut de n'avoir pas confiné Dakar et Touba, ne serait-ce que pour 15 jours et limiter la propagation du virus. Une erreur qui se paie cash.* » et le troisième lui emboite le pas : *« Voici ce qui arrive quand on méprise le citoyen dépouillé de sa valeur. Aujourd'hui, car c'est l'État qui a besoin de lui pour éviter la propagation du virus, mais dommage il ne peut pas suivre ».*

Le quatrième internaute constate : *« J'ai même vu depuis quelque temps lorsque l'État prend des décisions le lendemain vous voyez le chef d'une certaine confrérie faire une déclaration allant dans le même sens que ce que l'État dit mais tout simplement pour montrer à ses ouailles que ce n'est pas l'État qui décide pour eux mais c'est lui le marabout qui décide ce qui est grave l'autorité de l'État doit être restaurée ».* Le sixième s'indigne que *« Touba soit stigmatisé ».* Il met en relief *« la contribution de 200 millions du marabout et des hôpitaux construits sur fonds propres ».*

Le septième précise : *« C'est beau que des citoyens font des efforts mais si cela doit nécessairement être une exception à la chose républicaine nous disons non. Ce Sénégal est laïc et doit le rester pour notre équilibre, ne jouons pas avec notre cher pays, l'État doit rester fort et se départir des sensibilités, ces problèmes de sectes mèneront ce pays vers un syndrome. Le fanatisme des uns et l'autoritarisme des autres risquent de rendre fragile notre République. Président, pour une fois je vous conseille de gouverner avec poigne, nous faisons face à une pandémie, le port du masque doit être obligatoire même dans les foyers religieux, nous sommes au Sénégal et sommes tous citoyens tout court ».*

Au petit matin du mercredi 03 juin, la presse titre sur *« les manifestations de la nuit contre l'état d'urgence à Tambacounda, Touba et Mbacké ».* Elle précise : *« Les jeunes réclament la levée de mesures restrictives de liberté en vigueur depuis près de trois mois. Ils ont barricadé les routes et incendié des pneus ».* La presse ne manque pas de relever : *« Manifestation contre l'état d'urgence : Le centre de traitement des épidémies de Touba Toscana attaqué »* pour souligner qu'*« Une ambulance a été incendiée dans ce centre. Le personnel et les malades ne doivent leur salut qu'à l'appel au calme lancé dans la nuit par le khalife général des mourides, en direct sur les radios de la grande mosquée.* »

En fait, une chaîne de TV a relayé les images en direct. Les manifestations de Touba ont réussi à créer une première : une déclaration du Khalife général de mourides au-delà de minuit. En réalité, le patriarche de Touba a fait une sortie relayée à 00 h 22 par la presse. Il montre sa surprise et demande aux manifestants d'arrêter immédiatement leurs agitations et de rentrer. « *J'ai eu vent de manifestations dans la cité. Je vous fais part de mon très grand étonnement. Le ndigël est de regagner vos demeures et d'attendre demain. Nous saurons ce qui est à l'origine de tout ce bruit et y trouverons des solutions* ». Il ajoute : « *Vous devriez penser à moi et à Serigne Touba. Rentrez si vous souhaitez le salut d'ici et dans l'au-delà. Sinon, sachez que ce n'est pas à vous que je m'adresse. Advienne que pourra. Que tout le monde calme ses ardeurs et rentre chez lui jusqu'à ce que je me renseigne sur la cause de ces manifestations* ». Il conclut : « *Maintenant, ceux parmi vous qui veulent continuer d'agir à leur guise, qu'ils sachent qu'un piètre avenir les attend inéluctablement ici et dans l'au-delà* »

Les réactions sont de deux ordres. Certains Sénégalais analysent. Les uns appuient *: « Ils ont parfaitement raison, il faut lever le couvre-feu le plus rapidement possible. Un gouvernement incompétent, un Président dont l'incurie dépasse l'entendement, incapables de lire la courbe de l'épidémie et de prendre les bonnes décisions. Mais bon, ils ne sont pas les premiers impactés : leur salaire tombe chaque mois. Et les plus contents sont ces "députés" qui sont chez eux à se gratter les fesses depuis 3 mois... Et tout ça pour un virus qui a un taux de létalité de 0,5 %. »*

Les autres élaborent des hypothèses *: « Deux options :*

Soit l'état d'urgence continue, et nous prendrons le moins de risque de faire durer la Covid-19

Soit on y met fin et là, nous prendrons le maximum de risques de propager le virus et par conséquent de voir plus de décès, de cas positifs, de cas graves, de cas en réanimation.

Considérant à la fois la compétence de notre personnel de santé, les faibles capacités de nos hôpitaux, l'état catastrophique de notre système sanitaire, le faible pouvoir d'achat du Sénégalais dans sa très large moyenne... Imaginons que l'état d'urgence soit levé. QUI, mais alors QUI s'occupera de nos malades du Covid-19 et des autres malades. Que diraient alors toutes ces personnes qui sont pour cette option ? COMMENT gérerons-nous cette situation ? Moralité : la raison doit TOUJOURS dominer sur tout le reste (frustration, sentiments, opinions, etc.). »

D'autres Sénégalais avertissent : *« Je viens de voir sur le net que l'ambulance de l'hôpital Touba Toscane a été brûlée par les manifestants. Je suis sans voix, je ne comprends plus rien. L'État a intérêt à faire très attention, toutes les révoltes dans le monde commencent en général de cette manière »* ou bien : *« Premières manifestations de ce genre à Touba. Allons rek ! »* Ou encore : *« Attention ne remue pas l'eau qui dort »*

Un troisième groupe accuse : *« Trop c'est trop !!! Détruire une ambulance qui peut sauver des vies humaines est la pire des bêtises à laquelle l'irresponsabilité peut nous pousser. Réfléchissons donc avant de commettre l'irréparable ! »,* ou bien : *« Ce sont les chauffeurs et leurs apprentis »* ou encore : *« Les conséquences d'un mauvais système des transports en commun au Sénégal. L'État doit penser à encourager la création de sociétés de transport en commun privées entre les régions. En cas de crise il sera facile de les identifier et de les aider. »*

C'est ainsi que le 03 juin, le ministre du Transport aérien annonce une reprise imminente du transport « *Dans les prochaines semaines, un travail sera fait sur les lignes intérieures pour que justement le trafic intérieur puisse être redynamisé* ». Il ajoute que la réouverture des aéroports se fera avec de nouvelles dispositions : respect de la distanciation physique, modification du service de bord au niveau des avions, de la restauration et de l'embarcation.

Un Sénégalais remarque : *« Manifestation des transporteurs interurbains, ouverture des frontières »,* un autre affirme : *« Hier j'étais à l'aéroport et j'ai vu des équipages d'avions embarquer, l'aéroport n'a jamais été fermé pour les toubabs ».* Un troisième dit : *« Il faudra aussi parler des « Car rapide » qui ne respectent aucune mesure barrière, les clients s'assoient à 5 collés comme des sardines avec 0cm de distance ou de séparation ».*

Face au désarroi des transporteurs en crise économique, un colonel de gendarmerie à la retraite, Sankoun Faty, propose : *« Il faut que les transporteurs discutent avec le gouvernement et fassent des propositions concrètes pour l'ouverture du transport interurbain. Il faut des dispositions pour éviter de poser des problèmes à la santé des personnes ».* Il précise que *« les doléances des transporteurs sont compréhensibles. Cependant, il n'y a aucun motif qui explique la levée du couvre-feu, d'autant plus que les gens peuvent mener leurs activités de 5 h à 21 h* ».

La presse titre : « *Covid-19 : Découvrez le nouveau protocole pour enterrer les morts* ». Voici l'article de Seneweb.com du 03 juin : « *Tirant les enseignements des heurts survenus à Malika et Diamegueune/Sicap-Mbao, notamment avec des populations qui s'opposaient farouchement à l'enterrement de personnes décédées du coronavirus, les autorités ont pris une nouvelle résolution : Profiter du couvre-feu pour procéder à des enterrements nocturnes.*

Selon Libération, le gouverneur de la région de Dakar a diffusé un arrêté en ce sens aux services compétents. Il y est fait mention d'un nouveau protocole qui s'explique par les comportements déplorables à Malika et à Diamaguène où des populations ont fait obstruction à l'enterrement de compatriotes décédés de la Covid-19. »

Les premiers lecteurs ne comprennent pas cette façon d'informer « *C'est quoi cet article ?* » écrit l'un et l'autre répond « *Non !!!! seneweb déconne koi. Où est le nouveau protocole ?* »

Les suivants s'adressent à l'acte de l'autorité : « *1. État doit se cacher maintenant ? Peu crédible ! 2. Fallait pas révéler cette information Mr le Gouverneur. Inutile ! Agissez en douceur, mère d'efficacité.*

3. Chaque jour, l'État et ses démembrements deviennent de plus en plus faibles.

4. Je ne sais pas pourquoi annoncer cette info. Ceci devrait rester secret.

5. C'est encore une preuve de la faiblesse de l'État. Pourquoi se cacher pour enterrer nos morts. Cela ne ressemble à rien. Il faut de l'autorité dans ce pays, sanctionner sévèrement les empêcheurs d'enterrer les morts du Covid 19 dans la paix et le recueillement et que force reste à la loi.

6. C'est vraiment stupide comme mesure. Il faut expliquer aux gens ce que la corona est une grippe comme les autres... »

Un commentaire se particularise : « *HONTE À NOUS. Les testés positifs se retrouvent au banc des accusés et les morts de la Covid-19 relégués au rang de chiffres macabres. Si on va jusqu'à cacher leur mise sous terre, on aura montré ce qu'il y a de plus hideux en nous. Trouvez-moi un seul pays au monde où l'on se cache pour enterrer les victimes de la pandémie ! Décidément, nous autres Sénégalais quand nous sommes dans le trou nous n'arrêtons jamais de creuser encore plus profond. Comment en sortirons-nous alors ?* »

Un avant-dernier internaute ose attaquer les religieux *« on devrait être plutôt fier de mourir de Covid-19 car dans ce cas le paradis est assuré. Les imams devraient monter au créneau pour mieux expliquer cela.* »

Le dernier lui répond « *Et si tu partais crever du Covid-19 pour ensuite nous envoyer un mail de là-bas ?* »

Sur le terrain, les populations continuent à se faire entendre. Le 03 juin, Seneweb.com titre « *Covid-19 à Diass Ngam : La population s'oppose à l'embarquement de trois des leurs, testés positifs* » La correspondante de Mbour rend compte : « *À Diass Ngam, les habitants se sont opposées hier mardi à l'embarquement de trois personnes testées positives au Covid-19 par une équipe du district sanitaire de Popenguine. Elles ont opposé un niet catégorique au Médecin-chef du district sanitaire de Popenguine, Dr Youssouf Tine.*

Il faut noter que ces trois cas sont liés aux deux cas communautaires enregistrés il y a une dizaine de jours auparavant dans la commune. Les trois patients déclarés avaient été testés négatifs dans un premier temps et mis en quarantaine. Cependant, à la fin de la quarantaine, les tests effectués se sont révélés positifs. Les habitants de Diass Ngam n'arrivaient pas à admettre cette possibilité, qu'ils jugent improbable.

Ils ont riposté prétendant que les trois individus ne présentaient aucun symptôme de l'infection. Face à cette résistance, les autorités du district sanitaire étaient contraintes de repartir sans les trois malades déclarés positifs.

Il aura fallu l'implication de la gendarmerie pour décanter la situation. Aux dernières nouvelles, les habitants sont revenus à de meilleurs sentiments après une médiation entreprise par le Sous-Préfet et le maire. »/

Trois réactions sont enregistrées. La première tente de convaincre de la pertinence de la stratégie médicale. « *On voit ici toute la signification de mettre certaines personnes en quarantaine, la méconnaissance de la population concernant les cas asymptomatiques malgré toute la communication faite dessus par les autorités sanitaires, et aussi ce que nous récoltons depuis longtemps et sûrement pour plusieurs décennies encore : l'ignorance des Sénégalais consécutive au fait de ne pas avoir été mis et gardés à l'école.* »

La deuxième réaction se contente de qualifier une partie de la population : « *il y a vraiment beaucoup d'ignorants au Sénégal. Et c'est triste* ». Comme pour répondre aux deux premiers, la dernière réaction met en relation la stratégie et le comportement de la population : « *Avec cette attitude aucune stratégie ne sera payante on va droit vers le chaos* ».

C'est ainsi que la presse annonce que le gouvernement va prendre de « nouvelles mesures », le ministre de l'Intérieur et celui du transport feront face à la presse le jeudi 4 juin. Mais le ministre en charge du transport aurait précisé dans le quotidien Libération : *« Pour la levée des restrictions au niveau des transports interurbains, ce n'est pas pour demain (jeudi : ndlr). Je peux au moins le confirmer »*. Un Sénégalais avance *« Levez ces restrictions ou bien nous le ferons de force !!!! Nous n'allons pas laisser nos familles mourir de faim. Nous sommes prêts à vous affronter s'il le faut. Bande d'incapables ! »* Un autre de lui rétorquer *« et les gens quittant Dakar vont contaminer vos pauvres pères et mères et vous serez encore les premiers à accuser le gouvernement d'être des incapables »*.

Le soir, les séries de manifestations reprennent de plus belle. Plusieurs villes seraient touchées : Dakar (Niary Tally, Grand-Dakar, Khar Yalla, Grand Yoff, Hlm, Biscuiterie), Kaolack, Ziguinchor, Mbour, Saly, Tamba, Kaffrine. Partout, les jeunes ont déversé leur colère dans la rue et brûlé des pneus pour réclamer la fin de l'état d'urgence et du couvre-feu. En plus du couvre-feu, le secteur du transport interurbain réclame aussi la libération des routes. La presse précise qu'*« un manifestant est entre la vie et la mort à Kaolack : c'est un jeune homme de 23 ans qui a été percuté violemment par un pick-up de la police. Il serait entre la vie et la mort aux urgences de l'hôpital Ibrahima Niasse de Kaolack »*. Le 05 juin, sa mort est annoncée d'ailleurs.

Un Sénégalais exprime sa crainte : *« Il n'est pas dans l'intérêt du pays que toutes les mesures de restriction visant à juguler l'épidémie soient levées. Je parie que le premier des Sénégalais va céder. Dans une ou deux semaines le transport interrégional reprendra à coup sûr. Le coronavirus a de beaux jours devant lui sous nos tropiques. Je suis vraiment affligé par la fragilité et la faiblesse du leadership étatique dans ce pays. »* Un autre crie au complot contre le *« pouvoir en place et appelle à la stratégie de pourrissement et à ne pas céder »*. Un troisième pointe le dilemme *« Si vous levez le couvre-feu on considère que c'est l'effet des manifs et si vous le maintenez ça va déclencher d'autres foyers de riposte. Réfléchissez »*. Le quatrième est plus catégorique *« Arrêtez ce couvre-feu et cet état d'urgence sinon ça ne fera qu'empirer à partir de demain. »*

D'ailleurs, « *Rien ne justifie de percuter un manifestant. Autant je ne suis pas pour cette manifestation mais il fallait les laisser dehors que de choisir l'affrontement nocturne qui peut être dangereux des 2 côtés. Je suis pour l'ouverture des classes car les jeunes se rencontrent ailleurs. Il fallait voir la plage de BCEAO, Guédiawaye et tout le long de la VDN, leurs lieux d'entraînement habituels. Arrêtons ces décisions inefficaces et contraignantes. Il faut juste analyser la situation pour voir qu'on n'a plus de raison de fermer ou d'interdire quoi que ce soit* »

Mais beaucoup insistent sur les conditions socioéconomiques des Sénégalais. Le premier croit savoir qu'on *« ne se nourrit pas que de masques et de lavage des mains. 90 % des Sénégalais ne sont pas des salariés mais des travailleurs dans l'informel, des chefs de famille avec des charges de loyer, dépenses, et transport, ils gagnent leurs vies au jour le jour. L'État ne peut pas les cloîtrer chez eux sans nourriture et aides financières étatiques ou religieuses (où sont les camions de riz huile ?). Même les consulats de la diaspora sont envahis par des Sénégalais. Aucun chef d'État ou religieux ne peut stopper l'appel du ventre, d'un enfant qui pleure de faim ou l'expulsion d'une famille locataire. »*. Pour le second, *« on a été confiné pendant 3 mois. Y'en a beaucoup qui ont perdu leurs boulots »*. Pour le troisième, *« Les gens ont faim et si l'État ne réagit pas, il y aura de la violence. »* et le quatrième : *« le couvre-feu ne règle rien du tout... puisque les gens continuent de sortir d'aller au travail, au marché, etc., ce qui est important c simplement les mesures de distanciation sociale mais les gens doivent et peuvent vivre avec le corona »*.

Certains Sénégalais attaquent la stratégie : « *Le résultat d'une incapacité du gouvernement de prévoir et d'anticiper ! Le feu couvait sous la braise. Établir un couvre-feu nocturne n'a aucun sens quand dans la journée tout le monde se côtoie en masse sans protections !* » Mieux ou pire, « *on ne peut pas lutter contre la faim d'une manière pacifique. Quant au palais, on ne se contente que de communiqués de santé* ».

D'autres regrettent : « *En tout cas, certainement bientôt la fin du calme olympien jamais vécu dans ce pays depuis la fin de la colonisation ; trois mois sans thiant, diangue, sabar, taggayou mbedd et autres tapages nocturnes complètement inutiles. Ce fut vraiment bon ! On n'a jamais autant bien dormi !* ».

Le 05 juin, les enseignants sont dans la tourmente. La presse raconte et seneweb.com titre : « *Stigmatisation des enseignants : "Ils nous regardent comme des pestiférés"* ». Le journaliste rapporte les paroles de ses interlocuteurs. Un professeur d'histoire et de géographie au Cem Mamadou Mané Bâ. : "*Qu'ils nous le disent ou pas, ils nous regardent comme des pestiférés tout simplement parce que nous sommes des enseignants récemment revenus de Dakar suite à la reprise avortée des cours le 2 juin dernier. Ceux qui nous sont familiers, le sourire ou le rire aux lèvres nous demandent de nous auto-confiner. "Et vous-là, vous n'avez le droit de circuler dans la ville, hein",*

Un formateur au centre régional de formation des personnels de l'éducation : "*Nous avons même honte de sortir et d'aller au restaurant à cause du regard de l'autre qui nous juge. C'est comme si nous portons le virus à vue. Je me demande s'il y a au ministère une solution à cette situation assez délicate.* »

Le journaliste ajoute : « *Les syndicats, sensibles à la question, leur proposent des tests volontaires à partir de ce vendredi. Les résultats obtenus pourront leur permettre d'être acceptés par les populations. Ou ils seront négatifs, ce qui va libérer tout le monde, ou positifs et seront à ce moment admis dans les centres de traitement où il ne reste que 4 patients sur les 103 qu'a connus la région.* »

Il y a eu beaucoup de réactions. Une sélection s'impose. Un premier groupe de réactions s'adresse aux enseignants « 1. *Il faut porter plainte contre votre con de ministre. 2. Le conseil aux enseignants est de limiter ses déplacements quand on s'est déplacé de Dakar à une autre zone du pays car le risque est là. 3. Vous aussi chers enseignants, n'exagérez pas ! on vous aime bien et vous respectons.* 4. *Vous avez accepté d'être des propagateurs du virus, vous venez de Dakar l'épicentre de la maladie 6. Vous n'auriez pas dû quitter vos lieux de service pour aller en vacances. Pourquoi vous êtes partis à Dakar ? Vous n'étiez pas en période de vacances et en êtes conscients il ne fallait bouger d'une ville à une autre ville. Et vous n'étiez pas civilisés sinon vous n'alliez pas vous comporter comme des irresponsables. Comportement très nul lors de votre départ.* »

Un lecteur donne des conseils *: « Je vous conseille de ne pas vous lancer dans des tests volontaires ; c'est inutile parce que vous pouvez être négatif aujourd'hui et devenir positif le lendemain. Vous savez, il* *y'a beaucoup d'exagération et nul ne devait être mieux placé que vous, les intellectuels pour le comprendre. Restez zen. Il n'y a pas le feu, c'est le moins qu'on puisse dire.*

P.S. Revoyez vos cours de psychanalyse sur le phénomène d'auto-accusation ».

Un autre lecteur tente une analyse « *On ne peut pas trop le leur reprocher non plus, surtout s'ils avaient pris toutes leurs dispositions face à la maladie. Voir des Sénégalais venus de l'épicentre de la maladie circuler dans le voisinage peut être une cause de stress.*

Cependant, la stigmatisation ne préserve pas de la maladie, c'est le suivi des mesures barrière qui est utile. On a tendance à confondre stigmatisation et mesure barrière, sans le vouloir. Ce qu'il faudrait faire : tester les enseignants ou au moins ceux qui se plaignent d'au moins un des symptômes de la maladie, cela pourrait être utile. »

Enfin deux lecteurs accusent : « 1. *C'est la faute du ministère de l'Éducation. Dakar est l'épicentre et il regroupe un nombre impressionnant d'enseignants dans un endroit aussi exigu. 2. C'est l'incompétence de ce gouvernement. Dakar est un foyer du coronavirus, il fallait confiner la ville et que personne n'en sort et n'y entre.* »

Le samedi 6 juin, le ministre de la Santé et de l'Action sociale, Abdoulaye Diouf Sarr, va à la rencontre des dignitaires de la collectivité lébou de Yoff et de Ngor, dans le cadre de la riposte contre la Covid-19.

Selon seneweb.com, ce fut une occasion pour lui de solliciter un soutien de ces porteurs de voix pour la sensibilisation des populations. Cette rencontre est intervenue dans un contexte où la commune de Yoff est lourdement touchée par la maladie avec 302 cas testés positifs. Le ministre Abdoulaye Diouf Sarr, par ailleurs maire de Yoff, a invité la communauté à la prise en charge de cette situation avec le soutien des services de son département. Il a également demandé de surveiller en permanence les personnes âgées et d'installer un comité de suivi en collaboration avec la gériatrie. Une série de rencontres à l'issue desquelles, les populations de ces localités ont décidé de jouer leur partition en multipliant les actions déjà faites sur le terrain.

Dans la nuit du samedi 06 au dimanche 07 juin 2020, des accrochages sont encore notés entre les populations et les sapeurs-pompiers. C'était à Touba. Leral.net titre : *« Inhumation d'une dame déclarée morte du Covid-19 à Touba : des membres de sa famille arrachent le corps des mains des sapeurs-pompiers* ». Le journal raconte : « *Une confusion sur la dépouille d'une victime décédée de Covid-19 à Touba, une ville du Sénégal située à environ 150 kilomètres à l'est de Dakar, a failli tourner au vinaigre. Des membres de la famille de la défunte se sont opposés à ce que les sapeurs-pompiers enterrent le corps comme l'exige le protocole sanitaire, au motif qu'elle n'est pas morte de coronavirus.*

Selon "Source A", ils ont arraché le corps des mains des soldats du feu pour procéder à la toilette mortuaire. Conséquence, ils ont découvert, à leur grande surprise, que l'hôpital Matlaboul Fawzayni où était gardé le corps sans vie de la défunte, avait fait une erreur et leur avait remis la dépouille d'une autre personne.

Selon le journal, ils ont aussitôt pris d'assaut l'hôpital pour arracher des tiroirs de la morgue, leur vraie dépouille. Ils vont finalement procéder à la toilette mortuaire et l'enterrer calmement. »

Le 10 juin, le journal en ligne Dakaractu titre : « Nouveau décès lié à la Covid-19 à Touba : Les services chargés de la désinfection face au refus de la famille éplorée ». Le journal prévient et précise : « *Un nouveau décès lié à la Covid-19 vient d'être enregistré dans la cité religieuse de Touba. Il s'agit d'une femme. Seulement, son inhumation risque de connaître quelques retards à cause de la réticence manifestée par les membres de sa famille. Ces derniers semblent s'opposer à la désinfection de la dépouille.*

La désinfection est de concert assuré à Touba, depuis le début de la Covid-19, par les services jumelés des sapeurs-pompiers, des services d'hygiène et de la Croix-Rouge. »

Le 11 juin, un enseignant est à la une de la presse. Seneweb.com qui titre : « *Covid-19/Ziguinchor : Un enseignant testé positif activement recherché* ». Le journal en ligne reprend la Rfm et précise : « *Dans le bilan d'hier donné par le ministère de la Santé et de l'Action sociale, il a été noté 15 cas issus de la transmission communautaire. Parmi eux, un enseignant qui servait à Moulomp, dans la région de Ziguinchor. Selon la Rfm, l'enseignant est introuvable puisqu'il a quitté son poste bien avant de connaitre les résultats de son test.*

Le cas communautaire est donc activement recherché par le comité régional de gestion des épidémies. Aux dernières nouvelles, l'enseignant positif a été localisé dans la région de Tambacounda. ».

Il n'y a eu qu'une réaction qui ne fait d'ailleurs pas focus sur le sujet : « *Non non contrairement à la mauvaise vision du président, il faut éviter que la pandémie devienne endémique au Sénégal. Donc il ne va pas s'agir de vivre avec le virus mais il faudra l'extirper hors de la société une bonne fois pour toutes par des mesures courageuses.* »

Le lendemain 12 juin, le même journal en ligne titre : « *Chargé de veiller au respect du couvre-feu : Le « kankourang » de Kafountine provoque la mort d'une femme* ». Seneweb.com raconte : « *Un drame s'est produit à Kafountine, une localité située dans le département de Bignona. En effet, le « kankourang » (génie protecteur) qui était chargé de veiller au respect du couvre-feu, a effrayé une femme qui a finalement rendu l'âme.*

D'après les informations de nos confrères d'Emedia, la dame en question était à la plage. C'est au moment de rentrer qu'elle a été troublée par les hurlements du « kankourang ». Prise de peur, elle s'est évanouie, avant de succomber. Actuellement, les commentaires vont bon train dans cette localité.

Toutefois, les autorités administratives de la région ont décidé de suspendre jusqu'à nouvel ordre la sortie du « kankourang » dans cette partie du département de Bignona. ».

Les internautes réagissent. Un groupe de lecteurs aborde la responsabilité « *1. Qui l'a chargé de faire ce boulot ? Police kankourang ! 2. Irresponsable. Y'a pas d'autres mots. 3 C'est quoi cette Merde encore ? 4. On aura tout vu, bientôt les pangolins vont être nos animaux de compagnie. 5. À quoi servent les forces de l'ordre s'il faut faire appel à un Kankourang pour faire respecter le couvre-feu. C'est juste une illustration de l'incompétence des autorités administratives. 6. Les Kankourangs ont tendance à prendre leur rôle trop au sérieux et donc ils font du zèle. Généralement c'est l'individu le plus bête et le plus inutile de la communauté, qui est choisi pour faire le Kankourang.* »

Un autre groupe discute de la culture : « *1. Sénégal, on meurt comme un rat. Bêtise inutile. Des conneries, on te dit culture. Ressembler à un animal n'a jamais été culturel.*

2. Tous ceux qui parlent en mal, sont des aliénés conscients ou inconscients et ne sont pas issus de la Casamance. On doit gérer notre pays en utilisant les forces culturelles et religieuses présentes dans chaque localité.

2Bis. Alors forces culturelles et religieuses peuvent assassiner sans être inquiétées.

On peut donc faire de la sorcellerie à tout va et tuer les gens, si on te comprend bien mieux vaut être aliénés et ne pas venir de Casamance comme tu dis, que d'adhérer à ces horreurs. »

Le 11 juin, webnews publie une vidéo dans laquelle, on voit des policiers embarquer des personnes sans masque. L'article est titré *« Port généralisé du masque : "Amoul goudi amoul Beuthieuk kou takoul masque niou ramasse leu"*[21] *(Police) »*.

Un premier groupe de commentaire dénonce et avertit : *« 1. Les violences physiques et verbales des forces de l'ordre recommencent. Ce sont des actes comme ça qui vont pousser encore les gens à se révolter. Lorsque je voyais des forces de l'ordre taper sur les gens pendant les premiers jours du couvre-feu et cela injustement.*

À Touba et à Mbacké, il y a environ, deux semaines, j'ai vu des policiers qui couraient comme des lapins devant la détermination des manifestants. Aujourd'hui, les mêmes forces de l'ordre recommencent les mêmes violences physiques et verbales. Je suis sûr que, si les gens recommencent à manifester, ces forces de l'ordre vont arrêter ce comportement injuste.

2. Ils attisent le feu ces policiers, en plus ils interdisent les rassemblements et eux ils en créent ... Le président lui-même nous dit d'apprendre à vivre avec le virus (familiarisons nous avec ce virus donc chacun est libre de porter ou de ne pas porter un masque).

3. Quelle connerie ! Et pendant ce temps, les agresseurs, voleurs et pervers courent les rues, tranquilles....

4. Attention ! j'espère qu'ils ne vont pas commencer à faire rackette corona ? ».

Un second groupe de commentaires, propose : « *1. Normalement, les policiers ne doivent pas toucher les gens juste pour motif port des masques (distanciation physique). Rien ne les empêche de se faire aimer auprès du peuple cette fois-ci : pourquoi pas proposer des masques, du gel, parler correctement... 2. Il faut surveiller la corniche qui commence à être fréquentées* ».

Le 16 mai, la presse se fait l'écho des plaintes des sapeurs-pompiers. Seneweb.com titre « *Covid-19 : Les sapeurs-pompiers humiliés par les populations » (Commandant)* ». Le journal en ligne précise « *À Diourbel, les sapeurs-pompiers font très souvent l'objet d'humiliation de la part des proches de patients décédés de Covid-19. C'est Ibrahima Camara,*

[21] Toute personne sans masque sera interpelée de nuit ou de jour.

le commandant de la compagnie d'incendie et de secours de la localité qui a donné l'information, ce mardi après-midi, à l'occasion d'une rencontre avec une délégation du Comité de suivi de la "Force Covid-19" venue de Dakar ».

« *Dans le cadre de notre mission sur le terrain, nous sommes très souvent humiliés par les populations et notamment ceux-là dont les proches sont décédés. C'est surtout quand nous descendons sur le terrain pour nous occuper des 'corps-Covidé' que nous faisons face à ces hostilités de la part des proches* », a indiqué le commandant.

Devant les énormes difficultés pour enterrer les deux cas décès déclarés positifs au coronavirus, le Préfet de Diourbel se montre déterminé. Seneweb.com raconte que « *Certains membres des familles desdits défunts ont balayé d'un revers de main la thèse des médecins. Selon eux, la mort de ces deux personnes âgées n'a aucun rapport avec la Covid-19. Ces derniers sont toujours en colère contre le service médical.* » Le journal reprend les paroles de l'autorité administrative : "*Nous avons noté la réticence des populations sur nos cas de décès enregistrés dans les cinq derniers jours et l'inhumation devrait être faite en respectant le protocole sanitaire. Mais nous avions eu des difficultés.*"

D'abord la première, certaines des populations refusent (d'admettre) que le défunt ait été victime de coronavirus. Et la deuxième (difficulté), c'est aussi qu'on puisse l'inhumer en respectant le protocole sanitaire. Je pense qu'on ne peut pas laisser aux populations (le soin) d'inhumer ces personnes-là en ignorant leur état positif, ne serait-ce que pour un problème de santé publique. Ça c'était le problème fondamentalement pour le second, parce que des membres de sa famille refusaient de se soumettre au protocole sanitaire".

La bonne nouvelle est que « *l'administration a négocié avec ces derniers pour enterrer les dépouilles conformément au protocole sanitaire avec l'accord de toutes les parties. Et des enseignements en ont été tirés* »

Deux réactions s'interrogent sur la rationalité des Sénégalais. « *1. Pourtant un parent mort du Covid aurait quand même plus de chance de rencontrer la miséricorde puisque considérée comme martyr non ? On ne comprend plus les Sénégalais ou certains Sénégalais. 2. Il faut les amener au centre de traitement et leur demander de tester eux-mêmes. Ils ne comprennent rien en médecine et réfutent les constats et diagnostics des médecins.* »

Un dernier auditeur s'attaque à la rédaction de site en ligne : « *Apprends en premier à tes journaleux de dire toute la vérité. Si c'était possible la moitié des articles devraient être supprimés tellement ils sentent mauvais et sonnent faux.* »

Le lendemain 17 juin, Seneweb.com titre : « *Refus d'inhumation : Le coup de gueule du Pr Abdoul Azize Kébé* ». L'article, très court, apparait ambigu.

Les refus d'inhumation se multiplient ces derniers temps au Sénégal, surtout avec la Covid-19. Un constat qui révolte le Pr Abdoul Aziz Kébé. L'islamologue, enseignant à l'UCAD, regrette fortement cette propension chez les populations.

"*Il est temps d'arrêter cette atteinte à la dignité humaine. Qui sait quel sera son sort ou le sort de ses proches. Mettons-nous à la place des familles éplorées*"

Pr Kébé rappelle que les funérailles sont l'ultime rituel que les vivants doivent aux morts pour le respect de leur dignité et celle de leur famille.

Il y a eu beaucoup de réactions autant variées qu'ambiguës. Certains pensent qu'il n'est pas facile de simplifier la réalité, il y'a plusieurs facteurs à prendre en compte dans cette situation : *« 1. Professeur, il faut être réaliste, le refus d'inhumer est conforme tant que la cause du décès n'est pas vérifiée. Beaucoup de familles veulent enterrer leurs défunts, même contaminés pour ne pas être obligés d'être mis en quarantaine et être traités de pestiférés !*

2. Je n'ai eu connaissance que de deux cas où il y a eu une opposition des populations. Et c'est dépassé, le gouvernement a d'ailleurs changé le protocole pour éviter ce genre de situation donc je ne vois pas l'opportunité de revenir sur ça. Par contre, les familles de post-mortem refusent souvent de laisser les corps aux autorités. Principalement parce qu'ils pensent que tous les rites ne seront pas correctement effectués et ensuite pour les conséquences qui suivent : mise en quarantaine, stigmatisation, etc., donc il faut travailler à rassurer les plus populations dans ce sens plutôt que de les critiquer.

3. On demandait à rapatrier les morts de la covid19 d'Europe pour être enterrés au Sénégal. Aujourd'hui, on refuse que l'on enterre ceux décidés ici.

Par ailleurs, il faut bien lire les propos du professeur il dit : les funérailles sont l'ultime rituel que les vivants doivent aux morts. »

Un deuxième groupe traite de la responsabilité « *1. C'est aussi une tendance du Sénégalais à critiquer tout et n'importe qui, mais quand il y a des limites.*

2. Ce pays a beaucoup changé surtout côté comportements et tolérance. Je ne sais pas si vous l'avez remarqué. L'intolérance, la malhonnêteté, la vanité, l'ignorance et la cupidité ont pris le pas.

3. L'État doit prendre ses responsabilités et mettre en prison tous ces cons.

Les enterrements nocturnes démontrent la faiblesse de l'État et peut amener certaines personnes à se poser des questions sur sa légalité. »

Un dernier groupe s'adresse diversement à la population : « *1. Le professeur s'adresse aux ignares qui n'ont rien compris (à commencer par leur religion) et qui s'érigent en censeurs. Il y a trop de bêtise dans notre pays par ces temps qui courent.*

2. Comment des populations qui n'ont aucune expertise sur le Covid et qui ne payent pas d'ailleurs les frais d'entretien des cimetières peuvent –elles refuser l'enterrement de décès supposés ou non du Covid ?

3. On n'a pas appris notre religion et on a personne pour nous mettre sur la voie. Il y a nulle part où on peut refuser l'inhumation d'un corps. Il faut respecter le mort et ses proches.

4. C'est fou de refuser l'enterrement d'un être humain comme toi.

5. Malheureusement, les gens ne se posent pas les bonnes questions dont les réponses permettront un changement de situation. Le plus facile est de cracher le venin sur les autres pour se donner bonne conscience. »

Le 21 juin, jour de la fête de la musique, la presse rapporte « *Covid-19 : 500 volontaires pour prêcher la bonne parole à la plage* ». Elle tient à rappeler que « *La pandémie de Covid-19 continue sa propagation au Sénégal. Et pourtant, dans bien des endroits à Dakar, épicentre de la maladie, les populations, particulièrement les jeunes, font comme si de rien n'était. Le constat est surtout alarmant dans les plages depuis que la chaleur a pris ses quartiers dans la capitale sénégalaise.*

Ensuite, elle informe que « *Afin de rappeler à la population le danger que constitue la maladie, le Cercle des cadres libéraux (CCL) a initié une campagne auprès des plages dénommée "Week-end de la prévention contre la Covid-19". Les membres de ce cercle étaient ce week-end dans les plages de Yoff BCEAO, Cambérène et Malika.* »

Enfin, elle ajoute que les responsables de l'activité trouvent que « *La mission est partie pour être délicate, car sur le terrain, les équipes se heurtent déjà à des réticences, voire des refus systématiques, mais les volontaires sont déterminés à mener à bout la mission. Ils ne se décourageront pas, et lutteront jusqu'au bout pour convaincre.* »

La première réaction est encourageante : « *Belle initiative de ces jeunes* ». Les deux suivantes se veulent réalistes : « *1. Ne vous fatiguez pas, les Sénégalais ne connaissent pas la sensibilisation ; 2. Ne vous fatiguez pour la sensibilisation, la majorité s'est déjà mis dans la tête que le virus a disparu. Ils ne vont même pas vous écouter malheureusement* ». Deux autres réactions suivantes s'interrogent sur la stratégie de gestion de la crise « *1. Au lieu d'interdire l'accès à la plage, on y envoie des volontaires pour soi-disant sensibiliser...2. Pourquoi ne pas aussi envoyer les services sanitaires sur les plages pour tester ces jeunes. Des tests massifs peuvent être organisés dans ces endroits.* »

Enfin, une dernière réaction qui se veut analytique : « *En quoi allez-vous les sensibiliser et qu'est-ce que vous allez leur dire ? Tout a été déjà fait et même mieux en utilisant la loi et la répression !!!! Ils en savent plus que vous sur la maladie car la majorité d'entre eux sont des élèves et des étudiants ! C'est plutôt dans les porte-à-porte dans les foyers et sensibiliser les parents à retenir leurs progénitures dans les maisons ! Mais cela c'est une autre paire de manches, car faudrait-il qu'au moins un des deux parents reste à la maison pour surveiller les enfants !!!!! Tous les problèmes sociétaux (corrosion des valeurs morales, baisse de niveau des élèves, etc.) sont à ce niveau ! Plus personne n'est à la maison pour surveiller les enfants, dans les familles modernes papa maman l'appartement le chien et les domestiques !!!! Démission totale des parents ! Démission totale des autorités étatiques ! Le dieu "argent" (le capitalisme) a eu raison de tout le monde.* »

Le 22 juin, la presse reparlant de cette initiative titre : « *Lutte contre la Covid-19 : La bataille de terrain prend forme* ». Le journal en ligne, Leral.net précise que « *Comme dans toutes les batailles, la phase de terrain est celle qui vient en dernier lorsque toutes les autres auront été épuisées.*

S'agissant de la lutte contre le coronavirus, le Sénégal entre petit à petit dans une phase communautaire qui implique les citoyens. Bien que beaucoup pensent que cette implication des populations aurait dû être amorcée dès le départ pour éviter toutes les incompréhensions notées, il n'est jamais trop tard pour bien faire. L'initiative est venue de personnalités privées qui, avec l'appui et la bénédiction du ministère de la Santé et de l'Action sociale (Mass), ont engagé "la bataille au sol" avec l'appui de populations sans lesquelles rien ne peut être réussi. »

Les acteurs impliqués sont cités, pêle-mêle : des Maires, des ASC, la plateforme "Femmes Debout" la Société civile comme le COSEF, L'ONP, L'AFAO, la Croix-Rouge ainsi que des personnalités. La stratégie consiste à lancer des "Préventionnistes" sur les plages de Dakar. Il s'agit de la mobilisation de 500 jeunes, qui, habillés de polos avec les gestes barrières et l'effigie du ministère de la Santé et de l'action sociale, ont commencé, depuis ce samedi, à sillonner les plages de Dakar pour préconiser d'adopter systématiquement des gestes barrières et les doter aussi, autant que faire se peut de masques, de gels et autres.

Pour la fin du mois de juin, retenons cet article du journal en ligne « actunet.net » titré « *Assouplissement suivi de relâchement : Les dégâts reprennent à Dakar* »

https://actunct.nct/ Il y a quelques semaines, le Président Macky Sall prenait la décision de marcher vers un assouplissement par rapport à des mesures restrictives. Car, faut-il le rappeler, depuis l'apparition du Covid-19, il a été instauré un état d'urgence assorti de couvre-feu. Au bout de près de quatre (4) mois, il fallait bien apprendre à vivre avec le virus. Ce qui n'est sans grandes conséquences puisque les dégâts ont repris à Dakar. Entre accidents mortels (Tata), agressions perpétrées par des scootéristes, embouteillages monstres et regroupements non autorisés, sans tenir compte d'une quelconque mesure barrière, sont légion.

Après presque 50 jours du lancement de l'état d'urgence assorti d'un couvre-feu sur l'ensemble du territoire national, le Président de la République, Macky Sall, a annoncé, le 11 mai dernier, un assouplissement des mesures de restriction adoptées contre la Covid-19, à commencer par le transport en commun. Les minibus « Tata », qui peuvent désormais remplir toutes les places assises au lieu de la moitié, sont au-devant de la scène. La semaine dernière, un minibus a fauché un scooter avant de rouler sur la passagère, âgée d'une vingtaine d'années. Celle-ci est morte sur le coup. Le chauffeur a échappé de justesse au lynchage avant son interpellation. Le conducteur, plus chanceux que la jeune fille qu'il supportait, s'en est sorti avec quelques égratignures. C'est dans une ambiance électrique que le corps sans vie a été évacué par une ambulance. Une personne à mobilité réduite a été heurtée mortellement à quelques encablures du stade Demba Diop également. À noter aussi des cas d'accidents mortels signalés un peu partout dans la capitale et dans le territoire national. Après le transport en commun avec les bus « Tata » qui ont marqué leur « retour » dans le transport avec leur lot de dégâts, c'est autour des scootéristes de faire parler d'eux.

En effet, depuis les mesures d'assouplissement prises par le chef de l'État Macky Sall, les agressions dont les auteurs ne sont autres que les conducteurs de scooters, sont à nouveau notées. Durant le confinement, aucun cas d'agression n'a été signalé même dans les zones les plus dangereuses de la capitale. Mais depuis le 11 mai, date à laquelle les mesures de l'état d'urgence ont été assouplies par le président de la République, il ne se passe pas quelques jours sans que l'on décompte un cas de vol à l'arraché ou d'agression physique.

Un autre fait qui marque les esprits de plus d'un est sans doute les embouteillages monstres notés dans la capitale et dans sa banlieue. Au rond-point « Case Bi », une longue file de voitures campe le décor. L'image donne l'impression d'une veille de fête de Korité ou de Tabaski. Les éléments de la Police de la circulation qui, depuis quelque temps, étaient au repos, ont désormais du pain sur la planche avec le retour des embouteillages.

La mesure la plus bafouée est sans conteste la distanciation sociale dans les lieux publics. Les autorités étatiques avaient pris une batterie de mesures dans le but de limiter la propagation du coronavirus. Parmi celle-ci, la distanciation sociale et le respect des gestes barrière. Ce qui n'est pas facile à appliquer. Il est demandé à chacun de rester éloigné les uns des autres pour éviter la propagation du Covid-19. Ainsi, le Président la République, Macky Sall avait fait savoir que cette nouvelle phase qui va commencer va durer « non pas quelques semaines, mais au moins trois à quatre mois ». « Nous devons désormais apprendre à vivre en présence du virus, en adaptant nos comportements individuels et collectifs à l'évolution de la pandémie », disait-il. Reste à savoir si son prochain discours sera l'occasion de durcir à nouveau les mesures et de réduire le nombre de pertes en vie et de contaminations par voie communautaire.

Pape Moussa TRAORÉ

C'est sur ces faits que le président de la République déclare la levée de l'état d'urgence le 29 juin.

5.1.4 La contribution des spécialistes pour l'adhésion des populations en juillet/aout 2020.

Le calme, plus ou moins installé en début juillet 2020, va être rompu le 14. Ce jour-là seneweb.com titre « *Yeumbeul : Un malade de Covid-19 activement recherché* » Le journal relate « *D. T., malade du coronavirus qui s'est évadé du centre de traitement de Yeumbeul, est activement recherché par la police.*

Selon le journal « Les Échos » qui ébruite la nouvelle, le fugitif s'est enfui, hier, en passant par le plafond d'une salle du centre. Motif de son évasion ? Après six jours de confinement, il se plaignait des conditions de sa prise en charge.

Joint au téléphone par les limiers, le malade fugitif reconnait son acte, mais refuse de se rendre. »

Le 24 juillet, seneweb.com revient avec un article qui réveille les internautes commentateurs. Awa Faye titre : « *Covid-19 : Le déni et la stigmatisation, les deux autres virus à combattre* ». *Elle nous renseigne qu'avec la « hausse des cas de coronavirus au Sénégal, le pays est dans un contexte épidémiologique sans précédent d'une telle crise sanitaire. Laquelle doit être conjuguée à une communication de crise qui n'est pas du tout maîtrisée, selon les autorités sanitaires.* »

C'est ainsi que le Conseil national de lutte contre le sida (CNLS) a organisé un atelier de formation à l'intention de l'Association des journalistes santé, population et développement (AJSPD) sur « La Covid-19 : le déni, la stigmatisation et la discrimination », ce vendredi 24 juillet, au Service national de l'éducation et de l'information pour la santé (SNEIPS). »

Elle rapporte les propos du représentant de la secrétaire exécutive du CNLS : « *Au Sénégal, le nombre de cas augmente chaque jour, avec son cortège de morts. Cette tendance risque de continuer, surtout avec l'augmentation des cas de transmission communautaire, facteurs par excellence de la propagation rapide de la pandémie. Mais le gouvernement a déployé des efforts pour endiguer cette pandémie à travers le ministère de la Santé et de l'Action sociale. Lesquels risquent d'être annihilés à cause d'un certain nombre de comportements et d'attitudes au sein des communautés dont certains membres semblent ne pas mesurer la gravité de la situation.* ». L'article précise qu' « *il s'agit, notamment, de la discrimination dont sont victimes le plus souvent les personnes infectées de la Covid-19 et le déni de l'existence même de la maladie. Toutefois, il a laissé entendre que ces deux phénomènes, qui prennent leur source dans la communauté, doivent être combattus par une approche communautaire.* ».

Le 03 aout, Awa Faye nous revient avec un article dont le titre est : « *Gestion de la Covid-19 : Pourquoi c'est écœurant de voir des jeunes ne pas porter de masque* »

Pour elle, « *le constant est général. La maladie du coronavirus est en train de progresser dans le pays, depuis 5 mois.* ». La journaliste rapporte les propos d'un expert en santé publique, le professeur Cheikh Mbacké Lô ainsi que les approbations du directeur de la prévention et, à la fois, porte-parole du ministère de la Santé et de l'Action sociale, le docteur El Hadj Mamadou Ndiaye :

Le professeur Cheikh Mbacké Lô est clair : « *Sur le plan de la prise en charge, nous n'avons pas beaucoup de difficultés. Et jusqu'à présent, je rends hommage à nos médecins, au personnel médical. Ils ont su contenir les difficultés et les hôpitaux, actuellement, ne sont pas débordés. De plus, des stratégies sont mises en place pour pouvoir suppléer à cela. Sur le traitement précoce avec l'hydro-chloroquine, le bilan est positif. Le grand problème, c'est justement au niveau de l'adhésion de la population, parce que si cette maladie contagieuse progresse, c'est tout simplement parce qu'il n'y a pas l'adhésion de cette population* ».

Le professeur de rajouter : « *En général, (il y a) des porteurs asymptomatiques et ce sont ces jeunes qui vont retourner dans les maisons pour contaminer toute la famille, y compris les personnes âgées et celles qui ont des comorbidités. Cela explique le nombre de morts. La plupart des décès que nous enregistrons, ce sont des gens qui ont d'autres maladies ou bien ce sont des personnes du 3e âge. Donc, il faut que ces jeunes soient sensibilisés. Si les populations n'adhèrent pas, je pense que nous allons vers des lendemains incertains.* »

Par ailleurs, le professeur Lô est pour l'application des mesures coercitives. « *La loi est là. Le port du masque doit être obligatoire dans les lieux publics. L'État peut commencer, au moins dans les marchés, pour faire respecter ces mesures barrières. On ne peut pas mettre un policier derrière chaque citoyen. C'est impossible, d'autant plus que nous sommes dans un pays où les ressources sont limitées. Cependant, nous pouvons le faire, dans les lieux publics, notamment les banques où l'on note un relâchement. Ce sera pédagogique et les populations vont sentir la nécessité de suivre les recommandations des autorités sanitaires* ».

Poursuivant son argumentaire, il laisse entendre : « *C'est écœurant de voir des gens ne pas porter de masques, parce qu'ils sont jeunes et qui vont, à leur tour, contaminer des personnes du 3e âge ou qui ont des comorbidités et les conduire malheureusement à leurs pertes. De l'autre côté, il faut donner la parole à ces gens qui ont combattu la maladie dans les hôpitaux et les montrer aux populations. De même, une implication communautaire est encouragée. Il faut que nos guides religieux puissent s'exprimer sur cette question, parce qu'au moins il y aura une grande partie de la population qui va rallier la cause. Et si nous combinons les deux, je pense qu'ils auront des résultats très rapidement.* »

Ces propos sont validés par le docteur El Hadj Mamadou Ndiaye : « *Je suis d'accord avec lui sur le cri du cœur qu'il a lancé. C'est essentiellement là où nous devons mettre l'accent. La limite de nos stratégies, aujourd'hui, c'est au niveau de la sensibilisation et au niveau de l'implication de la communauté à prendre part activement à la lutte contre cette épidémie. Il faut que la population accepte les mesures qui ont été édictées. On ne peut pas gagner cette bataille sans le respect de ces mesures* ».

Le Dr Ndiaye d'avertir : « *Il ne faut pas qu'on se voile la face. La transmission communautaire est là et les chiffres communiqués, c'est selon une collecte donnée. Il y a toujours une transmission communautaire et cela signifie que c'est la partie visible de l'iceberg et qu'il y a des cas qui peuvent toujours passer inaperçus.* »

En conclusion, chacun doit essayer de faire le maximum pour éviter que cette maladie se propage ; c'est-à-dire se protéger, mais également protéger l'autre qui est en face de soi.

Les réactions sont rares et un bref dialogue s'installe entre deux lecteurs A et B « *A- En vérité c'est l'État qui est faible et irresponsable. Ceux qui nous dirigent ne savent rien faire en dehors de la politique politicienne et aussi chercher de l'argent à tout prix. Aujourd'hui, le gouvernement ne parle plus de cette maladie au moment où elle fait des ravages dans le pays.*

B- Quel ravage ??? alarmistes ! Les gens travaillent ils ne peuvent pas rester chez eux sans rien faire.

Ai-je dis bien que cette maladie fait des ravages ? Il y a beaucoup de gens qui décèdent dans les maisons. Et il y a encore des crétins qui, pour des motifs partisans, nient encore cette réalité. »

Un troisième lecteur extrapole, pour mieux montrer l'immensité de la tâche : « *Un peuple endormi et longtemps utilisé comme bétail électoral ne peut pas être conscientisé en un laps de temps. Le Sénégalais lambda qui n'a pas été une préoccupation de nos politiciens arrivés au pouvoir dit aujourd'hui merde à l'autorité qui veut l'engager dans cette lutte anti-Covid* ».

Le même jour du 03 août, Seneweb.com nous revient avec ce titre : « *Agresseur du Pr Seydi : Le procureur charge Amadou Ngom et requiert une peine de ...* ». Le journaliste nous raconte que « *Jugé au tribunal des flagrants délits de Dakar, pour outrage à agent dans l'exercice de ses fonctions, et mise en danger, Amadou Ngom Gueye, l'insulteur du Pr Moussa Seydi est dans de beaux draps.*

À la barre, le prévenu a nié en bloc tous les faits qui lui sont reprochés. Selon lui, il voulait tout juste lui poser une question et tient à présenter ses plates excuses pour avoir interpellé le chef de service des maladies infectieuses de Fann de façon inopinée. Cependant, le maître des poursuites l'a déclaré coupable avant de requérir 6 mois ferme contre lui. ».

Il y a eu beaucoup de commentaires. Ceux faisant le procès de la justice sénégalaise sont en grand nombre. Choisissons-en quelques-uns : « 1. *Six mois ferme ? elle est belle la justice au Sénégal, il vaut mieux être dealer ou trafiquant de fausse monnaie, il y a moins de risque.*

2. le problème de nos juges devant les dossiers médiatisés dans les réseaux sociaux c'est qu'ils ont toujours tendance à suivre le réquisitoire des commentateurs dont la majorité a arrêté leurs études en classe de cm2 primaire. Quand des magistrats qui ont fait de brillantes études poussées en droit rangent leurs diplômes et leurs savoirs pour suivre le diktat des lobbies à travers les réseaux sociaux composés en majorité d'ignorants primaires, ça devient un sérieux problème.

2bis. Je confirme votre analyse : je ne sais pas si vous vous souvenez de l'affaire du chauffeur qui avait franchi un pont piéton avec son taxi ? des hordes d'ignorants et de frustrés de la diaspora se sont lâchés sur internet avec une violence inouïe, réclamant des sanctions exemplaires alors qu'il n'y avait pas mort d'homme, rien !

3. Ce taximan a pris ans ferme si mes souvenirs sont bons ! et cette peine disproportionnée a été inspirée par les commentaires d'ignorants débiles et de migrants mécontents de leurs life ! Ce que vous dites résume la situation, des hordes d'ignares qui mettent une pression à des individus censés suivre des codes de lois ! Quelle misère !

4. *Outrage à agent dans l'exercice de ses fonctions ? La justice sénégalaise n'arrête pas de surprendre dans ses actes d'accusation. Mise en danger ??? Je pense que le gars a été arrêté car il s'agit du professeur Seydi uniquement, on l'aurait laissé tranquille si le professeur avait retiré sa plainte. Ce qu'il a fait ne mérite qu'une amende, il n'y a pas de délit constaté. J'aurais bien aimé entendre l'avocat de la défense du jeune.*

5. *Six mois ferme parce que c'est un médecin présenté comme un "intouchable" qui a porté plainte contre lui ! Vous allez compromettre l'avenir d'un jeune homme pour des broutilles, vous pouvez être fier de vous "justice aveugle et bête" ! LIBÉREZ CE JEUNE, AVEC CETTE ÉPIDÉMIE C'EST INSENSÉ DE CONTINUER À REMPLIR LES PRISONS AVEC DES GENS QUI NE SONT PAS DES CRIMINELS NI MÊME DES DÉLINQUANTS ! Il s'est excusé c'est terminé, fichez-lui la paix ! Occupez-vous des voleurs épinglés par l'IGE !* »

Un commentaire demande à la justice de donner des sanctions exemplaires « *Six mois, c'est trop peu pour ces genres d'individus... qui n'ont aucun respect, même envers un médecin dans sa noble mission.* » Pendant ce temps un autre donne raison au prévenu : « *Il ne faut pas s'excuser. Vous avez bel et bien raison. Le prof Seydi et l'État cachent la vérité aux Sénégalais. Tous les Sénégalais sont en danger.* »

Deux commentaires demandent la clémence de la justice : « *1. Quand il y a un malentendu entre deux individus, il faut plaider le pardon et la réconciliation. Le professeur Seydi n'a rien à gagner à voir ce jeune enfermé en prison au contraire ceci peut peser sur sa conscience. Cet homme s'est emporté sous le poids très lourd de la perte d'un ami et il a déjà regretté en présentant ses excuses. Y a peut-être un malentendu entre ce qu'il voulait et ce que le professeur a compris.*

2. Il faut la clémence, ce n'est pas un délinquant, devant la mort d'un proche on peut facilement perdre la raison, ce sont des moments de folie compréhensibles et pardonnables, un mois avec sursis suffit largement en guise d'avertissement ».

Un dernier groupe de commentaires porte sur la gestion médico-sanitaire de la crise « *1. Beaucoup de personnes âgées auraient dû vivre encore longtemps si le coronavirus était mieux géré au Sénégal avec le relâchement, l'assouplissement et la réouverture des mosquées et écoles beaucoup du troisième âge vont payer le prix. Dans les écoles tous les jeunes sont infectés et ne sont pas malades et ils rentrent à la maison et contaminent les parents, grands-parents. Les mosquées marchés et transports interurbains pareils, il faut le courage de fermer les villes les plus contaminées sinon la liste macabre va continuer et on sera coupé du monde pendant longtemps.*

2. il n'y a pas de quoi fouetter un chat ici… laissez-le tranquille. Il s'est excusé. Je demande au Pr Seydi de lui accorder son pardon, on n'a pas le temps de jouer ou de perdre notre temps la corona gagne du terrain de jour en jour. Qu'est-ce que vous gagnez dans cette affaire, les Sénégalais dans leur majorité se posent des questions sur la réalité des chiffres et de la maladie. Tout ça c'est le fruit d'une mauvaise stratégie dont le seul responsable est le président de la République. Pr Raoult a subi pire que Pr Seydi et il est resté calme… alors basta. Occupez-vous des rapports IGE, ces ressources détournées pouvaient servir à sauver des vies... c eux les criminels. »

Après une phase courte d'observation, les populations réagissent progressivement sur les mesures sociopolitiques de semi-confinement (couvre-feu et absence de rassemblement). Le conflit entre les autorités et les populations était latent. Progressivement, les populations y mettent une couche de refus d'adopter les gestes barrières de la communication médico-sanitaire surtout quand les protocoles concernaient les fondamentaux culturels (inhumation des malades, isolement des membres de la famille) ou quand la mesure apparaissait stigmatisant (lourd protocole d'évacuation des malades). Pour ne pas subir ces stigmatisations, certains adoptent un comportement de déni malgré des tests positifs. D'ailleurs, le comportement de déni de la maladie est partagé par la majorité de la population. Des personnes s'évadent et se font rechercher avec beaucoup de bruit par la police.

Le conflit latent entre les populations et l'État pour le respect des gestes barrières et des protocoles va progressivement s'ouvrir à partir de mai 2020 avec un calme précaire en début juillet. Pendant un mois, les réactions musclées des populations ont ouvert le conflit durant un mois. Les jeunes se sont mis à fond dans ce conflit (lancer de cailloux aux forces de l'ordre, saccage d'ambulance).

L'État réagit de manière énergique (tabassages, humiliation et arrestations par les forces de l'ordre). La réaction des forces de l'ordre sur le terrain est approuvée par les autorités qui expriment leur incompréhension et condamnent la réaction des populations tout en insistant sur la nécessité du respect du protocole avant d'appeler à la raison. Mais de quelle raison s'agit-il ?

La presse a comme l'impression que les populations se contredisent sur les facteurs entrainant ces réactions. La tentative d'impliquer les figures culturelles (kankourang) pour le respect du couvre-feu est un échec alors que la force publique embarque des personnes sans masque. Certaines responsables expriment leur échec sous forme d'humiliation. De toute façon, les populations refusent que les sapeurs-pompiers enterrent leur malade.

Les populations trouvent des défenseurs de leur dignité et culture parmi les universitaires. Certaines autorités mettent en place un système de gestion de conflit à travers des négociations qui donnent des résultats positifs par endroit. Dans leur sillage, il entraîne l'État qui informe qu'il y un nouveau protocole pour enterrer les morts dans une stratégie d'ajustements pendant le mois de juin 2020.

Fondamentalement, ces populations cherchent à conserver ou récupérer leur dignité et leur intimité face à la maladie, à la gestion de la crise et à la mort. L'appréhension de cette dimension apparait comme un élément déterminant dans la communication de crise et la gestion du risque.

5.2. Engagements des religieux

Les engagements des religieux et des leaders de communautés religieuses peuvent être analysées en trois phases :

- Position de conformité apparente,
- Révolte des religieux,
- Engagement communautaire des religieux.

5.2.1. Position de conformité apparente

Au début, il a existé des craintes, des préoccupations sur la tenue d'événements communautaires majeurs : le Daaka à Médina-Gounass prévu le 14 au 23 mars, le Ziar général de Tiwaoune prévue le 15 mars, le 140e appel des layenne à Cambérène prévu les 25 et 26 mars 2020 et le Kazu rajab à Touba prévu la nuit du dimanche 22 au lundi 23 mars. Pour rappel, dès le début de la crise, l'État a misé sur la communication avec les leaders des communautés religieuses. Ainsi, lors du Magal de Porokhane du jeudi 05 mars 2020, Monsieur le Ministre de l'Intérieur dirigea la délégation venue représenter le Président de la République du Sénégal à la cérémonie officielle du Magal de Porokhane. La tenue de cet événement a permis aux dirigeants de la communauté mouride de dérouler leur communication.

Mais ce sont des communicateurs traditionnels et des stars qui expriment de vive voix leur opposition aux mesures prises par l'État et leurs croyances par rapport à ce qui se passe. Ils sont rapidement convoqués par les services de police pour les enjoindre de ne pas aller en contre sens de la communication officielle.

Dans la discrétion, des opérations ont été lancées vers les leaders des diverses communautés du pays pour permettre de passer à la vitesse supérieure. En effet, l'État a décidé de mettre en place des mesures progressivement, le temps de « négocier » en souterrain avec les différentes communautés du pays.

Le 14 mars, la décision de levée le Daaka de Médina Gounass qui avait déjà débuté à cause de la progression du coronavirus au Sénégal. Il est demandé aux fidèles qui ne sont pas arrivés de faire leurs dévotions chez eux.

Certaines indiscrétions rapportent que le Khalif qui a beaucoup hésité avant d'accepter, a néanmoins signifié à l'envoyé du président son refus catégorique de fermer les mosquées de la cité religieuse. Ainsi, les mosquées de Médina Gounass sont restées ouvertes.

Le 15 mars, les autorités de Tivaouane et de Cambérène, apparemment plus collaboratives, décident de l'annulation respective de la Ziarra Générale et de L'APPEL 2020. Le porte-parole de la communauté layenne précise que ce report répond à une préoccupation nationale, civique et citoyenne. Il a, en effet, invité les Sénégalais à l'unité, à la fraternité et surtout à la mobilisation commune pour l'intérêt national. Il pense qu'il est important de reconnaître au président de la République son pouvoir constitutionnel et exprime la valeur citoyenne des Layennes de se conformer à la volonté du Chef de l'État.

Le vendredi 20 mars, l'envoyé du Chef de l'État accompagne le Khalifa général des mourides à la grande prière. Le guide religieux en profite pour sensibiliser en enduisant ses mains de gel hydro-alcoolique avant d'entrer dans la mosquée. Il recommande aux talibés de suivre les recommandations des médecins et leur demande surtout d'implorer le pardon d'Allah pour la fin de l'épidémie.

Le lundi 23 mars 2020, le Chef de l'État passe à la vitesse supérieure avec le discours : « *L'heure est grave* ».

Le 24 mars, le Khalife général des mourides interdit à la majorité des fidèles de faire ses prières à la mosquée, conformément à la volonté de l'État. La grande Mosquée de Touba reste ouverte pour seulement les membres du comité de gestion de la mosquée qui accompagneront l'imam lors des 5 prières quotidiennes et celle du vendredi. À l'intérieur de la grande Mosquée, les membres du comité de gestion doivent respecter la distance d'un mètre, recommandée par les médecins pour éviter la propagation du coronavirus.

5.2.2. Révolte des religieux

Au moment où les choses semblaient aller « *mieux pour le meilleur des mondes* », elles vont évoluer rapidement. Une révolte des religieux se fait au grand jour.

Le mercredi 25 mars, le Khalife de Doumga Ouro Alpha, Thierno Mamadou Lamine Ly, porte-parole tacite des guides religieux du Fouta, fait une déclaration, au nom de tous les Chefs religieux du Fouta. Selon lui, l'ensemble des marabouts et "talibés" avec qui il a pris langue, ne sont pas d'accord avec cette mesure de fermeture des mosquées, sauf si le pouvoir dirigé par Macky Sall leur force à s'y plier. « *Nous sommes contre cette mesure. On nous l'a forcée. Nous n'avons pas le choix d'accepter*". Cette déclaration va circuler en boucle dans les réseaux sociaux.

Fondamentalement, les populations de l'intérieur du pays n'ont pas adhéré à la mesure de fermeture des mosquées. Partout où les forces de l'ordre ne peuvent camper durablement (on sait qu'on ne peut mettre un gendarme dans chaque village), les gens se sont retrouvés pour prier. Dans certaines agglomérations d'importance, ils avertissent l'autorité qu'ils vont prier. Par exemple, à Banadji (département de Kanel), malgré les négociations entamées, les fidèles et les guides ont tenu à prier le vendredi devant les éléments de la gendarmerie dont le chef a géré la situation. Le vendredi suivant, ses voisins de Sinthiou Bamambé ont fait une prière éclair aussi. Ces cas se sont multipliés dans beaucoup de petites agglomérations du Fouta.

Le 28 avril, le cas de Médina Gounass apparait au grand jour et la presse titre : « *Covid-19 : Médina Gounass refuse de fermer les mosquées* ». Selon le journal « Le témoin, « *Outre les prières quotidiennes dans les mosquées, les prières du vendredi se poursuivent dans la cité et drainent, de surcroit, un monde fou. Le Khalife Thierno se dit intransigeant quant au respect strict des principes de l'Islam. Les gendarmes, dépêchés sur les lieux pour empêcher les rassemblements, se sont opposés à plusieurs reprises à une foule déterminée à effectuer leurs prières dans les mosquées. Certains habitants, désemparés par crainte de voir la propagation du Covid-19 à Médina Gounass, pointent du doigt la proximité entre le Khalife et le chef de l'État, Macky Sall.* »

Le mardi 05 mai 2020, la presse revient sur le cas de la cité religieuse de Médina Gounass qui cristallise toutes les inquiétudes, au point que des forces de l'ordre y ont été déployées en masse pour faire respecter les mesures restrictives. Les prières collectives en public se poursuivent malgré l'interdiction de rassemblement. Et pourtant en quatre jours, Médina Gounass a dénombré 51 cas positifs dont « *50 contacts* » et « *1 communautaire* ». Plus d'une centaine de personnes placées en quarantaine ».

Le vendredi 8 mai, la presse révèle que l'entrée de la cité religieuse de Léona Niassène (Kaolack) est dans la dynamique de Médina Gounass. Le Khalif lance un « message » au président de la République et déclare devant ses talibés : « *On ne fermera pas la mosquée, on attend les policiers de pied ferme* ». Il n'a pas apprécié la convocation de l'imam par la police centrale de Kaolack pour avoir dirigé la prière du vendredi, en cette période d'état d'urgence. Joignant le geste à la parole, il prend la décision de l'accompagner au commissariat en guise de soutien. Après audition, l'imam de la grande mosquée a finalement été libéré.

Selon Buur Tv, le commissaire de la police centrale de Kaolack, joint par téléphone, a confié : « *Contrairement à ce qui a été relaté par une certaine presse, le Khalife de Léona Niassène n'a pas été convoqué par notre service. Il s'est présenté spontanément pour accompagner l'imam Mohammed Ibrahima Niass qui avait dirigé la prière* ».

Et pourtant, le cousin du Khalif de Léona Niassène tente de relativiser la situation. Ahmed Khalifa Niasse avance :"*Je pense que c'est juste un malentendu. Un accord de principe avait été trouvé pour la prière du vendredi, mais celui-ci restait à être acté par l'autorité déconcentrée. Le khalife était juste sur les nerfs, et il fait chaud à Kaolack, c'est peut-être pour cela qu'il a tenu ces propos. Mais on ne peut pas défier les autorités. Nous ne pouvons pas nous mettre en marge de la Ummah islamique. Partout ou presque les mosquées sont fermées, le temps de la crise sanitaire ; considérons nos maisons comme nos mosquées*".

Pendant ce temps Thierno Cheikhou Oumar Bachir Tall (fils du khalife général de la famille oumarienne) manifeste sa solidarité au Khalife Cheikh Ahmed Tidiane Niass et à tous les Khalifes du Sénégal. : "*Ce n'est pas de notre intérêt qu'un de nos khalifes soit importuné. Tout ce qui affecte un guide religieux touche inévitablement les autres parce que c'est une seule famille. Eux tous adorent le même Seigneur, Allah (SWT) et ont la même référence, le prophète Mohamed (SAS). La situation est certes difficile et compliquée, mais nous demandons aux autorités de communiquer plus avec la population et particulièrement avec les guides religieux pour éviter tout malentendu*", il regrette ce qui s'est passé et prie pour que ça ne se répète plus, tout en rappelant la place d'un Khalif dans la communauté et dans le pays. Il poursuit : « *Prions et prions encore, car la prière est l'arme du musulman. Puisse Allah dans sa miséricorde infinie éradiquer cette pandémie et protéger notre chère nation car le salut ne viendra que de Allah (SWT) car, c'est Lui Seul qui peut mettre fin à cette crise sanitaire.* »

Dans cet épisode, c'est Médina-Gounass qui est accusée de « foyer de fragilisation de l'État d'urgence » par la presse. En effet, « Le témoin quotidien » précise que « *dans une vidéo, le khalife général de Leona Niassène, a dénoncé les « deux poids deux mesures* », en faisant allusion à la cité religieuse de Médina-Gounass où les mosquées n'ont jamais été fermées. Les cinq prières quotidiennes mais aussi la grande prière du vendredi y étaient effectuées comme si de rien n'était. Face à cette situation, force est de constater que Médina-Gounass est apparu le foyer de la fragilisation de l'état d'urgence.

Le 9 mai, la presse enchaîne : « *La cité religieuse de Médina Gounass semble n'avoir toujours pas pris conscience du danger du Covid-19. Les populations vaquent paisiblement à leurs occupations. Il a fallu qu'un boutiquier contamine le médecin-chef pour que des efforts soient consentis pour faire respecter quelques normes édictées par les autorités sanitaires. Thierno Amadou Tidiane Bâ avait demandé aux quartiers de prier sur place. Comble de l'ignorance, certains soupçonnent même le médecin de district, Dr Sané, de véhiculer de telles rumeurs pour ternir l'image de leur cité où il servait avant d'être muté après une brouille avec les populations. Hier donc, pour faire respecter la loi, la compagnie de Tambacounda a été envoyée en renfort pour faire respecter la loi. Aujourd'hui donc, les regards seront rivés sur la cité religieuse d'autant plus que les populations sont déterminées à effectuer la grande prière du vendredi, contre vents et marées. À moins que la sagesse ne prévale, des affrontements entre récalcitrants et forces de défense se profilent à l'horizon* », écrit L'As.

Un internaute s'épanche : « *Salam ! Une mesure qui ne peut pas s'appliquer de façon uniforme sur toute l'étendue du territoire doit être abrogée sinon elle créera plus de problèmes qu'elle n'en résolve. Si c'était des Ibadou qui avaient commencé à prier dans les mosquées, on parlerait de terrorisme, de tentatives d'attentat, de l'islam radical, etc. Une loi doit avoir l'assentiment de la population sinon elle n'est pas une loi.*

Le problème n'est pas que le khalife soit convoqué ou pas parce que ce n'est même pas concevable pour que cela soit arrivé. La question est de savoir qu'est-ce qui donnerait droit à quiconque d'organiser une prière du vendredi pour une autre ! Nous sommes en République laïque, les lois de la république doivent s'imposer, à moins que celui à qui nous avons choisi de confier notre destin en ce monde temporel soit un peureux face aux religieux en pareilles circonstances où la santé et la vie de centaines de Sénégalais âgés de 55 à 100 ans voire plus sont en jeu. Si Léona Niassène, Médina Gounas ou une autre localité organisent des prières avec plus de 50 fidèles, avec ou sans masques, toutes les autres mosquées du Sénégal auraient le droit de faire pareil. Nous sommes des pratiquants mais défier l'État, on ne le permettrait à personne, nous sommes tous des enfants de Dieu muslims, catholiques et autres humains. Léona Niassène et Médina Gounas, c'est combien de bataillons ? »

Nos propres informations nous confirment que très tôt, le contingent de gendarmerie a investi la grande mosquée. Ce qui n'a pas empêché les fidèles de répondre à l'appel des muezzins. Devant l'afflux, les éléments se sont adaptés en servant du gel hydro-alcoolique et en demandant le lavage des mains avant d'entrer dans la mosquée. Par ailleurs, ils ont pu fermer la porte de la mosquée quand ils ont estimé que le nombre était suffisant. Les derniers arrivants ont été obligés de prier dehors.

Le 09 mai au soir, le frère conciliant du Khalifa de Léona Niassene se fend d'un communiqué sur un appel téléphonique du président de la République. Les deux hommes ont évoqué le petit incident de Leona Niassene, en regrettant la convocation à la police de certains membres de la famille et le Président a réitéré la relation cordiale qui le lie aux Niassene. Le président lui a promis de « *repousser l'heure du début du couvre-feu à 22 heures pour permettre aux musulmans de jouir d'un Ramadan de sérénité* ».

Quel intérêt d'assouplir le couvre-feu et jusqu'à 22 heures, au rythme où la maladie avance ? Mais, ce n'est pas le moment de poser des questions. L'heure est donc à l'apaisement pour un Ramadan de paix et de prospérité. Et le président tente de calmer le jeu.

Le 11 mai, seneweb.com titre : « *Fermeture des mosquées : La révolte des fidèles* », une tentative de faire le bilan d'une mesure avec l'avis « d'experts ». L'article de Babacar Wilane affirme d'emblée que « *La fermeture des mosquées a fini de cristalliser la tension sociale consécutive aux mesures de riposte contre la Covid-19* ». Il rapporte des faits avant de donner la parole à des personnalités.

Dans plusieurs localités du pays, des faits sont rapportés : « *Le vendredi 8 mai, l'imam de Léona Niassène s'est retrouvé au commissariat de police, à Kaolack, après avoir dirigé la prière du vendredi. Un déplacement qu'il fera d'ailleurs en compagnie du khalife général de la famille. Au même moment, l'imam Sidy Sèye de la mosquée Keur Serigne et son muezzin se sont fait arrêter à Louga pour le même motif, avant d'être relâchés plus tard.*

Quelques jours auparavant, l'imam Harouna Ka et 19 fidèles ont été interpelés, pour avoir prié dans une mosquée située derrière l'Empire des enfants, à Rebeuss. Le même jour, un imam et six fidèles ont été interpellés au quartier Pikine Angle Tall de Saint-Louis et déférés au parquet, parce qu'ils ont organisé une prière surérogatoire, en violation du couvre-feu et du décret de fermeture des mosquées. »

Le journaliste poursuit : « ... *Et pourtant, ces arrestations ne sont que la partie visible de l'iceberg. En effet, de plus en plus, on note des actes de défiance vis-à-vis de la décision de l'État de fermer les lieux de culte. Les musulmans semblent supporter de moins en moins l'interdiction qui leur est faite d'aller prier en communauté. Une attitude qui n'est pas nouvelle, puisque des imams ont été arrêtés, parfois en plein sermon, durant les premiers vendredis ayant suivi l'interdiction.* »

Il fait une transition : « *Cependant, le phénomène a pris une nouvelle ampleur, plus d'un mois après le décret présidentiel. En effet, au-delà des actes de défiance, beaucoup de voix s'élèvent pour exiger la réouverture des mosquées. L'activiste Abdou Karim Guèye s'est illustré dans ce combat. Il a d'ailleurs été arrêté et placé en garde à vue, après une vidéo sur le sujet.* »

Pour les avis des personnalités, le journaliste l'organise en trois parties. Premièrement, il traite des positions des associations islamiques et de deux laïques. Ainsi, il écrit que dans le « *communiqué envoyé à la presse, le 5 mai dernier, le Cadre unitaire a demandé à l'État d'accepter que les lieux de culte soient ouverts à nouveau, afin de réarmer "psychologiquement et spirituellement les musulmans".*

Il poursuit par le texte daté du 21 avril de l'ONG Jamra qui « *a remarqué que des lieux de regroupements humains tels que les supermarchés, les banques, les transports en commun, etc., poursuivent leurs activités économiques, avec comme condition le respect des mesures barrières.* » C'est pour se poser la question : « *Pourquoi les mosquées ne pourraient-elles pas aussi reprendre leurs activités, moyennant bien entendu l'observance desdites consignes d'hygiène préventive de base ?*".

Pour la Ligue des imams et prédicateurs du Sénégal, Imam Ismaëla Ndiaye, le chargé de la communication, précise : « *Nous avions recommandé la suspension des prières du vendredi et le maintien des 5 prières quotidiennes, avec respect des mesures barrières. Malheureusement, avec la réticence de certaines grandes mosquées à Dakar, le gouverneur a été obligé de sortir un arrêté pour fermer les mosquées. Fermer a été un mot de trop. Il fallait juste se limiter à la suspension des prières du vendredi.* »

Selon Babacar Wilane, ces postures tranchent nettement avec celle de l'Association des imams et oulémas du Sénégal qui avait demandé la fermeture des lieux de culte avant même que l'État ne réagisse. Aujourd'hui encore, ils sont plus que jamais favorables à la prière à domicile. En effet, pour Imam Oumar Diène, *« la situation qui avait justifié la fermeture des mosquées s'est empirée. Ce serait donc une erreur, voire un contresens, que d'attendre que les choses se compliquent, avec l'apparition des cas communautaires, pour réunir les fidèles. "Les mosquées n'ont même pas d'encens, encore moins du gel. Si on ne fait pas attention, la maladie va se propager davantage dans ces lieux, car partout où il y a foule, les risques s'accroissent. Ça nous fait de la peine de voir les mosquées fermées, mais c'est un mal nécessaire*".

Deux « laïques » sont aussi cités dans l'article. Un ancien ministre de l'Éducation, Kalidou Diallo, a déclaré que « *ce serait inacceptable, du point de vue religieux, que l'État rouvre les écoles (le 2 juin) et maintienne les mosquées fermées* ». Guy Marius Sagna, activiste et homme politique, change d'angle d'attaque en déclarant : « *Macky Sall veut jeter des confréries contre d'autres confréries, des religieux contre d'autres religieux, des religions contre d'autres religions. Il laisse certains prier et d'autres en sont empêchés. C'est inacceptable* ».

Deuxièmement, l'article parle de la « résistance des confréries », qui se sont montrées très peu enthousiastes avec cette mesure. Il donne l'exemple de Touba qui a effectué la prière du vendredi, lors du premier jour d'interdiction. Puis, le khalife général des mourides a coupé la poire en deux. Serigne Mountakha a invité les fidèles à prier à la maison. Cependant, la mosquée ne sera pas fermée, puisque les membres du comité de gestion vont continuer à s'y rendre pour les 5 prières. D'ailleurs, aux dernières nouvelles, cette mini-fermeture n'aura pas duré longtemps, puisque le khalife vient d'ordonner la réouverture des mosquées à Touba.

L'article revient sur le cas de Médina Gounass où la vie continue, comme si de rien n'était. Les vendredis, les fidèles viennent en masse à la mosquée. Et depuis le début du ramadan, rapportent plusieurs journaux, en dépit du fait que la cité religieuse compte plus de 50 cas de Covid-19, les jeûneurs se retrouvent chaque nuit pour les prières surérogatoires. Les autorités religieuses ont, par ce geste, opposé un refus catégorique à l'État.

À Kaolack, le khalife général de Léona Niassène a déclaré à son retour du commissariat de police : « *Nous allons prier à la mosquée et nous attendons les policiers de pied ferme* », le religieux fera une autre déclaration le samedi, pour appeler à la paix et à la sérénité.

Troisièmement, le journaliste remet la parole à d'autres pour une analyse de la situation. D'abord, Imam Ismaëla Ndiaye : « *L'État a voulu faire du saupoudrage, aller voir les chefs de confrérie et penser pouvoir convaincre les masses. Ce qui est une erreur fatale. C'est cette erreur-là qui nous amène à cette situation d'incompréhension où même nous les imams, nous sommes indexés par les populations qui pensent que nous avons ordonné la fermeture des mosquées, alors qu'il n'en est rien.* »

Ensuite, le Pr Abdou Aziz Kébé, islamologue : « *Les gens sont beaucoup plus attachés aux symboles qu'aux valeurs. Or, c'est symbolique de se retrouver à la mosquée pendant le ramadan.* » Il poursuit que du point de vue de l'imaginaire du fidèle, un monde sans mosquée est un monde sans Dieu. Par conséquent, si on reste sur les symboles, le croyant a peur qu'un châtiment soit infligé à ceux qui ont accepté la fermeture des mosquées.

Le Pr Kébé reconnait que dans cette crise, il y a certes ce qui relève du divin et qui nécessite de se remettre à Dieu. Mais il y a aussi ce qui relève de l'humain et qui recommande à l'homme de faire tout ce qui est possible pour éviter le danger. Pour lui, "*Les mosquées n'ont d'importance que quand ceux qui y vont, sont en bonne santé. L'un des principes fondamentaux en islam est la préservation de la vie. C'est la raison pour laquelle, quand le fidèle est malade ou qu'il a peur, il est exempté de prière à la mosquée.* » Il précise : « *Il ne faut pas que nous soyons des fétichistes. La mosquée est un symbole, c'est la vie de l'être humain qui est une valeur. Évitons de prendre le symbole pour la valeur* ».

Pour terminer, le Pr Kébé fait remarquer d'ailleurs que la décision de fermer les lieux de culte partout à travers le monde est un consens très rare, pour ne pas dire unique dans l'histoire contemporaine de l'islam. "*De Dakar à Téhéran, de Médine à Rabat, de Kayes à Singapour, on a vu rarement un consensus aussi large. Les oulémas de toutes les obédiences et de tous les pays ne peuvent quand même pas se tromper en même temps sur la même question*".

5.2.3. Engagement des religieux

Le lundi 11 mai, la presse titre : « *Réouverture des mosquées : Macky a informé Serigne Mountakha Mbacké* »[22] Elle précise que le Khalife général des mourides a reçu les membres du Dahira Moukhadimatoul Khidma avant la prière du milieu de l'après-midi du dimanche 10[23]. Le guide « *a informé l'assistance que le président de la République, Macky Sall, l'a joint au téléphone pour l'informer qu'il compte s'adresser mardi au peuple sénégalais pour annoncer un certain nombre de mesures, notamment l'allègement du couvre-feu de 22 heures à 6 heures et la réouverture des lieux de cultes, avec le respect des mesures barrières* ».

Après les avoir félicités pour les dispositions prises pour respecter les mesures barrières à la grande mosquée de Touba, pour les Nafilas, le khalife a demandé aux membres du Dahira de se préparer à cette réouverture des mosquées qui ne sera effective qu'après le discours du chef de l'État. « *Dès après l'audience, les membres du Dahira se sont mis à la tâche. Ils diffusent le ndigël Califal de la réouverture de ces lieux de culte et réfléchissent sur les voies et moyens de permettre à un nombre plus conséquent de personnes de fréquenter les mosquées dans le respect strict des mesures barrières* », rapporte la presse.

---

[22]https://legalsen.com/people/reouverture-mosquees-macky-informe-serigne-mountakha-mbacke-79796.html
[23]https://www.dakarbuzz.net/reouverture-des-mosquees-macky-a-informe-serigne-mountakha-mbacke/

Au-delà des articles de presse, les religieux ont pris la parole pour participer à l'engagement communautaire par l'information. Le 11 mai, Iman Kanté fait une sortie sur seneweb.com. Il précise : « *Je reste convaincu qu'il est prématuré et imprudent de reprendre les prières dans les mosquées du pays. Côté charia, je ne vois rien qui l'impose dans un contexte d'épidémie, en phase ascendante de surcroit* ». L'imam de la mosquée du Point E a néanmoins relevé qu'il trouve lourdes et fastidieuses les mesures d'accompagnement proposées dans certains documents à cette fin. *« L'épidémie est dans une phase ascendante, est-ce le moment de prendre une telle décision et pour quels motifs ? Pour satisfaire les promoteurs des thèses complotistes, comparatistes... ? »*.

Il préconise la clairvoyance, avant de prévenir une clause : « *Si pour raison d'État et de Foi ou considérée comme telle, les prières reprennent dans les mosquées partout dans le pays, que les Imams et autres responsables des mosquées le fassent en étroite collaboration avec les autorités administratives locales. Étant entendu qu'une clause d'isolement immédiat d'une mosquée qui serait touchée, devrait être prévue. Sans que personne ne puisse garantir l'applicabilité des mesures d'accompagnement vu ce qui se passe* ».

Retenons ces cinq (5) réactions. La première, comme Imam Kanté, n'est pas rassurée sur la mesure d'ouverture des mosquées : *« Moi je suis d'avis avec IMAM Kanté. En plus qu'il n'y aurait aucune logique de garder les mosquées fermées quand le Sénégal enregistrait des dizaines de cas bien circonscrits, pour ensuite les rouvrir au moment où la maladie est éparpillée partout avec éventuellement une période de centaines de cas par jour (Qu'Allah nous en préserve). »*

La deuxième réaction pose des conditions : *« Si maintenant l'État a assez d'informations pour juger que c'est la meilleure des choses à faire que d'ouvrir les mosquées. Que cela soit conditionné. »*.

Les deux dernières réactions sont plutôt pour l'ouverture des mosquées. *« 1. Cette décision de rouvrir les mosquées me semble très pertinente en ce moment, si on s'organise comme il se doit. Aujourd'hui, il faut se rendre compte que la plupart de compatriotes restent acquis aux mesures barrières contre la Covid-19. 2. Ouvrez tout. Celui qui a peur reste chez lui, celui qui veux aller en toute connaissance de cause mais laissez-le aussi aller. Personne ne connaît cette maladie et il n'y a pas de vaccin ni de médicament. Donc confinement jusqu'en 2030 pour ceux qui veulent, pour les autres laisser les libres aussi. La vie c'est un choix et chacun doit être libre de choisir. »* Pour rappel, c'était le soir du 11 mai que le président avait prononcé le discours de *« l'heure est à l'adaptation de la stratégie ».*

Le 16 mai, la presse publie une vidéo et titre : « *Urgent-Vidéo : Serigne Mountakha demande aux mis en quarantaine de rester chez eux. Regardez* ».

Le journal précise : « *Serigne Mountakha Mbacké, dans une déclaration vendredi, demande aux personnes mises en quarantaine de rester à la maison. À Touba, les structures dédiées au Covid-19 sont presque saturées. Et d'autres personnes sont confinées chez elles. Le Khalife, après ses remerciements, a demandé à l'Association Touba ca kanam de s'occuper de toutes ces personnes mises en quarantaine. Aussi, demande-t-il à toute bonne volonté d'apporter sa contribution.*

Dans cet ordre d'idées, le Saint-Homme a demandé aux populations de respecter les gestes barrières, partout où elles se trouvent. »

Le 19 mai, le marabout et homme politique Ahmet Khalifa Niass transmet une note à la presse, à propos de la décision de maintien de la suspension des prières dans certaines mosquées, pour cause de coronavirus. Il pose la question : « *En fermant les mosquées, des marabouts ne frisent-ils pas l'apostat ? ».* Il poursuit par une analyse : *« En dehors du pouvoir Exécutif, le libre accès aux mosquées est réglé par le Coran sans que nulle autorité religieuse ne puisse passer outre. En d'autres termes, violer l'interdiction gouvernementale, en son temps, était, à la fois, un délit doublé d'un péché. La prière, en violation du décret présidentiel, devient, ipso facto, un péché.* »

Il ajoute : « *Aujourd'hui que les mosquées sont rouvertes, les interdire par ordre d'une autorité religieuse relève, pour le moins que l'on puisse dire, d'un abus de pouvoir* ». Il estime que les personnes ou les collectivités ayant fermé les mosquées de leurs obédiences « *violent librement le Verset 114, Sourate du saint Coran* ». Ce qui, d'après lui, est en porte-à-faux avec leur foi et leur appartenance à l'islam. « *Nous ne pensons pas qu'il s'agisse (là) d'une violation délibérée ou par ignorance. Mais plutôt, par inattention. C'est-à-dire par inadvertance. Or, c'est cela la fraternité islamique* ».

Il avertit : « *Cependant, s'ils persistent dans la violation des ordres divins contenus dans le verset en question, ils se trouveront dans l'antichambre de l'apostat »,* avant de conclure : *« Une fois que l'accès aux lieux de cultes n'est pas interdit, s'abstient qui voudra. Et ce, à titre individuel, y compris l'Imam* ».

On note trois réactions sur sénéweb.com. La première réaction analyse, les véritables raisons d'ouverture de la mosquée. *« Je suis contre Macky Sall, je le jure, mais sur la question de l'ouverture des mosquées, je suis avec lui.*

On ne peut pas être dans un pays où tu demandes aux Sénégalais de fermer les mosquées et qu'à côté Cambérène prie tu convoques l'imam les lébou se soulèvent, Léona prie tu convoques l'imam ils marchent disant que Touba et Médina Gounass prient. L'État ne peut pas arrêter l'imam de Léona Niassène ou de Touba ou de Cambérène sans qu'il y ait des émeutes.

En même temps on ne peut pas prendre de mesure et les voir violées impunément dans certaines villes du pays pendant que le Sénégalais lambda reste chez lui. Alors il faut faire simple, ouvrir les mosquées et laisser le choix aux gens. Que chacun fasse ce que sa foi et son esprit lui disent de faire, librement, et en assume les conséquences. »

La deuxième réaction fait un constat *« Les mosquées sont toujours vides ! »,* avant de se faire compulsif *: « Mais ceux qui l'ont revendiqué sont obligés d'y aller. Je dis bien Obligés. Même si avant le coronavirus, ils n'y allaient que rarement. »*

La troisième réaction décrit la relation entre le Sénégalais et la mosquée : *« Qui vit au Sénégal sait que les Mosquées ne sont pas si remplies que ça. Sauf le vendredi parce que si tu n'y vas, les femmes vont te demander pourquoi tu n'es pas allé à la mosquée. Alors pour éviter ces questions gênantes, tu mets tes sandales et tu y vas. Et tu ne retournes à la mosquée que le vendredi prochain. »*

La dernière réaction tire une conclusion : *« Le fait que les Sénégalais désertent les mosquées montre qu'on ne devait pas les rouvrir. »*

Le 24 mai 2020, la presse se fait l'écho du sermon de la Korité de *l'*Imam Tafsir Babacar NDIOUR avec le titre : *« Tout ce que nous avions refusé à Dieu. Aujourd'hui nous l'avons accepté au Coronavirus ». Pour l'imam, "Tout se passe comme si c'est Allah qui veut reconstruire son monde, après que l'homme l'a mis sens dessus dessous pour ses besoins déraisonnables"*, informe *le* site walf-group.com

Pour le religieux, les hommes ont "*dépassé les bornes"* dans tous les domaines, en détruisant les forêts, tuant des animaux importants pour l'écosystème et en enfumant le monde avec des gaz à effet de serre : *« Entre le 1er mars et le 31 avril, il y a eu une réduction du taux de CO2 de 8 %. Les voitures, les avions, les bateaux sont immobilisés »,* a noté l'imam qui ajoute : « *Quand nous continuons à désobéir à Allah, viendra un jour où il dira : arrêtez ! c'est la fin de la récréation* ». Pour lui, l'homme, mu par la recherche de profit et de bonheur sans fin, détruit tout sur son passage : « *Le bonheur est une conception de capacité de satisfaction des besoins. Le bonheur est sans fin, parce que les besoins sont sans fin* ».

Il a noté que là où Dieu a châtié des peuples anciens qui lui ont désobéi, par des cataclysmes, un virus a suffi pour arrêter la marche du monde moderne. « *Tout ce que nous avions refusé à Dieu, aujourd'hui nous l'avons accepté au coronavirus, qui pourtant est un simple serviteur* », poursuit l'imam, non sans relever : « *tout le monde est devenu inquiet, nous avons oublié nos besoins sans fin, par peur de rencontrer le virus et la mort* ».

« *Le monde entier lui (au virus) a déclaré la guerre, mais où sont les kalachnikovs, les bombes nucléaires, les bombes à fragmentation, les missiles, antimissiles, chars, sous-marins, porte-avions, bombes chimiques, avions furtifs, drones, etc. ?* »

Il conclut par un message de sensibilisation en invitant les populations au respect des mesures de prévention, parmi lesquelles, celles édictées par le Prophète (PSL) et confirmées par la médecine moderne. Il s'agit de ne pas quitter une zone d'épidémie et de ne pas s'y rendre. « *Dès lors que la maladie est sur place, faisons-en sorte que personne ne la transmette à personne* ».

Pour rappel, le discours de *« l'heure est à l'adaptation de la stratégie »* avait fixé l'ouverture des classes pour le 02 juin pour les classes d'examen. Elle ne sera pas effective au Sénégal pour tous. Les établissements de l'enseignement catholique ont décidé de reporter cette rentrée des classes au jeudi 4 juin prochain. L'information est contenue dans une circulaire adressée aux parents d'élèves et à son personnel par la direction du collège Hyacinthe Thiandoum : « *L'État avait promis de doter tous les établissements, publics comme privés, de tout le matériel sanitaire nécessaire selon un protocole qu'il a lui-même décrété. Or, la réalité c'est que nous n'avons pas reçu ce qu'il fallait pour reprendre les cours dans les conditions sanitaires adéquates* ». Elle engage la responsabilité du ministre : « *Le ministre a répété plusieurs fois que s'il manque un seul point du protocole, l'établissement ne doit pas ouvrir. Donc, il nous faut prendre nos propres moyens pour doter les établissements de tout ce qu'il faut et pour cela, nous avons besoin de deux jours* ». Elle conseille et avertit : « *Si votre enfant est asthmatique, drépanocytaire ou diabétique, gardez-le à la maison* », avant d'exprimer l'engagement à respecter toutes les directives sanitaires énoncées par les autorités et d'inviter les parents à rappeler aux élèves les gestes barrières.

Les internautes demandent d'ajouter : « *Si un des parents de l'enfant est asthmatique, drépanocytaire ou diabétique, nous vous conseillons de garder l'enfant à la maison* ».

Le 27 juin, le journal l'As rapporte les propos du Khalife général Serigne Babacar Sy Mansour : « *La Covid-19 ne peut être vaincue par la médecine, c'est une créature divine* ». Le khalife a souligné que la pandémie du coronavirus sème actuellement la terreur dans le pays et le moment est venu de retourner à Dieu, de craindre Dieu, étant entendu que les malheurs et les malfaisances évitent toujours les âmes profondément ancrées dans les recommandations divines.

Pour lui, une maladie a toujours un remède ou un calmant mais, à ce jour, aucun médicament efficace. Les scientifiques ne font que tâtonner devant ce mal. Il ajoute : « *La maladie est venue de très loin, pour ensuite faire rapidement le tour du monde. Seul Dieu a cette puissance.* »

Devant l'ampleur de la maladie, le guide religieux a demandé à chaque Sénégalais de prendre ses responsabilités pour se protéger et protéger les siens à travers le respect strict des mesures édictées et qui sont les seules alternatives, pour le moment.

Pour le même rencontre, le site « enqueteplus.com » choisit de rapporter d'autres propos du Khalife et titre : « *Les dures vérités de Serigne Mbaye Sy Mansour devant Diouf Sarr : Dans la gestion de la Covid, il y a démission de l'autorité…Ce n'est pas à l'État de régenter les mosquées…* ». Le journal écrit : « *Évoquant la gestion de la Covid-19 devant Abdoulaye Diouf Sarr, le ministre de la Santé, le Khalife a appelé l'État du Sénégal à faire preuve de courage dans sa communication en disant la vérité aux Sénégalais.* » Le Khalife a dit : « *Monsieur le ministre ! L'État doit dire aux Sénégalais qu'il n'y a pas de remède, il faut se préserver ou mourir. Ce qu'on a noté avec le déconfinement n'est qu'une démission alors qu'un responsable ne démissionne pas face à un drame du peuple."*

Sur la réouverture des mosquées, *"l'État est allé au-delà de ses prérogatives en voulant instaurer la distanciation physique dans les mosquées. Ce qui est absurde, car l'Islam exige des rangs serrés entre fidèles dans une mosquée. Que l'État évite de se mêler des mosquées !* »

Le journal rapporte que, pour toute réponse, « *Le ministre a affirmé avoir pris bonne note des remarques du Khalife, avant de rappeler les relations qui le lient au marabout depuis 1996.* »

Le 28 juin, une partie de la presse annonce (yerimpost.com) que *la grande mosquée Omarienne peut à nouveau accueillir les fidèles alors qu'une autre partie (Dakaractu.com) titre : « DAROU SALAM – L'édition 2020 du magal s'accommode de la pandémie de la Covid-19 sur instruction du Khalife général des Mourides. »*

Le 31 juillet, la presse rapporte le sermon de Tabaski de l'Imam Thierno Seydou Nourou Tall sous le titre : « *La Covid-19 est un des signes de la volonté divine* ».

Dakarpost rapporte les propos de l'Imam Ratib de la mosquée Omarienne, "*un des signes du Tout-Puissant qui a voulu nous donner des enseignements par rapport à nos comportements de tous les jours*" Il appelle les fidèles « *à prendre conscience de l'urgence de se conformer aux recommandations de Dieu* » tout en leur demandant de *« revenir sur nos valeurs et nos coutumes qui sont donc plus que jamais nécessaire pour faire revivre ce que nous ont laissé nos aïeux* »

Selon l'Imam de la mosquée Omarienne, « *Cette crise est une occasion pour tout musulman de se ressaisir et de se débarrasser de ses actes qui tendent à dégrader nos valeurs, notre histoire et notre religion... »*

Le 03 août, la presse revient sur d'autres propos de Serigne Babacar Sy Mansour sur la Covid-19, tenus lors de la levée du corps du président de la Confédération nationale des employeurs du Sénégal (CNES), Mansour Kama à l'hôpital Principal de Dakar. Pour le khalife, « *l'État doit dire la vérité aux Sénégalais. Il ne faut pas seulement se limiter à livrer des bilans quotidiens* ». Il note, par ailleurs, que certains Sénégalais ne croient toujours pas à l'existence de la maladie, d'où son inquiétude. Il a aussi appelé la classe politique à l'unité, d'autant que, selon lui, les gens passent plus de temps à parler qu'à travailler, renseigne Libération online.

Le même jour du 03 août, Seneweb.com rapporte : « *le journal "Les Échos" saccagé après la parution d'un article sur l'hospitalisation de Sérigne Moustapha Sy* ». Sur seneweb.com qui publie la vidéo du siège de « Les échos », les commentaires sont innombrables et vont dans tous les sens. Un lecteur de constater : « *Quand il y a un article qui parle de santé, environnement, éducation, il n'y a pas beaucoup de commentaires. Mais dès qu'on parle d'un fait divers ou d'un marabout voilà les insultes. J'ai l'impression qu'il y a des gens payés à se connecter que pour insulter.* »

Une petite sélection en rapport avec responsabilité journalistique et mise en scène « *1. C'est une vulgaire mise en scène. Ça ce n'est pas saccager. Vous nous prenez pour qui pour croire en cette histoire ? Si les talibés avaient attaqué ce site, tout serait cassé.*

2. Nous condamnons la violence ! Cependant les journalistes doivent arrêter de mentir. L'objectif du journalisme est l'information de la vérité mais, pas du mensonge pour vendre son journal.

3. C'est purement une mise en scène bidon et nulle. Il fallait réellement casser un pc ou la TV. Mais bof.

4. Sur trois informations sensationnelles, deux sont des FAKE NEWS au Sénégal. SOYEZ PLUS PROFESSIONNELS. Vérifier vos sources. Dans le cas où l'information est vraie, il y a des erreurs de noms, de temps ou de lieux. »

Une deuxième sélection pêle-mêle de commentaires « 1. *Ce pays est doux...*

2. les tarikha sont hors de contrôle on ne vit pas dans une république.

3. La religion c'est avant tout la sagesse.

4. C'est impossible de faire du journalisme responsable et professionnel avec de tels comportements. Les confréries c'est pour éclairer la foi et non pas se noyer dans un océan d'obscurantisme et de fanatisme.

5. Du n'importe quoi dans ce pays. L'indiscipline règne de plus en plus

6 donc finalement il a le corona, il est hospitalisé et il a la possibilité d'user de la violence. Voilà pourquoi les gens ne croient pas au corona.

7. vous voyez le corona comme le sida en fait ! ce n'est pas une maladie de honte bon sang !

8. George Orwell disait dans son roman 1984 : "l'ignorance c'est la force" et voilà ça y est là. SÉNÉGAL dou dém ».

Dès le début de la crise, l'État a misé sur la communication avec les leaders des communautés religieuses. Ainsi, les réactions des leaders de communautés religieuses apparaissaient plus ou moins conformes avec des mesures d'adoptions/adaptation, des mesures socio-politiques surtout au début de la crise.

Certains guides ont contribué à la sensibilisation. Ils ont demandé le respect strict des mesures édictées et qui sont les seules alternatives. Certains ont demandé à chaque Sénégalais de prendre ses responsabilités pour se protéger et protéger les siens alors que d'autres ont pris des décisions pour mieux s'occuper des personnes mises en quarantaine, en désignant des responsables (Association Touba ça kanam) et en appelant à la contribution de toute bonne volonté.

Mais, cette apparence de conformité cache des diversités. Ces dernières ont été visibles rapidement et ont entrainé la « *révolte des religieux* » qui a pesé son poids dans la suite. L'État va passer par certains parmi les leaders religieux, en fonction de leurs caractères et positions, pour désamorcer la montée de la crise avant d'alléger progressivement les mesures sociopolitiques.

Au-delà, plusieurs religieux ont fait preuve d'engagement communautaire pour expliquer leur appréhension de la crise. Dans cet exercice, ils ont abordé en général, les questions des déterminants de la crise sanitaire et de sa gestion.

Pour les déterminants de la Covid-19, les religieux reconnaissent la volonté divine avec deux tendances. Pour les tenants de la première tendance, le Seigneur exerce constamment sa puissance pour que l'humanité en soit plus consciente. La célérité de tour de monde de la maladie en est la preuve. La Covid-19 est une créature divine qui ne peut être vaincue par la médecine. Dans cette optique, d'expression des signes du Tout-Puissant, Dieu se rappelle au fidèle pour que ces derniers prennent conscience de l'urgence de se conformer aux recommandations de Dieu. Les fidèles doivent se ressaisir et de se débarrasser de ses actes qui tendent à dégrader nos valeurs, nos coutumes, notre histoire et notre religion.

Pour les tenants de la deuxième tendance, Dieu exerce sa puissance parce que l'homme n'a pu gérer la planète qu'on lui a confiée. Pire, il a détruit le monde et a dépassé les bornes en détruisant les forêts, en enfumant le monde avec des gaz à effet de serre et en tuant les espèces importantes pour l'équilibre des écosystèmes. Alors, le Seigneur a voulu reconstruire le monde. Pour ce faire, il a envoyé le virus. Il décidera. Alors on ne peut qu'attendre que le Seigneur veuille bien finir son œuvre.

Par ailleurs, les religieux se sont prononcés sur la gestion de la Covid-19. Sur la mesure de réouverture des mosquées. Certains ont pensé que c'était prématuré et surtout que les mesures d'accompagnement étaient lourdes et fastidieuses alors que d'autres ont pensé que les mosquées ne devaient même pas être fermées. Pour ces derniers, le lieu de culte devrait être constamment accessible, c'est à chaque fidèle de décider en responsabilité individuelle de s'y rendre ou pas. Ni les marabouts ni l'État ne doivent fermer les mosquées. D'ailleurs, l'État ne devrait pas tenter de régenter les mosquées en dictant des mesures barrières (*distanciation physique)* dans la conduite des actes religieux. Il est allé au-delà de ses prérogatives.

Pour eux, le rôle de l'État c'est de faire preuve de courage dans sa communication et de dire la vérité aux citoyens sur l'existence des moyens de lutte contre la maladie à chaque fois qu'une mesure de gestion est prise (déconfinement), sinon c'est une démission. Un État responsable ne démissionne pas face à un drame du peuple.

5.3. Engagements des leaders politiques et des organisations de « société civile »

À côté des communautés et des religieux, des leaders politiques et des organisations de « société civile » ont aussi fait preuve d'engagement lors de la crise sanitaire.

5.3.1. Engagements des leaders politiques

Le 24 mars, le site seneplus.com publie un article du journal l'As où l'ancien ministre Thierno Alassane Sall, dans un communiqué, émet ses craintes sur l'efficacité du Fonds de Riposte et de Solidarité estimé à 1000 milliards FCFA et mis en place par l'État. Le leader de la République des Valeurs pense que la « la Force Covid-19 » n'est pas une action immédiate qui va aider rapidement les impactés. Il regrette ainsi la manière dont le gouvernement gère cette crise.

Pour l'ancien ministre de l'Énergie, « *L'heure est venue de poser des actes à la hauteur du péril qui nous guette. Le Président Macky Sall a su mobiliser des ressources financières sans précédent comparativement à ses prédécesseurs pour des investissements non rentables et non prioritaires. Plusieurs pays à travers le monde ont déjà pris des mesures fortes et immédiates pour aider leurs citoyens et leurs entreprises à amoindrir l'impact de la crise qui se déroule sous nos yeux* ».

Il pointe du doigt les dépenses de prestige effectuées jusque-là par le Président Macky. « *En huit ans, Macky Sall a dissipé en fonds secrets plus de 60 milliards FCFA et plus de 360 milliards FCFA pour l'achat de véhicules* ». Il se désole : « *Quand la plus grave crise de notre histoire récente menace, Macky Sall se targue fièrement de débloquer 1,4 milliard FCFA et s'engage sur une enveloppe de 64 milliards FCFA* ».

Thierno Alassane Sall termine avec un brin d'optimisme, fondé sur la baisse du prix du baril de pétrole : « *En effet, les économies budgétaires liées à cette baisse pourraient financer tout ou une partie des mesures nécessaires* ».

Le Soleil du 8 avril qui publie un guest éditorial du président Macky sur « *L'Afrique et le monde face au Covid-19 : point de vue d'un Africain (Par Macky Sall, président de la République du Sénégal* ». Il y affirme ses cinq convictions pour gagner le combat contre la Covid-19 et identifie sept besoins de l'Afrique dans le secteur de la santé, avant de tirer trois leçons : la vulnérabilité de tous, les paradoxes entre le développement technologique et le manque d'équipement pour faire face et les limites objectives de l'État-nation dans la réponse aux menaces transfrontalières. Il propose de travailler à l'avènement d'un nouvel ordre mondial qui devra exclure toute forme de discrimination, de stigmatisation et de préjugés, en particulier envers l'Afrique. C'est pour affirmer la justesse et la légitimité de soutenir les efforts internes des Africains dans le contexte mondial de riposte à la crise. Pour lui, « *L'Afrique ne doit pas être laissée pour compte dans un combat planétaire contre un péril planétaire. C'est tout le sens de mon appel pour l'annulation de la dette publique africaine et le réaménagement de sa dette privée selon des mécanismes à convenir.* »

Le communiqué du conseil des ministres du jour, vient préciser : « *Le Chef de l'État a lancé l'Appel de Dakar pour une stratégie d'annulation de la Dette des pays africains assortie d'un Plan de rééchelonnement de la dette commerciale qui permettra à l'Afrique, dans le cadre du nouvel ordre économique mondial, d'avoir un nouveau départ* ».

Le 10 mai, un ancien ministre, Habib Sy, dans une émission, s'en prend au président : « *le Président Macky Sall doit sortir pour parler avec la population. C'est bien qu'il soit confiné et joue au Ludo avec sa famille. Il doit aller rendre visite aux hôpitaux particulièrement au professeur Seydi, aller à Ziguinchor, Touba pour remonter le moral des troupes en tant que général de guerre* ».

Le lendemain 11 mai, c'est un ancien Premier ministre, Abdoul Mbaye de déclarer que « *Macky Sall choisit de faire démissionner l'État, en déconfinant* », il réagissait suite aux nouvelles mesures prises par le chef de l'État. Pour lui, « *Le Sénégal est le premier pays à renoncer presque totalement aux mesures de lutte contre la pandémie au moment où elle y atteint son pic. Cela ressemble fort à du « faites ce que vous voulez désormais je m'en moque* ». Avant d'ajouter : « *Macky Sall choisit de faire démissionner l'État. Il faut reconnaître que la question du déconfinement ne pouvait être simple à résoudre. Il était devenu nécessaire de remettre le pays en activité tout en préservant les populations contre la propagation des contaminations. Cela supposait un travail important et rigoureux, de la compétence et un sens élevé de l'intérêt national. La simplicité et le recul face aux pressions ont été le choix* ».

Le 12 mai, une ancienne candidate à la présidence de la république, présidente de Car Lenenn, Mme Sidibé, exprime son désaccord sur l'ouverture des écoles et lieux de culte « *Riposte Covid-19. Lundi 11 mai 2020 : 177 cas revenus positifs .19 morts. Monsieur le Président de la République, vous ne devez pas desserrer l'étau. Les conditions ne sont pas réunies pour une réouverture des écoles et des lieux de culte* », a rapporté la presse. Des maires se prononcent.

Le maire des Parcelles Assainies n'est pas du tout rassuré par la nouvelle tournure que prend la lutte contre le coronavirus au Sénégal. Il craint le pire avec les nouvelles mesures rendues publiques par le chef de l'État. Son coup de gueule : « *À partir de demain, que chacun prenne ses responsabilités* ». Pour le maire de Kaffrine, *« Toutes les conditions sont réunies pour que l'on ait une situation d'hécatombe… »,* tout en reconnaissant que « *le leadership s'accommode mal à des compromissions* », il constate : « *La réouverture des mosquées sera difficile à être régulée, la ventilation qu'il y a et les moquettes sont des facteurs de propagation du virus. Je pense que le Président ne devait pas reculer, parce que les experts lui ont dit que l'on a jusqu'à aout ou septembre avec le virus, mais pourquoi se précipiter. Qu'est-ce que c'est une année dans la vie d'une nation ? L'enjeu est de faire disparaître le virus. Lorsqu'un État recule, il reculera encore. La communication a manqué depuis l'adoption de la loi d'habilitation* ».

Le maire de Thiès fait sa propre évaluation et accuse : « *Certaines autorités ont contribué à la propagation du virus* ». *Pour lui, « Si la maladie continue de se propager, c'est par la faute de certaines autorités. Personne dans ce pays ne peut affirmer qu'il n'est pas au courant des mesures prises pour freiner l'épidémie de coronavirus. Énormément de manquements et on est même tenté de dire qu'il y a une certaine complicité de ces autorités, dans le non-respect des recommandations édictées. C'est pourquoi des gens continuent de voyager comme si de rien n'était, au vu et au su de tout le monde. Le président de la République a rempli son contrat en prenant les décisions qui s'imposent, mais que c'est à d'autres niveaux qu'il y a des manquements manifestes. En tout cas, pour la plupart de ceux qui ont la responsabilité de cette mise en œuvre* »

Il précise et développe son point de vue : « *c'est dommage que certains, qui sont chargés de la mise en œuvre de certaines instructions, se comportent en valets. Au lieu de réfléchir sérieusement sur les moyens de concrétiser les instructions pour atteindre les objectifs, ils se précipitent pour ne se focaliser que sur les aspects allant dans le sens de plaire à l'autorité qui a donné les instructions. C'est pourquoi dans le cas d'espèce, ils se sont précipités pour aller cueillir des enfants sans discernement alors que ces enfants ne sont pas des délinquants, encore moins des criminels, mais plutôt des victimes. De ce point de vue, avant de penser à les sortir de la rue, il faut leur préparer des structures d'accueil. Si la détermination annoncée était de mise depuis 2016, aucun enfant ne serait dans les rues aujourd'hui. Pourquoi attendre qu'il y ait une grande crise pour commercer à se préoccuper du sort des enfants qui sont dans la rue ? Zéro enfant dans les rues, nous sommes preneurs, mais à ce jour, à part l'effet d'annonce et l'objectif de communication porté par certains, personne n'a pris quelque disposition que ce soit, pour l'atteinte de cet objectif.* »

Pendant ce temps, la présidente de la CESE, Aminata Touré, précise : « *Il ne sert à rien de dire on va contenir la Covid-19 et parallèlement avoir une épidémie de famine ou de révolte sociale. Cela il faut le comprendre. Quand vous gouvernez, il faut comprendre que gouverner c'est exercer cette balance entre les différents choix, mais en posant au cœur de la décision, la sauvegarde et la sécurité des citoyens.* »

Elle ajoute que « *La prévention n'incombe pas seulement à l'État, les citoyens doivent jouer leur partition… Le président Sall n'a pas agi sous la pression. Dès les premiers instants qui ont suivi l'apparition du Covid-19 au Sénégal jusqu'à ce que j'appelle la deuxième génération de mesures, l'État du Sénégal a répondu présent. Le président Sall a tout de suite pris les mesures idoines. »*

"Il faut qu'on retourne progressivement à la vie normale... « Le président Sall n'a pas agi sous la pression »

De son côté, le leader du Parti pour la Construction et la Solidarité/ Jengu-Tabax, *Boubacar Camara, regrette "cette option suicidaire prise par le Président Macky Sall. »* Pour lui, « *malgré des incohérences évidentes, certains observateurs ont même considéré le chef de l'État comme un Général à la tête d'une guerre contre le virus dévastateur, et ont exprimé une ferme volonté de se battre, avec, à ses côtés avec aussi, un personnel médical qui a fait et continue de faire preuve d'une abnégation remarquable. Macky SALL s'est lourdement trompé en optant pour l'immunité collective qu'il n'assume d'ailleurs pas ouvertement. Il a décidé d'inviter le virus, l'ennemi d'hier malheureusement toujours en circulation, à vivre parmi nous et avec nous pour que les Sénégalais développent des anticorps après une contamination massive*".

De leur côté, les Cadres de la République des valeurs dénoncent *«la fuite en avant et le manque total de transparence du Gouvernement ».* Ils dénoncent « *la conduite des opérations liées à la gestion du Covid-19 par le Gouvernement. Le parti a accusé ce dernier de faire une rétention volontaire et systématique de toutes les informations détaillées et chiffrées en dehors des effets d'annonce à travers la presse. Mais aussi de rendre disponibles les documents aussi élémentaires que ceux qui décrivent la stratégie économique du gouvernement, qui indiquent le niveau d'alimentation du Fonds mis en place, qui rendent compte des décisions des différents comités et organes mis en place, etc. C'est la même politique de chape de plomb que le Gouvernement applique sur les rapports annuels des institutions de contrôle. Cette cachotterie est anormale, antidémocratique et, surtout, viole un droit constitutionnel, le droit à l'information* ».

Le 14 mai, la presse annonce que le président de l'assemblée Moustapha Niasse pense qu'« *Il faut consolider l'unité nationale pour éradiquer la Covid-19* ». Pour lui, "*La gravité de la situation, aujourd'hui reconnue par tous, doit nous conduire à une unité nationale solide, consciente et lucide, [face à] cette crise, en nous animant d'une volonté inébranlable, afin d'y mettre un terme*", Il est convaincu qu'éradiquer la pandémie de Covid-19, « *c'est d'abord combattre le virus avec une discipline de tous les instants, plus particulièrement dans les mosquées, les églises, les Temples, les marchés, les transports publics, les écoles, les daaras et les établissements de santé* ». Il poursuit : « *Plus que jamais, ce temps de crise doit être, pour nous Sénégalais, un grand moment de communion* ». Il termine : « *La loi et la foi ne sont pas antinomiques. (...) La nécessaire poursuite du combat contre la pandémie n'est pas incompatible avec le projet de développement de notre pays* ».

Les Sénégalais réagissent différemment. Pour les uns : *« Voilà un discours peu réfléchi, voire bête. L'unité nationale est ébranlée par une minorité. Touba, Leona Niassene et Medina Gounass, alors qu'on demande à tous les Sénégalais un effort pour éradiquer la maladie, s'obstine égoïstement à vouloir ouvrir les mosquées. Ils sont servis aujourd'hui par un rejet d'une grande partie de la population, après ils vont pleurnicher à la stigmatisation » et le site d'information d'en prendre pour son grade : « PS : À seneweb.com arrêtez de censurer les posts qui dérangent ou supprimer tout simplement le droit de s'exprimer, finalement ce comportement de seneweb.com est lâche !!! »*

Pour les autres *: « Personnellement, je trouve le Président de l'Assemblée nationale dans son rôle. Il ne pouvait pas, en tant que responsable et deuxième personnalité de L'État, afficher un mutisme face à cette situation grave et difficile engendrée par cette pandémie.*

Son intervention qui est très bien cadrée sur le sujet de l'heure est loin d'être politique et a le mérite d'expliquer pour une meilleure compréhension de la population le sens des nouvelles décisions importantes récemment prises par Mr le Président de la République. Leur mise en œuvre dont la finalité est de combattre ce virus suppose comme l'a rappelé Mr Niasse Président de l'assemblée une adhésion de l'ensemble des Sénégalais qui ont chacun une responsabilité individuelle au-delà de la responsabilité collective. Prions Dieu de nous aider à sortir vainqueur de cette guerre ; cela reste fort possible si nous faisions l'effort de taire nos passions et nos tensions. »

Le 17 mai, un ancien président du groupe parlementaire et ancien chef de cabinet du président de la République se demande *« à quel Pasteur se fier face aux multiples erreurs de dépistage de la Covid19 »* Pour lui, *« Ces dysfonctionnements dans l'analyse des tests de la Covid-19 transmis aux autorités sanitaires risquent de jeter durablement le discrédit sur les dépistages. Ces manquements risquent de fournir des munitions aux théoriciens du complot qui réfutent le caractère biologique de la pandémie ou à ceux qui nient l'existence de la maladie.*

À défaut d'une investigation de l'Assemblée nationale, espérons que le Comité de suivi ou le Comité national de gestion des épidémies édifieront très rapidement les Sénégalais des tenants et aboutissants des erreurs commises dans les tests par l'Institut Pasteur de Dakar. »

Dans le soleil du 22 mai, commentant la sortie, *Cheikh T. GADIO,* vice-président de l'Assemblée nationale et président de l'Institut Panafricain de Stratégies (IPS), *précise que « SUR L'ANNULATION DE LA DETTE AFRICAINE, « Macky Sall tient un discours de rupture ».* Il trouve que « *le Président du Sénégal, Macky Sall, tient un discours réaliste et de rupture avec la situation antérieure dans la mesure où il affiche et affirme ouvertement son panafricanisme. Il a raison puisque seule une démarche concertée des pays africains pourrait nous sortir de la situation actuelle.* » Il précise : « *Si après la Covid-19 nos États maintiennent le statu quo, retournent à la situation antérieure, cela ne sera plus une chevauchée solitaire, mais une chevauchée suicidaire. Le monde va se reconfigurer, nous laisser sur le quai et continuer de jouir de nos faiblesses auto-infligées et de nos richesses.* »

Le 29 mai, la presse informe que, « *après avoir demandé l'annulation de la dette africaine, Macky fait une autre requête. Hier, lors d'une réunion virtuelle de haut niveau sur le financement du développement dans un contexte de Covid-19, le chef de l'État a lancé un appel à l'aide au G20 pour soutenir les pays africains dans la relance de l'activité économique. Le président de la République suggère la mise en place de mécanismes innovants de levées de fonds sur le marché des capitaux. Ce n'est pas tout. Macky Sall appelle aussi à garantir l'octroi de prêts aux pays africains sur de longues durées.* » Les réactions sont dures et frôlent la violence (NDRL : excusez-moi d'avoir censuré).

– *Quémander toujours quémander, président prends ton courage à deux mains, mets les gens sur l'agriculture, l'élevage et la pèche tout le reste c'est zéro plus zéro.*

– *Le pilotage du retour à l'agriculture demande une compétence qui n'est pas disponible. Tout ce qu'il sait faire, c'est emprunter de l'argent et le mettre dans ses dépenses de prestige.*

– *Il faut travailler, encore travailler, toujours travailler au lieu de quémander, encore quémander, toujours quémander*

– Vraiment décevant ! Il passe son temps à quémander. Pourquoi ne pas trouver des mécanismes innovants de prêts soi-même au lieu de l'attendre des autres ? Honteux !

– Il faut arrêter d'appeler à l'aide et se mettre au travail !

– Il ne faut pas lui donner l'argent. On n'a pas confiance en lui il a emprunté plus de 10 mille milliards. Les Sénégalais ont faim, soif et manquent de tout, il dépense l'argent à tort et à travers. Non-argent pour lui.

– Au lieu de rester là à quémander une aide hypothétique auprès de ces Occidentaux aussi éprouvés que nous par la crise induite par cette pandémie à la Covid-19, Macky devrait essayer de réajuster sa gestion. Autrement, avec les lendemains difficiles qui se profilent, il aura du mal à gérer le pays en toute quiétude. Il le sait pertinemment, c'est pourquoi il fait des pieds et des mains pour obtenir une annulation des dettes contractées par l'État auprès des bailleurs de fonds. Seulement Macky doit distinguer dans ses dépenses, ce qui relève des urgences et des priorités, de ce qui est prestigieux.

Autrement, il doit réduire drastiquement le train de vie de l'État, comprimer de fait son gouvernement, réduire les dépenses de fonctionnement des ministères et autres services apparentés de l'État. Il doit, par ailleurs, se débarrasser de bon nombre de ses conseillers personnels, supprimer tout simplement les institutions tels que le CESE et le HCCT, réduire aussi le nombre de députés de la prochaine législature qui ne doit pas excéder cent députés. Bref, il doit compter dans son attelage des gens assez aptes pour évaluer avec exactitude la manne qu'un tel ajustement pourrait induire en terme économique. Il s'agira pour l'État de procéder à un budget d'austérité qui verra la réduction des dépenses occasionnée par une situation de crise qui sera ressentie mondialement. Il me semble dès lors opportun que le Président prenne déjà les devants, en vue d'anticiper sur cette future crise dont les experts n'arrivent pas à prédire justement les conséquences néfastes, surtout pour nos pays à faibles économies. Rien ne sera comme avant, il faudra que notre cher Président et sa famille politique le comprennent. Ils devront alors se départir de cette attitude, tendant à mettre le parti et ses intérêts au-dessus de ceux de la nation, sinon ils risqueraient sérieusement de compromettre leur survie politique.

– Pour demander l'aumône, il faut porter des haillons. Macky n'est pas crédible avec ses costumes et montres de classe et ses V8.

– Je n'ai jamais vu un président aussi incompétent de toute l'histoire des leaders dans le monde entier. Tout quémander, après il bouffe ça en 1 minute avec sa bande. Les Occidentaux l'ont compris. Ils n'ont même pas son temps. Qu'il aille renégocier les contrats pétroliers, miniers et gaziers.

– C'est le moment où jamais pour beaucoup de pays en développement, en particulier ceux de l'Afrique noire, de mener chacun sa révolution sociale et politique en mobilisant toute l'ardeur, l'énergie et l'imagination de leur jeunesse pour se développer dans moins de 50 ans. Malheureusement, nous, au Sénégal, nous avons un président qui n'a qu'une seule idée, mendier auprès des grandes puissances ! Non, monsieur le président, cette voie n'est pas la bonne ! Créons des PME-PMI dans toutes les régions pour fabriquer nous-mêmes tous nos vêtements, exigeons le montage de certains produits chez nous aux grandes firmes : Réfrigérateurs, et apparentés, deux roues, ordinateurs, radios de téléviseurs. Nos menuisiers ébénistes devraient être aidés pour que des millions de Sénégalais d'ici et de la diaspora puisse s'équiper en mobilier pour la maison. Nos pêcheurs iraient à la pêche pour qu'on mange des protéines, nos éleveurs vendraient des agneaux de six mois à 40 000 FCFA sur pattes, etc. Oui, monsieur le président ainsi nous engagerions notre jeunesse et nos vaillants travailleurs dans le travail pour le développement.

– Quémander, toujours quémander ! Vous nous faites tellement honte hier quand j'ai vu un président d'un pays accidentel au journal télévisé de son pays plaider l'aide des pays africains pendant la rencontre des G20, j'ai eu très honte et choquée des images montrées au journal sur les pays africains. En Occident quand ils parlent de l'Afrique, ils montrent toujours des endroits sales, pauvreté, maladie. Depuis 60 ans vous ne pouvez pas changer cela et vous vous permettez de gaspiller, dilapider le peu qu'on a et par la suite revenir encore quémander au nom du Sénégal. Ayez un peu de dignité et travaillez. Par la grâce de Dieu, travaillez et cessez de jouer.

– Nom de Dieu. Dire à Macky de cesser de quémander pour travailler. Il est le plus grand quémandeur des présidents.

– Les présidents africains doivent apprendre à se battre pour sortir de cette situation. Les Européens ne sont-ils pas des êtres comme nous

dotés d'un cerveau comme le nôtre alors, je ne comprends pas comment nous devons continuer à tendre la main. L'Afrique fait 51 États et depuis qu'on parle de l'UA qu'est-ce ces États ont cotisé pour mettre en place un fonds d'investissement ? Zéro franc. Les mains tendues ne donneraient pas raison à ceux qui souhaitent la recolonisation du continent ? à méditer.

– Le problème et la naïveté juvénile de Macky montrent que c'est quelqu'un qui ne connaît rien des Européens, ni de leurs habitudes et cultures. Je ne dis pas que le fait d'avoir vécu jeune étudiant en Europe, aux US ou ailleurs en Occident est une nécessité mais c'est quand même un passage indispensable pour comprendre la mentalité des Occidentaux pour mieux discuter avec eux et s'imposer devant eux. Parce que malheureusement beaucoup de nos hommes politiques africains sont encore complexés devant leurs homologues européens ou américains et s'écrasent devant eux.

– Macky se comporte comme un naïf africain qui tend la main et profite de chaque occasion pour quémander et demander de l'aide. Or les choses ne doivent pas se passer de cette manière avec les Occidentaux. Plus tu leur demandes un service et plus ils t'humilient en refusant mais aussi en te rendant encore plus dépendant. Les Occidentaux ne respectent que les hommes d'État qui les ignorent et qui leur montrent qu'ils n'ont pas besoin d'eux pour s'en sortir comme le font exactement les anglophones, les Kagamé et autres Chinois. Mais quand tu cours derrière eux en demandant à chaque fois leurs aides et assistances, ils vont non seulement t'ignorer mais tu n'auras rien du tout.

– Depuis la préhistoire, on n'a jamais vu un type aussi incompétent et ridicule. Notre réputation de beaux, gentils et intelligents Sénégalais risque d'être contestée par les autres Africains et les blancs.

– Honteux. Toujours en train de demander des faveurs. Ce n'est même pas une requête, c'est une supplication.

– Lui qui a déjà commencé à gaspiller le fonds de lutte Covid

– Tout cela à cause d'un général qu'on ne voit pas sur le terrain, qui préfère rester au palais et faire Ludo ou Visio avec Macron.

Les réactions ont été tellement dures le soir qu'un internaute fera la remarque suivante le lendemain matin : « *Ceux qui se sont couchés tôt et se sont réveillés tardivement ont raté le lynchage de Macky par les commentateurs à propos de cet article…seneweb.com n'est-ce pas que vous avez eu pitié pour avoir effacé les commentaires précédents* ».

À la suite, nous avons noté cet appel à la raison : « *Honnêtement, il faut à un moment donné arrêter de jeter son dévolu sur le président de la République sous prétexte que c'est un vaurien. Si vous regardiez un peu les actualités ailleurs dans le monde et pas seulement dans les PMA, vous constateriez que c'est pire que chez nous. En France, le président gère bien plus mal que le nôtre mais puisque c'est la France le monde pense que tout va bien : détrompez-vous mes chers amis, tout ce qui brille n'est pas de l'or !*

En Afrique, et malgré tous les défauts qui peuvent nous être attribués, nous avons encore une flamme qui brille et qui surpasse tout le reste : c'est l'humanisme et la compassion ! travaillons et arrêtons de réagir tout le temps en victimes car nous n'en sommes pas ! nous sommes tous les responsables de notre avenir. Ni le président de la République ni le pape n'y pourra quelque chose ! celui qui a l'intime conviction et la volonté est obligé de réussir donc avançons et regardons devant nous. Que ceux qui se plaisent dans la débauche et l'argent sale continuent : ils ne peuvent aucunement changer le destin d'un gagnant. Que Dieu nous protège ! »

D'autres réactions plus ou moins construites vont suivre :

– *En Afrique, le Président de la Tanzanie apparait le plus digne. Il met l'honneur de son peuple devant tout et il fait de son mieux même si tout n'est pas parfait. Il n'est pas intéressé par les aides extérieures et j'ai jamais vu dans la presse, depuis qu'il est président, qu'il visite un pays hors du continent pour toute autre raison. Lui il est digne.*

– *Des hommes de détails que n'honorent pas les fils du continent. Finalement à quoi sert d'élire un président en Afrique s'il n'est pas capable d'apporter des solutions aux problèmes des populations, incapable de répondre aux besoins sanitaires, de l'enseignement, agricoles. Leur seule force est d'aller au Club de Paris pour s'endetter encore s'endetter toujours s'endetter sans savoir pourquoi ils doivent le faire. Il est temps que nous comptions sur nos propres moyens et énergie pour relever le défi comme sont en train de faire les autres au lieu de singer les Européens même dans la gestion de cette pandémie et même les décisions prises de part et d'autre, à quelques exceptions près, sont quasi identiques, confiner, déconfiner, prolongation de la fermeture des frontières, des mesures d'urgence alors que nous vivons des réalités contraires. Alors, il est temps de provoquer une révolution socioéconomique profonde pour s'extirper de cette dépendance.*

– Tous les pays ont besoin de ressources financières ne serait-ce que pour faire fonctionner le service public et payer les salaires des fonctionnaires. Mais il y a lieu de s'interroger sur le bien-fondé d'une relance économique quand on sait qu'elles n'ont jamais produit les effets escomptés dans nos contrées. Dans la plupart du temps, ces emprunts massifs n'ont servi qu'à créer des taux de croissance factices éloignés des réalités vécues par les citoyens, des emplois précaires et un surendettement puisque la plupart des investissements provenant de ces emprunts massifs étaient peu productifs. La seule vertu des relances économiques est d'enrichir des entreprises étrangères et les ordonnateurs de crédits. Une relance doit servir principalement à préserver les entreprises nationales et les emplois de nos concitoyens.

– Il y a lieu de s'interroger sur la pertinence d'une relance économique quand le tissu économique n'est composé que d'entreprises étrangères et d'un secteur informel qui emploie 80 % de la population active. Dans une économie normale, en lieu et place d'une aide du G20, la banque centrale aurait mis en place une politique monétaire expansionniste tirée par des taux directeurs bas mais nous savons que nous n'avons aucune emprise sur nos politiques budgétaires et monétaires qui nous sont dictées de l'étranger.

– Il ne reste donc une seule option à l'État pour mobiliser les ressources financières amputées par les mesures prises pour lutter contre le coronavirus ; c'est de lever l'État d'urgence pour permettre au secteur informel de reprendre comme il se doit ses activités. Cela est d'autant plus nécessaire qu'une relance de l'économie informelle qui emploie 80 % de la population demeure impossible. L'anonymat de ces acteurs laisse planer d'énormes incertitudes quant à l'efficacité de cette relance. L'État sera-t-il en mesure de recouvrer les fonds injectés dans le secteur informel, les expériences passées nous montrent que les fonds injectés dans ce secteur sont souvent perdus. Rien ne nous dit que ces fonds injectés dans le secteur informel seront bien utilisés et ne seront pas utilisés pour assurer les dépenses quotidiennes.

– À l'avenir nous espérons que l'État pourra tirer les bons enseignements de cette crise que sont : (i) la création d'un secteur privé national est une nécessité vitale-Aide/Accompagnement ; (ii) l'indépendance monétaire est plus que jamais d'actualité, (iii) Créer les conditions d'une industrialisation de l'économie et (iv) Formaliser le secteur informel pour l'appuyer et en tirer plus de profits.

En attendant l'État doit pouvoir négocier avec le FMI pour le relèvement du taux d'endettement dans la zone bien qu'elle conduise à des ajustements. Cela permettrait à l'État d'assurer son fonctionnement jusqu'à la fin de l'année. Puisqu'à vrai dire, nous n'avons pas besoin d'une relance économique comme expliqué ci-dessus mais d'un appui budgétaire pour compenser les pertes causées par la Covid-19.

Le 28 juillet, des journaux reviennent sur la sortie du Député Mor Kane sur le coût du test de dépistage. Dakarmatin.com précise que le député Pds de l'Europe du Sud « *accuse le gouvernement du Sénégal de vouloir retirer les 12,5 milliards distribués à la diaspora dans le cadre de Force Covid-19 alors qu'il y avait mieux à faire* ».

Le député estime qu'on devait « *puiser dans le fonds du Covid-19 de 1 000 milliards pour construire des hôpitaux équipés pour prendre en charge les Sénégalais. Le ministre de la Santé devrait tirer des enseignements de cette crise sanitaire qui a entraîné une crise économique au Sénégal. Toute l'économie est paralysée. Le gouvernement devrait subventionner les denrées alimentaires et les factures d'eau et d'électricité. C'était mieux que de distribuer des denrées alimentaires.* »

Senego.com reporte en ces termes : « *le député de l'Europe du Sud voit derrière la décision de faire payer le test à 40 mille francs Cfa aux voyageurs une manière pour le gouvernement du Sénégal de retirer les 12,5 milliards qu'il a mis à la disposition des Sénégalais de l'extérieur dans le cadre du Force-Covid-19. Chaque jour, 300 personnes sont testées à Touba moyennant 40 mille chacune. Si on fait le calcul, cela fait des milliards.* »

Deux internautes réagissent : (i) « *si l'État était arrivé à distribuer rapidement les vivres, un confinement total des Sénégalais aurait été possible en avril, avec fermeture des marchés et autres lieux de rassemblements.* » (ii) « *Si l'État était courageux, il fermerait toutes les mosquées sans exception. Alors, peut-être, on n'en serait pas là aujourd'hui* ».

L'engagement des hommes politiques a concerné plusieurs aspects. La mise en place de la force Covid-19 a entrainé rapidement des réactions de certains hommes politiques. Ils ont alerté dès le départ sur l'opérationnalité immédiate pour aider rapidement les impactés alors que d'autres ont alerté sur la gestion non transparente.

Pendant ce temps, le chef de l'État communiquait, d'une part (Appel de Dakar), pour « *une stratégie d'annulation de la Dette des pays africains assortie d'un Plan de rééchelonnement de la dette commerciale* » et, d'autre part (Appel au G20), pour de « *l'aide pour soutenir les pays africains dans la relance de l'activité économique* ». Ce positionnement est diversement apprécié par les hommes politiques. Certains lui demandent de se tourner vers le peuple, de jouer la proximité avec les médecins et d'aller rendre visite aux malades dans les hôpitaux. D'autres se contentent d'analyser et d'apprécier « *un discours réaliste et de rupture avec la situation antérieure dans la mesure où il affiche et affirme ouvertement son panafricanisme ».*

Sur les mesures de gestion sociopolitique, certains politiques apprécient négativement les mesures de déconfinement qui apparait comme un choix de *« faire démissionner l'État* ». Ils jugent l'ouverture des écoles et lieux de culte comme une mesure hâtive et accusent même *certaines autorités d'avoir « contribué à la propagation du virus ».* Pour la défense du chef de l'État, la présidente de CESE précise : « *Il ne sert à rien de dire on va contenir la Covid-19 et parallèlement avoir une épidémie de famine ou de révolte sociale.* » Elle apprécie : *« Le leadership s'accommode mal de compromissions ».* Alors que le président de l'Assemblée nationale se contente d'appeler à l'unité : *« Il faut consolider l'unité nationale pour éradiquer la Covid-19.*

Pour finir, les réactions des politiques ont concerné aussi les dysfonctionnements dans l'analyse des tests d*e dépistage* de la Covid-19 et de leurs coûts ont été une préoccupation de certains.

5.3.2. Engagements des organisations de « société civile »

Le 29 mai, seneweb.com traite du refus « *Refus d'inhumation.* » L'article introduit ainsi : « *Les réactions fusent depuis quelques jours concernant les actes de violence perpétrés par les populations contre les services en charge de l'inhumation des victimes de la Covid-19.* » La ligue sénégalaise des droits humains (Lsdh) et Amnesty international condamnent ces refus d'inhumation et « *appellent les autorités étatiques et locales à prendre toutes les dispositions utiles pour garantir la dignité des défunts et leur droit à une sépulture conformément aux lois et règlements en vigueur au Sénégal* ».

Les réactions sont rares. On en retient trois « *1. La réaction de ces gens-là n'est pas digne d'un musulman. Votre frère musulman décède et vous dites qu'il n'est pas question de l'enterrer Pourquoi ? Je commence sérieusement à comprendre l'idiotie la méchanceté des Sénégalais avec la presse, la radio et les réseaux sociaux ; les masques commencent à tomber.*

2. Je suis sûr que si on tabasse les récalcitrants ces mêmes droits l'hommistes vont encore se mettre à critiquer l'État. Il faut savoir ce que vous voulez.

3. Ces morts sont innocents et de surcroit sénégalais. C'est triste. Il faut faire payer aux citoyens qui ne portent pas de masque 6000 comme ce matin à Ouest foire avec la gendarmerie. Chapeau mes respects ! Il faut mettre les gens au pas. Ce Seydi Gassama il n'est pas docteur mais est dans toutes les sauces même pour les bonnes choses, il opte le contraire. »

Le même site, et le même jour, titre : « *Covid-19 : Hommes politiques et société civile pour la levée du couvre-feu* ». L'article débute ainsi : « *Si l'État d'urgence et les mesures prises par le gouvernement sénégalais ont permis d'éviter une propagation rapide du Covid-19, elles sont à l'origine d'une précarité à laquelle est confrontée la population. Plus de deux mois après le décret du Président de la République proclamant l'État d'urgence, certaines personnalités ne voient plus l'intérêt de prolonger certaines mesures.* » C'est préciser que Me Moussa Bocar Thiam, maire de Ourossogui, plaide pour la levée du couvre-feu et la reprise de certaines activités. « *Le couvre-feu n'a plus d'intérêt. On ne peut pas laisser les gens trainer dans les marchés jusqu'au soir pour ensuite leur demande de ne pas sortir à partir 21 heures. Le couvre-feu n'est efficace que sur le plan de la sécurité, mais sur le plan sanitaire, il n'y a plus d'impact.* »

Les droits de l'hommiste Seydi Gassama de Amnesty international embouche la même trompette. « *En plus du manque d'impact, il y a des bavures des forces de sécurité. On reçoit tous les jours des rapports dans ce sens. Si ça continue, les populations vont se révolter* ».

Les réactions des internautes semblent aller dans le même sens même pour des raisons différentes à une exception près : « *1. Le couvre-feu est bon car il empêche les séances de tam-tam ou thiant et nous avons du mal à nous endormir la nuit. Nous avons des difficultés à travailler le matin car on somnole à cause de ces nuisances. Depuis l'instauration du couvre-*

feu on se sent de mieux en mieux. Certaines interdictions doivent être pérennisées.

1 bis. Parfaitement d'accord je déteste l'état d'urgence mais sur ce point-là. Je dis "merci couvre-feu". Le couvre-feu peut être levé et les thiant et autres nuisances sonores interdits et surveillés comme actuellement.

1 ter. Si on interdit les Thiant, on interdit : les barça - real, liverpool, paris, coupe d'Afrique, ldc... ééh oui à la moindre occasion vous criez comme pas possible quand il y a un but, ne m'en parle pas !!! ça ne nous intéresse pas et vos cris nous dérangent ça fait même peur car c'est spontané !! les lambs, navetanes, meeting aussi campagne ou pas. Ah j'oubliais les wëssifa aussi cela fait des mois qu'il n'y a pas de wassife et pourtant rien n'a changé donc !!!

2. Qui va se revolter ? lui ?

3. L'état d'urgence doit être maintenu jusqu'à la fin de l'épidémie. Ça ne gêne personne et donne plus de pouvoir à l'État pour intervenir si la situation l'imposait. Par contre, le couvre-feu pourrait être levé dans les régions moins touchées par la pandémie et maintenu dans les régions à risques. Je comprends cette façon de faire des organisations des droits de l'homme qui vivent une montée incontrôlée de la situation.

4. Il faut maintenir le couvre-feu. Les gens ont la possibilité de mener leurs activités jusqu'à 21 h et après, on reste chez-soi jusqu'à 5h du matin. La réduction du lien social la nuit a évidemment un impact sur la transmission du virus. Les gens circulent moins, le virus partant. Lever le couvre-feu, ce serait permettre les thiant et autres ndiangs lieux propices à la propagation de la maladie. À cela, il faut ajouter les bienfaits pour la cellule familiale, incommensurables. Pour moi, il faut maintenir, au moins, un mois encore.

5. La levée de l'état d'urgence voudrait dire l'annulation de toutes les mesures antérieures comme les regroupements, le bordel dans les transports, etc. Je n'ose pas imaginer un tel cas de figure alors que la pandémie semble de plus en plus hors de contrôle. Levée partielle du couvre-feu dans les régions sous contrôle peut être envisagée mais pas les épicentres du virus.

6. À la longue l'application du couvre-feu va aider à établir les bonnes manières de vivre. La ville en réalité est un espace restreint chacun doit volontairement ou de manière mature limiter ses activités et ses déplacements pour que la qualité de la vie s'améliore. VIVEMENT que le couvre-feu se pérennise.

7 L'État d'urgence et le couvre-feu ont perdu tous leurs sens dans la mesure où les mosquées sont ouvertes selon le gouvernement et les lieux publics. Toutes les institutions du pays vont fonctionner à partir du 02 juin. Donc, maintenir un État d'urgence, ce n'est que ABUS DU POUVOIR ».

Le 03 juin 2020, seneweb.com titre : « *Manifs à Touba, grève des transporteurs : Le rapport de confiance entre État et population "s'effrite" »,* en s'appuyant sur les déclarations du président de la Ligue sénégalaise des droits humains (Lsdh) Assane Dioma Ndiaye. Ce dernier, profitant de la grève des transporteurs et les manifestations des populations à Touba, déclare sur les ondes de la RFM : « *La problématique majeure sur la gestion de la Covid-19, c'est de confiner la population sans une solution pour éviter une explosion sociale. Mais actuellement il y a rupture de confiance entre la population et le gouvernement. Actuellement, il y a ancrage* ». Pour nous situer, on est à plus de deux mois après l'état d'urgence.

Il pense que le président de la République doit revoir sa copie, pour venir en aide, de manière plus conséquente, aux plus touchés par les mesures. « *En confinant la population, il fallait des mesures d'accompagnement pour compenser les pertes des gens qui n'ont plus d'activité. Il va falloir trouver des solutions salvatrices* ».

Trois réactions approuvent la position du président de la LDSH :

« 1. Une personne qui a faim est une personne en colère

2. Tout cela n'a qu'un nom : lassitude. Des mesures sur quelques jours ou semaines, les gens supportent. Mais plus de 2 mois. Ils ne peuvent plus. Il y a un relâchement dans le monde.

En France, les gens respectent de moins en moins les mesures barrières. Aux USA, les gens manifestent malgré les 100 000 morts du Covid-19. Dans plusieurs villes où le port du masque est obligatoire, les gens ne le portent plus. Au Sénégal, les religieux ont réclamé la réouverture des mosquées une semaine avant le ramadan. Les transporteurs ne supportent plus l'immobilisation de leurs véhicules.

3. Maître a parfaitement raison ! Même les fermiers qui enferment leurs bétails assurent leur nourriture. Mais on ne pourrait pas enfermer toute une population en leur assurant seulement des mensonges quotidiens et rien d'autre... »

À côté, trois réactions ne sont pas en phase avec l'analyse du président de la LDSH : « *1 On allume le feu par des discours et après on vient en sapeur. La société civile n'est plus crédible. La confiance s'effrite devant les populations.*

Le Sénégal ne se résume pas entre Dakar et Diourbel. La majorité silencieuse est calme et respecte les règles édictées. Arrêtez de faire croire aux gens que le pays est en ébullition. Une minorité est en train de semer le bordel dans le pays. La majorité silencieuse est sereine et fait confiance à l'État.

3 Il faut vraiment cesser vos pensées à deux balles au Sénégal tout le monde est touché par la Covid 19. Des parents sont restés presque plus de 3 mois sans voir leur famille d'autres trois mois sans salaires.

Il faut apprendre à ces gens à dire la vérité. On ne les comprend pas vraiment. Quand il s'agit de pilonner l'État ils sont prêts mais jamais ils ne disent la vérité aux populations. Il faut arrêter cette façon de faire. C'est de la pyromanie… »

Le même jour (03 juin 2020) et sur les mêmes ondes (RFM), Momath Cissé de l'Association des consommateurs (Ascosen) averti, et Seneweb.com de titrer : « *Levée des mesures restrictives réclamée : « Si jamais l'État cède à la pression…* ». L'Association des consommateurs du Sénégal déplore les manifestations contre le couvre-feu qui ont été notées et les actes de vandalisme. Le vice-président, Momath Cissé, par ailleurs représentant des consommateurs au niveau du Comité Force-Covid-19, a dénoncé cette forme de pression pour la réouverture du trafic interurbain. « *Nous nous opposons à cela, parce que le virus est là et il est transporté. Le véhicule est l'outil approprié pour propager cette contamination dans la population sénégalaise. Il y a des endroits où la contamination est inexistante. Si jamais l'État cède à la pression et ouvre le transport interrégional, tout le pays va s'embraser* ». Cependant, Momath Cissé a reconnu que le transport est « *un secteur difficile, parce qu'éclaté et informel* ». Pour cela, il demande que l'on fasse le focus sur l'aide alimentaire.

Il précise que « *Les gares routières ont été répertoriées et il est très aisé pour le ministre en charge de l'aide alimentaire, d'acheminer les kits alimentaires vers ces populations pour les soulager un moment* ». Il prévient : « *Le combat continuera pour vaincre la Covid-19. Il ne faut pas donner des ailes à cet ennemi, parce que notre plateau médical ne pourrait pas le supporter, si la contamination est généralisée.* »

Les commentaires des internautes ne vont pas tarder. Un groupe critique sur plusieurs aspects. « *1. Mr le nouveau " consultant " de l'État a parlé. Il s'en fout de la misère des chauffeurs, des jeunes chômeurs sous*

46 degrés à l'intérieur du pays. Pas de clim à la maison et voiture berline offerte plus 3,5 millions pour comité de suivi Covid. Horrible égoïsme en froideur sur le visage.

2. ASCOSEN doit condamner d'abord l'utilisation des enseignants comme des cobayes du corona. N'insulte pas notre intelligence, merde Vivement 2024 pour vous castrer comme des moutons.

3. Moi je suis consommateur mais tu ne me représentes pas. Je suis désolé. Qui vous a mandaté pour parler en notre nom ?

4.Momath défend ces 3 500 000 qu'il va empocher mais ne pense pas à ces millions de Sénégalais qui vivent dans la misère voilà au moins 2 mois. Il oublie qu'au minimum 90 % des Sénégalais sont dans l'informel.

5. Un peuple raisonnable qui met en avant l'intérêt général. Ce peuple-là doit être écouté ».

Un deuxième groupe approuve la sortie et commente dans ce sens :

« 1. Un État ne doit pas céder à n'importe quelle pression. On utilise des gamins qui allument des pneus dans la rue pour attirer l'attention d'une certaine presse, qui ne fait aucun discernement.

2. Merci et bien dit. Moi je suis dans le transport et depuis 2 mois je respecte les mesures édictées par l'État. Mais il n'a rien fait que de voler notre aide. Ce sont des voleurs, des opportunistes et des sans état d'âme. Dans ce pays tout le monde est un. Il fallait faire comme la Côte d'Ivoire en envoyant laide par orange les outils de transfert.

3. L'État a mobilisé plusieurs milliards pour la Covid-19. Il devait aider les transporteurs qui sont touchés surtout ceux de l'interurbain. S'il ne fait rien le risque est énorme.

4. Pas question de céder ; le couvre-feu va continuer et le gouvernement va maintenir le cap : vous ne pensez pas à l'avenir de ce pays stable votre intérêt rek. »

Un troisième est beaucoup plus nuancé : *« 1. L'État n'a pas les moyens, ou refuse de dégager des moyens pour financer tous les impactés pour rester chez eux. Au fait, où sont les camions de riz, vus au port sous l'œil du Tout-puissant ? 2. ok mais l'État n'a qu'à faire son devoir. Comment on peut enfermer des personnes qui vivent au jour le jour pendant 3 mois sans rien leur donner ? Mais attends réfléchis un peu. Moi je suis pour l'état d'urgence et le couvre-feu mais avec des mesures d'accompagnement.3. L'État doit écouter son peuple ».*

Un quatrième groupe semble faire hors sujet : *« 1. En tout cas ce que je déplore le plus dans cette maladie c'est sa mauvaise gestion psycho-*

sociale. Les malades même guéris reviennent traumatisés par le regard de l'autre. Certains Sénégalais continuent à considérer cette maladie comme une honte. On est tous des humains. Aimons-nous les uns les autres et considérons ceux qui sont malades comme nos proches. Pensons qu'on peut contracter la maladie n'importe où n'importe quand et n'importe comment. Que Dieu nous en garde.

2. Les droits de l'hommistes ils croient que le confinement est une entrave à la liberté.

3. La population doit vraiment s'auto-éduquer pour faciliter le changement positif, avoir une vie saine, un environnement meilleur et se comporter en être intelligent. L'État est sur tous les fronts pour le bien-être mais pour que ça touche plus large, tout le monde doit accepter le changement de comportement.

3.bis. Si la population pouvait tout faire elle-même, il n'y aurait pas besoin d'avoir un État. C'est l'État qui doit gouverner, régir et transformer la société. Directeur général du cadre de vie, je veux bien mais je pense que pulvériser des marchés n'est pas plus grand coefficient. Qu'il vienne nous débarrasser des mécaniciens qui polluent notre habitat. Sinon, comme d'habitude, ce sera toujours dans le sillage des titres creux de jouissance de la république et non de performance publique. »

Les responsables d'organisations de « société civile » se sont prononcés sur le refus d'inhumation, la grève des transporteurs ainsi que sur le couvre-feu. Ils se cherchent une voie entre les mesures de l'État et les comportements des populations. Par exemple, certains condamnent la levée du couvre-feu et déplorent les manifestations contre le couvre-feu. D'autres demandent « *la levée du couvre-feu* » qui n'a plus d'intérêt pour plusieurs raisons (*marchés ouverts, bavures policières, rupture de confiance des populations, mesures d'accompagnement pour compenser les pertes*) tout en déplorant les manifestations et les actes de vandalisme des populations.

Par ailleurs, des responsables des organisations dites de « société civile » condamnent les populations qui expriment un « *Refus d'inhumation* » et appellent les autorités étatiques et locales à prendre toutes les dispositions utiles pour garantir la dignité des défunts et leur droit à une sépulture conformément aux lois et règlements en vigueur au Sénégal. Fondamentalement, la société civile a du mal à se positionner et manifeste l'expression d'un conflit de rôle.

CHAPITRE 6

ENGAGEMENT DES SPÉCIALISTES EN SCIENCES SOCIALES

Devant le comportement des populations et les réactions des autorités, des spécialistes se sont sentis concernés et ont tenté d'apporter leurs contributions. Cette partie propose les contributions des communicants, des socio-anthropologues et des philosophes.

6.1. Engagement des communicants

Des spécialistes se sont aussi mis l'œuvre soit pour apprécier les stratégies et pratiques de communications mises en place, soit pour en proposer. Le 14 mai, seneweb.com poste une vidéo d'un communicateur traditionnel et titre « El Hadji Becaye Mbaye sur la situation du Covid-19 : « *Les Sénégalais sont très indisciplinés* »

Les 11 et 15 mai sont marqués par des contributions analytiques du discours du président de la république. Il s'agit de celles du Dr Momar Thiam, de Serigne Saliou Gueye et de Samba Ardo Ba.

Dr Momar Thiam, spécialiste en communication politique, souligne que le président, en décidant l'ouverture des marchés et le décalage du couvre-feu (de 21 h à 5 h), a choisi de mettre en avant l'argument économique.

Pour Dr Thiam, la phrase du président : « *Il faut adapter notre stratégie* », signifie que d'autres éléments sont en jeu et qu'il faut les prendre en compte pour mieux lutter contre cette pandémie. Mais fondamentalement, « *à côté de la priorité sanitaire et politique, c'est la priorité économique qui prime », *même si, *« Ouvrir donc les marchés et les loumas, c'est surexposer les individus.* » Cette nouvelle stratégie pourrait aussi être « *peut-être quelque part un test pour mieux prendre demain des mesures plus coercitives. ... si on se rend compte que le nombre d'infectés galope.* »

Serigne Saliou Gueye pense que le « *le Président a abdiqué ».* À travers l'assouplissement de sa position notamment en ce qui concerne le rapatriement des corps des émigrés, c'est là un pied-de-nez à la Cour suprême et une humiliation des experts du comité scientifique qui avaient requis le non-rapatriement des dépouilles. Il conclut, en expert : « *Une crise sanitaire ne se gère pas avec du laxisme et de l'anxiété. Et le fait de l'avoir assimilée dès le départ à une guerre montre la dimension exagérée et anxiogène que le Général auto-proclamé a voulu imprimer à la pandémie. Une pandémie dont il ignore, hélas, qu'elle se gagne avec intelligence et courage. Et non par des décisions à l'emporte-pièce !* »

Samba Ardo est plus dans la maladie : « *Apprendre à vivre avec le virus : cette maladie qui me guette* ». *« Le président de la République pouvait bien continuer à parler, de toutes les façons je ne l'écoutais plus. L'essentiel, il venait de le dire : Il faut apprendre à vivre avec le virus.*

Comprenez vivre avec la maladie à coronavirus. Comme un médecin qui annonce à un patient les résultats catastrophiques de ses analyses médicales ou encore le tribunal qui vient de rendre son verdict acerbe : Apprendre à vivre avec le virus".

Je ne sais pas s'il faut en rire ou en pleurer. Mais une fois l'onde de choc de l'annonce passée, on reprend ses esprits. On inspire un grand coup puis on expire et on se dit à contrecœur que la volonté de Dieu soit faite. »

Il retient que « *apprendre à vivre avec le virus, nécessite certains comportements c'est alors le lieu de montrer une attitude beaucoup plus responsable pour sauver notre vie et sauver la vie des personnes que nous aimons. Car être responsable, c'est également penser aux autres et c'est là, de mon point de vue, toute la quintessence du message du chef de l'État car, comme dit l'adage, ce qui ne tue pas nous rend davantage plus fort.* »

Le 15 mai, Babacar Wilane titre dans seneweb.com : « *Guerre contre Covid-19 : Macky, un général chahuté* », avec le chapeau suivant « *Ayant cédé à la pression d'une partie des autorités confrériques, le président Macky Sall a été désavoué par l'autre partie du pouvoir religieux et les acteurs de l'école. Parti d'un consensus fort pour mener la guerre contre la Covid-19, le Général Macky a fini par perdre le contrôle de la troupe.* »

Si, « *Au début de la pandémie, le chef de l'État a réussi à unir opposition radicale et modérée, société civile, bref toutes les forces vives de la nation autour de sa personne. Alors comment le président Macky Sall a fait pour se retrouver aussi seul dans la bataille contre la Covid-19 ? En moins de deux mois, le général (maladroit ?) a épuisé toutes ses cartouches. Aujourd'hui, son autorité est plus que jamais bafouée, son image écornée. Le chef de l'État ressemble aujourd'hui à un commandant qui a perdu le contrôle de la troupe, alors que le pays est en pleine guerre contre le nouveau coronavirus.* ». Il explique et détaille que « *tout est parti de la pression exercée sur lui par les religieux et le secteur informel et une mauvaise négociation du tournant par le chef devant la diversité de positions des communautés religieuses quant à l'ouverture des lieux de culte.* »

Pour lui, les experts notent « *une dissonance institutionnelle et communicationnelle* ». Il cite :

– Alioune Tine de la société civile, "*Quand on avait moins de morts et de cas, on était confiné. Et maintenant que c'est pire, on déconfine sans une bonne préparation de l'opinion. Le résultat, c'est le malaise des soignants, la colère de l'opinion et de certains partis politiques. Dans tous les cas, la réouverture des mosquées a fini de diviser la communauté musulmane et fragiliser l'autorité étatique. L'islam confrérique est de plus en plus divisé. D'où la nécessité de repenser les institutions après Covid-19, sortir de l'instrumentalisation de la politique et de la religion, afin de bâtir un Nouveau Monde gage de stabilité.* »

– Le Dr Sahite Gaye, Docteur en sciences de l'information et de la communication pour qui « *cet imbroglio s'explique par le fait que sur le plan de la communication, le discours de lundi dernier est le plus "clivant" depuis le début de la crise. "Le dernier discours n'est pas cohérent avec celui du début. Il y a une dissonance communicationnelle par rapport à la perception". Pour lui, « en situation de crise, on n'a pas le même public. Les publics sont pluriels, en fonction des intérêts. Ainsi, ceux qui réclament l'ouverture des marchés n'ont pas les mêmes objectifs que ceux qui exigent la réouverture des mosquées, pas plus que ceux qui veulent le maintien de la fermeture des écoles. Il y a donc nécessité d'avoir une communication ciblée. Dans une crise, c'est la perception qui est importante. C'est pourquoi, ce qui s'est passé peut même avoir un impact sur les décisions à venir, surtout qu'on n'est pas encore sorti de la crise.* »

Les réactions ont été diverses. Un groupe de réactions sur le chef de l'État et son discours. Certaines appuient la décision du président : *« je crois fermement que Macky a bien fait. Il a répondu à vos aspirations religieuses. A vous d'être responsables. C'est la démocratie. Le seul problème de Macky est qu'il est entouré de certains gens qui ne travaillent pas et bouffent tout notre argent à tort ou à raison. Le déconfinement est bien mais il a raté sa communication. Si vous mettez la pression, il pourra même rouvrir les aéroports et le transport local ! Le PR doit nettoyer son entourage et y mettre des bosseurs »*. D'autres déprécient la décision : *« Piètre général, plutôt gobi ! Il a aussi commis l'erreur monumentale de supprimer le poste de Premier ministre, poste qui aurait pu lui servir de bouclier. S'il avait maintenu ce poste, et mis son titulaire au front de la lutte contre le Covid, même en cas de décision malheureuse comme celles qui sont prises, il aurait toujours eu la possibilité de reprendre le contrôle de la situation. Mais hélas sa boulimie du pouvoir l'a perdu. Le voilà chahuté et seul dans son coin. Les Sénégalais et les marabouts sont seulement un peu plus malins que Macky et compagnie. C'est dommage pour Macky toujours de la politique partout. Sa décision ne se justifie pas dans la mesure où la décision de rouvrir les écoles le 2 juin a précédé celle d'ouvrir les mosquées. De zéro décès, on a fermé et 18 décès on ouvre. »*

Un deuxième groupe de réactions sur le journalisme : *« Le titre de l'article est très tendancieux. Il ne reflète pas l'objectivité à laquelle on s'attend en tant que lecteur ayant ses opinions sur la marche de ce pays. Si vous êtes des journalistes, vous devez vous limiter aux faits et laisser les Sénégalais le loisir de juger. Connaissant comment certaines communautés religieuses peuvent être aveugles devant leurs intérêts, le président a usé de beaucoup de sagesse à ce sujet. Comme il était hors de question de s'attaquer à ces communautés qui n'ont jamais respecté les directives et qui sont prêtes à tout pour défendre leur cause, il a fallu prendre une décision qui mette tout le monde devant ses responsabilités. On ne gouverne pas en mettant en avant ses émotions ou ses états d'âme. L'avenir nous édifiera. »*

Un troisième groupe de réactions sur nos institutions *« Wade a mis à terre nos institutions. Macky Sall a poursuivi. Le malheur de notre pays c'est sa classe politique.*

Tout le pays savait que Touba et Gounass ne respectaient pas les décisions gouvernementales. D'où la rébellion de Kaolack et d'autres obédiences religieuses. Ainsi le pouvoir confrérique grignote petit à petit le pouvoir politique. Et on va déboucher un jour sur une situation à l'iranienne avec un khalife général "guide de la révolution". Situation ubuesque dans un pays sunnite comme le Sénégal.

Un quatrième groupe de réactions sur nos intellectuels : *« Cet article ne montre que la malhonnêteté intellectuelle et le manque de courage de certains de nos intellectuels. Sahite Gaye et Alioune Tine auraient dû prendre la parole au moment opportun quand des villes religieuses et groupes économiques bravaient l'autorité de l'État au vu et au su de tout le pays.*

« Alioune Tine parle de rupture d'égalité ! La société civile doit comprendre que son rôle est de renforcer l'État et ses démembrements et non de jouer au spectateur jouissif de sa défaite. En affaiblissant l'État et en renforçant le pouvoir des confréries, on va droit vers la dislocation du pays. On en reparlera dans quelques années. »

Un cinquième groupe de réactions sur la stratégie collective et la responsabilité individuelle : *« Aucune stratégie n'est figée, elle est adaptée selon les besoins du moment, selon le contexte. Ceux qui exigent l'ouverture des mosquées et les marchés sont tous des Sénégalais et représentent une bonne frange de la population tout comme ceux qui sont contre cette mesure. Le Président a coupé la poire en 2 en mettant chacun devant ses responsabilités, ça c'est de la démocratie. Chacun doit jouer son rôle, le citoyen doit respecter la loi et personne ne doit même pas lui dire cela car nul n'est censé l'ignorer. Ceux qui pensaient avoir défié le président en refusant de fermer leurs lieux de culte se trompent lourdement c'est dans l'après Covid qu'ils comprendront qu'ils ont été ridicules quand ils verront leur nom dans les bouquins d'histoire.*

Le confinement n'est pas la solution surtout en Afrique, avec cette solution, le remède est pire que le mal face à des gens qui survivent au quotidien et qui risquent d'être affamés. Le déconfinement non plus n'est pas la solution. La solution c la discipline et le civisme : tu es malade, tu as de la fièvre, tu tousses, tu t'isoles de tous et va te faire tester à l'hôpital. Pour les autres, distanciation sociale au moins 1 mètre, port de masques, hygiène du corps et des mains, éviter de cracher, de toucher son visage, d'éternuer surtout sur les gens... Bref des mesures de bon sens, de bonne conduite comme recommandés dans tous les livres saints. Wa Salam »

Toujours sur la stratégie, une description de cas est faite : *« Macky Sall a failli sur les mesures à prendre. Les mesures sanitaires devaient être la priorité des priorités, achats massifs de masques, de lits d'appareils de réanimation et de matériels de protection pour le corps médical car c'est une crise sanitaire ni sociale.*

J'habite dans un quartier de Dakar où vivent plus de 30 000 personnes et aucune famille n'a reçu un kilo de riz de l'aide alimentaire encore moins un kilo de sucre pourtant les gens ont plus besoin de moyens de protection contre cette maladie comme les masques et les produits désinfectants que de riz ou de sucre. Les hôpitaux manquent de moyens d'accueil lits et appareils de réanimation pour les nouveaux malades Macky Sall devait dès le début faire une commande de 100 milliards en matériels sanitaires au lieu de se lancer dans des programmes qui n'ont rien à voir avec l'urgence sanitaire avec tous les scandales que cela a généré détournements de plusieurs milliards par son beau-frère et sa bande de malfaiteurs constitués de Diop Sy et autres »

Pendant ce temps, le site enqueteplus.com publie la sortie du Conseil pour l'observation des règles d'éthique et de déontologie (Cored). Ce conseil appelle les médias à l'exercice d'un "*journalisme responsable*". Plusieurs médias avaient précisé les pathologies dont souffrirait un patient, lors du 12e décès lié à la Covid-19.

« Le Cored signale que la diffusion de ces informations médicales est une atteinte grave à la dignité du défunt et rappelle à tous les confrères et consœurs qu'en toute circonstance, nous devons rester des journalistes prudents, mais aussi très précautionneux dans la manière de traiter une information aussi grave touchant une épreuve familiale intime et douloureuse »

Après avoir appelé les journalistes au respect des règles éthiques et déontologiques, le conseil appelle *« à plus de professionnalisme dans le traitement d'informations relevant du domaine de la vie privée ou couverte par un secret professionnel et, dans le cas d'espèce, par le secret médical »*. Il rappelle aussi que la diffusion des informations relatives à la situation médicale est contraire à l'éthique journalistique, sauf si elles ont un intérêt public. *« Au terme des articles 53 et 54 du Code de la presse, le Cored, tout en privilégiant le dialogue, a les pleins pouvoirs pour prononcer des sanctions contre les organes qui font fi du respect des règles d'éthique et de déontologie »*.

Le 16/05/2020, Sahite Gaye, docteur en communication et enseignant au Cesti, livre dans cet entretien dans l'As son opinion sur la façon de communiquer des autorités sanitaires. Pour lui, « *Diouf Sarr, Khemess Ndiaye et Aloyse Diouf n'ont pas été formés à la prise de parole médiatique* ». Pour lui, « *le dispositif de communication de ces trois personnalités est le même, même si les casquettes sont différentes. Par exemple, quand le Docteur Khemess parle en ancienne syndicaliste et ça joue un peu. On peut maîtriser le message, mais on peut ne pas maîtriser la communication. Il faut donc qu'elle améliore sa prise de parole avec un média-training. Car pour faire une communication de crise, il faut se préparer au discours. Dans ce cas de figure on est dans une communication, ce n'est pas l'expert qui va parler. On n'est pas venu pour informer, mais pour communiquer. On ne doit pas laisser paraître ses émotions. Une gestion de l'émotion s'impose dans cette forme de communication. Elle doit faire un travail sur ça. Mais il faut aussi savoir que la communication c'est une profession. On a beau maîtriser ce qu'on doit dire, mais il faut apprendre à le communiquer. (...)*

Pour ce qui est du ministre Diouf Sarr, il y a plus sa casquette d'homme politique qui constitue un point pour ses messages. C'est-à-dire à chaque fois qu'il parle on voit plus l'homme politique que le ministre de la Santé qu'il est. Parce qu'il n'est pas du domaine et son image à un moment donné est saturée. D'ailleurs il a annoncé la suspension des communications quotidiennes. Même s'il montre qu'il est présent en tant que ministre de tutelle, il devrait être plus présent sur le terrain que devant les caméras et les micros. Quand Abdoulaye Diouf Sarr parle, la situation où le poids psychologique de la cellule se dévoile. Ça veut dire que quand il parle on peut deviner l'ambiance qu'il y a au niveau du Ministère. Tout dépend du nombre de cas et des éléments qu'il a entre ses mains.

Quand Diouf Sarr parle, ce qui est important d'observer, c'est le non-verbal. Parfois, il est là, avec la voix qui tremblote. Il fait des erreurs par rapport aux dates. Là c'est le poids qu'il endosse, c'est pourquoi il devrait y avoir du recul stratégique, c'est-à-dire être plus présent sur le terrain que sur les plateaux. Parce qu'on a tendance à oublier que la communication n'est seulement la communication méthodique, mais les actions sur le terrain également comptent. Par exemple, aller voir ce qui se passe sur le terrain comme il l'a fait lors de sa tournée. Et quand on est à un niveau de management, il faut plus être sur le terrain pour rassurer. Parce que quand on est devant les micros et les caméras, on se dévoile, c'est à dire on se trahit. Mais ce qui nous trahit en tant que tel, ce n'est pas nos mots, mais c'est le non-verbal à travers les gestes et autres.

Pour Aloyse au départ, c'était bien, mais, quand il a fait cette sortie pour attaquer le Professeur Seydi, c'est là que les gens se sont rendus compte que c'était le Directeur de Cabinet d'Abdoulaye Diouf Sarr. Et là, on est dans un poste politique. Donc lui quand il parle, il défend plus l'institution. Au départ c'était bien, mais à un moment donné, cette sortie médiatique a joué sur sa notoriété. Justement c'est par rapport à ces préjugés qu'il faut éviter la condescendance dans la communication. Au début sa communication, c'était bien, mais quand cet élément-là est venu, dans sa prise de parole, le public l'a identifié comme l'homme qui a attaqué le Docteur Seydi. Parce que jusqu'à présent, les Sénégalais ont une bonne perception des médecins et infirmiers durant cette crise. Donc quand on attaque une personne, c'est comme si on a quelque chose à cacher. C'est comme s'il y avait un cadavre au placard. »

Le lendemain 31 juin, la presse fait appel aux spécialistes qui pointent du doigt la communication, notamment celle portant sur l'âge des personnes décédées. Sénéweb.com a recours à des « spécialistes » et titre : « *Covid-19 : Quand la communication autour de l'âge des décédés crée la psychose chez les personnes âgées et le relâchement chez les jeunes* ».

L'expert en communication Momar Thiam interrogé par le site d'information est nuancé : « *À partir du moment où on dit que le nombre de morts augmente et que dans ce nombre de morts y a un pourcentage assez élevé de personnes âgées, ça peut créer une espèce de psychose autour des personnes âgées qui, à mon avis, doivent être protégées davantage, non seulement dans leur environnement proche, mais aussi dans leur environnement lointain* ».

Il reconnait néanmoins que communiquer sur l'âge des personnes décédées et sur d'autres critères, c'est un mal plus que nécessaire. « *Cela permet aussi, en termes de prévention de cette maladie, de donner le pouvoir aux personnes qui sont autour de ces personnes âgées de prendre des précautions nécessaires. Donc, on ne peut pas, à la limite, reprocher à l'État de faire cette forme de communication* ».

Souleymane Ly qui qualifie la méthode de « *communication à outrance* » précise : « *Il faut comprendre que communiquer à outrance sur cela peut pousser certains jeunes au relâchement et ça peut être catastrophique pour notre pays. Je pense que le seul décès qu'on a eu et qui a moins de 40 ans, c'est le jeune de Rebeuss.* » Il préconise une communication simple axée sur la sensibilisation des communautés.

Les réactions des internautes sont diverses et variées, avec certes des critiques mais aussi des propositions. Ci-dessous une sélection de huit réactions : « *1. Je pense que l'âge des personnes décédées n'est pas le problème. Car même si les autorités sanitaires s'abstenaient de le faire, tous les autres médias du monde et les réseaux sociaux le font toujours et c'est un fait indéniable.*

Il faut plutôt mettre l'accent sur la sensibilisation des jeunes, leur faire comprendre que s'ils ne respectent pas les mesures barrières ils exposent tous les membres de leurs familles et surtout leurs pères, mères, tantes et oncles d'âges avancés avec qui ils partagent la maison.

Je l'ai toujours dit il faut mettre un seau d'eau et du savon à l'entrée de chaque maison, toute personne doit se laver les mains avant d'entrer dans la maison.

2. Citer les quartiers est pire et ils le font chaque jour résultat des courses la stigmatisation augmente

3. Citer les quartiers ou les villes ça je condamne et ça mène à la stigmatisation.

Par contre c'est une très bonne chose de communiquer sur l'âge des personnes pour montrer que ça ne doit pas être une question de prévention individuelle mais parfois une prévention collective ; et qu'en faisant attention, on protège nos pères, mères, grands-parents et toutes les personnes âgées et vulnérables de notre entourage.

4. Donc ne prendre aucune précaution ou faire du je-m'en-foutisme jusqu'à choper la maladie et venir contaminer des personnes vulnérables de votre entourage qui n'ont rien demandé et qui ont essayé de se protéger en restant confinés, s'ils en meurent où en souffrent. Il n'y a pas pire péché.

5. Donc vu nos réalités culturelles, c'est ce genre de communication qu'il faut tenir aux inconscients qui pensent que rien ne pourra leur arriver car étant jeunes.

6. Ce genre de message ne peut passer que par les imams et les évêques. Le Sénégal est un pays où les jeunes sont très versés sur la religion quoiqu'on dise. Or, j'ai l'impression que les autorités étatiques ont raté le pari de la communication. Les jeunes suivent rarement les médias et ne croient toujours pas à ceux qui les occupent. Allez voir les imams et évêques qui aideront à faire passer le message. Un prêche est 1000 fois plus efficace et moins cher qu'un spot publicitaire.

7. La majorité des jeunes ont jeté les masques et arrêté les gestes barrières vu que seuls les vieux sont concernés. Il sera difficile de revenir en arrière et le prix fort sera payé. On ne doit pas chercher loin l'origine des cas communautaires qui ne feront que se multiplier.

Certains jeunes se fichent de ce qui peut advenir même dans leurs foyers. Un retour aux valeurs n'est pas d'actualité au Sénégal.

Le dernier intervenant s'en prend à la terminologie du site : « *Je pense que je n'ai jamais autant vu un site utiliser le terme "psychose" de toute ma vie. Chaque 2 jours on nous sort cette expression à toutes les sauces.*

En tout cas, on peut tout dire mais Seneweb ne manque pas d'imagination c'est déjà une qualité. »

Le 03 juin, Momar Mbaye signe dans seneweb.com l'ÉDITO DU JOUR avec pour titre : « *Savoir désamorcer une bombe sociale...* »

Scènes de guérilla comme en période de crise post-électorale. Émeutes de l'eau à Cap-Skirring dans le sud du pays. Grandes artères barricadées puis incendiées entre Thiès, Tamba, Touba et Mbacké ; violation du couvre-feu par des jeunes sortis en masse la nuit : les actes de défiances à l'endroit de l'autorité prennent des proportions inquiétantes à travers le pays. Un cocktail explosif qui dessine les contours d'une révolte populaire née des mesures restrictives auxquelles il convient de mettre un terme, pour rester dans l'esprit des mesures d'allègement annoncées par le chef de l'État lui-même, le 11 mai dernier.

Le président Macky Sall a eu la sagesse de prendre des mesures fortes pour éradiquer la propagation du coronavirus au Sénégal. Les restrictions dans les déplacements entre régions et entre départements ont sans doute contribué à secouer la chaîne de transmission sans pour autant l'interrompre. Ces mesures salutaires et auxquelles les populations ont adhéré entièrement au début et pendant plus de deux mois, ont fini par installer la lassitude dans les foyers et le désœuvrement dans les quartiers. Elles ont transformé de braves « goorgoorlou » en personnes assistées voire sans assistance, ou sans revenus faute de pouvoir exercer leur gagne-pain de jour ou de nuit. Et l'État n'a pas pris en compte dans son plan de résilience une frange importante de la population qui s'active dans le secteur informel. Aussi bien les transports que le petit commerce ont été fortement asphyxiés du fait des restrictions sur les déplacements. Quid de la fermeture des gares routières ? Elle a mis à genou un pan important de l'économie nationale. En effet, si les hôteliers et acteurs du tourisme ont pu bénéficier d'un crédit ou d'une assistance financière de l'État ou des banques, tel n'est pas le cas pour ces milliers de jeunes qui s'activent dans le transport ou le commerce et qui sont méconnus des services administratifs et des statistiques nationales. Et, à force d'attendre la fin de « corona » qui prend ses aises, ils ont fini par se sentir lâchés, trahis même, au point de sortir de leur torpeur dans un sursaut de survie, usant de la violence pour amener l'État à desserrer l'étau. Parce que ces jeunes ont fait siennes des déclarations du chef de l'État qui a invité les Sénégalais à « apprendre à vivre avec le virus ». D'où l'évolution dans les slogans, de « restez chez vous » à « restez prudents, soyez vigilants ». Ce qui laisse entendre que tout Sénégalais et sans exception, ne doit plus rester chez lui, mais sortir et reprendre le travail dans le respect strict des mesures de prévention.

Le 11 mai dernier, en décidant de l'assouplissement de ces mesures avec notamment la réouverture des lieux de culte, des marchés et des écoles pour les classes d'examen, ainsi que l'autorisation des déplacements entre départements, l'autre décision majeure et immédiate devrait logiquement porter sur la levée des restrictions sur les déplacements entre régions, avec des mesures fortes adossées à des moyens colossaux pour éviter le transport du virus d'une localité à une autre. Mais sur ce point précis, l'État semble avoir traîné les pieds et les populations, étouffées et laissées sur leur faim, ont fini par se faire entendre avec la manière forte. Et le cocktail explosif sera sans doute désamorcé par la sortie du Khalife général des mourides qui a appelé les jeunes à la retenue. D'où l'urgence pour l'État d'accuser réception du message émis par ces jeunes et surtout de décrypter la sortie du khalife de Touba.

Enfin, en enregistrant l'un des taux de décès les plus faibles liés au coronavirus, le Sénégal sort la tête hors de l'océan infecté dans lequel la Covid-19 a noyé des États puissants aujourd'hui presque à genoux au plan économique. Mais notre pays se débat et peine à respirer du fait d'une économie asphyxiée par des mesures restrictives dont la levée immédiate est devenue une demande sociale, une urgence capitale voire une nécessité de survie, dans le respect strict des gestes barrières et autres mesures de protection. Savoir décoder un message, c'est aussi être en mesure de désamorcer la bombe sociale qui guette le pays au risque de confirmer les théories alarmistes qui voudraient faire de la crise sanitaire du Covid-19 un levier pour déstabiliser nombre d'États à travers le monde, africains notamment.

Le 10 juin, dakaractu.com se propose d'analyser la communication du ministère de la Santé. Il titre : « *Des cas de décès passés sous silence, manque de transparence... : Pourquoi la communication du ministère de la Santé connaît autant de ratés* ». En encadré ci-dessous, l'article qui a été publié.

Les autorités du ministère de la Santé et de l'Action sociale, qui avaient rencontré des hommes de médias, au début de la pandémie, leur avaient promis une « parfaite collaboration », dans leur communication de crise. Avec un mot d'ordre, répété en boucle : priorité à la « transparence ». Voilà pour la théorie. En pratique, c'est autre chose, et certains observateurs ne se sont pas privés de le rappeler.

Les agents de Abdoulaye Diouf Sarr, qui avaient promis que tous les avis de décès seraient rendus publics dès leur survenance, ont passé outre. En effet, des cas de décès avérés liés au Covid-19 n'ont pas été communiqués, du moins pour le moment, alors que les patients ont succombé depuis plus de 24 heures.

Ainsi, dans les rangs de la presse, on s'inquiète d'une « situation de décalage », on se désole de l'attitude des services du ministère de la Santé qui passent sous silence des faits notables.

Des cas de décès passés sous silence

Pour les annonces de décès, il était convenu que l'âge, le sexe et peut-être l'adresse des patients décédés devaient être communiqués, sauf s'il s'agit d'un étranger. Seulement, le constat a été fait que les autorités sanitaires préfèrent apporter des détails sur l'identité de victimes moins connues et pas pour d'autres. On voit alors la bizarrerie d'une situation où les règles de base sont violées par l'autorité elle-même.

Par ailleurs, les autorités sanitaires n'ont curieusement plus parlé de cas de décès à Touba depuis quelques jours, pour ceux à qui cela aurait échappé. La communication sur l'état de santé des patients avec une forme grave de la Covid-19 n'a pas varié depuis lors. Et ce, malgré les quelques décès causés par le coronavirus ces dernières heures.

Aucun cas de décès n'est à ce jour signalé. « L'état de santé des patients hospitalisés est stable ». Ces phrases montrent que le ministère de la Santé et de l'Action sociale manque de clarté et ne dit pas toute la vérité aux Sénégalais. Un jugement sévère qui n'épargne pas la communication du département de Diouf Sarr. Et, si ça continue, la confiance envers le département de Diouf Sarr pourrait s'éroder.

C'est sur fond de précipitation que se font les enterrements

Si le ministre de la Santé a pris garde de ne jamais dévoiler l'identité et l'adresse des patients décédés, ce sont les familles des victimes qui en parlent le mieux, en apportant des démentis.

Ceux qui disent ne pas croire aux informations distillées par l'autorité sanitaire pourraient avoir raison. Certains dénoncent en effet le manque de transparence du ministre de la Santé qui « manipule les populations ».

Sans nul doute, ces dernières semaines furent l'apogée des démentis. Et, il est clair que maintenant c'est sur fond de précipitation que se font les enterrements des personnes décédées de la Covid-19. Avant même la délivrance des résultats des examens virologiques souvent cachés en cas positif.

Face à l'épidémie de coronavirus et ses conséquences, on ne peut pas appliquer les vieilles recettes de la communication de crise. Par ailleurs, les chiffres publiés par le ministère de la Santé et de l'Action sociale et ceux obtenus au niveau local différent depuis quelques jours.

Le jeudi 11 juin 2020, sur leral.net, le journaliste Pape Djibril Fall, analyse la sortie du Président Sall qui demande de « *vivre avec le virus* ». M. Fall souligne que « *vivre avec le virus, c'est supposer que le virus est là mais il ne nous empêche pas de vaquer à nos occupations, ça suppose aussi qu'il faut lever le couvre-feu.* » Il ajoute « *on ne peut pas demander aux populations de vivre avec le virus et reporter les cours. Il y a des paradoxes dans leur communication. On ne peut pas vouloir une chose et son contraire* ». Les Sénégalais réagissent.

Certains insistent sur les compétences de M. Fall « *Et c'est ce gosse qui se dit plus intelligent que tous les agents de l'État qui doit nous dicter notre job, quel peuple de merde ! Encaissez nos décisions et critiquez tant que vous pouvez* ». Un autre internaute ajoute que « *Pape Djibril fait de la scolastique. Trop facile, il est journaliste et non expert en infectiologie.* »

D'autres rappellent et apprécient les faits : « *L'État a tout fait pour qu'on puisse reprendre les cours normalement mais malheureusement vous êtes si pressé de voir l'échec de ce dernier que vous-même vous êtes perdu dans votre communication. Fatei khadiou fii (NDLR : vous faites semblant d'oublier). Vous étiez là à tirer sur l'État en se disant que c'était trop risqué d'amener les enfants à l'école dans cette période de pandémie.* ».

Et « *L'État protège ces fils. Il a bien fait de ne pas précipiter le retour en classe car ces vous-même qui serez là demain pour critiquer si un élève est atteint du virus en cas de reprise.* »

Un troisième groupe analyse la décision : « 1. *Apprendre à vivre avec le virus ne veut nullement dire ne pas prendre les précautions indispensables pour protéger nos enfants vulnérables. Le report est juste pour bien réorganiser la situation pour un Sénégal gagnant.* 2. *Une bonne préparation permet de gagner une guerre et celle contre Covid-19 mérite une bonne préparation pour éviter d'exposer nos jeunes et le corps enseignant.* »

Le 27 juillet 2021, le Pr Khadiyatoulah FALL de l'Université du Québec à Chicoutimi, fait une contribution, dans Dakaractu. : « *La riposte contre la 3e vague doit reposer sur une communication cohérente de l'État* ». Il partage plutôt « *son inquiétude face à la situation dramatique de la 3e vague du Covid-19 au Sénégal* » avant de poser « *un diagnostic sans complaisance sur les conditions d'une communication cohérente du Gouvernement pour faire face à la 3e vague.* »

L'enseignant/Chercheur propose une orientation de la communication gouvernementale à travers la définition d'une stratégie de riposte. « *Il est impératif que les discours qui émanent du gouvernement décrivent la situation dans toute sa réalité et même si elle est critique. Mais il ne doit pas se dégager l'impression dans la population que l'État a baissé les bras, laisse la population à elle-même et que le pays est définitivement condamné.*

L'État ne doit jamais s'afficher comme ayant oblitéré, entériné la défaite. Il doit être à l'affût du moindre signe qui donne l'espoir que nous pouvons nous en sortir, car il demeure toujours des forces de bonne volonté, de courage, de patriotisme et d'actions à différents niveaux qui sont encore dans la mobilisation. Il ne s'agit pas toujours de mettre la focale sur les obstacles, sur les récalcitrants mais aussi de faire ressortir les modèles de résistance, de résilience qui se tiennent encore debout et qui sont en action sur le terrain. »

Pour lui, si la situation s'aggrave, l'État aura à prendre des décisions difficiles. Pour lui, « *il faut alors établir les conditions qui favorisent une bonne écoute ainsi qu'une communication cohérente et bien programmée, c'est à dire fréquente sans être pléthorique, harassante. Il faut éviter la surcharge cognitive qui inhibe, émousse l'écoute active.* » Le Professeur Fall ajoute que : « *les grandes décisions si elles doivent être prises doivent être annoncées et justifiées par le Chef de l'État lui-même. Elles doivent montrer qu'elles sont l'objet d'une concertation sérieuse avec les acteurs pertinents et que les conditions de leurs applications sont réunies. Les discours confus et les propositions immédiatement défiées amplifient la crise, le désarroi et donnent l'impression d'un gouvernement qui ne maîtrise pas la situation.* »

Il insiste sur le processus de prise de décision devant précéder une bonne communication : « *Il faut un échange sérieux, sincère et sans détour avec les leaders d'opinion et de groupes politiques, religieux, coutumiers qui pourraient, pour différentes raisons, passer outre. Il faudra prendre des décisions fortes, mais avant cela, il faut une concertation honnête et tirer des conclusions claires qui puissent être exécutées. C'est cela aussi le Sénégal de tous, le Sénégal pour tous.* ».

Pour lui, il faut mobiliser toutes les compétences : « *Pour susciter l'adhésion des populations, il faut une fabrique de l'action et de la communication de l'État qui illustre bien qu'il y a bien un croisement des compétences effectives des différents acteurs pertinents afin que les soins essentiels puissent être pris en charge. Et pour construire la confiance, il doit se refléter une gestion d'ensemble d'équipe et un leader qui sait organiser même si on est en contexte de webinaire et de télétravail. La bonne gestion de cette crise doit optimiser la complémentarité des rôles des différents ministères et leurs articulations avec les demandes sur le terrain. Il ne s'agit pas du seul travail d'un ministère mais de celui de tout un gouvernement.* »

Il insiste sur le fait que la riposte appelle aussi à explorer d'autres voies qui ne sont pas seulement médicales et parle aussi d'un défi scientifique, politique, social énorme. « *Il consiste à faire face de manière sérieuse, experte à la gangrène de l'agnotologie*[24]*, c'est-à-dire à la gangrène des semeurs de l'ignorance, de l'obscurantisme et des fake news.* ».

Il termine sur les vulnérabilités « *Parmi les multiples vulnérabilités de nos pays dévoilées par la pandémie, il y a, à côté des vulnérabilités économiques, celle de leur vulnérabilité à faire face à la désinformation, à l'obscurantisme, à la manipulation des faits mais également l'absence d'acteurs et de stratégies pouvant contrôler leur propagation* ».

---

[24] L'agnotologie est une discipline aux confins de la philosophie, de la sociologie et de l'histoire des sciences dont l'objet est l'étude des moyens mis en œuvre pour produire, préserver et propager l'ignorance, mais aussi l'étude de l'ignorance elle-même.

Le 11 août 2020, Seneweb titre : « *Communication sur la Covid-19 : Un expert dévoile les « péchés » du gouvernement* ». Il s'agit de Jean Sibadioumeg Diatta, communicant et docteur en science du langage à l'Université Gaston Berger de Saint-Louis, décèle un certain nombre de « *péchés* » dans la communication des dirigeants. Le spécialiste décèle un certain nombre de « *péchés* » dans la communication des dirigeants après plus de cinq mois après l'apparition du premier cas de Covid-19 au Sénégal (2 mars 2020), ayant entrainé un relâchement des populations et surtout la multiplication des contaminations. Il fait le point de la situation « *Derrière ce relâchement noté chez certains Sénégalais, se cache le fait que le discours de la thèse du complot prospère. Beaucoup de citoyens doutent encore de l'existence même de la Covid-19 et ce, malgré les nombreux morts. C'est, d'ailleurs, un problème que le gouvernement n'a jamais réussi à résoudre, depuis le début de la pandémie. Ce sentiment de doute a malheureusement été conforté par un certain nombre de facteurs notés dans la gestion institutionnelle de la maladie* ».

Il identifie la cause de l'échec : « *l'absence de la pédagogie par l'exemple qui reste le fondement d'une communication efficace. Le fondement de l'efficacité de la communication gouvernementale doit impérativement reposer sur une cohérence d'ensemble entre les discours et les actes, entre les messages et les comportements des émetteurs, entre ce que l'on dit et ce que l'on fait.* »

Pour lui, « *une analyse situationnelle illustre nettement qu'au moment où l'on impose des règles comportementales à tous les niveaux, l'on est le premier à fouler aux pieds ces mesures. En effet, les autorités sont dans les funérailles, les levées de corps, les mariages, les baptêmes. Elles organisent des rencontres politiques, des cérémonies de pose de gazon, etc., sous le regard teinté de multiples interrogations des concitoyens. (Pourtant), ces activités mobilisent des foules, mais aussi des personnes vulnérables. Elles exigent donc des populations ce qu'elles sont incapables de réaliser, alors qu'en matière de communication, le plus compliqué n'est ni le message ni la technique, mais le récepteur. (Sauf que), ce récepteur analyse les comportements de l'émetteur et en tire des conclusions qui détermineront sa ligne de conduite, selon Dominique Wolton.* »

Il propose une solution : « *Le président de la République, Macky Sall, devrait exiger plus de rigueur, plus de responsabilité, plus de respect des règles à ses collaborateurs et à son entourage, afin que la pédagogie par l'exemple soit la clé de voûte de la stratégie globale de communication dans cette 'guerre' contre un ennemi aussi puissant qu'invisible* ». Les internautes réagissent.

Certains font des appréciations générales avec des « *Analyse pertinente. Bien dit l'expert* », des « *un autre disciple du politicien mythomane et mégalomane* ! » et des « *Ndakarologue en senegalogies ! Au suivant* ».

D'autres se concentrent sur le comportement des Sénégalais :

– « *Impossible de convaincre les gens quand les autorités elles-mêmes sont les premières à violer les règles et gestes barrières !* »

– *Il n'y a pas ce que l'État n'a pas fait. Rien que pour protéger les Sénégalais, mais de nature le Sénégalais n'est pas éduqué le cas des mosquées.*

Un troisième groupe lui demande d'élargir la perspective :

– *« La situation de la pandémie du Covid est loin d'être alarmante : moins de 250 morts en près de 6 mois. Des pays beaucoup plus riches et développés échangeraient volontiers leurs bilans avec celui du Sénégal. »*

– « *Vous voulez parler de cette maladie vous ne connaissez même l'origine de cette maladie* »

– « *La réalité c'est que c'est une fausse pandémie. Point barre* »

– « *Tout le monde s'est trompé sur ce Covid-19. Les Chinois qui croyaient qu'ils pouvaient le contenir à Wuhan et l'éradiquer. Les Européens qui pensaient que le Coronavirus resterait en Chine et qu'ils n'étaient pas directement menacés. L'OMS en tant qu'organisation mondiale qui est impuissante et qui a provoqué la colère des USA. En 5 mois, les 5 continents sont profondément blessés par l'ennemi. Au finish, le monde ne perdra pas la guerre contre la Covid-19. Les traitements efficaces et les vaccins arriveront d'ici la fin de l'année 2020.* »

L'engagement des communicants est axé sur des analyses circonstanciées à travers de libres contributions ou des interviews journalistiques. Les interviews et contributions volontaires ont été nombreuses. Fondamentalement, les communicants ont tenté d'analyser la communication des autorités gouvernementales et les fondamentaux techniques et scientifiques de la communication de crise.

Les contributions/interviews sur l'analyse de la communication des autorités ont concerné trois éléments : le discours du président de la République, l'approche globale de la communication ministérielle et les acteurs de celle-ci.

Pour le discours du président, les communicants ont surtout analysé celui du 11 mai à travers une terminologie spécifique : abdication, clarté, visibilité, rationalité fataliste et victoire du pouvoir religieux. Fondamentalement, les communicants notent : *« une dissonance institutionnelle et communicationnelle par rapport à la perception, à la diversité et pluralité des publics.* » Et « *une difficulté de cibler la communication par rapport aux perceptions* ». Ils notent aussi des paradoxes dans la communication : « *On ne peut pas demander aux populations de vivre avec le virus et reporter les cours.* »

Le deuxième type d'analyse porte sur l'approche globale de la communication du ministère de la Santé. Elle se veut *un diagnostic sans complaisance sur les conditions d'une communication cohérente du Gouvernement pour faire face à la 3e vague.* Elle répertorie les constats, les caractéristiques et les résultats de la communication globale avant de proposer les conditions d'une bonne communication. Les constats ne sont pas reluisants pour une communication de crise :

– absence de transparence et manipulation des populations : décalage de l'information, décès sous silence, enterrement précipité

– Informations erronées et confiance érodée : démentis de familles sur les décès et l'état de santé des patients hospitalisés, Différence entre chiffres publiés et ceux obtenus au niveau local,

– Précipitation des enterrements : trois caractéristiques sont identifiées. Il s'agit de :

– L'absence de la pédagogie par l'exemple qui reste le fondement d'une communication efficace : *les autorités sont dans les funérailles, les levées de corps, les mariages, les baptêmes. Elles organisent des rencontres politiques, des cérémonies de pose de gazon, etc., sous le regard teinté de multiples interrogations des concitoyens.*

– La faible mobilisation de toutes les compétences : *gestion d'ensemble d'équipe gouvernement et un leader (ministère). Les autres ministères sont presqu'absents* »

– l'absence de cohérence : *le fondement de l'efficacité de la communication gouvernementale doit impérativement reposer sur une cohérence d'ensemble entre les discours et les actes, entre les messages et les comportements des émetteurs, entre ce que l'on dit et ce que l'on fait.*

Pour les communicants, les résultats de la communication gouvernementale sont de deux types :

– Relâchement des populations et surtout multiplication des contaminations.

– Propension de la théorie du complot *: un problème que le gouvernement n'a jamais réussi à résoudre mais conforté par un certain nombre de facteurs notés dans la gestion institutionnelle de la maladie* ».

Le troisième point d'engagement des communicants porte sur l'analyse des acteurs officiellement proposés à la communication journalière. L'analyse remet en cause *la* formation des leaders de la communication officielle *: « Ils n'ont pas été formés à la prise de parole médiatique* ». Au-delà, il précise que la préparation au discours dans une communication de crise devrait se faire. Ce n'est pas l'expert qui doit parler pour informer. Mais pour communiquer, les émotions ne doivent pas apparaître.

Il fallait éviter la saturation de l'image du communicant et le dévoilement de l'ambiance qu'il y a au niveau du ministère à travers le non-verbal. L'autorité devrait avoir un recul stratégique pour ne pas faire apparaitre le poids de la responsabilité endossée. Elle pourrait adopter d'autres formes de communication (actions sur le terrain, sa tournée) que le face-à-face quotidien.

Les acteurs doivent éviter d'attaquer des personnes dont les Sénégalais ont une bonne perception durant la crise et apparaitre moins condescendants dans la communication.

6.2. Engagement des socio-anthropologues

Très curieusement, les sorties médiatiques des socio-anthropologues ont été à minima. *Le 08 avril 2020, le socio-anthropologue Abdou Ndao, donne une interview à* Ouestafnews. Pour lui, *« Depuis des siècles, les hommes sous différentes facettes ont expérimenté ou vécu des pandémies avec leurs lots de morts parfois plus importants que celui de Covid-19. Les stratégies de confinement déployées ne sont pas nouvelles également. Elles sont connues depuis la peste en passant par d'autres pathologies.*

Ce qui a sans doute changé, c'est que cette pandémie a déstructuré l'économie mondiale sur fond d'accusations de déstabilisation géostratégique. La pandémie devient ainsi un instrument de déstabilisation voire de chaos ou de désordre déjà théorisé par certains cercles intellectuels du monde occidental. On se demande si les bouleversements dont on parle et qui semblent si planétaires ne sont conçus ou perçus comme tels que parce qu'ils touchent les fondements de l'économie capitaliste qui paiera un lourd tribut après Covid-19. »

Il précise sa pensée : « *On peut voir quelque chose qui me semble plus relever du paradoxe que de bouleversements structurels. Comment se fait-il que ce monde soit capable d'aller sur Mars mais incapable de fabriquer des masques suffisants. Les tenants de cette vision étaient sans doute loin d'imaginer les contrecoups et effets pervers d'une mise à mort graduelle de leurs unités de transformation au nom du profit. Je crois que l'après-Corona 19 ne changera pas fondamentalement cette donne car rien ne change sur les rapports de domination et les mécanismes d'exploitation et les inégalités à travers le monde. Il faut être naïf pour penser que d'un coup de baguette magique, le monde se transforme radicalement sans que les processus objectifs qui sont au fondement des inégalités structurelles ne soient démantelés.* »

Sur les mesures envisagées, il ne s'avance pas trop, à juste titre : « *Je préfère m'en tenir à des expertises connues dans ce sens. En revanche, nous pouvons synthétiser de façon comparative ce qui se fait à l'échelle mondiale en matière de confinement. Une mesure doit être conforme à des contextes et des réalités comme nous le voyons en Asie avec l'usage très avancé de la robotique. Notre pays ne dispose pas de ces infrastructures et doit s'ajuster en conséquence. Nous sommes un pays d'informel avec tous ces acteurs économiques qui se lèvent le matin pour assurer la dépense quotidienne. Je sais seulement qu'il faut avoir les moyens d'un confinement. Est-ce le cas ? .... Il me parait important de respecter les consignes de nos structures sanitaires. En attendant nous sommes sur le registre du couvre-feu et de l'état d'urgence et une stratégie fondée sur la distanciation sociale.* »

Pour lui, l'humanité doit tirer certaines leçons, même si la crise n'est pas encore terminée « *Je rajouterai les leçons à tirer sur l'urgence d'investir plus de ressources dans la santé et l'éducation. Les pandémies, comme le montre l'histoire des maladies, sont cycliques. Il nous faut nous doter d'une vraie stratégie nationale, régionale de lutte contre les pandémies à l'horizon 2050. Sans anticipation, point d'efficacité. En analysant une partie du comportement désinvolte de nos compatriotes, on voit bien ce que cela coûte de négliger l'éducation et la santé.* »

Il termine son interview sur la théorie de la gestion des risques : « *Il reste un élément factuel sur le fait que l'Afrique restera vulnérable aux chocs, avec ou sans Covid-19, si on ne trouve pas des réponses structurelles à nos défis de développement tout court. La crise offre l'occasion de voir de manière factuelle nos défis qui étaient là, visibles, ou en latence. En revanche, plusieurs structures et institutions réfléchissent sur comment gouverner l'imprévisible, car la Covid-19 relève de ces imprévisibles. Déjà, en 2007, le philosophe, essayiste libanais Nassim Nicholas Taleb publiait un Essai qui s'intitule : « Cygne Noir ». Ce probabiliste mettait l'accent sur la puissance de l'imprévisible.*

Ce concept désigne un événement improbable dont l'impact est considérable mais qui apparait rétrospectivement comme prévisible. L'auteur convoque trois événements majeurs de l'histoire et qui sont caractéristiques de la théorie du cygne noir : les attentats du 11 septembre, la crise des subprimes et la pandémie du Corona-19. Et pourtant, comme le suggère le cygne noir, nous étions en face d'indicateurs précis qui laissaient entrevoir que nous allions vers cette pandémie du Covid-19. Trois éléments explicatifs peuvent être convoqués : tout d'abord, il y a eu les épidémies similaires (SRAS-Syndrome respiratoire aigu sévère et MERS-Syndrome respiratoire du Moyen-Orient, ndlr) sans qu'aucun traitement curatif ne soit développé. Ensuite, l'OMS (Organisation mondiale de la santé) dès 2018 avait alerté au sommet mondial de Dubaï de l'imminence d'une épidémie dévastatrice. Le manque structurel de moyens des systèmes de santé dans les pays du Sud, notamment avec les coupes budgétaires. Il faudra sans doute attendre la fin de la crise pour mieux améliorer ce schéma du cygne noir et mieux juger si l'Afrique va s'en sortir. De toute façon, c'est le monde qui doit s'en sortir ou personne. Malgré les cris d'orfraie, les désinvoltures et indisciplines notées par ici et par là, il faut reconnaitre qu'à ce stade, notre pays s'en sort relativement bien et l'Afrique de façon générale. Il faudra redoubler de vigilance et faire mentir tous ces oiseaux de mauvais augure qui n'attendent que cela pour nous ramener leurs experts et humanitaires. Ce cynisme humanitaire est sans doute une des plus grandes gangrènes du 21ᵉ siècle. »

Le 18 avril, le site Dakaractu.com sollicite la Dre Oumoul Khaïry Coulibaly, sociologue, pour avoir son avis sur les mesures prises pour endiguer la pandémie.

Faisant une lecture à plusieurs niveaux (plan des comportements, pratiques sociales et modes de vie des Sénégalais, et ensuite sur leur perception concernant cette maladie en fonction des mesures (distanciation physique et sociale tout en respectant les mesures d'hygiène) préconisées par les spécialistes, elle note la « *difficulté dans un pays comme le Sénégal d'appliquer les mesures d'endiguement* » avec les types de structures familiales, d'habitations ainsi que les modes d'organisation sociale et de pratiques de sociabilité.

Elle identifie d'autres facteurs limitant l'effectivité des mesures de confinement, de distanciation sociale et d'hygiène. Il s'agit de la difficulté d'accès à l'eau et au savon pour beaucoup de compatriotes, de la perception de la maladie (offrande pour en échapper), des interactions quotidiennes (marchés, transports, boutiques, l'étal du coin, les cérémonies, etc.). Après ces constats, elle exprime sa conviction d'abord : « *Mais nous n'avons pas le choix, la propagation du coronavirus nous oblige à changer nos habitudes pour le bien de tous* ».

Ensuite, elle constate qu'« *Il faut donc un changement total dans nos habitudes et comportements pour nous conformer aux mesures, c'est une question de santé publique. L'État a pris des mesures de prévention et si nous ne les respectons pas, il n'aura d'autre choix que de les durcir pour endiguer la pandémie.* »

Enfin, elle appelle « *chaque Sénégalais doit prendre ses responsabilités et changer sa façon d'être pour respecter les mesures qui sont édictées et qui, pour l'instant, sont les seules en attendant la disponibilité d'un médicament ou d'un vaccin. C'est-à-dire la distanciation sociale et les mesures d'hygiène. Il faut que chacun prenne ses responsabilités. Nous ne sommes pas préparés à faire face à cette pandémie, notre offre de soins n'est pas préparée à faire face à une pandémie, mais nous pouvons saluer les efforts fournis actuellement par les pouvoirs publics.* »

Elle recommande : « *Il faut faire davantage d'efforts de communication, il faut sensibiliser davantage et dans toutes les langues locales jusqu'aux coins les plus reculés du pays. Certains acteurs ont déjà commencé ce travail et il faut le mettre à échelle. Il y a des spots qui sont diffusés actuellement à la télé et à la radio, mais il faut aussi associer les radios communautaires qui sont très écoutées en milieu rural.*

Il faut de la pédagogie, mais aussi de la solidarité nationale pour faire face, car il est de la responsabilité de chacun d'entre nous de se protéger et de protéger les autres. La protection est à la fois individuelle et collective. » Pour terminer, elle met en perspective : « *Encore une fois, respectons les consignes, changeons nos habitudes, soyons vigilants et solidaires avec les plus vulnérables pour limiter la propagation. La distanciation physique et sociale est primordiale, mais n'est pas suffisante à elle seule.* »

Le 15 avril, Dre Aminata Niang, socio-anthropologue, et Dr Ismaël Thiam, médecin et nutritionniste, soulignent la nécessité de « *prendre en compte les déterminants socioculturels des habitudes alimentaires des Sénégalais dans les stratégies d'amélioration de la sécurité alimentaire et nutritionnelle* ». C'est pour affirmer : « *Dans une situation de pauvreté, même dans le contexte de la crise liée à l'infection au Covid-19, il sera difficile d'opérer des changements notables des comportements et des pratiques en matière d'alimentation. Celle ci ne se limitant pas à une ingestion de nourriture, elle a des implications fortes au plan anthropo-sociologique, économique et juridique''*

Le 22 avril, le socio-anthropologue, Dr El Hadji Malick Sy Camara donne des explications sur la prolifération des cas communautaires et le non-respect des interdits chez certains citoyens : « *On a constaté que l'État a corsé les mesures, mais, paradoxalement, on constate que les cas communautaires augmentent. Les populations de manière générale préfèrent affronter la maladie que d'affronter la faim de la maladie. Nous constatons que ces mesures sont prises au piège par la façon de vivre des Sénégalais. Ce qui fait que la plupart des Sénégalais préfèrent vaquer à leurs occupations. Ce qui constitue une sorte d'attitude ludique par rapport au respect des mesures barrières* ». Il pense qu'il

« *faut accentuer davantage la sensibilisation pour endiguer cette pandémie qui est en train de gagner du terrain. Le couvre-feu n'est pas la recette qui va nous permettre d'éviter la propagation du virus. Il faut assurer une communication par le bas pour que les gens soient conscients du danger qui nous guette* ». Pour lui, « *le confinement général ne réglera pas le problème. Puisque dans leurs subconscients les Sénégalais ne sont pas prêts à accepter le confinement général. Les populations qui vivent au jour le jour ne peuvent pas être confinées. Elles préfèrent affronter la maladie plutôt que la faim* ».

Le 07 mai, Le Pr cheikh Ibrahima Niang, socio-anthropologue de la santé, estime que le non-respect des mesures barrières est dû à des failles dans la communication : « *Les Communautés n'ont pas été sensibilisées à la base. Elles n'ont pas été suffisamment impliquées dans la conception des approches, dans la définition des stratégies et dans leur opérationnalisation. Donc, chaque fois que vous voyez que les gens se révoltent, c'est que quelque part, ils n'ont pas été associés au départ. Ce qui se fait sans nous se fait contre nous. Il faut que la réflexion sorte des bureaux et qu'elle soit enclenchée, développée et massifiée au niveau des communautés de base* ». Face à la démultiplication des cas communautaires, il est convaincu que pour la freiner, le secteur sanitaire ne peut faire cavalier seul. Il faut nécessairement le concours des autres disciplines « *Le système médical à lui seul ne suffit pas, il faut les apports des autres sciences, notamment les sciences sociales. Il faut les apports des autres secteurs notamment les secteurs économiques et autres* ».

Le 02 juillet, le socio-anthropologue Pr El Hadj Ibrahima Niang nous revient dans le boubou officiel du point de presse du ministère de la Santé pour la première fois. Il salue la décision de déconfinement à travers des arguments économiques : « *Le président de la République, lors de sa dernière déclaration, a déconfiné les Sénégalais pour relever l'économie nationale. Ce qui est parfaitement normal, car quand on est en guerre, l'économie ne doit pas être complètement à terre. On doit plutôt appliquer une économie de guerre. Et cette économie de guerre doit démarrer dans les quartiers et les communes. Et je pense que l'État est en train de faire des efforts dans ce sens* ».

La deuxième partie de son discours atténue son enthousiasme économique en raison des conséquences sociales du déconfinement : « *Sur le plan social, les études ont montré que le déconfinement est venu avec de nouvelles niches de vulnérabilité. Ce déconfinement a créé une situation de démobilisation, car les gens croient maintenant que la maladie n'est plus là* ». Il appelle à l'action : « *Mais on ne doit toujours pas croiser les bras. Aujourd'hui, on doit créer des associations qui apprendront aux Sénégalais que le déconfinement est une arme qui peut combattre le coronavirus.* » Il se prononce sur l'intelligence et la stratégie du virus : « *Le coronavirus est intelligent. À voir de plus près, c'est comme si cette maladie réfléchit, anticipe sur les choses avec ses propres stratégies* » avant d'appeler à l'interdisciplinarité : « *Pour mettre fin à ses mutations, il faut un mélange des disciplines. Et désormais, les socio-anthropologues vont travailler sur la diversification.* »

La troisième partie de son discours est fondée sur les sciences socio-épidémiologiques : *« La plupart des contaminations dans le monde, et même celles des médecins, proviennent des maisons. On doit réfléchir également sur les familles. C'est-à-dire comment vont réagir les familles, quand une personne présente les signes de la Covid-19. Et pour ce faire, il faut d'abord écouter avant de co-construire une solution avec elles* **»**. Il poursuit : **«** *On doit aussi travailler sur certaines attitudes comme le déni. Ce dernier est une attitude de protection et de panique. Et pour faire disparaître cette situation, il faut une communication de proximité* **»**.

Le 10 juillet, le socio-anthropologue Paul Mamba Diédhiou se prononce sur la réticence à la vaccination des populations : « *À l'heure de la pandémie à Covid-19 et depuis le débat sur les tests de vaccins en Afrique, certaines populations ayant des idées sur le PEV dans ce contexte précis, commencent à refuser toute vaccination et même celle de routine. On peut expliquer cette attitude au Sénégal par la peur de prime abord. Cette peur peut s'expliquer par le fait que les populations ne semblent pas situer la position des agents de santé en général, et des vaccinateurs en particulier, face à la proposition de tester le vaccin contre l'infection à Covid-19 en Afrique.*

Quand les fake news supplantent les agents de santé dans la communication sur la vaccination. La confiance des populations à l'endroit des agents de santé comme rempart pour empêcher le test de ce vaccin à efficacité douteuse et à effets secondaires méconnus n'est pas établie au Sénégal. Cette situation est plutôt principalement liée aux fake news qui semblent prendre le dessus sur les assurances données par les agents de santé. »

Le 14 juillet, la presse titre ainsi : « *Gestion du nouveau coronavirus au Sénégal : le GRID diagnostique une riposte « abrégée »* (http://www.sudonline.sn). On est après plus de 04 mois de pandémie. Le journal informe : « *La guerre contre le SARS-CoV2 est loin d'être gagnée. L'impasse semble s'imposer. Il ne faudrait pas l'accepter vu que d'autres stratégies de lutte sont possibles et méritent d'être déployées* ». Pour le GRID, « *Un assouplissement des restrictions est annoncé d'abord et ensuite, un peu plus tard, la levée des mesures institutionnelles, sans au préalable, donner des gages et un accompagnement conséquent des structures de santé, du personnel et de la stratégie de riposte au plan global* ». Il précise que « *le dernier bilan après plus de 115 jours de lutte faisait état d'une situation sanitaire préoccupante avec une augmentation de la prévalence et de l'incidence de la maladie à coronavirus occasionnant même une prise en charge extrahospitalière pour les cas asymptomatiques et pauci symptomatiques* ».

Abordant le réajustement de la politique de dépistage annoncée par le ministère de la Santé et de l'action sociale lors du dernier bilan mensuel, il précise que « *l'option de ne tester que les personnes symptomatiques et vulnérables est financièrement viable. En revanche, elle reste et demeure insuffisante et problématique au regard de l'équité, de l'éthique et de la justice sociale dans l'accès aux services de qualité en matière de soins. Sous un autre registre, cette option pourrait davantage rendre les mailles élastiques et laisser échapper des cas potentiellement contagieux avec un risque de propagation au niveau de toutes les franges de la population* ».

« *Ceci laisserait « libre cours » au virus, ferait le lit aux cas dits issus de la transmission communautaire et rallongerait la durée de la riposte. Il faut lancer l'offensive contre les cas communautaires asymptomatiques ou non en privilégiant une démarche d'échantillonnage aléatoire utilisant l'approche préconisée par l'OMS lors d'enquêtes épidémiologiques à l'échelle nationale, pour éviter de continuer de subir la maladie avec son lot de morbidité et de mortalité* ».

L'équipe insiste sur la décentralisation des tests pour une couverture plus importante. « *Ces positions de monopole et d'exclusivité contribueraient à affecter la stratégie de dépistage en limitant le nombre de tests et en ralentissant les délais de traitement des prélèvements* ».

Sur le plan du diagnostic, le GRID recommande : «*il est temps de recourir aux TDR détectant les antigènes (TDR-Ag) pour diagnostiquer les infections actives en première ligne et réserver la RT-PCR pour les cas symptomatiques dont le TDRAg est négatif*». Il ajoute : « *La contamination du personnel de santé est un problème qui risque de compliquer la lutte contre la Covid19, et il est nécessaire de les tester pour pouvoir les protéger ainsi que leurs patients et leurs familles. Ces tests sérologiques pourraient être utilisés pour rechercher une exposition et prendre des mesures préventives* ».

Sur la prévalence, le rapport du GRID précise : « *La détermination de la prévalence au niveau communautaire est importante. Pour établir une prévalence de Covid-19 au niveau national, il serait intéressant d'utiliser les tests sérologiques (antigènes ou anticorps) pour déterminer une incidence dans les quartiers qui ont présenté le plus de cas symptomatiques de Covid-19 diagnostiqués au Sénégal. Ces zones pourront être choisies entre Dakar, Touba, Thiès, etc., selon les données actuelles. L'attente des TDRs a trop duré !* »

Le GRID termine sur l'ouverture à la médecine traditionnelle : « *Les derniers résultats scientifiques sur les extraits polaires d'Artemisia annua confirment à nouveau tout l'intérêt et la place de cette plante et d'autres dans la lutte endogène contre la Covid-19. Cependant, son usage devra être encadré d'une bonne communication et d'un bon système de phyto-vigilance* ». Aussi, « *l'ouverture vers la médecine traditionnelle reste également une piste prometteuse compte tenu de la richesse en botanique et en pharmacopée de l'Afrique et du Sénégal. Une étude pilote sur la prophylaxie à base d'hydroxy chloroquine surtout chez les contacts non encore malades des patients Covid-19 devrait être envisagée* ».

Le 30 juillet, le sociologue Waly Diouf pointe du doigt la « *part de responsabilité des acteurs politiques dans le désengagement des populations dans la lutte contre la pandémie.* »

Dans une interview au journal l'Enquête, il reconnait que « *plusieurs paramètres entrent dans l'explication du désengagement des populations dans la lutte contre la pandémie.* »

Pour lui, « *Le gouvernement a introduit un ensemble de mesures politiques, administratives, juridiques et sanitaires pour endiguer la pandémie. Le variant Delta, qui a été documenté au Sénégal depuis avril 2021, fait aujourd'hui l'objet d'une plus grande inquiétude, en raison de sa contagiosité, mais aussi de sa morbidité. Les différentes statistiques traduisent le niveau critique de la situation sanitaire.* »

Il explique : « *L'allègement important des mesures, qui a été décidé par le gouvernement à partir de mars 2020, avec notamment la levée du couvre-feu, a été un des éléments ayant remis en cause les mesures de distanciation physique et sociale, mais aussi produit un relâchement vis-à-vis des autres moyens de lutte dont principalement le port du masque. Cette évolution de la politique nationale, même si elle répond à une certaine demande sociale, reste cependant peu pertinente, du point de vue de certains observateurs, pour un pays où une majorité de la population est encore hésitante à la vaccination.* »

Il ajoute : « *On ne peut pas également négliger les effets pervers des attitudes des acteurs politiques, avec les différentes tournées et rassemblements organisés dans différentes localités du pays, sur le relâchement des gestes barrières par les populations.* »

Il se prononce aussi sur la non-croyance à l'existence du virus. « *Aujourd'hui, caractériser les attitudes ou discours de certaines populations comme le fait de ne pas croire en l'existence de la Covid-19, constituerait une analyse tronquée qui ne permet pas de déceler les processus cognitifs sous-jacents. Ces discours laissent plutôt entrevoir des attitudes de déni, étant ici entendu comme un mode de défense particulier où la personne refuse de reconnaître une réalité traumatisante, tout en la reconnaissant d'une certaine manière.*

Cette définition met en avant deux aspects assez intéressants. Le premier décline les processus sélectifs chez l'individu face à une réalité de nature traumatisante. Or, comme nous pouvons l'observer, les populations ont été confrontées, depuis mars 2020, à des décisions politico-sanitaires de gestion de la pandémie particulièrement contraignantes et traumatisantes. Les mesures de distanciation physique et sociale, par exemple, remettent en cause un ensemble de pratiques et de formes de solidarité dont la conséquence est de produire un "drame social".

En second, on peut retenir, de la définition du déni, les processus qui consistent à réorienter la perception sur une réalité afin de la rendre plus acceptable. Concernant la pandémie de Covid-19, ces processus ont été favorisés par ce qu'on caractérise d'infodémie.

En effet, le développement de la pandémie a été accompagné d'une surabondance d'informations, de véracité très variable, ne facilitant pas à la population générale de trouver des informations fiables, afin d'agir en conséquence. En dehors des capacités à opérer des choix face à ce flot d'informations, certains s'orientent également vers des itinéraires de convenance.

Ainsi, on peut constater que les théories complotistes qui accusent les pouvoirs publics, par exemple, ne traduisent, en effet, que des manières de réinterpréter la réalité, afin d'en amenuiser les effets.

Pour terminer, il tente d'esquisser des solutions : « *La responsabilisation des communautés dans la réponse aux problèmes de santé publique n'est plus à discuter. Cependant, les apories autour de ce principe ont conduit à des modalités et pratiques d'implémentation qui les ont rendues contre-productives dans différentes expériences de gestion de la pandémie. Cette situation s'observe dans les difficultés des pouvoirs publics à engager les communautés dans les mesures de lutte promues. D'ailleurs, dans plusieurs pays, la politique nationale s'oriente vers une approche dissuasive.*

En Guinée, par exemple, la réponse à la faible adhésion à la vaccination a été d'imposer un carnet de vaccination aux personnes qui désirent avoir une mobilité interurbaine. Une telle approche, même si elle contraint les populations aux décisions de l'État, est toutefois productrice d'effets pervers avec des pratiques de contournement des normes et des corruptions des services de contrôle.

On distingue ainsi les limites des différentes approches, mais aussi l'intérêt d'un élargissement de la perspective. Concrètement, il s'agit de construire la réponse à travers un ''bricolage'' basé sur les points positifs de ces différentes approches.

Il est, en outre, primordial que les pouvoirs publics, en particulier, se repositionnent dans une communication par l'exemple, afin de redynamiser la confiance au dispositif et de conduire les populations à s'approprier la lutte contre la pandémie. »

L'engagement des socio-anthropologues a connu deux temps. Le premier temps correspond à la période de confinement. Pendant cette période, tout le monde constate la difficulté des Sénégalais à adapter leur comportement aux gestes barrières édictés par l'expertise.

Ainsi, certains se lancent dans la géostratégie et énoncent les principes mondiaux de gestion des épidémies et rappellent que la stratégie de confinement est millénaire et héritée des expériences humaines face aux épidémies, au-delà de la conjoncture (*déstructurer l'économie mondiale sur fond d'accusations de déstabilisation des fondements de l'économie capitaliste).*

D'autres proposent des explications plus localisées, de la difficulté de respecter les mesures de gestion de la crise dans un pays comme le Sénégal. Pour eux, plusieurs facteurs interagissent pour limiter l'effectivité des mesures de confinement, de distanciation sociale et d'hygiène.

– sociale : comportements, mode de vie, structures familiales, d'habitations et perception des Sénégalais,

– socio-économique : mode vie au jour. Balance entre faim et maladie

– Communicationnelle : communication peu participative dans la conception des approches, dans la définition des stratégies et dans leur opérationnalisation.

Malgré la pertinence du diagnostic, ce groupe ne trouve de traitement que celui proposé par l'ingénierie médico-sanitaire (*nous n'avons pas le choix)*. Il demande un « *changement total (sic) dans nos habitudes et comportements pour nous conformer aux mesures* », comme si ça se décrétait. Il demande d'investir plus d'effort dans la communication/sensibilisation. Ce groupe reconnait néanmoins que le système médical à lui seul ne suffit pas et demande de faire appel à la contribution des autres sciences.

Le second temps constitue la période après le déconfinement. Après le déconfinement, le point de presse du ministère de la Santé met en avant, pour une première fois, la socio-anthropologie. Le discours socio-anthropologique officielle salue la décision de déconfinement à travers des arguments économiques (*On doit plutôt appliquer une économie de guerre)* atténués par des conséquences sociales du déconfinement (*Ce déconfinement a créé une situation de démobilisation, car les gens croient maintenant que la maladie n'est plus là)*. Par ailleurs, il demande de s'attaquer au déni par la communication.

D'autres spécialistes des sciences sociales se prononcent aussi sur le déni pour expliquer que la non-croyance à l'existence du virus « *constituerait une analyse tronquée qui ne permet pas de déceler les processus cognitifs sous-jacents* ». Pour eux, les populations font un choix de convenance devant une surabondance d'informations, de véracité très variable, accusant ainsi le système de communication. Au-delà de cette surabondance, ils pointent du doigt la responsabilité de l'État et des acteurs politiques dans le désengagement des populations dans la lutte contre la pandémie : levée du couvre-feu ainsi que tournées et rassemblements.

Un autre groupe aborde la réticence à la vaccination des populations et l'explique par la peur véhiculée par les fakes news (tester le vaccin) qui supplante les agents de santé dans la communication. Il propose l'action à travers un engagement communautaire des associations, une approche interdisciplinaire et une communication de proximité en précisant que « *la plupart des contaminations dans le monde, et même celles des médecins, proviennent des maisons* ».

Si la population doit être partie prenante dans la réponse aux problèmes de santé publique, les pouvoirs publics doivent mettre en place une approche communicationnelle dissuasive pour vaincre des difficultés à engager les communautés.

6.3. Engagement des philosophes

Parallèlement aux religieux, les philosophes expriment leurs convictions sur la crise. Déjà, le 10 avril, le journaliste Hamadou Tidiane Sy[25] signe un éditorial dans le site ouestaf.com., avec le titre : « *Covid-19 : tragédies, réalismes et espérances* ». Il introduit ainsi : « *Au sortir de la Grande Guerre, l'Europe avait dit "jamais plus ça !". Et son destin a basculé. Par la seule volonté de ses dirigeants. Ces derniers avaient su tirer les leçons d'une histoire tragique et désastreuse. Ils en ont fait le moteur d'un avenir à construire et qu'ils ont construit.* » Après trois paragraphes d'historique sur la Communauté européenne du Charbon et de l'Acier (Ceca), il pose la question : « *Quel lien avec la Covid-19 ?* » Après deux paragraphes sur l'état et les normes des infrastructures sanitaires africaines, il affirme : « *Ridicule, face à une maladie dont le taux de propagation est hors norme. C'est en cela que cette tragédie revêt pour les Africains un caractère singulier.* ».

Il fit un détour sur « *La tragédie permanente du paludisme en Afrique et rappelle les autres tragédies sanitaires (sida et Ebola) qui auraient déjà dû nous ouvrir les yeux. Hélas, jusque-là, toutes ces tragédies ont laissé nos dirigeants de marbre. Avec notre complicité peut-être ?* ».

Il prit le temps de rappeler que « *pendant des décennies, les dirigeants ont préféré aller se soigner en Europe et aux USA plutôt que d'investir dans les infrastructures de santé de leurs propres pays. D'avoir, sans gêne, laissé nos hôpitaux devenir des mouroirs pour le petit peuple. Nous aurions dû agir depuis longtemps. Nous ne l'avons pas fait. Ironie du sort, pour cette fois, ceux vers qui nos dirigeants se sont toujours tournés pour, de manière éhontée, quémander de l'aide, sont préoccupés*

[25] *Journaliste, fondateur d'Ouestaf News, Ashoka & Knight News and Knowledge Fellow, Fulbright New Century Scholar.*

par leurs propres populations, plutôt qu'à répondre à des appels de détresse. »

Alors, il nous demande de constater : « *Ne voilà-t-il pas que tout d'un coup, et comme par enchantement, partout sur le continent, nous voyons exploser la créativité de nos populations face à la pandémie : l'engagement de la jeunesse dans les programmes de sensibilisation ; la générosité des hommes d'affaires ; l'inventivité des universités dans la conception de respirateurs artificiels et de gels ; le génie créateur de nos artisans dans la fabrication des masques...* »

Il constate la nouvelle donne avec *« l'émergence d'une opinion publique africaine forte et exigeante. Connectée au monde. »*. Ce qui lui permet d'entrevoir l'espoir : « *L'espérance vient de ce réalisme affiché pour faire face tous ensemble à l'adversité. Le salut viendra de toutes ces initiatives. Locales et dispersées certes, mais qui peuvent être connectées et se compléter. Qu'elles réussissent ou échouent, elles traduisent une aspiration profonde des peuples africains au changement qualitatif de leurs vies, longtemps chahutée par un leadership défaillant. Il faut compter sur ce sursaut salvateur et le maintenir en vie. S'y appuyer plus qu'il ne faut, écouter les alertes intéressées et hypocrites de l'Organisation des Nations unies.* »

Sa conviction est que : « *l'ONU et sa bureaucratie, ne sauveront pas l'Afrique. Ni l'ONU, ni ses multiples agences, ni ses programmes et démembrements qui noyautent tout dans nos pays. Si espérance il y a et si salut il doit y avoir demain, il faudra aller les trouver ailleurs.* »

Ce qui lui permet de conclure : « *Pour ma part, je mise sur cet élan créateur. Je trouve requinquant cette inventivité salvatrice et cet enthousiasme soudain, retrouvés par les fils du continent, plongé en pleine crise pourtant ! À présent, il ne nous reste donc plus que l'audace. L'audace de dire* « jamais plus ça ». *L'audace de vouloir prendre notre destin en main.* »

Le 15 avril, le Pr Souleymane Bachir Diagne donne une interview au journal Le Soleil, reprise par seneplus.com avec le titre : *« L'humain vaincra par sa science et sa raison...* » A la suite des questions de Seydou Ka, le philosophe aborde de nombreux points :

La responsabilité et la discipline des États, des individus et des communautés dans le respect des mesures barrières (distanciation sociale et port de masque) ainsi que le système de diffusion de la bonne information et celui de décisions sur les faits, sur la science et les meilleures estimations possibles. Il manifeste sa foi en la science et en la raison ainsi qu'à la collaboration des hommes de sciences pour la victoire sur le coronavirus à travers un médicament et surtout d'un vaccin qui protègera tout le monde. C'est une affaire de temps mais l'humain vaincra par sa science et sa raison. Insha'Allah !

La complémentarité symbiotique entre la foi et la science à travers le rappel et l'interprétation du verset (55 : 32) du coran et d'un hadith en phase avec le propos des épidémiologistes. La foi en Dieu se traduit aussi en confiance en soi et en sa puissance d'agir.

– La possible relation entre les différentes perturbations écologiques que nous connaissons et cette pandémie du Covid-19, tout en précisant qu'il faut s'assurer que l'on identifie et nomme de manière précise l'ennemi qu'il s'agit de vaincre le virus pour mieux contrer les discours irrationnels, infondés et conspirationnistes.

– La contribution de l'Afrique à l'évolution de l'humanité et à la solidarité ne se limite pas à tester ses populations, mais inclut son intelligence et l'inébranlable force de vivre qui anime ses cultures.

– Le besoin de plus d'Organisation mondiale de la santé et plus de multilatéralisme contre les populismes et autres égoïsmes.

– La nécessité d'engager la réflexion sur « les grands bouleversements politico-idéologiques » que cette pandémie appelle.

La philosophie propose deux approches de la pensée. La première, théoriquement très approfondie, tente, si besoin en est, de « *réconcilier* » science et foi dans l'analyse de la pandémie de coronavirus. Pour elle, la science et la religion partagent beaucoup de choses : la responsabilité de la discipline individuelle et collective, la prise en compte du temps, la convergence de certaines mesures (confinement) en cas d'épidémie, la rationalité (identification et nomination de l'ennemie avant d'agir), la nécessité d'interaction entre communautés scientifique (OMS) et religieuse (multilatéralisme), la projection dans le futur. Ainsi, elle marque son optimisme de voir l'humanité vaincre la crise en conciliant science et foi.

La seconde approche se veut plus factuelle et pragmatique, même si elle retombe sur la pensée. Elle fait appel aux leçons de l'histoire tragique de l'humanité (guerre, épidémie), de l'histoire des tragédies sanitaires de type épidémique (*HIV-SIDA et Ebola*) et endémique (*Paludisme*) en Afrique. Elle constate la mobilisation de la créativité africaine (*engagement de la jeunesse, générosité des hommes, inventivité des savants et artisans*) et demande une reconstruction du système sanitaire à travers *un leadership* conséquent en s'appuyant sur des initiatives locales et dispersées des Africains qui expriment une aspiration profonde au changement qualitatif de vie, longtemps chahutée par un leadership défaillant.

Ce leadership audacieux doit reposer sur un élan créateur et une inventivité salvatrice, à travers l'enthousiasme entrainé par la crise et la connexion au monde. Une philosophie de l'enracinement et de l'ouverture pour prendre notre destin en main et qui fait attention aux alertes intéressées et hypocrites de l'Organisation des Nations unies et sa bureaucratie.

Jeu sociopolitique des acteurs

Le jeu sociopolitique du risque et de la crise de la covid-19 est observable dans les interactions entre la communication officielle, les réactions des populations et l'engagement d'acteurs. Son analyse a permis d'identifier des analyses déterministes et des interactions systémiques.

A. Analyses déterministes

Les leaders religieux et sociopolitiques, les philosophes ainsi que les spécialistes des sciences de la communication et de la socio-anthropologie se sont engagés dans la communication sociale durant la Covid-19 au Sénégal.

– **Engagement des religieux**

Dans leur engagement, les guides religieux ont abordé les questions des déterminants de la crise sanitaire et de sa gestion. Pour les déterminants de la Covid-19, les religieux reconnaissent la volonté divine avec deux tendances.

Pour les tenants de la première tendance, le Seigneur exerce constamment sa puissance pour que l'humanité en soit plus consciente. La célérité du tour de monde de la maladie en est la preuve. « *La COVID-19 est une créature divine qui ne peut être vaincue par la médecine* ». Dans cette optique d'expression des signes du Tout-Puissant, Dieu se rappelle au fidèle pour que ce dernier prenne conscience de l'urgence de se conformer aux recommandations religieuses. Les fidèles doivent se ressaisir et de se débarrasser des actes qui tendent à dégrader nos valeurs, nos coutumes, notre histoire et notre religion.

Pour les tenants de la deuxième tendance, Dieu exerce sa puissance parce que l'homme n'a pu gérer la planète qu'on lui a confiée. Pire, il a détruit le monde et a dépassé les bornes en détruisant les forêts, en enfumant le monde avec des gaz à effet de serre et en tuant les espèces importantes pour l'équilibre des écosystèmes. Alors, le Seigneur a voulu reconstruire le monde. Pour ce faire, il a envoyé le virus. Il décidera alors. On ne peut qu'attendre que le Seigneur veuille bien finir son œuvre.

Les guides religieux ont aussi abordé, dans leur engagement, la gestion de la Covid-19. Sur la mesure de fermeture/réouverture des mosquées. Certains ont pensé que c'était prématuré et surtout que les mesures d'accompagnement étaient lourdes et fastidieuses alors que d'autres ont pensé que les mosquées ne devaient même pas être fermées. Pour ceux-là, le lieu de culte devrait être constamment accessible, c'est à chaque fidèle de décider en responsabilité individuelle de s'y rendre ou pas. Ni les marabouts, ni l'État ne doivent fermer les mosquées. D'ailleurs, L'État ne devrait pas tenter de régenter les mosquées en dictant des mesures barrières (*distanciation physique)* dans la conduite des actes religieux.

Ensuite, pour certains guides religieux, le rôle de l'État est de faire preuve de courage dans sa communication et de dire la vérité aux citoyens sur l'existence des moyens de lutte contre la maladie à chaque fois qu'une mesure de gestion est prise (déconfinement), sinon c'est une démission. Un État responsable ne démissionne pas face à un drame du peuple.

Enfin, des guides religieux ont contribué à la sensibilisation. Ils ont demandé le respect strict des mesures édictées et qui sont les seules alternatives. Certains ont demandé à chaque Sénégalais de prendre ses responsabilités pour se protéger et protéger les siens alors que d'autres ont contribué en désignant des responsables (Association Touba ça kanam) et en appelant à la contribution de toute bonne volonté, pour mieux s'occuper des personnes mises en quarantaine.

– **Engagement des leaders sociopolitiques**

L'engagement des leaders de la « société civile » consiste à déplorer les manifestations contre le couvre-feu et les actes de vandalisme des populations tout en condamnant les « *bavures policières* ». Ils demandent en même temps « *la levée du couvre-feu* » qui n'a plus d'intérêt car les « *marchés sont ouverts* » de fait. Ils constatent « *une rupture de confiance entre les populations et le gouvernement* » et sollicitent des « *mesures d'accompagnement pour compenser les pertes* ».

Par ailleurs, ces leaders condamnent les populations qui expriment un « *Refus d'inhumation* » et appellent les autorités étatiques et locales à prendre toutes les dispositions utiles pour garantir la dignité des défunts et leur droit à une sépulture, conformément aux lois et règlements en vigueur au Sénégal.

Pour l'engagement des leaders politiques, les opposants apprécient négativement les mesures de déconfinement qui apparaissent comme un choix de « *faire démissionner l'État* ». Ils jugent l'ouverture des écoles et lieux de culte comme une mesure hâtive et accusent même certaines autorités d'avoir « *contribué à la propagation du virus* ». Pour défendre la position du chef d'État, la présidente de CESE précise que

« *le leadership s'accommode mal à des compromissions* ». Alors que le président de l'Assemblée nationale se contente d'appeler à l'unité. Pour lui, « *Il faut consolider l'unité nationale pour éradiquer la Covid-19* ».

Par ailleurs, les hommes politiques, dans leur engagement, mettaient l'accent sur les dysfonctionnements dans l'analyse des tests de la Covid-19 qui risquent de jeter durablement le discrédit sur les dépistages. Les coûts et leur prise en charge ont été une préoccupation de certains parmi les politiques.

Les hommes politiques se sont aussi prononcés sur la gestion du Fonds de Riposte et de Solidarité estimé à 1000 milliards FCFA. Dès le début, l'opposition a exprimé ses craintes sur l'efficacité de la Force Covid-19 à aider les impactés (citoyens et entreprises) et s'est interrogée sur sa performance contributive à la gestion de la crise. Elle a alerté, d'emblée, sur la nécessité d'opérationnalisation immédiate pour aider, à temps, les impactés ainsi que sur la possibilité de la gestion non transparente des ressources. Plus tard, elle va constater « *la fuite en avant et le manque total de transparence du Gouvernement : rétention volontaire et systématique de toutes les informations détaillées et chiffrées en dehors des effets d'annonce à travers la presse.* »

Fondamentalement, la société civile a du mal à positionner son engagement et se retrouve en conflit de rôle avec soi-même, en voulant satisfaire tout le monde. Elle se cherche une voie entre les mesures de l'État et les comportements des populations. L'engagement des leaders politiques est plus direct, tout en étant adaptative. Les leaders ont des positions plus tranchées en fonction de la proximité du pouvoir. Ils voient toujours en clair ; soit c'est noir, soit c'est blanc.

– **Engagements des philosophies**

Dans son engagement, la philosophie a tenté de « *réconcilier* » science et foi dans l'analyse de la pandémie à travers une approche théorique plus ou moins approfondie. Pour elle, la science et la religion partagent des caractéristiques dans la gestion des épidémies : responsabilité des individus et collectivités, discipline, prise en compte du temps, convergence de certaines mesures sociopolitiques, identification et nomination de l'ennemie avant d'agir, nécessité d'interaction entre communautés, types de savoirs et, enfin, projection dans le futur. Ainsi, elle est optimiste sur l'issue de la crise si la science est conciliée à la foi.

Dans son engagement, la philosophie a aussi abordé de manière plus *factuelle et pragmatique* la pandémie même si elle retombe dans la pensée. Elle fait appel aux leçons de l'histoire tragique de l'humanité (guerre ; épidémie), notamment les *tragédies épidémiques* en Afrique qui a toujours fait face à travers la créativité africaine. Pour la Covid-19, la reconstruction du système sanitaire à travers un leadership national s'appuyant sur des initiatives locales, permettrait un changement qualitatif, en relation avec une aspiration profonde.

L'engagement philosophique n'est pas tombé sur les faciles jugements de valeur. Il a tenté, d'une part, de réconcilier religion et sciences, et, d'autre part, de faire confiance à la créativité africaine. Il apparait neutre et presque sans déterminisme.

– **Engagement des Communicants**

L'engagement scientifique des communicants est caractérisé par des exercices d'analyse de la communication sociopolitique des autorités gouvernementales. Ces exercices ont concerné trois éléments : le discours du Président de la République, l'approche globale de la communication ministérielle et les acteurs de celle-ci.

Pour le discours du président, les communicants ont surtout analysé celui du 11 mai demandant aux Sénégalais « *d'apprendre à vivre avec le virus* ». Certains analystes y voient une « *abdication du président caractéristique du laxisme et de l'anxiété* » de la gestion. Pour d'autres, le discours n'est pas clair car il compte une **stratégie visible** : « *Ouvrir donc les marchés et les loumas, c'est surexposer les individus* » **et une stratégie invisible** « *tester pour mieux prendre demain des mesures plus coercitives. ....* ».

Fondamentalement, les communicants notent « *une dissonance institutionnelle et communicationnelle par rapport à la perception, à la diversité et pluralité des publics.* » ainsi qu' « *une difficulté de cibler la communication par rapport aux perceptions* ». Il note aussi « *des paradoxes dans la communication* ». On ne peut pas vouloir une chose et son contraire : « *On ne peut pas demander aux populations de vivre avec le virus et reporter les cours.* » Enfin, des communicants considèrent que le discours repose sur une rationalité fataliste et demande aux Sénégalais de s'en remettre à Dieu. Ce discours cacherait une victoire du pouvoir religieux.

Le deuxième type d'analyse porte sur l'approche globale de la communication du ministère de la Santé. Elle se veut « *un diagnostic sans complaisance sur les conditions d'une communication cohérente du Gouvernement pour faire face à la 3e vague ».*

Le diagnostic des spécialistes sur la communication porte sur trois points. D'abord, il n'identifie pas des caractéristiques conformes aux normes d'une communication de crise. Ensuite, cette communication a eu une forte influence sur le relâchement des populations, la multiplication des contaminations et la propension à la théorie du complot.

Enfin, il remet en cause les compétences en communication de crise des préposés à la communication du MSAS : *« Ils n'ont pas été formés à la prise de parole médiatique »*. Au-delà, il précise que la préparation au discours devrait être de rigueur et que les émotions ne devraient pas apparaître dans la communication de crise.

Par ailleurs, il fallait éviter la saturation de l'image du communicant et le dévoilement de l'ambiance qu'il y a au niveau du ministère à travers le non-verbal. L'autorité devrait avoir un recul stratégique pour ne pas faire apparaitre le poids de la responsabilité endossée. Elle pourrait adopter d'autres formes de communication (visites et tournées de terrain) et éviter le plus le face-à-face quotidien de la télévision. Pour finir, les préposés à la communication doivent éviter d'attaquer de personnes dont les Sénégalais ont une bonne perception durant la crise et apparaître moins condescendants dans la communication.

On peut retenir que les spécialistes de la communication ont eu une approche d'analyse et normative, plus ou moins teintée de jugement de valeur. Leur déterminisme n'a pas eu les effets escomptés dans l'ajustement de la communication.

- **Engagement de socio-anthropologues**

L'engagement communautaire des socio-anthropologues a connu deux temps. Le premier temps correspond aux sorties lors de la période de semi- confinement. Pendant cette période, tout le monde constate la difficulté, pour ne pas dire le refus, des Sénégalaises à adapter leur comportement aux gestes barrières édictés par l'expertise médico-sanitaire.

Certains spécialistes des sciences sociales se soumettent et rappellent les principes mondiaux de gestion médico-sanitaire. Ils rappellent que la stratégie de confinement est millénaire et héritée des expériences humaines face aux épidémies. Alors, il faut s'y faire malgré le contexte actuel (*déstructurer l'économie mondiale sur fond d'accusations de déstabilisation des fondements de l'économie capitaliste).* Ils reconnaissent d'emblée le comportement désinvolte de nos compatriotes. En matière de solutions, ils se positionnent sur le long terme en misant sur une stratégie nationale d'éducation et de santé.

D'autres spécialistes proposent des explications, plus localisées, de la difficulté d'appliquer les mesures d'endiguement dans un pays comme le Sénégal. Plusieurs facteurs interagissent pour limiter l'effectivité des mesures de confinement, de distanciation sociale et d'hygiène. Il s'agit de facteurs sociaux, économiques, et communicationnels. Malgré la pertinence du diagnostic, ce groupe ne trouve pas de traitement socio-anthropologique adapté. Alors, il se rabat sur les stratégies de l'ingénierie médico-sanitaire de gestion. Il demande d'investir plus d'effort dans la communication et de sensibilisation ainsi que, nécessairement, de faire appel à la contribution des autres sciences socio-économiques. En réalité, ce groupe fait une ignorance optimale ou inconsciente de la gestion communautaire de la crise.

Après le déconfinement, le point de presse du ministère de la Santé met en avant, pour une première fois, le socio-anthropologie. Le discours socio-anthropologique officielle du professeur Cheikh Niang[26], apparaît plus à l'aise et salue la décision de déconfinement à travers des arguments économiques (*appliquer une économie de guerre)* atténués par des conséquences sociales du déconfinement

Par ailleurs, elle pointe du doigt la responsabilité de l'État et des acteurs politiques dans les réactions non conformes des populations. Pour elle, les populations font un choix de convenance devant une surabondance d'informations, de véracité très variable, accusant ainsi le système de communication. Sauf que cette communication parle de déni pour expliquer la non-croyance à l'existence du virus.

Un troisième groupe de spécialistes aborde la réticence à la vaccination des populations. Il trouve son origine dans la peur véhiculée par les fake news qui supplantent les agents de santé dans la communication. Alors, il faut agir à travers l'engagement communautaire des associations et à travers l'interdisciplinarité.

Ce groupe propose qu'on cible particulièrement le déni par une communication de proximité et, ainsi, faire des populations une partie prenante dans la réponse aux problèmes de santé publique. Les pouvoirs

[26] Hommage à Monsieur Cheikh Ibrahima Niang, pionnier de la socio-anthropologie médico-sanitaire au Sénégal.

publics ont des difficultés à engager les communautés dans une approche communicationnelle dissuasive.

Fondamentalement, la socio-anthropologie identifie un problème d'adaptation des mesures au mode de vie des Sénégalais tout en soulevant des éléments de rationalités économique, sociale, mentale et communicationnelle. Elle demande aux Sénégalais d'accepter la dominance des sciences médico-sanitaires dans la gestion sociopolitique de la crise, même si elle appelle à plus d'interdisciplinarité et demande d'agir sur le système de communication.

Ce rangement déterministe derrière l'ingénierie de gestion apparait comme des jugements de valeur du comportement des populations et de l'ignorance optimum de la gestion communautaire. Malgré leurs pertinences relatives, les analyses et contributions n'ont pas toujours eu les effets escomptés dans les interactions systémiques.

B. Interactions systémiques

Les interactions systémiques ont été constatés entre la communication sociopolitique officielle et les réactions de communautés (jeunes, religieux, transporteurs, etc.). Ces interactions se sont assaisonnées de l'engagement des communicants, des socio-anthropologues ainsi que celui des philosophes, des religieux et des leaders politiques et de la « société civile », pendant les trois phases (préliminaire, de prise en main et de relâchement) de la communication officielle.

La communication de la phase préliminaire compte deux étapes. La première débute à partir de l'appel de détresse des Sénégalais de Wuhan qui apparait comme une alerte précoce. L'évaluation du risque n'est pas encore parfaite mais la communication officielle montre un État déterminé à prendre des décisions plus dans l'intérêt collectif que dans l'intérêt d'un groupuscule. Il s'agit de gérer le risque en évitant l'importation directe du virus de son pays d'origine. En refusant de rapatrier les étudiants de Wuhan, l'État est resté sur une stratégie rationnelle et cohérente de gestion de la crise pilotée par une stratégie médico-sanitaire classique. Le Sénégal a déjà une expérience semblable avec l'épidémie de la maladie de la fièvre Ebola avec un pays voisin. On peut penser que d'emblée, l'équipe de gestion médico-sanitaire veut prendre les dispositions similaires à l'épidémie d'Ebola. Même si après, on se rendra compte que les deux types de virus n'ont pas la même dangerosité intrinsèque, ni la même logique de dissémination et de contagiosité.

Malgré la tentative humanitaire d'une ONG et la tentative de politisation d'opposants, les autorités ont tenu bon. Le conflit de pouvoir n'a pas eu lieu.

La seconde étape s'est faite dans l'urgence, en moins de 48h. Le jeudi 05 mars 2020, le ministre de la santé se présente à un rassemblement religieux et y fait une communication tendant à impliquer davantage les communautés religieuses dans la gestion d'une crise sanitaire qu'il sait imminente. Comme si le pays est indemne du virus. Pourtant, le « cas zéro » est déjà sous surveillance et traitement depuis quelques jours déjà. L'autorité est surement au courant que le virus est déjà à l'intérieur des frontières. Pourtant, elle reste dans la communication de risque. Les autorités savaient-elles que le virus circule ? Connaissaient-elles ses capacités et modalités de survie dans et hors de l'organisme et de transmission ? Pouvaient-elles communiquer autrement ?

En termes de réactions, les leaders de la communauté religieuse apparaissaient plus ou moins conformes surtout en ce début de crise. Ils vont contribuer à la sensibilisation en répétant le respect strict des mesures édictées dans la pure tradition de la téranga et maslaha sénégalaise. Le lendemain 06 mars, les autorités sanitaires déclarent officiellement la présence du virus au Sénégal.

La communication met en avant le cas zéro pour le « *déclarer guéri* ». Elle oriente d'emblée la population à avoir « *confiance* » ainsi qu'à garder le calme et la « *sérénité* ». Mais, en réalité, l'État a avancé masqué, entre la sortie du ministre (05 mars) et la communication sur ce cas zéro (06 mars). Surfant sur l'annonce de l'évolution positive de ce cas, l'État passe presque brusquement à la phase de prise en main comme s'il semblait prendre conscience subitement du danger de la situation.

La communication de la phase de prise en main a débuté par un discours présidentiel (le soir du 06 mars). Elle marque une étape importante de la gestion de l'épidémie et plonge le pays dans la crise sociopolitique de la COVID-19. Ce discours fixe deux objectifs de gestion : interdiction de tout rassemblement et suspension des déplacements entre agglomérations.

La recherche de l'atteinte de ces objectifs entraine progressivement des réactions de défiance des populations. Pour l'objectif d'interdire tout rassemblement, l'État décrète le couvre-feu et procède à la fermeture des marchés. Presqu'immédiatement, des jeunes vont faire preuve d'actes (improvisés ?) de défiance face aux forces de l'ordre, à l'heure d'entrée en vigueur du couvre-feu nocturne, exprimant ainsi leur non-adhésion à la mesure. Ces actes, souvent réprimés, sont filmés par des individus perchés sur les balcons de leurs maisons et partagés, en boucle, dans les réseaux sociaux. Avec la communication des réseaux sociaux, ces actes se sont démultipliés.

Les commerçants du milieu urbain résistent et expriment dans les médias leur refus d'appliquer les mesures de fermeture des marchés prises par les autorités locales. Les autorités à qui reviennent désormais la gestion de la crise, voient leurs décisions rejetées de vive voix. Un porte-parole annonce : « *Nous qui ne faisons pas les produits alimentaires, nous ouvrons le mardi, on descend à 16 heures, le mercredi, on ne vient pas, le jeudi, nous venons et descendons à 16 heures, après, nous restons chez nous sans revenus. Nous ne pouvons pas être l'agneau du sacrifice. Lundi, si on ne reçoit aucune proposition, la masse va prendre ses responsabilités, ouvrir le marché, et venir travailler* », selon Dié BA de seneweb.com.

Le second objectif d'empêcher les déplacements entre régions n'a pas aussi été respecté par les populations, aidées en cela parfois, par les agents de l'administration. Pour des raisons diverses, ils ont tellement donné d'autorisations que la mesure semblait caduque. Le ministère de l'intérieur a été obligé de rappeler à l'ordre et de centraliser l'octroi des autorisations. Les populations et les transporteurs vont utiliser tous les pistes, sentiers et voies possibles pour éviter les check-points des gendarmes. Certains gouverneurs ont été obligés de déployer des militaires en brousse. Devant l'incapacité à faire adhérer les populations, certaines autorités y voyaient « *un problème d'indiscipline du Sénégalais* », se cachant ainsi derrière des jugements de valeur.

Le couvre-feu nocturne et l'absence de déplacement entre régions désavantage le monde rural dont l'approvisionnement des populations est assuré par des marchés hebdomadaires mobiles. Les chercheurs en milieu rural que nous sommes, avons reçu un nombre incalculable d'appels téléphoniques demandant que soit diffusée l'information sur l'impact négatif de la fermeture des marchés hebdomadaire sur l'économie réelle.

Fondamentalement, l'État du Sénégal a choisi le semi-confinement à la place du confinement total et a pris des décisions à travers une communication écrite administrative (décret, arrêté, autorisation, note de service, orale (discours) et mixte (convocation à la police, check-points). Ce semi-confinement qui apparaissait conforme à la nature sociologique et économique du pays, n'a pas eu l'effet recherché sur la circulation du virus mais, surtout, les communautés n'ont pas adhéré.

La période est caractérisée par des réactions communautaires totalement opposées aux gestes barrières et aux protocoles (opposition à l'évacuation de malades de Diender, refus d'inhumation à Malika et à Sicap Mbao) ; les populations n'hésitent pas à contredire les autorités. Cette résistance peut aller jusqu'à des gestes physiques de la part de jeunes (*Jet de cailloux sur les forces de l'ordre, saccage d'ambulance*).

L'État réagit de manière énergique et procède à des arrestations de jeunes et de commerçants alors que la presse fait appel à des spécialistes de la communication pour comprendre. La réaction des forces de l'ordre sur le terrain est approuvée par les autorités qui expriment leur incompréhension et condamnent la réaction des populations tout en insistant sur la nécessité de respect du protocole avant d'appeler à la raison. Ces condamnations laissent apparaitre des conflits de rationalité. Dans ce jeu d'acteurs (État et citoyens), les hommes politiques et la société civile tentent de se faire entendre différemment.

Beaucoup de leaders religieux, surtout des grandes communautés religieuses, jouent le jeu de l'État et rejoignent son option d'ingénierie de risques. Ils appellent à la responsabilité pour se protéger et protéger les siens. Certains vont même prendre des décisions tendant à mieux s'occuper des personnes mises en quarantaine, en désignant des responsables et en appelant à la contribution de toute bonne volonté.

Plus fondamentalement, la population sénégalaise en général, avait déjà entamé un processus de construction d'un savoir endogène empirique sur la maladie, sa contagiosité, sa symptomatologie, sa dangerosité différentielle, sa morbidité, sa moralité et son traitement (recette de grand-mère). En rapport avec ce savoir, ils ont analysé l'impact des mesures (y compris la distribution de vivres) prônées par l'État sur les activités économiques et sociales, pour se positionner et manifester. Il ne s'agit pas seulement d'un déni de la maladie. Au contraire. Comme toute communauté, la population avait élaboré de manière épistémologique et ontologique, une approche de gestion communautaire de la crise qui n'est pas forcément en phase avec l'ingénierie de gestion prônée par l'État. Alors les manifestations peuvent être appréhendées comme un rappel de l'existence d'une gestion communautaire du risque.

L'État fait face à plusieurs forces plus ou moins organisées qui l'entraînent dans un conflit de pouvoir insidieux. Ce conflit de pouvoir, encore latent, cache aussi fondamentalement des conflits de rationalité (d'école, de jugement ou de culture). Il s'est posé un problème de rationalités entre l'État et les communautés. Les manifestations de communautés et la « *révolte des religieux* », ont entrainé des pressions de leurs leaders sur les gouvernants. Elles perturbent le schéma de gestion de l'État qui se doit de réagir.

L'État choisit de passer par certains parmi les leaders religieux pour désamorcer la montée de la crise. Ce qui devrait lui permettre d'annoncer, sans trop perdre la face, le passage à la phase d'allégement des mesures sociopolitiques.

La communication de la phase de relâchement qui s'est faite progressivement, tient compte de la réaction des populations. Surtout, elle témoigne de la fin du « *Tout ingénierie de gestion* ».

Alors que le nombre de cas bat des records, le gouvernement veut desserrer l'étau sociopolitique sans perdre la face. Il organise la fuite. Des leaders religieux choisis intelligemment jouent le jeu. Dans la journée de 11 mai, Ahmed Khalifa Niass fait une sortie communicationnelle alors que le khalife général des mourides convoque en audience le Dahira Moukhadimatoul Khidma. Ces deux actions annoncent l'imminence de nouvelles décisions tendant à alléger les mesures sociopolitiques de gestion de la crise.

Le soir de ce 11 mai, dans son discours de *« l'heure est à l'adaptation de la stratégie »*, le Président de la République décide et annonce la nouvelle option de gestion de la crise. Pour se justifier, il convoque « *l'avis d'une équipe pluridisciplinaire d'éminents experts nationaux après analyses et évaluations minutieuses* ».

Alors, il ne reste plus à la direction de la santé qu'à apporter des réponses aux nombreuses critiques de cette mesure dite d'adaptation. Malgré la communication qui se veut rassurante de la directrice de la santé, elle n'a pas été aidée par la réalité de la transmission locale, la montée en puissance des cas communautaires et la défiance ouverte de foyers religieux. Elle n'a pas été aidée, non plus, par les communications du ministre de la santé sur le PIC et du ministre du tourisme sur la fermeture des frontières.

Le record des « cas positifs » n'incite même pas les populations au respect des gestes barrières, surtout à l'intérieur des lieux de culte. Les populations qui se sont fait une idée empirique de la pathologie et de sa létalité, se perdent dans les railleries sur la communication de records successifs.

Malgré la disponibilité du masque à bas prix, le Sénégalais du marché et de la rue ne l'a pas mis ; même après la décision de ministère de l'Intérieur de l'imposer à la fin du deuxième mois. L'option de faire respecter la décision est alors prise par les autorités locales qui ont posté des patrouilles de police dans les marchés. Aucun n'entre dans le marché sans masque, n'importe lequel. La police t'oblige à acheter un masque (300frs l'unité) et si tu n'as pas d'argent on t'embarque. Cette obligation a eu un écho défavorable sur la communication de crise.

La communication est aussi parasitée par la reprise avortée des classes et ses corollaires, le prolongement de l'état d'urgence, le débat sur la fermeture des frontières, le comportement à géométrie variable de la police et de la gendarmerie en défaveur du milieu rural dans une ambiance de défiance des populations.

C'est suffisant pour que la jeunesse explose et maximise sa stratégie de manifestation qui a été perçue par certains comme une manière de défier, même au cœur de la ville sainte de Touba[27]. Ces jeunes sont suivis par les transporteurs de l'autre ville sainte de Tivaouane qui obligent leur ministre à communiquer.

Cette stratégie des manifestants en ville sainte met au défi cette entente visible entre les politiques et les religieux. Elle s'avère payante. La levée de l'état d'urgence intervient dans un contexte de manque d'harmonisation de la communication des ministres en charge du transport et de la santé. Ce dernier va se ressourcer auprès sa base politique très localisée (Yoff) et intéressée (avec des promesses) à travers une activité de sensibilisation d'une communauté qui annonce son adhésion devant les micros de la presse.

Durant le mois de juin, on informe qu'il y a un nouveau protocole pour enterrer les morts. Mais le protocole n'est pas diffusé. De toute façon, les populations refusent que les sapeurs-pompiers et la Croix rouge enterrent leurs morts. Alors que les enseignants (de retour dans leur zone de travail) sont considérés comme les porteurs de virus par ces mêmes populations. Pour ne pas subir ces stigmatisations, certains adoptent un comportement de déni malgré des tests positifs. D'ailleurs, le comportement de déni de la maladie est partagé par la majorité de la population qui considère que l'État ne prend pas en compte son savoir empirique sur la maladie dans la gestion de l'épidémie. La tentative d'impliquer les figures culturelles

[27] Le cas de Touba apparait important dans la vie sociopolitique. Les manifestations des jeunes défiant les directives du khalife constituent une première qui mérite des travaux de politologues. Est-ce une nouvelle dynamique ou est-ce seulement un phénomène isolé ? C'est aux politologues de répondre. En tout cas, la révolte de la population s'est manifestée jusque dans les urnes. Pendant les élections locales, le bulletin blanc est sorti largement majoritaire devant le bulletin du seul candidat désigné par la hiérarchie de la communauté

(kankourang) par certaines autorités administratives pour le respect du couvre-feu est un échec.

Le début du mois de juillet 2020 est traversé plus ou moins calmement, même si des personnes déclarées malades s'évadent et se font rechercher avec beaucoup de bruit par la police. La force publique continue d'embarquer des personnes sans masque. Les populations trouvent des défenseurs de leur dignité et culture jusque parmi les universitaires. Malgré leur détermination, certaines autorités expriment leur échec et se sentent humiliées.

Le conflit latent entre les populations et l'État pour le respect des gestes barrières et des protocoles est devenu ouvert. Certaines autorités locales tentent de mettre en place un système de gestion de conflit à travers des négociations qui donnent des résultats positifs par endroit.

Le Conseil national de lutte contre le sida (CNLS), fort de son expérience en EPS, tente de donner une formation aux journalistes sur « *les comportements (déni, stigmatisation et discrimination) de refus d'adhésion de populations* ». Au mois d'août, la presse continue de rapporter « *les rancœurs des autorités envers les jeunes qui ne portent pas de masque* » et fait appel à des spécialistes des sciences sociales. Ces derniers magnifient la gestion médicale de la pathologie, font un diagnostic symptomatique (constat de la non-adhésion des populations) et expriment leur peur (lendemains incertains) devant l'échec de la sensibilisation. Sans faire un diagnostic étiologique (cause du déni), ces spécialistes proposent l'application des mesures coercitives en faisant appel à la loi ou la sensibilisation par la peur (*donner la parole à ces gens qui ont combattu la maladie dans les hôpitaux*) associé à celle des guides communautaires.

Fondamentalement, la communication de la phase de relâchement témoigne de la fin du « **Tout ingénierie de gestion** » face à la puissance de l'expérience empirique de la maladie. La gestion communautaire remporte la bataille sociopolitique avec l'aide de plusieurs facteurs : perceptions empiriques de la maladie et de ses effets, besoins économiques des jeunes, tergiversations sur le PIC, polémiques sur l'opérationnalisation de l'appui aux populations (système de distribution des denrées alimentaires et de kits).

Sur les mesures d'appui à la gestion sociopolitique de la crise, il a été identifié plusieurs interactions systémiques. Il s'agit de celles de certaines autorités locales, du ministère du Développement communautaire et de l'Équité sociale et territoriale et de la « Force Covid-19 ».

Au début de l'épidémie, beaucoup de maires, présidents de conseil départemental et hommes politiques ont mis en place des mesures d'appui de semi-confinement (état d'urgence, couvre-feu, etc.). Ils se sont mis à distribuer des denrées alimentaires, avec ou sans produits de lavage des mains. Le ministère en charge du développement communautaire est allé dans le même sens avec une communication radiotélévisée montrant des tonnes et des tonnes de riz prêtes à être distribuées. Très rapidement, la communication fait apparaitre que les autres éléments (huile, sucre, savon) étaient absents pour compléter le kit. Pour les responsables, ils étaient « *en cours de route* ». Les masques et gel hydro-alcoolique n'étaient pas aussi listés dans le kit.

La distribution de denrées alimentaires et de kits fait partie intégrante des mesures sociopolitiques de gestion de la crise, même si elle semble apparaitre à côté. La communication sur ce volet est fondamentalement caractérisée par de récurrentes polémiques. Le ministre concerné voit sa communication se concentrer sur la justification, avec au sommet de sa communication l'annonce de la sanction des fournisseurs défaillants. Il fait face à des polémiques nées des nombreux problèmes liés à l'opérationnalisation de l'appui.

Le ciblage aurait été mal fait malgré la disponibilité du Registre national Unique (RNU). Des salariés se disputent les kits avec les ayants-droits. Au-delà du ciblage, d'autres problèmes ont été notés : des polémiques sur l'origine de certains produits étiquetés en Gambie, des justifications des retards de distribution en termes de difficultés de paquetage, la vente illégale des kits destinés à la population, le cambriolage de magasins de stock de ces kits, etc.

Les polémiques sont si intenses que le ministre se met à distribuer des kits avec un autre homologue. Il s'essaie en pleine tournée à des bilans d'étape. En même temps, éclatent des bagarres entre populations lors de la distribution (Guinguineo) et des actes de corruption (paiements) pour se faire livrer des kits (Ziguinchor).

Les membres du comité de gestion de la Force covid-19, éclaboussés dès le départ par un problème de perdiem, tentent de communiquer sur une rallonge budgétaire permettant de mieux gérer les problèmes, tout en rappelant les principes de transparence et de rigueur de son fonctionnement. Dans cette sortie, le comité évoque « *les fake news de la presse* » ; cette erreur de communication le place au centre d'une polémique avec les journalistes qui se voient accusés de fabriquer de fausses informations.

Les interactions communicationnelles et le débat public ont permis de poser des questions en rapport avec l'opportunité (périodes de distribution), la consistance (utilité réelle par famille), les modalités (identification des cibles, effectivité de la distribution, contrôle citoyen et évaluation des actions), l'adaptabilité du kit (financière ou alimentaire), l'éthique (sélection de fournisseurs, niveau des prix, perdiem, etc.) et les compétences (expériences d'acteurs, implication de professionnels de CNSA, CSA).

Au-delà de ces questions, les mesures d'appui (l'appui est doté de 298, 618 milliards) apparaissaient orientées plus vers la dimension alimentaire (distribution de denrées) que celle sanitaire (test, gel, communication de crise). Ainsi, durant le premier mois, le gel hydro-alcoolique est resté inaccessible pour le Sénégalais moyen dans les rares pharmacies où on pouvait le trouver. Les masques de qualité étaient tellement chers (au minimum 750 frs pour une unité utilisable pour 3h seulement) que les tailleurs se sont mis à en fabriquer (y compris pour la mairie de Yoff dont l'édile est le ministre de la Santé), sans garantie de leur efficacité contre le virus.

Par ailleurs, la communication sociopolitique révèle des plaintes du milieu économique (agricole, culturel) sur l'orientation de la Force Covid-19 qui, malgré l'importance des sommes mobilisées, est restée centrée plus sur la distribution de denrées alimentaires. C'est comme si aucune prospection n'a été faite pour prendre en compte la résilience, la réadaptation et la relance des secteurs économiques.

Aussi, la communication sociopolitique révèle que les mesures de baisse des factures d'eau et d'électricité prises pour apaiser les ménages et entreprises, n'ont pas été appliquées à la lettre. Enfin, la presse a révélé des questionnements sur la non-prise en charge du financement des dépistages par le Fonds Covid 19.

La communication de l'appui à la gestion de la mesure de semi-confinement est très largement caractérisée par des dysfonctionnements des opérations qui révèlent une certaine absence de préparation et, peut-être, de stratégie, malgré l'alerte précoce. En effet, elle est dominée plus par des appréciations des actions en fonction des positionnements plus ou moins personnels et politiques.

PARTIE III

DIMENSION MÉDICO-SANITAIRE DE LA CRISE

CHAPITRE 7

COMMUNICATION OFFICIELLE DE LA GESTION MEDICO-SANITAIRE DE LA CRISE

Parallèlement à la communication sociopolitique portant sur les mesures de gestion (semi-confinement), l'éducation pour la santé (EPS) a été mise en place pour aider les populations à mettre en œuvre les gestes barrières et responsables. On note le passage régulier des spots à la télévision et à la radio ainsi que la mise en place de panneaux et affiches publicitaires dans la rue. Tous ces outils et supports de communication portent sur le lavage des mains au savon, l'utilisation du gel hydro-alcoolique, le respect de la distance sociale, le port des masques, la démarche de saisine des services médicaux à l'apparition des certains signes de la maladie et les numéros de téléphone à appeler.

Pour appuyer l'adoption des comportements et l'assimilation des gestes barrières et responsables des populations, des masques et des gels hydro-alcooliques de toutes sortes ainsi que divers systèmes de lavage des mains (eau plus savon) ont envahi l'espace public.

Cette EPS et ces appuis à l'adoption de bons comportements, sont complétés par la mise en place des protocoles de récupération/transport des malades, d'enterrement des morts et d'orientation des cas suspects. Tous ces protocoles sont gérés par le service médico-sanitaire sous la protection des forces de défense et de sécurité.

Les pratiques des acteurs de l'EPS, la mise en œuvre des protocoles ainsi que les sorties des membres du corps médical officiellement chargé de la gestion de l'épidémie, constituent ce qui s'appelle ici la communication de la gestion médico-sanitaire. Cette dernière a entrainé des réactions des internautes, des populations, mais aussi l'engagement de nombreux autres spécialistes. Pour mieux la comprendre, le présent chapitre présente **d'abord,** la communication sur la prise en charge médicale de la maladie, **ensuite** la communication sur la gestion sanitaire de la maladie, **puis** la résilience du système de santé **et, enfin,** les différentes périodes de communication médico-sanitaire officielle.

7.1. Phasage de la communication médico-sanitaire officielle

La communication médico-sanitaire officielle est d'emblée centrée sur les statistiques. Ces dernières ont porté sur les tests, les cas (importés, contacts, communautaires, etc.), le nombre de personnes hospitalisées, guéries et décédées, etc. Une analyse de la communication journalière de ces statistiques a permis de distinguer trois (3) périodes de communication majeures. Il s'agit des étapes suivantes :

– Initiatives offensives de la communication médico-sanitaire : 06 mars au 10 mai

– Repli défensif de la communication médico-sanitaire : 11 mai au 29 juin

– Déperdition de la communication médico-sanitaire : après le 29 juin 2020.

7.1.1. Initiatives offensives de communication médico-sanitaire

En ce début d'épidémie, le 06 mars constitue une date cruciale dans la communication statistique. Le communiqué du ministère de la Santé précise : « *Le cas zéro va bientôt sortir de l'hôpital* ». Le premier cas de coronavirus déclaré positif ce 2 mars 2020 est guéri. « *Le cas Zéro testé négatif à deux reprises va d'ailleurs bientôt sortir de l'hôpital. Quant à l'état de santé des trois autres patients, il continue « son évolution favorable* ». Des sources autorisées renseignent que son état est devenu très stable et de nouveaux tests devraient être effectués dans les prochaines 48 heures pour confirmer cette tendance. L'État cherche à rassurer les populations qui réagissent.

– Des messages de **félicitation et d'encouragement** : « Bravo Machala. Bonne continuation », « *Bravo au professeur ! Pas de bruit et beaucoup d'efficacité* » et : « *Le Khalif organise des prières et voilà que les malades guérissent. La ville sainte protège le Sénégal.* »

– Des messages **incrédules** : « *Au fait, il n'y a jamais eu de malade* » ou : « *Les équipes pointues doivent cesser de raconter des fables* » et **sarcastique** « *Nous sommes riches, plus besoin de pétrole, on facture chaque patient chinois, italiens, car maintenant ils voyageront au Sénégal pour se faire soigner.* » ou « *le Sénégal a soigné le coronavirus, prix Nobel de médecine* »

– Des messages **d'avertissement** : « *C'est trop tôt pour dire que quelqu'un est guéri de ce virus. Attention !!! Pourquoi vous vous précipitez vous les médecins ?* » ou bien : « *Ils ont joué la même* *comédie lors de l'**Ebola**, là ils sont repartis pour un tour de fanfaronnade... Demain matin, toutes les radios et télés vont se transformer en tribunes géantes où le troubadourisme le plus vil tiendra l'audience du matin au soir, pour imprimer encore un nouveau mensonge dans les cerveaux des gens... En parcourant le site, j'ai constaté, avec effroi, que la scolarisation n'immunise absolument pas contre la crédulité et l'envie de se gargariser de faux exploits ! Ce pays est quand même coutumier des faits mais ce régime en particulier atteint des niveaux incroyables dans la construction de propagande ! Ça va prétendre guérir une maladie grave face à laquelle des pays avec une culture scientifique millénaire se battent sans succès !* »

Le 23 mars, l'information est axée sur les 71 malades sous traitement et le confinement dans des réceptifs hôteliers des 1561 personnes en contact avec la maladie. Cette information apparait comme un tournant. En effet, la létalité apparait très faible. Deux morts (0,64 %) et 314 cas déclarés guéris du 02 mars au 15 avril. En Algérie, le taux de mortalité est de plus de 15 %. Certains s'interrogent sur la cause et la durabilité de ce phénomène.

Les cas importés ont disparu avec la fermeture des frontières aériennes. Ces cas et leurs contacts représentaient 96 % des malades. Même certains y voient « un miracle sénégalais ». Cette période est calme et les points de presse du ministère apparaissent même routiniers. Pourtant, en filigrane, les points de presse du MSAS permettent de déceler la « *circulation du virus et sa contagiosité* ».

Cette période caractérisée par une émergence des « *cas communautaires* », cacherait-elle des « cas asymptomatiques et en incubation » ? En tout cas, elle se confirme de plus en plus.

L'émergence des « cas communautaires » commence à mettre à rude épreuve le système (structure agréée, centralité, nombre) de test. Le 02 mai, déjà, lors du bilan mensuel, le ton est monté d'un cran.

Le ministre de la Santé déclare que « *le constat majeur est que l'épidémie ne faiblit pas. La progression du coronavirus est rapide.* ». Entre le 2 avril et aujourd'hui (30 jours), « *le nombre de cas positifs de Covid-19 a plus que quintuplé passant de 186 à 1114 avec une augmentation des cas communautaires. La maladie qui touche désormais 11 régions sur 14. Nous avons fortement augmenté le nombre de tests, renforcé nos capacités d'alerte, de détection, d'isolement mais aussi de prise en charge.* »

Après ce constat, le ministre annonce de manière presque impersonnelle et détachée : « *La maladie... indique clairement qu'il faut un engagement plus marqué en particulier des communautés. La prise en charge extrahospitalière des cas asymptomatiques est prévue* ». Il ajoute : « *la dynamique multisectorielle et multi-acteurs est un atout majeur que nous devrons préserver et consolider. J'invite les Sénégalais et Étrangers à plus de vigilance, au respect scrupuleux des prescriptions données par le ministère de la Santé et de l'Action sociale* ».

7.1.2 Repli défensif de la communication médico-sanitaire

Pour rappel, la date du 11 mai est marquée par le discours du président de la République qui avait déclenché la phase du relâchement à travers sa déclaration : « *L'heure est à l'adaptation de la stratégie* ».

Le 13 mai, le Sénégal enregistre 286 malades en 48 heures et plus de 2000 personnes testées positives. Le ministre déclare dans un entretien au journal Le Quotidien : « *Beaucoup de nos spécialistes estiment que le pic est déjà là. Mais, par prudence, nous préférons le constater a posteriori* ". Un internaute décortique la terminologie du message : « *Déjà là ? comme si c'était trop tôt, il faut plutôt dire enfin là* », alors qu'un autre fait une analyse de contenu : « *Le pic est déjà là mais on préfère le constater a posteriori... Comment se contredire en une seule phrase...* » et un troisième fait une relation entre l'information et la décision de gestion : « « *le pic est déjà là et en même temps le peuple déconfiné.... Vous pouvez m'expliquer. Je n'ai rien compris* » » alors que le quatrième apprécie le comportement de la personne : « *Vraiment voilà un ministre serein* ».

D'autres posent des questions *« sur quoi vous vous basez pour dire cela ?* », « *Qui sont ces spécialistes ?* » « *Est-ce que vous pouvez m'expliquer que signifie pic svp ?* », ou « *c'est quoi un pic ?* » Les réponses arrivent : « *Un pic correspond au moment qui précède l'infléchissement de la courbe des contaminations »* ou bien : « *Le pic c'est quand on atteint le plus grand nombre de malades en traitement. ».*

Beaucoup d'internautes sont sceptiques *: « 1. Bon toujours est-il que c'est une affirmation sans base scientifique. Dans des pays qui se respectent c'est passible de démission.*

2. *C'est vraiment trop facile. Tu peux être nul au Sénégal et continuer à occuper des postes sensibles sans être inquiété.*

3. *Affirmer "le pic est déjà là" alors que les chiffres augmentent depuis des semaines, c'est soit de l'incompétence notoire ou bien connaître en*

avance le nombre de testés positifs pour les jours à venir. On ne peut parler de pic atteint qu'à partir du moment où la courbe commence à retomber et pas avant.

4. *Comment peut-on parler de Pic alors que les porteurs sains pullulent et continuent de contaminer. Sans dépistage massif ce virus restera à jamais avec nous.*

5. *La courbe ne redescend pas, comment peut-on voir le pic ? Je ne comprends pas. Ça fait 2 jours que ça monte, ça monte. Il faut se protéger encore plus à mon avis.*

6. *Vu la situation au Sénégal, vous osez dire que le pic est déjà là. On verra.*

7. Je *ne comprends pas comment ces gens raisonnent. Comment peut - on parler à ce niveau de pic alors que depuis deux semaines le nombre de cas positifs augmente de plus en plus. Arrêtez de tromper le peuple.*

8. On *pourrait parler de pic, si et seulement si, pendant au moins une durée de 15 jours on constate une décroissance du nombre de cas positifs. Soyez plus sérieux !*

9. *Il ne peut y avoir de pic si et seulement si vous aviez la capacité de tester un grand nombre de la population* ».

Certains avouent leur ignorance : « *J'étais loin de savoir qu'il y avait ce qu'on appelle la météo médicale* ».

D'autres sont plus catégoriques ; «1. *C'est faux*

2. *On ne pourra parler de pic que quand ce dernier sera dépassé. Parler de pic actuellement c'est de l'ignorance manifeste.*

3. *Le pic ne se constate qu'a posteriori, quand on constatera que les chiffres baissent. Là alors il serait prudent de parler de déconfinement. Tout autre chose ne sera que pilotage à vue, en tout cas ne sera pas scientifique.*

4. *N'importe quoi on ne connait le pic que quand ça commence à redescendre. C'est loin d'être le cas !*

5. *Pic ou plateau ? Pic c'est ponctuel, plateau, cela dure… On espère avoir un pic, mais c'est souvent un plateau… Il ne faut pas se voiler la face, les jours voire les semaines à venir vont être durs.*

Des lecteurs avertissent : « *En tout cas, ils ont intérêt à ne pas créer un pic imaginaire* » et demandent : « *Comment savez-vous que le pic est là ? Comment ?* » Deux réponses tombent : « 1. *Charlatanisme peut-être grâce à des cauris... mais en tout cas ce n'est pas de la science*

2. *Ou il ne sait pas ce que veut dire PIC ou il est dans la manipulation mais ce qu'il dit ne repose sur aucune observation ni donnée, ni base scientifique. Par respect un peu de retenue svp monsieur le ministre* ».

Finalement, quelqu'un vient au secours : « *Je crois que le Sénégalais a peut-être des dons que personne n'a au monde, en tout cas au regard des commentaires sur ce site et dans n'importe quel domaine. Comment peut-on contredire facilement les gens alors qu'on n'a aucune donnée médicale, statistique, on n'est pas épidémiologiste, et vous voulez contredire tout le temps des spécialistes en médecine ? Dans ce pays je crois que ça ne sert plus à rien d'aller à l'école, puisqu'il y a des super "savants" dans TOUT.* » C'est pour s'entendre répondre que « *les cinq sens : la vue, l'odorat, l'ouïe, le toucher, le goût, mais surtout, la chose du monde, la mieux partagée : le bon sens*. »

Une objection lui est fournie : *« Il a raison, le pic est déjà là et ascendant et espérons-le d'ailleurs. Nous partons de 5 % ou moins pour se retrouver à 19 % en 24h. Si ça descend aujourd'hui à 10 % ; la courbe sera à niveau en forme pointue comme un pic (un v renversé) ».* Une correction est apportée à cette objection : *« Tout dépend si on parle de 10 % de 200 tests ou 10 % de 2000 tests. Ce pourcentage en lui-même ne veut pas dire grand-chose. »* Elle est appuyée par un autre lecteur *: « Exactement, ce 10 % par rapport au nombre de tests réalisés ne signifie rien vu que le nombre de tests n'est pas égal chaque jour et que tu peux aller faire 1000 tests dans un département non touché officiellement et avoir 1 % de cas et aller à Dakar dans un foyer de contamination faire 100 tests et avoir 20 % de cas. Ça ne veut rien dire... ».*

D'autres tiennent à mettre leur grain de sel : *« (i) C'est le % qui compte le plus, au contraire de ces valeurs absolues qui, elles, changent.*

(ii) Rien ne prouve scientifiquement que nous avons atteint le pic.

(iii) Soyons très prudents avec cette pandémie.

(v) Le pic est passé ça je comprends, il faut le passer pour savoir que c'était le pic, enfin avez-vous fait des statistiques ? »

Un internaute rappelle : *« Son directeur de cabinet vient nous dire que les cas communautaires ne sont pas importants et que la situation est sous contrôle alors qu'il y a peu il ameutait tout le pays pour 1 seul cas communautaire. Ce n'est pas sérieux ! C'est honteux ! Que de temps et de ressources dilapidés depuis le début de cette histoire ! »*

Un autre lecteur parle d'avenir : *« M. le ministre, je vous donne rendez-vous 3-4 semaines après les mesures prises par votre président. C'est là que vous comprendrez ce que signifie réellement pic dans notre cas actuel. Gérer c'est prévoir et c'est bien ça qui fait défaut... Pilotage à vue rek, c'est vraiment triste ! ».*

Il est suivi par un autre : *« Le pic sera atteint quand dans quelques semaines vous n'aurez plus de places pour accueillir les malades, et que les cas graves ne pourront plus être soignés et que certains d'entre nous qui souffrons de maladies chroniques n'aurons pas d'autre choix que de mourir dans nos maisons. Avec la décision du président, ça va être l'hécatombe dans ce pays ».*

Les deux derniers commentaires étalent leurs espérances :

« 1. J'espère que vous ne vous êtes pas gourés dans vos prévisions statistiques, en tout cas c'est notre plus grand souhait.

2. *Ce serait encore mieux de dire qu'on est en face d'un pic de contamination, et que si les gestes barrières continuent d'être respectés le pic de contamination pourra être non loin de ce que l'on observe pour l'instant et donc moins méchant à la suite. »*

Le 26 mai, le communiqué du ministère annonce *« 18 cas graves en réanimation et 31 nouveaux tests positifs sur un échantillon de 551. Soit un taux de positivité de 5,62 % ».* Un internaute souligne la performance : *« Le nombre de patients sous traitement diminue, et c'est bien normal maintenant que le pic est passé encore une fois, excellente gestion ».*

Un autre relève : *« 500 tests c'est très insuffisant !! pendant qu'on fait 500, 600, 800, 1000 tests, des centaines de personnes se font infecter sans qu'on le sache. Tant qu'on fera aussi peu de tests on aura des 90, 50 ,40 cas jusqu'en 2025 ».* Il est appuyé par un troisième : *« À la longue ça devient lassant, notre seul avenir reste " x cas suivis... x cas communautaires, x malades guéris, x cas graves. Le relâchement est dû à la lassitude, l'État doit anticiper et cesser de suivre. »*

Le débat est relancé : *« Le Sénégalais est toujours pessimiste. Pourtant, ces gens travaillent dur, nuit et jour, pour faire disparaître cette pandémie. Pour la première fois, depuis plusieurs jours que le nombre de guéris soit supérieur au nombre de malades :1565>1559... Il faut donc s'en féliciter au lieu de hâbler rek ratatati rekkk... ».* Un appui arrive : *« Pourquoi tester des personnes non soupçonnées d'avoir la Covid ? Ça dépend des cas contacts. On a dépassé plusieurs fois 1000 tests ».*

Une objection est faite : *« Le nombre de « contacts » ne cesse d'augmenter mais on diminue le nombre de tests ? 500 tests par jour pour un pays de 16 000 000 de citoyens, c'est de la gouvernance criminelle. Il y a clairement une stratégie de manipulation pour cacher la situation réelle et rassurer faussement la population. »*

La réflexion se poursuit : *« Qu'est-ce qui explique la baisse du nombre de tests ? Si c'est pour faire baisser le nombre de cas positifs, ça ne marche pas là. Durant tout le mois de mai, on n'a pas testé moins de 800 cas et tout d'un coup 551 tests. »*

Une réponse arrive : *« On ne va pas chercher des malades par force, les tests dépendent du nombre de cas suspects disponibles. S'ils ont fait 500 tests c'est parce que c'est ce nombre aujourd'hui. Il faut utiliser votre cerveau pour réfléchir. »* Elle n'a pas permis l'abdication souhaitée : *« le nombre de quarantaines est largement supérieur à 500, si c'était l'inverse, la question du nombre de tests ne se serait pas posée. Non mais, ils nous prennent pour des cons. Sérieux, Faites-en 2000 pour voir si ça baisse aussi. L'État n'a plus d'argent pour les tests ? »*

Pour clore ce débat : « *Les Sénégalais n'ont vraiment pas droit à l'information, conformément à leur Constitution ! Les variations observées dans le nombre journalier de tests doivent être expliquées aux Sénégalais. Dîtes la vérité aux Sénégalais sinon bonjour à toutes les rumeurs !* »

Le 27 mai, quand l'État annonce que le Sénégal a enregistré son 39e décès, les internautes semblent se soucier d'autre chose. Une première personne avance : *« Je tiens à avertir les Sénégalais que ce que je vois ces derniers jours dans la rue ne présage rien de bon. Plus personne presque ne met les masques dans les quartiers, ni dans les commerces. Aucune distance, ceux qui font semblant de porter des masques, l'abaissent en parlant à quelqu'un de près. L'erreur de l'arrêté du ministre de l'Intérieur est de n'avoir pas rendu obligatoire le port du masque partout en public, pas seulement dans les transports ou autres. Je plains le corps médical qui sera de plus en plus débordé. ».*

La seconde tente une sensibilisation : *« Ne jouons pas au plus malin avec cette maladie ; elle est mille fois plus futée que nous ; nous devons la prendre très au sérieux. Notre intelligence collective doit être mobilisée pour arriver à bout du Covid-19. C'est vrai, nous devons croire au miracle mais on ne doit jamais baser sa stratégie sur un éventuel miracle. Un choix stratégique qui est basé uniquement sur le miracle est voué à l'échec. C'est une catastrophe qui se profile à l'horizon. Attendons deux semaines. Quand je conduis à travers les rues de Dakar, je suis navré de remarquer que peu de personnes sont masquées. Les rares gens qui portent des masques sont des personnes d'un certain âge ou âgées ».*

La troisième personne proteste : *« Avec tous ces morts, on ouvre l'école ; les gens se collent côte à côte dans les bus ; dans les marchés c'est le même bordel qu'auparavant. Les boutiquiers te vendent sans porter de masque, en te parlant la bouche ouverte... Bientôt ce sera trop tard pour réagir, l'hécatombe nous guette. »*

Une quatrième personne, en opération de sauvetage du gouvernement, est sévère avec la population : *« Qu'est-ce que le président a à faire avec des gens qui ne respectent rien du tout :*

- *des personnes ont le virus et ne se signalent pas,*
- *Des journalistes qui font des contradictions sur les informations qu'ils donnent*
- *Des journalistes ou présentateurs de merde qui disent du n'importe quoi sur les plateaux de télévision*
- *Des syndicalistes qui profitent de la pandémie pour s'en prendre à l'État*
- *Des religieux qui prennent des positions dictées par leurs marabouts*

Mais où va-t-on ? C'est pareil quand l'équipe nationale est en compétition. Nous Sénégalais, on est trop contradictoires. On ne sait pas ce que l'on veut ».

La cinquième personne cible tout le monde : *« Franchement devant la faiblesse de l'État qui a capitulé et l'insouciance voire l'indiscipline de la population qui ne respecte plus les mesures barrières, le pire risque de se produire. Que chacun prenne ses responsabilités et prions Dieu qu'Il sauve le Sénégal et le monde entier de cette pandémie ».*

Elle insiste sur le système éducatif : *« Tu ne peux pas diriger une population que tu as mal éduquée et que tu as laissé grandir d'elle-même. C'est depuis la maternelle qu'il faut apprendre aux générations futures la notion de propreté, le civisme, le patriotisme, le respect, l'éthique... des valeurs de base du vivre-ensemble. Lorsque tu veux tordre une écorce de bois sèche il se casse sur le coup, contrairement à une écorce humide. Nos dirigeants et nous-mêmes, nous sommes tous les produits de notre système éducatif, c'est pour cela le je-m'en-*

foutisme se voit encore plus à la tête de l'État, donc comment les citoyens lambda peuvent-ils prendre très au sérieux la Covid ?? »

La sixième personne est un partisan de la rigueur : « *Le port de masque doit être force de loi, les Sénégalais ne respectent qu'une application sans concession de la loi. L'état d'urgence et le couvre-feu en sont les exemples patents et récents.* »

Enfin une dernière personne fait preuve de fatalité : « *Que tous les Sénégalais ayant des parents âgés de plus de 60 ans et souffrant de maladies chroniques les sensibilisent à rédiger un testament. Beaucoup d'entre eux y passeront avant qu'on atteigne l'immunisation massive. Le virus circule très bien, les chiffres officiels (cas positifs, décès...) ne reflètent guère la réalité. Les malades sont chez eux.* »

Le 30 mai, le communiqué révèle que « *la région de Dakar est devenue l'épicentre de l'épidémie au Sénégal depuis plusieurs semaines. Plus de 73 % des malades y sont issus.* » Le ministre de la Santé de relever : « *J'ai demandé au Comité national de gestion des épidémies (CNGE) en rapport avec le Comité régional de gestion des épidémies (CRGE) de Dakar de se réunir toute affaire cessante pour nous proposer une stratégie spécifique de renforcement de la démarche de lutte dans la région de Dakar* ». Il exprime son inquiétude : « *Si on perd la main à Dakar, la lutte risque d'être perdue au niveau du pays*"**,** avant de lancer un appel "particulier et insistant" à toutes les dynamiques communautaires de la région de Dakar pour se lever comme un seul homme pour stopper la Covid-19.

Les réactions concernent la communication du ministère. *« Avec le tiers de la population et l'essentiel de l'activité économique du pays, ce n'est vraiment pas une information »,* précise quelqu'un. Un autre enchaîne : *« Ce qu'on attend, c'est quelles solutions vous proposez pour endiguer l'épidémie c'est tout. Lire des statistiques, tout le monde peut le faire. Le communiqué du ministère n'a de sens que s'il propose des solutions. Si c'est pour nous présenter tous les jours des statistiques ce n'est vraiment pas la peine. »*

Le troisième appuie : *« Arrêtez ces discours et arrêtez d'aligner les chiffres, ils sont presque normaux à ce stade de la maladie, il faut sensibiliser, sévir contre les réfractaires aux gestes barrières, ce que votre gouvernement poltron ne peut pas faire. »*

Une quatrième personne exprime **son incompréhension** : *« Je ne peux pas comprendre qu'on mette à la disposition de ce ministre et de ses collaborateurs 1000 milliards de FCFA depuis 3 mois et qu'il* *vienne aujourd'hui pleurnicher devant les Sénégalais en leur disant que la situation de Dakar risque d'être incontrôlable. C'est inadmissible venant de quelqu'un à qui on a donné tous les moyens possibles. »* La cinquième personne de juger : *« Que des aveux d'échec depuis une semaine. Chaque ministre reconnaît ses échecs masqués mais c'est normal, même le capitaine du bateau est incompétent. Le leadership ne se décrète pas, il se mérite »*

Les critiques arrivent : *« 1. Dakar est l'épicentre de l'épidémie depuis belle lurette et vous n'avez aucune stratégie pour l'endiguer. Arrêtez de nous emmerder avec vos points de presse.*

2. Trop trop amorphes ces gens ! Aucun sens de l'anticipation ! Aucun leadership ! Aucune hargne ! Aucun mordant ! Aucun sens de l'urgence urgente ! Arrêtez de faire peur à la population. Il faut sensibiliser davantage et être plus présent dans les banlieues dakaroises surtout dans les bidonvilles.

3. Vous avez ouvert les mosquées et les écoles comme la France qui a des moyens de contrôle et une population plus disciplinée

4. Arrêtez de copier les Occidentaux, on a notre propre réalité ; fermer les écoles et les mosquées (toutes les mosquées) et confiner Dakar et Touba sinon les Blancs vont finir par tester leurs vaccins sur la population.

5. Dakar est l'épicentre de l'épidémie et vous convoyez des dizaines de milliers d'enseignants justement de Dakar vers l'intérieur du Pays. Ils vont être en contact de jeunes élèves qui vont rentrer et trouver à la maison des Papis et Mamis très vulnérables. Je n'ai rien compris de cette stratégie...

Comment peut-on considérer comme dangereuse une situation qui n'a pas empêché de préparer activement la rentrée de dizaines de milliers d'élèves et d'enseignants ? »

D'autres préfèrent **conseiller** : *« il n'y a qu'une seule solution à cette situation : c'est trouver un médicament efficace dans les plus brefs délais et arrêter le suivisme aveugle vis-à-vis des Occidentaux. Où sont nos plantes médicinales ! si on cherche dans la pharmacopée africaine on trouvera un remède. Tous les moyens doivent être mis dans la recherche de médicaments, que ce soit modernes ou traditionnels. C'est plus viable que de vouloir confiner et stresser les gens en attendant que les toubabs nous emmènent un hypothétique vaccin. »*

« Faire un dépistage massif et isoler les malades soit chez eux s'ils ne représentent pas de symptômes et qu'il y ait de la place soit dans les bâtiments de Diamniadio et non dans les hôtels qui coûtent trop chers. Ensuite, il faut ouvrir les transports interurbains ; si vous continuez à interdire les transports interurbains et continuer les couvre-feux, il y'aura la révolte de la population. D'autant plus que les gens n'ont plus peur de ce virus et c'est partout dans le monde, même dans les pays développés, la population commence à se lâcher. » « J'ai le sentiment que c'est Dakar qu'il faut isoler du reste du pays tout en augmentant les tests dans la capitale. Il faudra aussi faire de même dans les zones où il y a aussi une circulation rapide du virus (Touba, Thiès, etc.). »

« Il faut beaucoup faire la sensibilisation dans la journée que de continuer à décréter un couvre-feu nocturne, c'est dans la journée qu'il faudrait mettre l'accent que le soir. Il suffit de se rendre au marché Sandaga pour s'en rendre compte, c'est comme si la pandémie n'existait pas, des regroupements tous azimuts, des populations irresponsables. Il faut organiser des campagnes de sensibilisation partout et interdire les grands mouvements de masse. Il ne s'agit plus de venir lire des communiqués et partir mais mettre en place une véritable stratégie de lutte. »

« Cette pandémie peut être maîtrisée au Sénégal en 2 mois tout au plus. Mettez en quarantaine tous les hot spots, sans exception. Testez à tour de bras pour une évaluation objective de la pandémie. Pratiquer sans relâche la règle des 3T (Track, Test, Treat). Obligation de porter le masque. Distribution gratuite de produits de désinfection. Arrêt de la circulation des bus. Pas plus de 3 clients dans les taxis. Désinfection systématique des mains à l'entrée comme à la sortie des magasins, banques, supermarchés, services étatiques, etc. Réduction du temps d'ouverture des marchés et autres lieux de commerce (sans exception). Fermeture des mosquées, églises et autres lieux pouvant favoriser la transmission du virus (restaurants, bars, cafés, grand-places), éducation renforcée de la population sur les moyens de prévention. Mise à la disposition de nos structures de recherche les capitaux dont ils ont besoin pour contribuer à l'effort international, etc. »

« On doit faire un choix : souffrir pendant 2 mois et s'en sortir ou bien risquer sa mort ou celle d'un proche. Ce n'est pas un choix difficile pourtant. Ce virus est incolore, inodore et sans saveur. Il ne fait pas de distinction politique, sociale, religieuse ou raciale. Il est opportuniste. Il est violent. »

Les derniers reviennent sur la communication. D'abord, les **points de presse journaliers** : « *À quoi servent ces points de presse si elles ne se résument qu'à nous communiquer le nombre de nouveaux cas et de décès ? Une perte de temps, bon sang ! Parlez-nous de tendances dans chaque région, faites l'analyse de ces statistiques pour identifier les forces et faiblesses de l'approche gouvernementale, proposez les redressements nécessaires, etc.* », ensuite, la télévision : « *À la télé, on consacre plus de temps à des cérémonies de don qu'à une discussion sincère par les spécialistes sur les mesures (parfois impopulaires) de lutte contre la pandémie. La télé-comédie consume nos énergies. Mettez en quarantaine tous les hot spots, sans exception.* »

Une personne **tente de rassurer** : « *Il ne faut pas paniquer. Ceux qui pensent qu'une solution simple est possible, sont irresponsables. Par ailleurs, le Sénégal fait partie des pays en Afrique qui testent le plus. À part l'Afrique du Nord, le Ghana, le Sénégal est très loin devant tous les pays de l'UEMOA et de la CEDEAO. Ce qui signifie que nos données sont plus réelles que dans beaucoup de pays.* »

Le 02 juin, le ministre de la Santé fait son bilan d'étape : « *A la date du 2 juin 2020, trois mois, jour pour jour, après le premier malade détecté, la mise en œuvre de la stratégie de riposte fait apparaître des éléments. Il s'agit de 49 090 tests réalisés par l'Institut Pasteur de Dakar et l'Institut de recherche en santé, de surveillance épidémiologique et de formations (IRESSEF) avec 4 021 cas qui ont été déclarés positifs, soit un taux de positivité de 7,36 %. En sus, 27 sites de traitement ont été mis en place et 2 162 patients ont été déclarés guéris avec un taux de guérison de 53,77 %. Au total, 45 patients sont décédés et le taux de létalité est de 1,12 %. Cette riposte, menée par l'ensemble des secteurs concernés, a permis de contrôler l'épidémie au Sénégal* ».

La communication du 06 juin est caractérisée par des cas importés, un record de tests positifs et un record de personnes déclarées guéries depuis le début de cette pandémie. « *4 cas importés à l'AIBD, 18 patients en réanimation, 94 nouveaux tests positifs, 236 patients contrôlés négatifs à deux reprises dans un intervalle de 48 heures. Le bilan compte* ***2512 personnes guéries et 1689 patients*** *sous traitement sans compter les 47 décédés, 1 évacué (finalement décédé en France)* », annonce la Directrice de la Santé qui exhorte les populations "*à se mobiliser davantage au sein de nos communautés pour un respect strict des mesures de prévention individuelles et collectives*".

Un internaute avance : « *Les hauts fonctionnaires et leur ministre ne semblent pas maîtriser la situation... médicale Covid. Ça passe tout le temps sur les télés et radios en wax Trémat stérile.* »

Le 11 juin, la presse aurait appris de sources concordantes : « *Le ministère de la Santé prend garde de ne plus dévoiler les lieux d'origine des patients décédés. Seuls, l'âge et le sexe des victimes seront désormais communiqués* ». Elle précise que « *les difficultés rencontrées lors de l'application du protocole d'inhumation ont entraîné cette nouvelle stratégie dans la communication du ministère. Des familles de victimes décédées du nouveau coronavirus ont refusé qu'on leur applique certaines mesures d'hygiène.* »

Toujours le 11 juin, la presse annonce que la communication du ministère de la Santé va changer. En effet, « *Sauf revirement de dernière minute, le ministère de la Santé et de l'Action sociale a décidé de ne plus tenir de point de situation de la Covid-19, comme il le faisait chaque jour, à 10 heures, depuis le début de la pandémie de Covid-19. Désormais, à partir de ce jour, l'équipe va se contenter de faire parvenir à la presse un communiqué pour l'informer de la situation de la pandémie* ».

Par ailleurs, « *les lieux d'origine des patients décédés du coronavirus ne seront plus dévoilés dans les communiqués envoyés aux médias. Cette nouvelle stratégie dans la communication se justifie par le fait que les familles des victimes décédées de coronavirus refusent qu'on leur applique le protocole d'inhumation.* ».

Les Sénégalais disent **leurs appréhensions**. Les uns spéculent : « *L'hécatombe est à prévoir dans ce pays très mal gouverné.* » ; d'autres avertissent : « *Il faut éviter que la pandémie devienne endémique au Sénégal, il ne s'agit pas de vivre avec le virus mais il faut l'extirper de la société une bonne fois pour toutes* ».

Un autre groupe discute de la communication, il y en a qui reste sur la forme : «1. *Rituel de com désespérant que personne n'écoute, avec stigmatisation inutile des quartiers, localités et types de Sénégalais.*

2. *Que toi tu n'écoutes pas ! à rectifier. Nous ne sommes pas pareil. Merci*

3. *Ce point de presse quotidien, par sa solennité, constitue l'élément le plus sérieux dans la communication ! Et voilà le ministère de la Santé qui veut couper le seul lien entre les Sénégalais et la conscience de la gravité de la Covid-19. Ne soyez pas surpris de voir des gens qui vont dire : " Corona, C'est terminé !"*

4. *C'est juste un aveu d'impuissance. Tout le reste c'est du blabla* »

Certains **abordent le fond :** « *Je ne comprends pas pourquoi changer de protocole. Il s'agit de question de santé publique ; le protocole doit s'appliquer avec ou sans la volonté de la famille ! Arrêtons avec ce maslaha à la sénégalaise, force doit rester à la loi.* »

De toute façon, l'annonce de la presse ne s'est pas avérée exacte car le lendemain, le MSAS a tenu son point de presse avec en exergue « *23 cas graves en réanimation, 92 nouveaux tests positifs et un bilan générai de 3100 personnes guéries, 56 décès, 1 évacué et 1694 patients suivis dans les hôpitaux.* ».

Les internautes **ciblent la gestion** : « 1. *C'est comme ça que vous gérez la corona. D'ici 2021, on sera ici à compter des malades des cas graves et communautaires. Aucune innovation, arrêtez vos communiqués laconiques qui ne servent à rien et gérez cette crise. Donnez-nous les courbes des infections, des guérisons, des infections, des cas communautaires, du taux de guérison, de décès comme ça, on saura quand le pic viendra.*

2. *Il n'y a que les 23 cas graves qui sont réellement malades et qui nécessitent une hospitalisation. Tout le reste des cas positifs peuvent se soigner à la maison en prenant des médocs. Ces derniers n'ont qu'une gripette, et ils vont tous guérir. Par ailleurs, les cas graves ont moins de chance de survivre puisque présentant d'autres maladies chroniques.*

3. *Quand j'avais entendu dire qu'ils vont arrêter cette tribune matinale, je n'y ai pas cru car ils ne sauront plus quoi faire. C'est la seule occasion pour exister alors que l'heure est au changement de stratégie. Un simple communiqué suffit. De grâce, arrêtons de faire peur. Il y a beaucoup de maladies qui tuent plus.* »

Celui-là est plus catégorique : « *Je vous jure que c'est une catastrophe qui se profile à l'horizon. Si l'État ne reprend pas les choses en main pour faire revenir les gens à la raison, il y a beaucoup de morts. L'indiscipline crasse qui règne dans ce pays et le manque de courage politique de nos dirigeants font que cette maladie hautement infectieuse et mortelle a de beaux jours devant elle. Allez faire un tour à Sandaga. C'est comme si de rien n'était. Wait and see !* »

Le dernier analyse les données : *« À peu près 1000 prélèvements par jour depuis plusieurs semaines et un taux de positivité qui tourne autour de 10 %. Tout ceci ne tient pas la route ! Soit la pandémie progresse, soit elle régresse après quelque temps. Les Sénégalais ont le droit de connaître au moins la vérité. Il faut augmenter le nombre de tests quotidien significativement (5000 ou 10 000) pour voir si le taux de positivité varie.* »

Le 13 juin, le point de presse annonce : « *Covid-19 Sénégal : 4 nouveaux décès, 22 patients en réa et 145 nouveaux tests positifs dont 27 cas importés à l'AIBD* »

Les commentaires s'intéressent aux cas importés. Certains s'interrogent : « *1. Juste une question : pourquoi est-ce qu'on a arrêté de ne plus mettre les passagers venant d'Europe et d'Amérique en quarantaine. Qui en a donné l'ordre ? et à quelle fin ?*

2. Mais pourquoi accepter les cas importés de nouveau ? ou bien on cherche à réduire la population ? Ça devient critique, surtout qu'il faut multiplier les chiffres de cas et de victimes par 10. Les gens atteints se cachent maintenant. Tous ces efforts fournis sont en train d'être anéantis ».

D'autres proposent : « *D'où viennent ces 27 cas importés... nous avons besoin de savoir. Il faudra arrêter de rapatrier les Sénégalais venant de ces pays.* » On leur objecte : « *Ces Sénégalais ont de droit de rentrer chez eux, même malades. Hospitalisation pour hospitalisation, je préfère mon pays. Mourir pour mourir, je préfère mourir cher moi. Sénégalais, cessez d'être égoïstes.* »

En mi-juin, il est constaté une forte augmentation du nombre de décès liés à la Covid-19 dans le pays. Pour ces dernières 72 h, quelques 13 décès avaient été enregistrés, ce qui portait à 76, au 18 juin, le nombre de décès lié à la pandémie du coronavirus au Sénégal.

Le 18 juin, Dakaractu reprend le Dr Cheikh Tacko Diop, directeur du CHU de Fann, sur l'augmentation des décès liés à la Covid-19 : « *Les patients nous arrivent dans des situations dramatiques souvent décédés ou qui décèdent juste après l'admission* ». Le Dr Cheikh Tacko Diop, qui s'exprimait à l'occasion de la cérémonie de remise d'un appareil de sérologie octroyé par le Sabodala Gold Operations (SGO), invite toutefois les populations à se rapprocher des services sanitaires pour éviter les cas de complications qui mènent souvent à des décès inattendus.

Le 20 juin, l'infectiologue, Docteur Khardiata Diallo, est beaucoup plus alarmiste : "*On aura beaucoup plus de décès liés à la Covid. Et, avec l'hivernage, il faut craindre le pire. On aura le paludisme qui est* *beaucoup plus grave que la Covid-19 sur le plan de la mortalité"*. Elle alerte : "*Il y aura également des maladies diarrhéiques chez les enfants, les gens vont mourir d'autres maladies (...) ou ce sera le service minimum dans les hôpitaux car tout le monde est concentré sur la Covid-19*". Les internautes **relèvent, avec humour** : 1. *On dirait de la voyance...*

2.On est foutu merci de nous le dire

3.On se dit adieu. Rendez-vous au paradis les amis. Pour les malchanceux, je plains vos douleurs en enfer.

4.Relâchons ; relâchons ! Enterrons, enterrons ! Ina lilahi va ina ileye hier radjihoune

5.Mais où sont les marabouts, les propriétaires de l'invisible

6. Les vols sanitaires vont commencer (si ce n'est pas déjà) pour les familles de nos politiciens, faux patriotes, le fric et la fuite. France, USA, Maroc. Toutes les excuses seront bonnes. Les lambda resteront seuls avec leurs enfants à l'école le 25 juin à lutter contre corona.

7.Un mal nécessaire, ça rendra peut-être les Sénégalais un peu plus disciplinés à l'avenir. Faites vos adieux aux grands-parents et parents souffrant de certaines maladies chroniques. Alhamduliah et bonne chance.

Certains internautes **identifient les responsables** :

1.Ceux qui prônaient le relâchement vous êtes contents ? Pendant que le reste du monde s'en sort, nous on retourne pire qu'à la case départ

2.On a un gouvernement qui a échoué face à la gestion de cette pandémie

3.Un gouvernement irresponsable et incompétent qui n'est pas capable de faire respecter le port des masques, nous mènera droit au mur

4. Irresponsable, incompétent et sans réelle autorité. Nous sommes dans la merde. Religieux avec "batine" my ass, plutôt des obscurantistes sans vergogne, ni foi.

5. Échec cuisant de la gestion du Covid-19. Pas de stratégie cohérente ! Pilotage à vue ! COUS et ministère de la Santé, pas à la hauteur !

6.Et le Dr THIOR il en dit quoi lui ? il est passé nous théoriser la réouverture pour une "immunité collective' (sic). Si l'État était courageux, il fermerait toutes les mosquées sans exception. Alors peut-être, on n'en serait pas là aujourd'hui.

7. La responsabilité du corps médical sera alors engagée à un niveau élevé. Des dépouilles de personnes décédées du virus sont remises à leurs familles pour enterrement purement et simplement à Dakar. C'est criminel.

8. Vous avez échoué sur toute la ligne. La com en perpétuel rituel ne peut vaincre ou faire reculer Covid. Et l'autre a scandaleusement abandonné la partie en fuyant vers l'OMS machin. Et ils vont se déverser sur le pauvre petit peuple "indiscipliné", eux les incompétents. Tout un shadow cabinet qui passe toute à la journée à égrener des statistiques Covid, y a qu'ici que cela s'est vu. Ailleurs, le ministère de la Santé est un vrai centre de commandement de riposte et prise en charge Corona.

D'autres internautes proposent **des solutions** : *1. Confinement total le président ferme TOUT ou le Sénégal va être comme le Brésil.*

2. Chers collègues, éviter de prédire le pire. Sensibiliser et traiter ceux qui viendront vous voir. Cette stratégie de communication en faisant peur et en annonçant des milliers de morts n'a jamais marché nulle part dans le monde. Le monde entier s'est relâché même là où y a des milliers de morts. Insistons sur les mesures barrières.

3.Prions que cette épidémie disparaisse avant la Tabaski, dans une quarantaine de jours, avec les rassemblements monstres qu'occasionne cette fête, avant les Magal et Gamou !

4.L'unique solution c'est le masque et le lavage des mains. La mauvaise communication du gouvernement a fait tout plomber. On doit maintenant s'habituer à vivre avec le virus.

5.Surtout pas de grâce, comptabiliser les morts par paludisme parmi les victimes du virus durant l'hivernage.

Un certain nombre de personnes crient au complot : « 1. *Ça ne nous empêchera pas de reprendre nos activités, dites ce que vous voulez, on ouvre nos écoles et universités, nos marchés, lieux publics et tout ce qui sera ouvrable, soff ngène torope, la vie continue*

2. C'est la cellule anti-reprise des cours qui cherche à tout prix à instaurer la catastrophe dans l'opinion pour que la reprise des cours n'ait pas lieu. En Espagne où y a beaucoup plus de morts et de cas, même le championnat du football la liga a repris, arrêter de nous raconter des bobards, y a toujours eu des centaines de morts par jour au Sénégal bien avant la covid-19 et ça ne vous a jamais posé problème. Depuis que la reprise des cours est annoncée on voit partout des experts du dimanche venir prédire l'hécatombe. Pourtant, les terrains de football, les plages, les marchés et les transports en commun étaient toujours bondés de monde, ces experts ne se sont jamais prononcés, mais quand il s'agit de reprise des cours voilà encore ces mauvaises bouches qui sautillent pour crier au scandale. Un pays de faux types qui n'aiment pas travailler.

3. On aura le paludisme qui est beaucoup plus grave que la Covid-19 sur le plan de la mortalité

4. Faux, le palu n'est pas plus grave que le Covid, il faut arrêter avec ses affirmations fausses. Au niveau mondial, le nombre de décès dus au paludisme a été estimé à 405 000 en 2018, Le corona rien qu'en 5 mois a tué dans le monde plus de 460 000 personnes et ce n'est que le début.

5. Ces morts restent très suspects pour moi. Tout ce qu'on nous dit dans les médias c'est qu'on accepte l'arrivée du vaccin et qu'on dise que c'est la seule solution contre le Covid.

Le 27 juin, la presse titre : « *Covid-19 : Avec 4 décès supplémentaires, la barre des 100 morts franchie* » et s'accorde sur : « *C'était prévisible* ». Un internaute lance : « *N'est-ce pas que l'assemblée a félicité le ministre très bien très bien continuez à féliciter et à faire de la politique c'est très bien.* »

Quelqu'un fait **appel à sa rationalité religieuse** : « *100 morts et alors, quel est le problème ? Vraiment avec tous les péchés qu'on commet dans ce pays, nous devrions remercier Dieu. Car Allah nous demande de le remercier pour qu'il augmente ses bienfaits sur nous. Au Sénégal avez-vous déjà vu quelqu'un à qui on tend un micro remercier Allah ?* » avant de rappeler un verset du coran : « *Craignez Allah et prononcez de bonnes paroles, Allah vous exaucera les souhaits et vous pardonnera vos péchés, celui qui obéit à Allah et au Prophète est certes détenteur d'une grande réussite* ».

Deux autres **crient au complot**. Pour le premier, *« on s'en fout du corona business »*. Pour le second : « *Et combien de morts par jour du paludisme, de la malnutrition, des hépatites, du cancer, d'AVC, bien plus que Corona. Il faut arrêter la surmédiatisation de cette maladie, on a des problèmes bien plus sérieux.* »

Des objections se font « entendre ». L'une est sèche : « *Paludisme :400 000 morts par an, Covid-19 : 400 000 morts en 6 mois (grâce au confinement de presque 5 milliards de personnes)* ».

L'autre développe davantage : « *Le paludisme tue plus de 400 000 personnes par an. La Covid-19 a causé 150 000 morts au 17 avril 2020 et 486 000 morts à ce jour (28 juin 2020). On sait que les victimes du Covid-19 sont généralement : des personnes âgées de plus de 65 ans, des diabétiques, des hypertendus, des gens qui avaient d'autres pathologies. Sans être associé à une autre maladie, le paludisme tue. Les victimes du paludisme sont les enfants surtout. Vous voyez bien que le véritable problème de Santé du Sénégal et de nombreux pays africains est ailleurs.*

Avec la mondialisation, on nous a dévié de nos problèmes réels, la Covid-19 est la maladie du moment mais n'est pas la priorité. Le Sénégal doit certes prendre des mesures de protection comme le fait le monde entier, mais il ne doit pas être plus royaliste que le roi. Le Sénégal (l'Afrique) doit reprendre une vie normale. Tous les élèves doivent retourner en classe. Les aéroports doivent être rouverts. »

Les autres intervenants cherchent à recentrer le débat sur la gestion de la maladie. Le premier raisonne avant de conseiller des études sérieuses : « *100 morts, oui c'est beaucoup et encore qu'il faut être sûr qu'ils sont tous morts du Corona. Parmi ces morts, combien seraient morts de leur pathologie sans la Covid : diabète, AVC, cancer, hypertension ? Quelles sont les pathologies qui tuent le plus au Sénégal et qu'elle est leur létalité ? Que les journalistes fassent leur travail et qu'on arrête de jouer à faire peur quand il dit qu'une barre est franchie on doit avoir des éléments de comparaisons et de jugements, autrement cela ne sert à rien.* »

Elle enchaîne sur la méthode et la communication du ministère : « *Par ailleurs, j'ai de sérieux doutes sur les statistiques du ministère de la Santé, car si la plupart de ces morts sont intervenus avant la prise en charge ou à cause d'une prise en charge tardive, on ne peut pas rester à donner chaque jour le nombre de morts. On doit ajuster sa communication et ses actions sinon on est irresponsable, sauf si les chiffres que l'on donne ne sont pas sincères.* »

Le second vise les Sénégalais : « *Le ridicule ne tue pas au Sénégal. Le problème ce n'est pas le nombre de morts mais c'est bien cette attitude sénégalaise qui consiste à se donner des lauriers tout seuls.* »

Il poursuit en visant la gestion spectaculaire de la maladie : « *On se rappelle il n'y a pas guère longtemps, le seul président de la sous-région qui était allé se faire interviewer par des médias publics français à propos de la pandémie c'était bien notre président et lui seul. On l'a ridiculisé mais lui et ses partisans s'en étaient galvanisés. D'abord les malins journalistes français lui ont demandé le secret de la "réussite sénégalaise" dans le combat contre le coronavirus. Il mit en avant la jeunesse de notre population (il ne savait pas que le Niger avait une population plus jeune que le Sénégal) et en ajoutant l'usage de la chloroquine (la France a dû interdire quelques semaines après l'interview). Puis, il évoqua le confinement qu'il a lui-même supprimé ».*

Il termina son intervention sur la prise en charge de la maladie : *« Au moment de l'interview, la Côte d'Ivoire avait plus de morts et presque le même nombre de cas positifs que le Sénégal. Aujourd'hui, la Côte d'Ivoire a presque 2 fois plus de cas positifs mais presque 2 fois moins de morts que le Sénégal, conclusion : la prise en charge de la maladie est beaucoup plus efficace en Côte d'Ivoire qu'au Sénégal. Mais leur président n'est pas allé se faire interviewer par les journalistes français qui doivent rire sous cap de l'explosion des cas au Sénégal et surtout du démantèlement de toutes les mesures qui pouvaient expliquer la faible avancée de la maladie chez nous. »* Sa conclusion porte sur le peuple : *« Fiasco total dans la gestion du Covid-19 et pourtant à ce qu'il paraît une motion de félicitation au ministre est passée à l'Assemblée nationale. On se fout de ce peuple qui quelque part le mérite bien. »*

Le dernier, un émigré sans doute, livre ses inquiétudes sur les Sénégalais en tant qu'élus de Dieu. D'abord, il s'étonne du traitement de la maladie par des médias : *« Qu'est-ce qui peut faire déclic au Sénégal ? Bien évidemment, mon propos concerne la situation liée à la pandémie mondiale « qui refuse d'exister chez nous ». Hier, en variant le plaisir de lecture des informations venant de mon pays, je suis tombé sur un reportage d'un média thiéssois et j'avoue être tombé des nues. La grande question posée à nos concitoyens portait sur l'existence ou non de la pandémie ! ».*

Ensuite, il raisonne à travers des évidences : *« Près de dix millions de cas avérés dans le monde avec un nombre de morts qui flirte avec la moitié du million et on se pose pareille question au Sénégal ? J'avais peut-être oublié que nous étions des exceptions sur terre, les élus de Dieu ? Des hommes d'État, et non des moindres, ont été touchés. Quand il s'agit de Sénégalais, on agite le chiffon complotiste pour des raisons de politique partisane. Pour une des premières victimes sur notre sol, la douleur est encore là comme un symbole de notre vulnérabilité. Toutes les morts se valent peut-être mais celle de Pape Diouf sonne comme un symbole : Il avait tout pour se faire détecter, soigner...Il y a laissé sa vie comme Manu Dibango et bien d'autres. Chez nous, nous refusons simplement de reconnaître la vérité.* ».

Enfin, il spécule un peu mais utilement avant de s'en prendre à la communication des autorités : *« Aucun religieux ne mourra de cette maladie honteuse (dans nos têtes et seulement dans nos têtes de Sénégalais !). Peut-être que si les « ambassadeurs de Dieu » sur notre terre sénégalaise étaient supposés aussi vulnérables que le citoyen lambda face à la Covid-19, le déclic se ferait au sein de la population. Visiblement, ce n'est pas l'arithmétique quotidienne entretenue par les autorités qui crée ce déclic. Le mensonge peut aussi naître du silence coupable, le non-dit. 4 par jour cela peut paraitre insignifiant mais le cumul peut s'avérer dévastateur. Et de 4 si vous n'avez pas la maîtrise de la croissance, vous êtes mort et ce n'est pas qu'un jeu de mots. »*

Le dépassement de la barre de 100 morts a connu beaucoup de commentaires, ce qui n'a pas échappé à la vigilance d'un internaute-observateur : « *À la lecture des commentaires sur ce sujet, on s'aperçoit que nombreux sont ceux qui ont bien compris où se logent les problèmes.... Seulement, ces personnes semblent parfaitement instruites, informées, au fait des réalités mondiales. Mais regardons le niveau d'éducation de notre peuple... il y a une petite minorité qui réfléchit, les autres suivent le mouvement comme un troupeau de moutons, de chèvres ou de bœufs et ne comprennent pas ce qui se passe. Quand on entend un Cheikh Bethio dire à ses talibés "ne réfléchissez pas, c'est votre guide qui s'en charge", alors on a compris ce qui ne va pas dans notre beau pays.* ».

Il est appuyé par un autre qui crie son pessimisme : « *Ce virus indéniablement chinois est une épreuve inattendue pour de nombreux États, voyons si nous saurons en tirer des leçons pour les futures générations. Mais je n'y crois pas...* ».

7.1.3 Déperdition de la communication médico-sanitaire

Le 29 juin, le bilan fait était de 9961 cas positifs dont 6655 guéris, 200 décès et 3105 encore sous traitement. Le Sénégal aurait enregistré sa plus jeune victime qui est âgé de 24 ans à l'hôpital régional de Ourossogui. Le chiffre de 200 morts ne semble pas attirer l'attention

Plusieurs sites (*Walf.net, msn.com, senejournal.com*) titrent bizarrement : « *Diouf Sarr et le pic de la pandémie au Sénégal : si ce n'était pas hier ou avant-hier, ce sera aujourd'hui ou peut-être demain* ». En réalité, ils reprennent tous le même article dont le titre ne reflète pas le contenu. Le ministre, au cours d'une réunion de coordination avec les partenaires techniques et financiers sur la Covid-19, a plutôt cherché à recentrer le débat sur le pic : « *Je me demande si c'est un débat pertinent. Si le pic du point de vue statistique est considéré comme un point culminant de l'évolution d'une épidémie, donc il est derrière nous parce que, depuis qu'on a 177 patients, on ne l'a pas encore. Si véritablement le pic est apprécié d'une autre manière sur le plan psychosociologique, je me demande en tout cas quelle est la pertinence de ce débat* ».

Bien sûr dans l'article, on trouve les précisions de l'envoyé spécial de l'OMS, Dr David Hoqueton, qui s'exprime lors d'un atelier de formation sur la communication des risques et engagement communautaire (CREC) sur la Covid-19. « *Aujourd'hui, personne ne peut dire qu'on a atteint le pic de la maladie au Sénégal. Parce que les cas continuent chaque jour. Mais dès qu'on commence à noter moins de cas positifs, on pourra parler de pic. Si on s'amuse à faire des prévisions sur le pic, on va toujours se tromper* ».

Le plus important est que le ministre note « *des tests qui montrent des résultats de temps en temps à des niveaux assez inquiétants.* » Il rappelle que « *nous sommes à quelques jours de la Tabaski, une fête extrêmement importante où les Sénégalais ont l'habitude de bouger* », avant d'ajouter : « *Il faut absolument oser le dire, le répéter et demander à chaque Sénégalais d'être assez citoyen de ce point de vue pour éviter de disperser et de propager la maladie* ». Sa position est confortée par celle d'un épidémiologiste.

Le Pr Massamba Diouf constate : « *Nous avons noté une observation de près de 30 % du nombre de cas depuis la levée des mesures. C'est-à-dire à la date du 30 juin où plusieurs mesures restrictives ont été levées notamment l'état d'urgence assorti du couvre-feu* ». Surtout, il alerte : « *Après la Tabaski, on pourrait s'attendre à une augmentation du nombre de cas. On pourrait aller jusqu'à 50 %. On peut même aller jusqu'à 70 % du nombre de nouveaux cas après la Tabaski* ». Il pose une hypothèse optimiste : « *Il faudrait très rapidement, qu'au mois d'août, on puisse avoir le maximum de malades, pour qu'après on note une baisse ou une diminution du nombre de nouveaux cas de coronavirus* ».

Le 05 août 2020, Sud Quotidien titre : « *Quand les cas communautaires dépassent les cas contacts* ». Il précise : « *Sur les 46 échantillons positifs, 27 sont issus de la transmission communautaire, contre 19 cas contacts suivis, selon la situation virologique publiée hier, mardi 4 août,* ». Le journal de poursuivre : « *On avait noté une tendance* *baissière ces derniers jours. Certainement à cause des déplacements des populations à l'intérieur du pays, en raison de la fête de la Tabaski. Espérons qu'elles n'ont pas transmis le virus aux autres populations trouvées sur place. C'était la crainte du ministre* »

Le 07 août, le presse titre : « *Covid-19 au Sénégal : Explosion des cas communautaires avec 172 nouveaux cas positifs, 2 décès et 39 patients en réanimation ».* Elle précise que le Sénégal vient d'atteindre 82 cas communautaires en un seul jour. Le bilan général permet de compter à ce jour 10 887 cas déclarés positifs dont 7186 cas guéris, 225 morts, 3475 cas hospitalisés.

Le 10 août 2020, seneweb.com reprend du journal L'observateur l'interview du professeur Seydi qui insiste sur le cas communautaire. Le professeur explique : "*On y insiste parce que dès qu'il y a un cas communautaire, l'explosion est attendue. Le cas communautaire est le cas pour lequel on ne connaît pas la source de contamination. Et dans la mesure où on ne connaît pas la source de la contamination, on peut croire que la source a déjà contaminé d'autres personnes. Ensuite, on sait, en moyenne qu'en un mois, un cas communautaire peut contaminer 400 personnes sans qu'on ne s'en rende compte*". Il demande : « *un niveau de respect des mesures barrières dans la communauté. Par exemple, si nous avons 80 à 90 % des gens qui respectent les mesures barrières, cela pourrait réduire le nombre des cas communautaires. C'est pour cette raison que l'État a pris de nouvelles mesures à cause du relâchement constaté dans le respect des mesures barrières*".

Les internautes régissent. Certains sont **dubitatifs.** « 1. *Ce cas communautaire s'il ne meurt pas, devrait être guéri avant un mois docteur, toi aussi.*

2.*Le Professeur est devenu un beau parleur.*

3.*Pourquoi pas 15 milliards ? Donc vous mentez avec vos situations quotidiennes ? 400 personnes !!!*

4. *Ayons le courage d'aller dans le fond avec ce professeur Seydi. C'est faux ce qu'il dit !! Comment peut-on le savoir du moment où ces cas communautaires ne sont pas maîtrisés ? Arrêtez cette idiotie de faire peur aux Sénégalais. Makhallaa, il n'y a pas un débat sérieux sur cette pandémie !!!*

Les défenseurs du professeur **attaquent les internautes** : « 1. *Foutez-lui la paix. Ingrats. Il ne fait que nous informer, il nous met en garde, nous faire comprendre la gravité de la situation.*

2. *Il parle parce qu'il est alarmé. Limou guiss gnoun guissougnouko*

3. *Ce chiffre de 400 n'est pas magique deh. Il est sorti du travail de modèles de mathématiciens et de statisticiens. On est sur le réel, les cas contacts suivis et leur degré de contagion pour évaluer l'impact que peut avoir un cas communautaire.*

4. *Un cas communautaire contamine des personnes et ces derniers contaminent des personnes, ainsi de suite jusqu'à 400. C'est ça qu'il faut comprendre.* »

Un groupe tente **de recentrer le débat sur les missions** des uns et des autres dans la gestion de la pandémie : *« 1. Au lieu de chercher un traitement efficace pour diminuer la charge virale, nous sommes là en permanence en train de compter des cas communautaires insensés et stupides. C'est quoi la pertinence d'un cas communautaire ??? On dirait qu'il n'y a pas de personnes douées de bon sens au ministère de la Santé. Un cas dit "importé" on peut comprendre sa pertinence de même qu'un "cas contact" mais un cas "communautaire" sur un virus contagieux... non mais attendez !!! Du moment où le virus circule depuis des mois, comment peut-on remonter sur toutes ces questions relatives à une transmission communautaire ???? Le Sénégal est le seul au monde qui persiste encore dans cette connerie. On s'en fout de qui vous a contaminé ? Où est-ce que vous étiez hier soir ? Avec qui as-tu parlé ? Combien de personnes as-tu croisé ce matin ? Quel est le nombre de clandos que tu as pris le matin ? Cherchons plutôt à savoir comment faire pour éviter au mieux cette maladie et si on est contaminé avec quel "traitement" et "mesure" pourrait-on prendre pour en guérir... (c'est vraiment sur cela que vous devrez plutôt axer vos points de presse, et en permanence) !!!*

2. *On a perdu beaucoup de temps, 5 mois après où est-ce que nous en sommes avec ce fameux "comité scientifique" ?? Vous pensez gouverner des demeurés ?? Non, il y a encore des personnes dignes qui réfléchissent dans ce pays !!!*

3. *Y a-t-il au Sénégal une équipe qui s'active dans la recherche de traitements contre cette maladie ? Ou bien nous ne faisons que compter les nombres de morts et de contaminés à longueur de journée ?*

4. *Il ne faut pas chercher trop loin. La recherche est loin d'être une priorité dans notre pays et c'est très dommage !!! On ne parle pas de science dans notre pays et voilà le résultat !!!*

5.*Pour ma part, je trouve ce cher SEYDI trop présent dans les médias. Il nous inonde de théories et d'informations qui finiront par se retourner contre lui. À ce rythme, il va se provoquer une antipathie vis-à-vis de ses admirateurs.*

Quel est en réalité l'apport de toutes ces sorties dans les médias pour à chaque fois redire ce qui avait déjà été dit ? Ou encore pour donner des schémas apocalyptiques, irréels et inutiles. Ce qui compte aujourd'hui, ce n'est pas tous ces discours dans les médias. C'est de trouver la solution pour freiner la propagation et soigner les malades.

TOUT LE RESTE N'EST QUE THÉORIES ET VERBIAGE. PROFESSEUR !!! SIMPLE CONSEIL : RETOURNEZ AUPRÈS DES MALADES ET ARRÊTEZ DE JOUER LES STARS DANS LES MÉDIAS »

Les derniers se prononcent sur le **cas communautaire** : « 1. *Un cas communautaire n'existe pas !!! un cas, c'est un cas !!!*

2. *Et alors ?? où est le problème ?? normal non pour un virus qui circule ?? À qui la faute ?? Un cas communautaire n'existe pas, arrêtez de nous fatiguer, bon sang !!! Un cas positif et un cas positif !!! dites-le à nos vaillants médecins et à notre ministère de la santé !!!*

3. *Non mais c'est vraiment ridicule et aberrant dans le contexte d'un virus très contagieux. Dites-moi, cher ami, quand vous attrapez la grippe, est-ce que vous cherchez de gauche à droite la personne qui vous a contaminé ??? Et après ???*

4. *Arrêtez vos imaginations et croyances stériles et soyons plus pragmatiques que ça !!! Moi j'ai avancé des arguments clairs. Et dites-nous depuis l'apparition de cette pandémie, le médecin ou l'agent du ministère qui a bien expliqué au peuple sénégalais la pertinence d'un cas communautaire à part "un cas dont on ne connait pas la source de contamination", et alors ??? Où se trouve le problème ??? C'est normal sur un virus contagieux qui circule depuis plusieurs mois, d'autant plus qu'on n'a jamais rompu la chaîne de transmission au Sénégal. Nous avons vécu le couvre-feu et non le confinement... Du matin à 19h59 les gens vaquaient à leurs occupations et on vient aujourd'hui encore nous casser les oreilles avec des cas communautaires comme si Sénégal amoul gnouy réfléchir quoi. Et tout ce qu'un professeur dit est vrai !!! Ngène tékk ko fane ?? Un débat d'idées et de contradiction positive doit avoir lieu et en*

permanence dans ce pays si on veut faire évoluer les choses... Weuhhhhhh »

Le 02 mars 2021 est le jour de bilan annuel des statistiques de la pandémie de Covid-19 au Sénégal. Seneweb.com titre : « *Un an après : Dr Bousso dévoile les chiffres de la Covid-19* ». Le Directeur du Centre des opérations d'urgences sanitaires (Cous), Dr Abdoulaye Bousso est revenu, fait le point annuel du Msas sur le coronavirus, sur les chiffres de la pandémie au Sénégal. De manière globale, il renseigne qu'« *à ce jour, le Sénégal a enregistré 34 832 cas dont 29 402 guéris soit un taux de 84 % et 888 morts, soit un taux de létalité de 2,5 %* » Il poursuit : « *453 personnels de santé touchés par cette épidémie et 2 décès ont été enregistrés. Nous avons une majorité de patients de sexe masculin avec 54 % et les 46 % sont des femmes. On a eu trois comorbidités à Principal constituées par l'hypertension artérielle, le diabète et toutes les autres maladies cardiovasculaires.* »

Pour les régions du Sénégal et les 79 districts du pays, il annonce : « *Cinq régions ont franchi la barre des 1000 cas. Il s'agit des régions de Dakar avec 21 824 cas soit 62 % de l'ensemble enregistré, suivie de la région de Thiès avec 4336 cas, la région de Diourbel avec 1666 cas, la région de Kaolack avec 1540 cas, et la région Saint-Louis 1250 cas, Kaffrine (200 cas) et Sédhiou (175 cas) sont les moins touchés par l'épidémie.* » Il conclut son bilan annuel : « *Le Sénégal est actuellement dans une phase active de cas communautaires qui ont une proportion de 47 %. Les cas contacts sont à une proportion de 51 %. Les cas importés 2 %.* »

7.2 Spécificités médico-sanitaires

Les spécificités médico-sanitaires sont abordées à travers la communication sur la prise en charge médicale et sur la gestion sanitaire de la maladie.

7.2.1. La communication sur la prise en charge médicale

Ce chapitre aborde la communication officielle sur la prise en charge médicale de la pathologie. D'abord, il présente la communication sur « symptomatologie et prise en charge » pour ne pas parler de traitement symptomatique et, puis, il aborde la communication de la prise en charge par la molécule pour ne pas parler de prise en charge étiologique (surtout pour une pathologie virale).

7.2.1.1. Symptomatologie et prise en charge

La communication sur les symptômes de la maladie est apparue quand la presse nationale a repris le papier de Pauline Gravel du 25 mars 2020 sur « ***la Perte d'odorat, un autre symptôme de la Covid-19*** ».

Extrait de l'article de Pauline Gravel du 25 mars 2020

« Les médecins de plusieurs pays, dont la France, l'Allemagne, les États-Unis et la Corée du Sud, ont remarqué qu'une certaine proportion des personnes infectées par le SRAS-CoV-2 présente une perte d'odorat, un symptôme qui n'avait pas été clairement associé à la Covid-19 jusqu'à maintenant, mais qui doit désormais être considéré avec attention. Selon les experts, ce symptôme serait aussi le signe que le coronavirus parvient à infecter le système nerveux central.

Cette perte d'odorat, qu'on appelle anosmie, a été observée chez plusieurs personnes ne présentant pas nécessairement d'autres symptômes de la Covid-19, et surtout, dont le nez ne coule pas et n'est pas bouché. En Allemagne, les deux tiers des patients interrogés ont décrit une perte d'odorat et de goût qui a duré plusieurs jours. En Corée du Sud, une étude ayant porté sur 2000 patients ayant été diagnostiqués positifs au SRAS-CoV-2 indique que 30 % d'entre eux ont présenté ce symptôme. En France, où les spécialistes en ORL ont observé une recrudescence d'anosmie et d'agueusie (perte de goût) subites chez des personnes ne présentant pourtant ni écoulement, ni obstruction nasale, la direction générale de la santé demande à ces personnes de s'isoler car il est fort probable qu'elles soient atteintes de la Covid-19.

Ces observations ne surprennent pas Pierre Talbot, virologue à l'INRS-Institut Armand-Frappier, qui a démontré que le coronavirus qui cause les rhumes communs peut atteindre le système nerveux en pénétrant par le nez, puis en empruntant le nerf olfactif qui rejoint le centre de l'odorat situé dans le cerveau.

Lorsqu'il a eu accès à une banque de cerveaux, M. Talbot a même observé que le quart des cerveaux de personnes décédées qu'il avait analysés contenait des coronavirus du rhume, ce qui suggère que « le virus persiste dans le cerveau », souligne-t-il. « J'ai alors émis l'hypothèse que le coronavirus du rhume pouvait causer des problèmes neurologiques en infectant des neurones. Et par la suite, j'ai effectivement confirmé que le coronavirus peut infecter des neurones humains en culture. »

Au mois d'avril, Dr Abdoulaye Bousso, directeur du Centre des Opérations d'Urgences sanitaires (COUS), informait : « *qu'environ 50 % des cas graves sous assistance respiratoire meurent. Ce, alors qu'aux États-Unis, ce sont 90 % de patients atteints de Covid-19 qui passent de vie à trépas.* »

Le 14 mai, Le Témoin titre : « *100 % de morts chez les cas graves sous ventilation artificielle.* » Selon de Dr Mamadou Mansour Diouf, anesthésiste réanimateur, *« Toute personne sous assistance respiratoire artificielle va mourir du Covid-19 au Sénégal.* ».

Le 20 mai, les autorités sénégalaises communiquent sur les cas asymptomatiques des enfants. Pr Oumar Ndiaye, de l'hôpital Albert Royer de Fann, annonce, dans les colonnes de Walf quotidien, que « *Nous avons recensé 234 enfants dans nos unités de traitement de Covid-19. Et nous avons une tranche d'âge de 0 à 14 ans qui est plus ou moins touchée avec une prévalence très forte entre l'intervalle de 5 à 14 ans* ». Il précise « *que tous les enfants testés positifs sont asymptomatiques. Et fort heureusement aucun décès n'a été noté* ». Un internaute avance : « *Un patient asymptomatique, enfant comme adulte, ne sait même pas qu'il a le coronavirus, et, pire, il peut le transmettre aux autres* ». Un second ajoute : « *Les enfants contaminent les adultes et personnes âgées et comme y a beaucoup de diabétiques et asthmatiques au Sénégal, ça devient problématique* »

Le 23 mai, Dr Bousso, Directeur du Centre des Opérations d'Urgence Sanitaire du ministère de la Santé et de l'Action sociale, annonce dans l'émission « Point Corona » de la Tfm, une possibilité de changement de stratégie dans la gestion de la maladie : « *Nous avons entamé une stratégie de prise en charge extra-hospitalière. Aujourd'hui, les cas contacts et les voyageurs sont suivis à domicile. Nous pensons même à laisser les malades chez eux maintenant, les personnes testées positives. Et ce ne sera pas une nouveauté. Car en France, aux Usa, certains sont malades et ils sont chez eux* ». Le médecin informe que si nos structures de santé sont pleines, nos réceptifs sont pleins, cette stratégie s'imposera. « *Nous y pensons et nous écrivons dessus pour voir pour ces malades-là, comment on peut les suivre chez eux jusqu'à ce qu'ils guérissent de la maladie* ». Il a même donné l'exemple de Touba où, certains malades, ayant refusé d'aller au centre de traitement, ont été pris en charge chez eux : « *Nos deux centres de traitement y étaient presque pleins. Certains malades ont refusé d'aller à l'hôpital.*

Nous avions une stratégie de suivi à distance, nous les conseillions, et leur donnions des recommandations. Certains en sont guéris. ».

Rappelons que nous sommes en période de révolte de religieux pour l'ouverture des mosquées. Un internaute réagit : *« Tout ça c'est du cinéma, de la comédie. Mais au rythme où vont les choses avec toujours des cas communautaires à Touba, bonjour les dégâts. Le pire est à craindre dans les jours à venir ! »*. Une autre ajoute : *« Je viens d'apprendre que le président Sall va s'adresser à la nation sur la gestion de la pandémie. Le président devrait partir sur un confinement total et protéger la nation. Vraiment, il faut mettre les religions de côté et combattre ce virus correctement »*.

Le 06 juin (trois mois après le premier cas), le professeur Mamadou Diarra Bèye, directeur du Samu national, précise que tous les malades décédés dans les centres de prise en charge des cas graves présentaient des comorbidités. Des malades qui souffraient d'obésité, d'hypertension, de diabète, etc., et sont âgés de plus de 60 ans à quelques exceptions près. Les cas graves souffrent également d'insuffisance rénale liée au Covid-19. Le professeur Bèye a ainsi annoncé l'installation de générateur de dialyse dans tous les centres de prise en charge des cas graves.

Il ajoute que les hommes sont plus présents dans les centres de prise en charge des cas graves que les femmes. Sur six cas, les cinq sont des hommes, une femme seulement est notée. Un internaute félicite et donne des indications : « *Félicitations. Dépister, isoler et traiter les personnes âgées et celles ayant une comorbidité. Tout le reste est inutile*. » Un autre ironise : « *Il fallait penser à l'installation de générateur de dialyse dans tous les centres de prise en charge des cas graves*"

Le 11 juin, dans une interview accordée au journal L'Obs, le Professeur Moussa Seydi associe constats et hypothèses sur la contagiosité et la charge virale sur les cas asymptomatiques : « *Les personnes asymptomatiques ne projettent pas le virus sur une longue distance parce qu'ils ne toussent pas et n'éternuent pas, même s'ils peuvent avoir une charge virale très élevée comme nous l'avons d'ailleurs constaté à Dakar. Les asymptomatiques transmettent surtout la maladie aux personnes qui n'ont pas une bonne hygiène des mains, c'est-à-dire que ne se lavent pas les mains quand il le faut et peut-être secondairement à ceux qui ne respectent pas la distanciation et/ou le port de masque. La personne asymptomatique peut être contagieuse pendant 14 jours. Il n'y a pas de certitude absolue. À l'heure actuelle, on pense qu'ils guérissent même plus vite que les autres. Ce qui reste à prouver.* »

Le Chef du service des maladies infectieuses de l'hôpital Fann précise : « *L'OMS dit qu'il n'y pas de cas documenté de transmission à partir de personnes asymptomatiques porteuses du virus, mais précise que cela peut arriver. L'OMS a choisi de ne pas tenir compte d'une publication parue dans le VOL 30 du NEJIM (Journal de la médecine basée à Londres) dans lequel l'auteur avait signalé la transmission du virus d'une personne asymptomatique à un homme d'affaires allemand. Tout ceci montre aussi que ce n'est pas parce qu'on n'a pas de signes cliniques ou qu'on n'en a plus après traitement, qu'on n'a pas de virus dans son organisme. Seul le laboratoire peut affirmer qu'un patient n'est pas ou n'est plus porteur du virus après traitement.* »

Le 18 juin, le directeur du CHU de Fann, Dr Cheikh Tacko Diouf, devant l'augmentation des décès liés à la Covid-19 informe que « *Les patients nous arrivent dans des situations dramatiques souvent décédés ou qui décèdent juste après l'admission », à* l'occasion de la cérémonie de remise d'un appareil de sérologie octroyé par le Sabodala Gold Operations (SGO). Il invite les populations à se rapprocher des services sanitaires pour éviter les cas de complications qui mènent souvent à des décès inattendus.

Le 2 juillet, Dakarmatin titre : *« Des jeunes de 15,18 et 35 ans ont été admis en réanimation ». Selon* le Professeur Mamadou Diarra Beye, Directeur du SAMU National, « *parmi les malades admis dans les services de réanimation durant ce mois de juin, se trouvent des personnes très jeunes âgées entre 12 et 35 ans* ». Il précise le taux de létalité qui est à 41 % parmi les cas graves. En effet, selon le Professeur Beye, 4 malades sur 10 admis en réanimation meurent.

Ce jour-là, le prof Seydi communique sur les séquelles et le suivi médical des patients. Dakaractu.com rapporte ces propos : « *L'autre élément, sur le plan clinique, qui me paraît essentiel de souligner, c'est la possibilité de survenues de séquelles. Je le souligne parce que j'aimerais que les patients qui ont eu un rendez-vous respectent ces rendez-vous. Je peux donner l'exemple des séquelles respiratoires, la fibrose pulmonaire qui peut survenir chez des patients qui ont eu des lésions pulmonaires étendues durant la maladie. Un rendez-vous leur est donné en général trois mois après la sortie pour faire le bilan de la situation. Ceux qui n'ont pas eu de rendez-vous doivent également consulter s'ils sentent un signe qui leur parait anormal même plusieurs mois après la guérison.* »

Un autre site, seneweb.com choisit, dans les propos du Pr Seydi, de rapporter les éléments en lien avec la symptomatologie : « *En dehors des traitements, je voudrais parler des signes cliniques. Au début, on se focalisait beaucoup sur la fièvre, l'éternuement, la toux et les difficultés respiratoires. Mais chaque jour qui passe nous montre que plusieurs types de signes divers et variés peuvent être observés ayant trait à l'atteinte d'un appareil ou de plusieurs appareils de l'organisme.* »

Il ajoute que « *Deux signes ont attiré mon attention : l'anosmie et l'agueusie. L'anosmie, c'est la perte de l'odorat. L'agueusie, la perte du goût. Plus précisément, un trouble de perception du goût, du salé, du sacré, de l'amer, de l'acide et même du goût du glutamate de sodium. Ces signes sont évocateurs de Covid-19 durant cette période. Je ne dis pas spécifiques parce qu'on peut les voir dans la grippe et dans d'autres pathologies. Mais dans plus de 50 % des cas, les patients qui présentent ces signes, quand ils sont testés au Covid-19, ils s'avèrent être infectés par le virus du SRAS Cov-2.* »

Alors, il conseille : « *Je vais donc inciter ceux qui présentent ces signes de s'auto-isoler pour éviter de contaminer leur entourage mais aussi de saisir la cellule d'alerte pour une meilleure prise en charge dans les meilleurs délais* ».

Les internautes réagissent massivement. Certains généralisent *: « Alors tous les Sénégalais l'ont.................. le pays est infesté et sans gout* ». D'autres sont septiques ; « *Mais, vous pensez que les Sénégalais sont aussi dupes de croire à tous ces trucs-là de Seydi, et toute sa bande de corrompus ? la perte du gout et de l'odorat. C'est la même chose que quand une personne tombe malade du palu... y a rien de nouveau. Vous ne faites qu'alimenter la peur. C'est du n'importe quoi. Arrêtez ...de porter la peur, les fausses informations. Seneweb.com, et tous ces journaux corrompus eux aussi auront leur part de responsabilité pour avoir divulgué de fausses informations.* »

Beaucoup d'internautes pointent l'opportunité de la priorisation de cette information : « **1.** *Ça fait plus de trois mois que ces signaux sont connus pourquoi le répéter alors professeur ; on dirait que tu cherches à te faire passer pour savant devant les yeux de badauds ; arrêtez s'il vous plaît*

2.*Franchement j'ai eu la même impression. Ça, c'est connu depuis belle lurette et tout le monde le sait. Pourquoi faire semblant comme si on venait de découvrir ces signes. Il ne faut pas nous prendre pour des cons.*

3.*Ce n'est pas le prof qui a inventé ces signes. Ces signes sont décrits depuis longtemps comme étant des signes de la maladie. Mais par contre, ce ne sont pas des signes formels c.-à-d. ce n'est pas parce que tu as ces signes que tu as la maladie et ce n'est pas non plus parce que tu n'as pas ces signes que tu n'as pas la maladie.*

4. *Rien de nouveau à Ndoumbélane. C'est connu depuis longtemps.*

5. *Tous ces signes entre autres ont été déjà décrits en Occident depuis quelques mois.*

6. *Et ce n'est que quatre mois après la centaine de décès que tu donnes cette information.*

7. *Ça on le sait depuis longtemps, essayez aussi le dexamethasone pour les cas graves. Encouragements aux soignants qui sont presque les seuls à se battre avec de maigres moyens contre ce virus vicieux et particulièrement dangereux.*

8. *Ben trop tard pour le dire. Moi qui ne suis pas médecin, je l'ai su, il y a au moins………………… Et c'est maintenant qu'il le dit.*

9. *Mais ça ce n'est pas nouveau depuis le début de l'épidémie, je l'entends dans les messages de prévention. Pourquoi une autorité comme Seydi en fait l'annonce comme si c'était quelque chose de nouveau. Bizarre,*

10. *Franchement c'est bizarre. Ça sent la comédie. C'est comme si on copie en faisant semblant de vérifier pour ensuite dire qu'on a confirmé et ne pas donner l'impression de pas suivre juste ce qui se fait ailleurs de réussi. Soyons intellectuellement honnête nous appliquons que le protocole de Marseille. Pas de gêne aucune. Ainsi va la médecine.*
11. *Moi j'ai un problème li prof Seydi wakh europe wakh na niou depuis février. Mom legui la ko kham bo doy na war.*

Ces réactions fâchent un internaute qui se lâche : « *Vous le savez d'autres ne le savaient pas et viennent de l'apprendre. Pourquoi tant de bavardages ?* » Un autre lui répond : « *Ce qui est inquiétant c'est pourquoi autant de bruits maintenant sur ce qui est su depuis longtemps* ».

Un autre groupe d'internautes confirme ces symptômes à travers leurs propres expériences de la maladie : « **1.** *J'ai eu ces symptômes (pertes de goût et odorat) récemment ! Et dix jours après, tout est revenu à la normale. Je vaquais librement à mes occupations ! On va dire durant ces trois mois passés, j'ai eu tous les symptômes : mal de* *gorge, céphalée, diarrhée... Du coup je commence à avoir des doutes sur cette maladie...*

2. *Moi je l'ai eu et tous les signes dont on parle et je connais au moins 20 personnes qui se plaignent de cela alors n'est-il pas plus indiqué de tester tous les Sénégalais parce que perte goût et odorat c'est partout dans ce pays. J'en connais beaucoup qui en souffrent actuellement.*

3. *Moi j'avais la perte de l'odorat mais pas du gout. Je n'avais pas de fièvre mais 1 tout petit peu de douleur à cause du travail. Je sentais dès fois un moment de malaise mais la nuit j'allumais mon climatiseur.*

4.*Bilay le professeur a totalement raison. J'ai eu ces 2 signes en même temps le mois dernier. Pas de gout, pas d'odorat. Je suis allée à l'hôpital Principal ils n'ont rien trouvé. J'ai fait des analyses à Pasteur sur conseil de mon médecin là encore rien. Il m'a demandé d'appeler le Samu pour faire le test de la Covid, j'ai appelé 2 jours en vain. Finalement je me suis contentée de fer et de vitamines. Une dizaine de jours plus tard, j'étais guérie et aujourd'hui je peux sentir exactement comme avant et peux apprécier normalement les mets qu'on me présente à manger. C'est le système sanitaire du Sénégal qui est à déplorer. Rien n'est fait pour prendre en charge correctement les malades présentant cette forme bénigne de la maladie. J'étais tellement énervée à force de valser entre les 2 médecins de Principal et de la clinique que j'ai fini par accepter mon sort et de rester à la maison. L'un s'est permis de se moquer de moi en disant que je devais faire un burnout parce que dara diotouma, que c'est plutôt psychologique ce qui m'arrive. Merci au Pr Seydi de nous éclairer la lanterne.*

5. *Moi J'ai eu un début de rhume qui s'arrête puis de la fièvre comme le palu et ça s'est arrêté mais là. Je sentais une fatigue sur les muscles du dos et bras, on me dit que c'est du tooy extrême fatigue en wolof, qu'est-ce que je dois prendre puisque je ne veux pas aller dans ces hôpitaux.*

6.*Bonjour cher tous ! Cette communication du professeur Seydi me fait rire car elle vient avec un grand retard. Moi au mois de mai le vendredi 15 mai quand je suis revenue du boulot on m'a livré un parfum qu'on m'avait vendu. Ce jour-là, je me suis rendu compte que le parfum n'avait pas d'odeur et bizarrement après ça, j'ai aussi remarqué que ce que je mangeais n'avait pas de gout.*

J'ai fait recherche sur le net pour trouver remède grand-mère car pour moi c'était une grippe wala dara. Tac je tombe sur un article qui disait que si on a ces symptômes sans fièvre à 99 % c'est la corona. J'en ai parlé à mon mari vu qu'on a des enfants en bas âge, on a décidé d'appeler le numéro vert. J'ai eu une dame au bout du fil qui m'a dit non madame, c'est un rhume. Mais, j'ai insisté avec les numéros de portable disponible. Le lendemain j'ai été rappelé par un médecin qui m'a demandé de lui donner les symptômes que j'avais. Le lendemain dimanche ils ont envoyé une équipe, effectivement j'avais chopé le virus. Le test effectué sur ma famille a décelé 2 cas positifs mes deux enfants de 2 mois et l'autre de 12 mois.

La korité 2020 on l'a passé dispersés, une partie de la famille, nous en quarantaine à l'hôtel, 2 enfants testés négatifs chez leur papi, et le reste de la famille en attente de résultat en quarantaine chez nous. Cette fête de Korite a tellement été dure pour moi que ça me fait mal quand j'entends des gens dire que la maladie n'existe pas. Prenez vos précautions pour protéger les personnes vulnérables (vieux) si vous tenez à eux. Je suis une des personnes qui ne cache pas avoir chopé le virus et je parle de mon histoire pour sensibiliser les gens.

7. *J'en ai été victime, il y a à peine 2 mois et j'en ai entendu des dizaines à proximité. Personnellement, la corona a fait plus de peur que de mal.*

Un petit groupe insiste sur les autres symptômes et les séquelles : « **1.** *Faisons attention, la Covid laisse des séquelles même pour les jeunes en apparence forts et costauds. Respectons le port du masque et la distanciation physique, s'il vous plaît. Ne jamais se fatiguer de se protéger.*

2. *Je suis sûr que si ce Covid s'attaquait à l'érectilité des pénis des hommes, ou des seins des femmes, l'épidémie serait vaincue en moins de 20 jours pour les femmes et 10 jours pour les hommes ! TOUT LE MONDE PORTERAIT DES MASQUES MÊME CHEZ SOI OU MIEUX S AUTOCONFINERAIT IMMÉDIATEMENT !!!!! KOU COVIDS JAPPEU NGA YOOOM !!!! cheu teu teu teu, nieupp nioy daaw fagarou*

3.*Attention, j'ai entendu dire que cela laissait des séquelles dans les poumons. Il faut aller faire une radio.*

Un dernier groupe va dans tous les sens en fonction de ses préoccupations : « **1.** *Les forces de l'ordre qui ont donné des coups à la population sans aucun motif auront des sanctions.... Vous devriez être plus informé et dire les vraies informations.*

2. *La population est fatiguée... nous n'accepterons plus d'être manipulés par qui que ce soit.... Toujours la vérité et rien d'autre. Allah est notre maître*

3. *Tous ces décès devraient interpeller les Sénégalais, je pense. Trop c'est trop ! nous sommes en train d'enterrer tous les sujets âgés (et même relativement âgés). Le pire est que les gens refusent catégoriquement de lier tous ces décès au Covid 19.*

4. *Professeur Seydi franchement nous avons d'autres chats à fouetter, nous n'avons plus du temps à consacrer à vos histoires là. Notre priorité c'est la relance de l'économie pour remettre nos comptes bancaires à niveau. Covid-19 c'est du passé, de l'histoire ancienne, vous nous avez déjà fait perdre bêtement trop de temps pour une comédie qui n'en valait pas la peine. Maintenant, ça suffit, laisse-nous travailler, s'il te plaît, si ne voulez pas entendre de gros mots.*

Le 6 juillet, emedia.sn titre : *« 85 % des malades décédés sont arrivés tardivement à l'hôpital »*. Le professeur Moussa Seydi y annonce : « *Nous avons constaté que 85 % des patients décédés sont arrivés à l'hôpital dans un état grave* ». Il pense que l'explosion des cas graves est logique et explique : « *Au plan statistique, il y a toujours 5 % de cas critiques et 20 % de malades dans un état sévère. Donc, plus les malades augmentent, plus nous aurons ceux qui nécessiteront une prise en charge dans les services de réanimation* ». Alors il recommande :
« *le respect strict du port de masque en public, la distanciation physique, le lavage régulier des mains et les consultations dès la suspicion des signes apparents aux symptômes de la Covid-19.* »

Le 28 juillet, la presse en ligne reprend un article de Huffingtonpost.fr sur l'explication de la perte de l'odorat. Dans une étude parue le 24 juillet, des chercheurs de l'université médicale d'Harvard ont démontré que c'était la conséquence de la façon qu'a SARS-CoV-2 d'entrer dans notre corps. Le résultat de l'étude est sans conteste : « *SARS-CoV-2 infecte bien la cavité respiratoire, en passant par une enzyme dont les chercheurs soupçonnent depuis longtemps le rôle : le récepteur ACE 2. Composante de plusieurs types de cellules, comme les cellules souches et les vaisseaux sanguins, son rôle dans notre corps est complexe et essentiel. Mais elle fournit au coronavirus une véritable "porte d'entrée" pour pénétrer dans notre corps.*

Le récepteur ACE2, à l'extérieur de la cellule, permet au virus de s'y accrocher, et d'ouvrir la cellule pour l'infecter. C'est alors que notre sens de l'odorat se dérègle, et avec lui celui du goût. Pour les chercheurs, c'est la confirmation que nos voies respiratoires sont non seulement là où se concentre le virus, mais aussi qu'il n'infecte normalement pas les neurones : une bonne nouvelle, car les dommages cérébraux peuvent alors être autrement plus sévères. » Trois internautes adressent des félicitations.

Le 09 août 2020, Seneweb.com transcrit les propos sur Pr Seydi sur le plateau de l'émission Objection de Sud Fm. La croissance exponentielle des cas confirmés (notamment communautaires) et des décès, suscite une grosse inquiétude ces derniers jours, il qualifie la situation de « *sérieuse* » et non « *alarmante* » avant d'ajouter que « *Rien n'est plus dramatique pour un médecin que de recevoir un malade et de ne même pas savoir où le mettre, de ne pas avoir les moyens pour le prendre en charge. Vous le savez, nous avons une obligation de moyens mais pas une obligation de résultat* ».

Il fait le bilan des capacités de prise en charge : « *Aujourd'hui, je semble serein malgré l'accroissement des cas parce qu'au début on avait un seul centre de traitement c'était le nôtre avec 12 lits. Aujourd'hui, nous avons plus de 30 sites de prise en charge avec presque 2000 lits. Au début on n'avait pas un seul lit dédié aux cas graves. Actuellement, nous en avons une soixantaine. Il n'y avait qu'une seule équipe de prise en charge et c'était la nôtre, au moment où je vous parle il y a au moins plus de 300 personnes qui déjà ont été formées dans le cadre de cette prise en charge. Au début il n'y avait que Dakar qui avait un centre de traitement de l'épidémie, aujourd'hui il y a un centre dans toutes les régions du Sénégal* ».

Il se prononce sur la décision d'autorités sanitaires, confrontées à une tension dans la disponibilité des lits, d'appliquer la prise en charge à domicile. « *La prise en charge médicale à domicile, c'est quelque chose qui se fait partout en Europe. C'est vrai ! Mais moi, personnellement, j'étais opposé à cela, au début. Notre environnement social est différent. En Europe, c'est chacun dans sa chambre. Ici, vous pouvez avoir 10, 3 ou 4 personnes dans une chambre. Je pensais surtout à la transmission de la maladie à d'autres personnes* ».

Il justifie son acceptation et explique la nature de la mesure : « *Il s'est trouvé qu'il y a eu la stigmatisation. Les gens avaient peur de venir à l'hôpital. Deuxièmement, il y a eu une tension sur la disponibilité des lits. Ces deux facteurs combinés ont fait qu'on a décidé d'appliquer la prise en charge à domicile.*

Toutefois, des critères bien établis avaient été définis pour la prise en charge à domicile. Les personnes âgées, on ne les gère pas à domicile ainsi que ceux qui ont des comorbidités et les cas graves. Sauf avis contraire spécialisé ».

Une approche que le professeur juge « *satisfaisante* », même si une évaluation n'a pas été faite. Pour lui, seuls quelques cas d'aggravation avaient été notés dus au fait que certains « *n'ont pas voulu appeler, parce qu'ils ne voulaient pas être hospitalisés* ».

Le 18 août, la presse en ligne présente un article de Ingrid Bernard intitulé : *« Covid-19 : dans quel ordre les symptômes apparaissent-ils ? ».*

Extraits de l'article de Ingrid Bernard

Des chercheurs de l'Université de Californie du Sud aux États-Unis ont établi l'ordre d'apparition des symptômes dans le cadre du Covid-19. Un moyen de distinguer le virus de celui de la grippe, du MERS ou du SRAS-1. Ces scientifiques ont toutefois cherché à déterminer l'ordre d'apparition des symptômes du coronavirus afin "d'aider les patients et les professionnels de la santé à diagnostiquer et distinguer le plus rapidement la Covid-19 des autres maladies respiratoires".

L'étude révèle que les personnes atteintes du Covid-19 auraient, dans un premier temps, de la fièvre. Ils présenteraient ensuite de la toux, des douleurs musculaires, puis des nausées et éventuellement de la diarrhée. À noter que dans le cas de la grippe, la toux apparait avant la fièvre. La Covid-19 diffère du SRAS et du MERS dans l'ordre d'apparition des symptômes gastro-intestinaux. "Le tractus gastro-intestinal supérieur (c'est-à-dire les nausées/vomissements) semble être affecté avant le tractus gastro-intestinal inférieur (c'est-à-dire la diarrhée) dans la Covid-19, ce qui est le contraire du MERS et du SRAS", ont constaté les scientifiques.

Pour les chercheurs, ces données sont précieuses. "Cet ordre pourrait s'avérer être particulièrement important quand des maladies cycliques comme la grippe vont chevaucher les infections à la Covid-19", a déclaré Peter Kuhn, professeur de médecine à l'USC. "Étant donné qu'il existe maintenant de meilleures approches pour les traitements de la Covid-19, l'identification précoce des patients pourrait réduire le temps d'hospitalisation", ont indiqué les auteurs de l'étude.

Des informations à prendre toutefois avec quelques précautions sachant que bon nombre de personnes se révèlent être asymptomatiques ou développer des formes atypiques de la maladie.

À côté de la ventilation artificielle, des comorbidités, du suivi des séquelles et autres aspects cliniques, plusieurs médicaments (Hydroxy chloroquine, Azitromicyne, Artémisia et Nafamostat) utilisés dans la prise en charge de la maladie, ont fait l'objet de communication sociale.

7.2.1.2. La prise en charge par molécules

La communication sur les molécules de traitement de la Covid-19 a fait l'objet de traitement important de la part de la presse et des internautes. Les organes de presse se sont beaucoup intéressés à l'utilisation de la chloroquine seule ou en association et de l'artémisine.

La chloroquine

Le débat sur la chloroquine[28] a été introduit très tôt par le professeur Daouda Ndiaye, pharmacien parasitologue qui, dans sa posture de scientifique, attire l'attention sur l'importance de veiller à l'utilisation prudente de ce médicament dont l'importance dans la lutte contre le paludisme n'est plus à démontrer. En effet, le 23 mars, le Pr Ndiaye, dans une posture de pharmacovigilance, met en garde contre l'utilisation de la molécule dont l'utilisation, au-delà de l'efficacité sur la maladie, doit prendre en compte les risques de santé publique (résistance aux médicaments et dangerosité du paludisme) et la nécessité de valider le protocole par des essais. Sa sortie a entrainé des réactions empiriques et, aussi, populistes.

Le 02 avril, l'AFP annonce que « *le Sénégal traite "une cinquantaine de patients" à l'hydroxy chloroquine* ». Elle précise : « *L'hydroxy chloroquine, antipaludique disponible sur le marché, est au cœur d'un vif débat d'experts, entre ses défenseurs et ses détracteurs dans le cadre de la lutte contre le coronavirus. Les autorités sanitaires du Sénégal ont tranché en faveur de la molécule. Elles viennent d'autoriser les essais de ce médicament dans l'hôpital Fann à Dakar.* »

Depuis moins de treize jours, une cinquantaine de patients contaminés par le virus sont donc soignés avec de l'hydroxy chloroquine. Le professeur Moussa Seydi, qui dirige l'administration de ce médicament, n'a pas totalement suivi les prescriptions du professeur Raoult

---

[28] **NB.** Il est important de rappeler ici que C'est Didier Raoult, infectiologue et microbiologiste français né à Dakar, qui a théorisé l'utilisation de la chloroquine pour traiter le coronavirus. Une théorie qui continue de partager les spécialistes et de susciter la controverse entre ceux qui approuvent et ceux qui rejettent ce choix. L'hydroxychloroquine est un médicament initialement utilisé dès 1955 dans le traitement du paludisme sous forme de sulfate d'hydroxychloroquine.

cosignataire d'une étude sur l'étude pour lancer ses essais. Dans une vidéo, il annonce ne pas avoir donné un antibiotique, l'azithromycine, en complément de l'hydroxy chloroquine. Il attend de voir si la molécule ne procure pas d'effets secondaires graves. Le médecin fait des constats tout en restant prudent : *« Nous avons constaté chez certains patients que la charge virale diminuait plus rapidement. Des études ont prouvé que chez certains patients, ça peut réduire la charge virale très rapidement. Ce sont des études sur de petits effectifs et il faut des études plus importantes pour valider. »*

Le papier souligne que l'Organisation mondiale de la santé (OMS) reste pourtant très réservée sur cette molécule. « *L'histoire de la médecine est jalonnée d'exemples de traitements qui marchent sur le papier ou dans un tube à éprouvette »,* alors que l'Agence européenne du médicament a également souligné que l'efficacité de la chloroquine et de l'hydroxychloroquine *"restaient à démontrer dans des études*".

Le pharmacien Daouda Ndiaye revient à la charge et demande la plus grande prudence sur l'utilisation de cette molécule. *"Nous devons rester scientifiques à tous égards, si on veut efficacement éteindre cette épidémie"* alors que le biologiste Cheikh Sokhna, lui, veut croire en l'efficacité de l'hydroxy chloroquine : *« Ce médicament peut diminuer la charge virale et empêcher la contamination. L'enjeu est là : casser la chaîne de transmission du virus. »*

Le 14 avril, la presse locale reprend un article de Jeune Afrique : « *Didier Raoult l'Africain : sur la piste de la chloroquine, de Dakar à Brazzaville* ». Cet article n'a pas suscité de réaction particulière des internautes. Peut-être qu'ils sont à la recherche de la denrée devenue rare. En effet, la communication sur la chloroquine entraîne une rupture de stock du médicament dans les pharmacies parce que *"les gens se sont rués sur le médicament"*.

Le 16 avril, seneweb.com titre : « *Hydroxy chloroquine, variant, vaccins : ce qu'il faut retenir de la nouvelle interview choc de Didier Raoult* ». Malgré des dizaines d'études démontrant son inefficacité contre la Covid-19, le directeur de l'IHU de Marseille persiste et signe. Selon lui, ce médicament permet de "*diminuer de 75 % le risque de mort*". Pour justifier ses dires, le médecin met en avant trois études (en Iran, en Arabie Saoudite et à Marseille) qui prouveraient que l'hydroxy chloroquine "*change le pronostic des gens. Les résultats sont les mêmes*"

Il avance que "*toutes les études qui montrent que l'hydroxy chloroquine ne marche pas, sont liées à des gens qui ont des conflits d'intérêts avec Gilead.*" Ce dernier est le laboratoire américain qui produit le remdesivir, un traitement antiviral initialement jugé prometteur contre la Covid-19 qui a été abandonné, faute de preuves de son efficacité.

Didier Raoult va même plus loin en accusant le remdesivir d'être en partie responsable de l'apparition des variants. "*Il y a des mutants qui sont créés par le remdesivir. Non seulement ce traitement ne marche pas, mais il crée des mutants et des variants*",

Les Sénégalais commentent. Les uns **félicitent et encouragent** : « **1.** *Vous avez déjà raison, Didier, vu les quelques effets négatifs des vaccins. Merci professeur, vous êtes le meilleur et un vrai professeur qui fait des recherches, contrairement à ces googleurs-blablateurs.*

2. *L'heure est grave et l'humanité a besoin d'une dizaine de Raoult pour combattre cette pandémie. Merci pour votre lumière !* »

D'autres **critiquent sévèrement** : « **1.** *Charlatan. Menteur, Imposteur. Mensonge et buzz. Raoult ne fait que mentir. La médecine n'est pas une science exacte, non plus de la probabilité.*

2. *Franchement il nous pompe l'air qu'il nous explique l'hécatombe qui se produit au Brésil qui croule sous l'hydroxy chloroquine donné par les USA et qui continue d'utiliser ce produit. N'avait-il pas dit que c'est stupide de chercher un vaccin, là il nuance sa pensée.*

3. *Expert en théorie du complot. Même le président lui a rendu visite quand tout le monde croyait encore en ses délires sur l'hydroxy chloroquine. Si ce remède marchait vraiment, tout le monde aurait sauté dessus. C'est dommage qu'il ait encore bonne presse au Sénégal.* »

Ce dernier commentateur est interpellé : « *Vous racontez n'importe quoi ! Ou bien vous êtes complètement ignorant. Ou alors vous êtes totalement borné. Sinon, comment pouvez-vous affirmer que ce professeur ne fait que de la théorie !* »

Le 15 mai, la presse locale reprend un article de RFI : « *Coronavirus : deux études concluent à l'inefficacité de l'hydroxy chloroquine* ». L'article note que « *les deux études (chinoise et française) publiées dans le British Medical Journal démontrent que la molécule n'apporte aucune amélioration aux malades atteints du SARS-CoV-2.* » Surtout, l'article précise la condition (*malade atteint de forme nécessitant une administration d'oxygène*), la méthode (*comparaison entre un groupe traité à l'hydroxy chloroquine et un second groupe contrôle ayant reçu le traitement standard habituel de soins*). Il rappelle l'objectif : « *Quantifier le nombre de malades décédant ou nécessitant une prise* *en charge en service de réanimation en fonction des deux groupes.* » avant de donner les résultats : « *Que les patients reçoivent de l'hydroxy chloroquine ou non, les conséquences sont similaires* »

La conclusion est claire : « *Les études n'incitent pas à l'utilisation de l'hydroxy chloroquine pour les patients atteints de Covid-19 admis à l'hôpital quand ils ont besoin d'oxygène.* ». L'étude chinoise ajoute : « *L'administration d'hydroxy chloroquine n'a pas eu pour effet d'augmenter significativement la probabilité que les malades réduisent leur charge virale par rapport aux traitements standards.* » En plus, elle note que « *les effets indésirables étaient plus importants chez ceux qui ont reçu de l'hydroxy chloroquine* ».

Un internaute tente de discréditer : « *Un chercheur français membre de l'équipe a reconnu sur France 24 qu'ils n'ont pas fait de randomisation dans leur étude. Donc, statistiquement, ce n'est pas solide leur étude. Par ailleurs, leur étude porte uniquement sur des cas graves.* »

Il est démenti par un autre : « *C'est faux. L'étude chinoise porte sur des cas peu graves. Il n'y a pas pire aveugle que celui qui refuse de voir. Le professeur Raoult n'a jamais prouvé scientifiquement que ça fonctionnait. L'aspirine c'est mieux et encore moins cher et sans effet secondaire* ».

Mais il est esseulé. « **1.** *Tous les moyens sont bons pour discréditer le "général Raoult. Sa formule n'arrange pas la communauté scientifico-politique et les industries pharma-politiques*

2. *Ok on peut l'accepter sur votre peuple. Mais chaque peuple a sa propre spécificité en termes de vécu, de nourriture, de vaccins antérieurs, de conditions climatiques, de faire face toujours à des virus sans le connaitre, de l'environnement où il vit, etc., et tout cela influe la sensibilité de la personne face aux médicaments. Deux personnes peuvent avoir la même maladie et en prenant le même médicament, l'une soit guérie et l'autre non. En Afrique, les grippes qui tuent en Europe, sont souvent sans grande conséquence. Donc une étude faite en Europe peut ne pas être valable en Afrique.*

3. *On est libre de prendre de la chloroquine où est le problème chacun fait ce qu'il veut*

4. *Nos meilleurs spécialistes à l'UCAD ont clairement validé l'efficacité de la chloroquine*

5. *Ils ont échoué dans toute leur tentative maintenant ils veulent faire croire aux gens que seul le vaccin est nécessaire. Ils n'ont utilisé qu'un seul produit et non deux tout ça à cause des lobbies. Enjeux financiers comme d'habitude, l'industrie pharmaceutique a une manière degueulasse de vendre »*

Ils tous sont finalement appelés à la raison par quelqu'un qui fait appel à son expérience : *« Mais le genre humain sera incorrigible. »*

- *Si vous êtes pro Raoult, vous allez démonter n'importe quelle étude montrant l'inefficacité de la chloroquine et même si vous n'avez aucune connaissance en médecine, vous allez devenir le plus grand des experts de l'OMS, etc.*
- *Si vous êtes anti Raoult, chaque étude de ce genre est du pain béni.*
- *Ce virus est nouveau, on n'a aucune certitude car on en guérit tout seul. J'ai le Corona et j'ai guéri. Je vais dire que c'est grâce au pain thon que je mange chaque jour.*
- *En tout cas je constate que Raoult est un grand communiquant et qu'il y a 2 mois personne ne le connaissait. Aujourd'hui, son livre en date du 20 mars (sur les épidémies et la Covid-19) est dans les plus vendus, c'est bizarre. Il fait polémique quoi qu'il en dise.*
- *En tout cas, le génie n'a pas empêché un garçon de 9 ans de décéder à Marseille. Car les scientifiques viennent de prouver que le syndrome de Kawasaki (135 enfants atteints en France et beaucoup plus dans le monde) et le Covid sont liés.*
- *Arrêtez de débattre mais protégez vos enfants car si cela se développe ici ça peut être craignos pour nos enfants »*

Le 26 mai, malgré demande de pharmacovigilance du professeur Daouda Ndiaye, la presse annonce : « *Sénégal : généralisation de la chloroquine pour le traitement de la Covid-19.* » Le prof Seydi de préciser dans une vidéo diffusée sur le web sans donner plus de précisions sur le nombre de patients traités. « *Nous avons jugé utile de démarrer ce traitement chez nos patients et les résultats que nous commençons à obtenir sont absolument encourageants. Nous allons généraliser l'utilisation de cette molécule dans tous les sites de prise en charge ici au Sénégal*".

Il ajoute : « *Dans un deuxième temps, si l'absence d'effets secondaires se confirme après un traitement de cent malades, nous ajouterons de l'azithromycine. Associer deux molécules c'est associer deux types d'événements indésirables. Nous n'avons pas voulu prendre le risque dès le début d'associer ces deux molécules*". En ce moment, seul trois sites étaient aménagés pour recevoir les patients atteints du Covid-19 : le service des maladies infectieuses de l'hôpital Fann, le centre de santé de Darou Marnane à Touba (région de Diourbel) et le centre de traitement de Diamniadio (40 km de Dakar).

Le 31 mai, le site Dakaractu.com publie en exclusivité l'interview du Pr Oumar Gaye, cosignataire de la lettre des scientifiques à la revue The Lancet. C'est sous le titre : « *Ce que nous reprochons à l'étude de Lancet sur la Chloroquine (...) Un protocole pour l'utilisation de la chloroquine en prévention est déposé au Sénégal* ». D'emblée, le Pr Oumar Gaye campe le débat et précise les conclusions de l'étude : « *Les recherches sur la Covid-19 intéressent de nombreux scientifiques et nous concernant particulièrement, celles portant sur les essais cliniques avec la chloroquine et l'hydroxy chloroquine, des molécules longtemps utilisées en Afrique dans le combat contre le paludisme. L'étude parue dans le Lancet à partir d'une analyse de dossiers de malades hospitalisés dont certains en Afrique conclut à une augmentation de décès et de complications cardiaques lors de l'utilisation de ces molécules dans le traitement de la Covid-19.* »

Ensuite, il tire des conséquences, avant de préciser les reproches d'ordre méthodologique de l'étude : « *Les conclusions de l'étude et ses implications en santé publique ont amené 120 scientifiques à travers le monde à s'y intéresser particulièrement ; de nombreuses questions sont soulevées parmi lesquelles des problèmes méthodologiques avec notamment de mauvais ajustements dans la sévérité de signes cliniques, les doses utilisées, les délais de prise en charge, la provenance des malades, en plus les investigateurs n'ont pas voulu partager les données brutes qui auraient permis une meilleure analyse de leur provenance au niveau des pays et des hôpitaux impliqués dans l'étude; ce sont quelques aspects qui affectent la qualité de l'étude et les signataires de la lettre ont adressé une série de questions et des propositions à la revue Lancet.* ».

Le Pr Gaye semble regretter que l'OMS ait non seulement suspendu son étude « Solidarity » mais aussi qu'elle ait recommandé, secondairement, la suspension des autres études portant sur l'hydroxy chloroquine. Pourtant plusieurs études se déroulent actuellement avec pour certaines des résultats préliminaires plutôt rassurants surtout au niveau de la région africaine.

Au Sénégal particulièrement, les équipes cliniques de prise charge avec le ministère de la Santé font régulièrement état de nombreux cas guéris dont plusieurs traités avec l'hydroxy chloroquine. Il n'est pas signalé d'effets secondaires sévères ; il est à signaler que le protocole retenu ici au Sénégal coordonné par le Pr Seydi, concerne l'administration du traitement au début de l'apparition des signes cliniques, comme cela est fait dans certains pays africains.

Il prévient néanmoins sur le protocole expérimental qui est plutôt d'ordre curatif que prophylactique : « *Pour l'instant, ce sont des études qui sont menées et il y a des raisons de penser que la chloroquine et l'hydroxy chloroquine ayant une efficacité sur le traitement peuvent avoir un effet préventif* ». Il précise que « *la chloroquine a été utilisée au Sénégal en traitement et en prévention du paludisme pendant plusieurs décennies et bien tolérée ; ceci est bien documenté. Nous avons coordonné de nombreuses études dans ce domaine en collaboration avec le ministère de la Santé.* »

Il conclut sur les démarches en cours au Sénégal : « *Un protocole de prévention de groupes à risque exposés à la Covid-19 utilisant la chloroquine est déposé au Comité d'éthique pour évaluation. Nos collaborateurs ont fourni un certain nombre de réponses aux questions posées par le comité et nous pensons qu'elles seront bien prises en compte.* »

Le 2 juillet 2020, le Pr Seydi revient à la charge. La presse titre : « *Bilan 4e mois de lutte contre la Covid-19 : Le Professeur Seydi renouvelle son allégeance à l'hydroxy chloroquine.... Cette allégeance renouvelée est basée sur les résultats encourageants d'une nouvelle étude concernant cette fois-ci 838 patients...* »

Communication du Pr SEYDI le 2 juillet

« Actuellement, l'analyse de nos données porte sur 838 patients et non sur 559 comme la fois passée. Et parmi ces 838 patients, nous avons 727 patients âgés de plus de 12 ans. Les résultats que nous avons obtenus à propos de l'utilisation de l'hydroxy chloroquine et l'azithromycine se sont davantage confirmés avec cette série plus importante. La durée médiane qui était de 10,5 jours est en ce moment à 10 jours versus 12 jours si le patient n'avait pas pris le traitement indiqué. Mais avec une différence statiquement très significative. C'est aussi un traitement bien toléré parce que la prévalence des effets secondaires est entre 2 et 3 %. Plus important encore, tous les patients qui ont pris ce traitement en stade précoce de la maladie n'ont pas eu de complication et aucun n'est décédé.

Ces résultats sont importants. C'est vrai, il faut empêcher la survenue de complication, de décès, car la réduction de la durée d'hospitalisation en impacte sur le psychisme du patient. Quand on dure dans un centre de traitement en isolement, à la longue, ça peut entrainer un stress qui peut être préjudiciable.

"Il y a une tension sur la disponibilité des lits au niveau des centres de traitement ; c'est pour cela que le traitement à domicile est indiqué en ce moment. Une réduction de deux jours sur la durée d'hospitalisation nous permet de libérer des malades pour prendre en charge d'autres malades qui ont des facteurs de gravité".

Sur le plan économique, chaque malade coûte très cher à l'État. Avec cette réduction de deux jours, c'est plusieurs milliards qui seront économisés par l'État du Sénégal. Je parlais tout à l'heure à un de nos spécialistes en économie de la Santé pour lui dire de faire une étude là-dessus.

Nous allons continuer ce traitement en sachant qu'il faut continuer en faisant un essai clinique. Si on s'était basé sur l'essai clinique, on n'aurait pas commencé le traitement jusqu'à ce jour ; pour preuve, il y a aucun traitement mondial validé au moment où je vous parle. Même l'OMS n'a pas encore terminé son étude. Tout ceci pour expliquer pourquoi agir en tant que médecin peut parfois être différent d'agir en tant que chercheur…

Il est clair que cette communication nous détaille l'importance de résultats (complications et décès) en rapport la réduction de la durée d'hospitalisation, le psychisme du patient, la disponibilité des lits et l'économie de milliards. Mais les résultats ne sont pas communiqués.

Ainsi les internautes se lancent. Trois parmi eux, insistent sur le zinc et défirent les 10 jours du professeur : « **1.** *Merci Professeur. Ajoutez à votre traitement du zinc tous les jours et vos malades seront soignés en 7 ou 8 jours au lieu de 10. Déjà expérimenté avec succès aux USA par le Docteur Zev Zelenko qui exerce à Monroe dans l'État de New York.*

2. *Sulfate de zinc 220 mg une fois par jour pendant 5 jours*

3. *J'ai 1 boite de fervex, du zinc biofar (vitamine c) et zinc 250mg pour renforcer mon système humanitaire. Moins de 10 jours je suis guéri. Corona ou pas. On peut se soigner à domicile.* »

Un groupe met en exergue la recette de grand-mère : « **1.** *Gingembre l'ail et le citron à l'eau chaude : moi corona je disparais*

2. *Bouy+bissap bou khonkh bouillir pendant 15 mn. + kel. Boire 3 fois 1 verre/jour*

3. *Défar leine ndiabane tei di matihe dakhar. Pouthie pathie yaboy tamit deub sa khani bou sew daf thiy bakh. Covid warou gnou sonal mangeons local sama gars yi*

4. *Mane mom banetamaré la bakhal sangoko nane sii 2 jours mou dégn. Alhamdoulilah*

5. *Essayez mangue plus banane et piment OU Cube maggi plus orange plus manioc Ou gourdin plus eau bouillante plus corde Ou machette plus lif plus kalachnikov*

6. *Mane mome vinaigre de cydre + khorome pol" + citron + gingerre + miel moma fath* ».

Un dernier de constater : *« Au moins cet article a permis des échanges pour le traitement de la Covid...* ». J'ajoute que cet article a aussi permis de savoir que beaucoup de personnes se traitent à domicile et guérissent plus que naturellement. Ils utilisent tous presque des produits contenant de la vitamine C et/ou des antibiotiques.

Le même jour, la presse en ligne publie les résultats d'une étude observationnelle américaine.

Résultats d'une étude observationnelle multi-hospitalière de Détroit

L'utilisation d'hydroxy chloroquine seule et en association avec l'azithromycine est associée à une réduction significative de la mortalité hospitalière par rapport à l'absence d'hydroxy chloroquine.

Les résultats de cette **étude** observationnelle fournissent des données cruciales sur l'expérience de la thérapie à l'hydroxy chloroquine, justifiant des directives provisoires nécessaires pour la pratique thérapeutique du Covid-19.

Sur 2 541 patients, avec une durée d'hospitalisation totale médiane de 6 jours, l'âge médian était de 64 ans (I53-76 ans), 51 % d'hommes, 56 % afro-américains, avec un temps médian d'hospitalisation de 28,5 jours, les résultats montent que la mortalité globale à l'hôpital était de 18,1 % par traitement hydroxy chloroquine + azithromycine, 20,1 % hydroxy chloroquine seule. La principale cause de mortalité était l'insuffisance respiratoire (88 %) ; aucun patient n'avait de torsades de pointes documentées.

Dans cette évaluation multi-hospitalière, lors du contrôle des facteurs de risque Covid-19, le traitement par l'hydroxy chloroquine seule et en association avec l'azithromycine a été associé à une réduction de la mortalité associée au Covid-19. Des essais prospectifs sont nécessaires pour valider ces résultats.

Le 03 juin, Seneweb annonce « *Coronavirus : The Lancet prend ses distances avec l'étude sur la chloroquine* » En fait, la revue « The Lancet » souhaite « *alerter les lecteurs sur le fait que de sérieuses questions scientifiques ont été portées à (son) attention* » au sujet de cette étude publiée le 22 mai dernier. Après sa parution, de nombreux chercheurs ont exprimé leurs doutes sur l'étude, y compris des scientifiques sceptiques sur l'intérêt de l'hydroxy chloroquine contre la Covid-19. Dans une lettre ouverte publiée le 28 mai, des dizaines de scientifiques du monde entier soulignent que l'examen minutieux de l'étude de The Lancet soulève « *à la fois des inquiétudes liées à la méthodologie et à l'intégrité des données* ». Ils dressent une longue liste des points problématiques, allant d'incohérences dans les doses administrées dans certains pays à des questions éthiques sur la collecte des informations, en passant par le refus des auteurs de donner accès aux données brutes.

Cette alerte a été publiée sous la forme d'une « *expression de préoccupation* » et rappelle qu'un "*audit indépendant sur la provenance et la validité des données a été demandé par les auteurs non affiliés à Surgisphere et est en cours, avec des résultats attendus très prochainement. Ce n'est pas assez, nous avons besoin d'une vraie évaluation indépendante* ».

The Lancet a été attaquée avec virulence par les défenseurs de l'hydroxy chloroquine, souvent avec le mot clé #LancetGate sur les réseaux sociaux. Au premier rang d'entre eux figure le chercheur français Didier Raoult. Le Pr Gilbert Deray fait appel à la déontologie et l'éthique de la recherche sur Twitter : "*Ces errements illustrent que le temps scientifique doit être déconnecté de celui médiatique. L'urgence de la pandémie ne justifie pas les études médiocres*".

L'Association médicamenteuse

Le 06 juin, le prof Seydi fait la une de la presse. Il Introduit pour camper le sujet : « *Dans notre projet de recherches, nous avons pu analyser les données cette fois-ci de 559 patients et non de 162 comme la fois passée. Ces données sont issues des sites de Fann, de Dalal Jam et de Diamniadio.*

Parmi ces 559 patients, 498 étaient âgés de plus de douze ans. L'âge médian était de 33 ans mais tous les âges étaient représentés, des nourrissons au sujet de 85 ans. Il y avait autant d'hommes que de femmes. Un patient sur cinq avait une comorbidité. 65 % de nos patients hospitalisés dans ces sites étaient symptomatiques. À Fann, 89 % des patients hospitalisés étaient symptomatiques du fait que nous avions choisi avec le SAMU d'orienter au niveau de l'hôpital Fann en priorité les malades graves et à risque. »

Cette introduction lui permet de préciser qu'il s'agit bien d'une association de molécules : « *Donc, ce traitement à base d'hydroxy chloroquine et d'azithromycine, que nous avons administré, nous a montré que l'efficacité était réelle. Parce que la durée médiane d'hospitalisation des patients qui avaient pris ce traitement était de 10,5 jours contre 13 jours chez les patients qui n'avaient pas pris ce traitement. Tous les patients qui avaient pris ce traitement au stade précoce c'est-à-dire avant l'apparition de complications sont guéris et aucun n'est décédé.* ».

En troisième position, il aborde la tolérance des patients et l'efficacité du traitement *: « Concernant la tolérance, jusqu'ici nous n'avons noté que douze effets secondaires soit dans environ 2 % des cas. Les effets secondaires cardio-vasculaires se voyaient dans 0,8 % des cas. Et tous les effets secondaires étaient bénins et réversibles à l'arrêt du traitement sans nécessité d'un traitement supplémentaire. Ce traitement est efficace dans la prévention des complications qui peuvent aboutir au décès, s'il est prêt précocement.* »

Au-delà de la caractérisation de sa cible et du résultat sur la durée de l'hospitalisation et la tolérance (effet secondaire), le prof aborde la notion de charge virale et précise : "*Le traitement à base d'azithromycine-hydroxychloroquine est efficace pour réduire la charge virale. Parce que les patients ne sortent qu'après deux charges virales négatives*". Mais surtout, il se démarque de la polémique mondiale sur le traitement à l'hydroxy chloroquine dont l'efficacité a été chahutée par une étude publiée dans la revue médicale "The Lancet" qui s'est elle-même révélée douteuse. Il précise : « *compte tenu de cette polémique, nous allons nous baser que sur nos résultats pour prendre des décisions. Nous allons donc poursuivre notre traitement et poursuivre l'évaluation des traitements disponibles en relation avec l'Institut Pasteur de Dakar* ».

Beaucoup d'internautes apportent leur soutien. Les uns apprécient le professionnel et donnent des conseils « *(i) Rien à dire. Bravo et bonne continuation ; (ii) le succès est au bout de l'effort, félicitations à votre équipe Pr Seydi (iii) Restez loin des polémiques causées par des intérêts personnels ; (iii) Basez-vous que sur vos résultats et vous évitez les manipulations de Raoult ; (iv) Continuer à rester professionnel cher Professeur.* »

Les autres apprécient la personne : *«(i) Merci tu es resté le même que j'ai connu depuis étant étudiant : sérieux, travailleur, décidé, patriote, honnête, pieux ; (ii) Nous nous sentons en sécurité avec le professeur Seydi (iii) Mr Seydi il faut venir un peu plus souvent au-devant de la scène svp (iv) Nous ne faisons confiance qu'en une seule personne dans cette lutte contre la Covid 19 (iv) Ce professeur est un parmi les Africains qui croient en eux-mêmes qui sont debout par conviction ; (v) Professeur Seydi. Vous faites la fierté, toujours droit et calme. Que le Bon Dieu vous assiste ; (vi) Merci Professeur ! Le Gouvernement et l'Afrique dans son ensemble devraient prendre exemple sur vous !!!* »

Un troisième groupe s'en prend au système international : « *(i) Il peut bien se l'autoriser parce qu'il a fait ses preuves et les laboratoires pharmaceutiques ont montré qu'ils sont des lèche-culs ; (ii) Nous lui devons reconnaissance et soutien face à ces lobbies pharmaceutiques qui ont phagocyté toutes les organisations internationales ; (iii) Scandaleux rétropédalage de l'OMS sur l'escroquerie de l'étude du " Lancet " maintenant mondialement reconnu. Merci à vous Mr le professeur de n'avoir pas suspendu vos soins en essai chloroquine ; (iv) Merci professeur. L'OMS peut aller chez les Grecs ; (v) Professeur que Dieu vous garde ; seuls les complexés qui croient tout ce qui ne vient pas du Blanc est mauvais vous critiquent ; (vi) La chloroquine ne coûte pas 10 000 euros sinon on aurait dit c'est le meilleur du meilleur* ».

Mais, il y a aussi des internautes qui critiquent et posent des questions : « (*i) Il s'agit là d'une étude rétrospective ; (ii) ils sont où tes témoins mis sous placébo. Ta recherche est biaisée, tes résultats ne seront jamais publiés dans une revue respectueuse ; (iii) il oublie de donner les tranches d'âge, données importantes ; (iv) ils viennent d'être ridiculisés avec l'étude bidon du gang indien sur la chloroquine ; (v) depuis quand les sciences et les technologies en médecine sont régionales ? Pourquoi un pratiquant sur le terrain peut se substituer aux chercheurs des grands laboratoires de recherche et de fabrications de médicaments mondialement reconnus ; (vi) Avec ou sans, les malades seraient guéris ! les formes mineures et beaucoup de formes intermédiaires ne nécessitent pas un traitement. À combien de jours remonte le suivi des malades ? Combien sont morts chez eux ? on ne dira jamais ! quelles sont les complications cardiaques dont il parle en pourcentage et non en termes de malade et de maladies ; (vii) Durée médiane guérison 11 jours ou 13 jours ? Sans polémique, je ne vois pas la différence* »

Dans la situation, il est noté des internautes qui tentent de faire preuve de sagesse : « (*i) Que je sache on n'est pas dans un contexte de recherche mais de traitement des malades. Dès lors, pourquoi se prendre la tête sur des discussions inutiles autour des protocoles pour les essais cliniques randomisés en double aveugle. Ce n'est pas la question, point ! (ii) Soignons les gens, la recherche, on verra après* »

Le 5 septembre, le Pr Seydi est à la une de la presse qui titre : *« Formes graves de Covid-19 : Le professeur Moussa Seydi disqualifie l'hydroxy chloroquine et annonce une étude scientifique sur un anti-coagulant ».* Dans les journaux, le professeur annonce : « *L'association azythromycine-hydroxychloroquine s'est révélée efficace selon nos résultats. Mais cette efficacité s'est révélée évidente lorsqu'il s'agit d'une administration précoce mais elle est moindre dans les formes graves.*

Il fait quelques précisions : « *C'est fort de cette information que l'Institut Pasteur de Dakar et le service des maladies infectieuses de Fann ont initié une étude scientifique en vue d'évaluer l'efficacité d'un médicament dans les formes sévères. Il s'agit de médicaments disponibles depuis plus de 20 ans, qui ont une action anticoagulante et anti-inflammatoire efficace chez l'homme. Ces deux actions sont indispensables à obtenir dans le cadre de la prise en charge des formes graves* ».

Le Pr Moussa Seydi renseigne que la molécule qui est actuellement étudiée a déjà démontré une puissance antivirale très importante in vitro, c'est-à-dire au laboratoire. Le site Dakaractu a révélé qu'il s'agit du Nafamostat qui est un inhibiteur synthétique de la sérine protéase et un anticoagulant à action rapide. Le médicament est utilisé pour le traitement de la pancréatite. Il possède aussi des propriétés antivirales et anticancéreuses potentielles. Quant au projet, il « *avait démarré le 14 août 2020 conformément au protocole de recherche validé par le comité d'éthique nationale pour la recherche en santé* ».

Il faut noter que l'azithromicyne et le Nafamostat n'ont pas fait l'objet d'un grand débat dans la communication. À côté de l'hydroxy chloroquine, c'est l'Artémisia qui a occupé une place importante dans la communication sur la prise en charge des patients de la Covid-19.

L'Artémisia ou la Covid organic

Au-delà des lointains échos malgaches sur son utilisation et son efficacité ; la communication officielle sur l'Artémisia commença **le 03 avril.** C'est Dr Marie Khémesse Ngom Ndiaye qui annonce la couleur **:** « *Nous remercions le président de la République Macky Sall. Quand son homologue lui a donné des doses d'Artemisia, il les a mises entre les mains des spécialistes du ministère de la Santé.* » Après avoir rappelé sa présence au Sénégal ainsi que sa précédente utilisation et sa faible efficacité contre le paludisme, elle précise : « *Alors on l'a encore changé avec un décret* ». Elle poursuit : « *On ne va pas dire que l'Artemisia venu de Madagascar n'est pas bon. Nous faisons des essais thérapeutiques et c'est là qu'on jugera après de son efficacité ou non. Les gens spéculent sur ça sans parler avec les responsables de la Santé du pays. Nous ne fermons la porte à personne* ». Nous comprenons qu'un comité scientifique est mis en place.

Le 8 mai, la presse internationale titre : « *Sénégal : le comité scientifique donne son feu vert à l'Artemisia malgache* »[29]. Elle précise que dans un entretien avec une radio locale (la RFM), le professeur Daouda Ndiaye, chef de l'équipe des scientifiques, confirme la nouvelle. « *Nous allons vers l'utilisation de l'artemisia. De notre côté, sur le plan scientifique, notre feu est vert* ». Le Sénégal se dirige vers la rédaction du protocole de recherche sur le Covid-Organics : « *Nous allons travailler sur un protocole pour voir comment le donner aux Sénégalais* ». Ce protocole sénégalais aura pour but d'être « *préventif et curatif* », a précisé le chef du Service de Parasitologie-Mycologie de l'Université Cheikh Anta Diop de Dakar, ajoutant que son équipe est « *en train d'accélérer les procédures* ».

Le lendemain 9 mai, toute la presse locale titre sur le démenti des membres du comité scientifique : « *Covid-19/Traitement par l'artemisia : Le comité scientifique corrige le Pr Daouda Ndiaye* ». Elle se pose la question de savoir « *si le Pr Daouda Ndiaye s'est concerté avec ses collègues du comité scientifique avant de donner son avis favorable sur le traitement du Covid-19 par l'artemisia* ». Mediapost indique que « *le Comité scientifique du ministère de la Santé n'a donné aucun feu vert encore moins le Comité éthique scientifique qui ignore jusqu'ici l'existence d'un protocole du Covid organics.* »

En tout cas, le Professeur Yérim Mbagnick Diop, directeur de la Pharmacie et du médicament qui avait convoqué ladite réunion, aurait « *marqué son étonnement et déclare ne pas être au courant d'un tel protocole ou d'un quelconque avis favorable donné par des scientifiques.* ». Il appelle « *à la prudence et au respect des règles scientifiques car, selon lui, le Comité éthique scientifique, qui lui seul, peut autoriser la mise en œuvre d'une étude dans la recherche médicale au Sénégal, dit ne pas valider de protocole encore moins donner un feu vert.* »

Il est confirmé par un autre membre, le Dr Samba Cor Sarr, qui répond à la question de savoir s'il est possible de valider un protocole sans le feu vert du Comité ethnique : "*Non, la loi 2009-17 du 09 mars portant code éthique pour la recherche en fait un préalable pour tout essai clinique*".

[29]https://www.santetropicale.com/sites_pays/actus.asp?id=27964&action=lire&rep=guinee

Dans sa sortie **du 2 juillet**, le Pr Seydi se prononce sur l'artémisia : « *Pour le Covid-organics, il n'y a pas de lenteur. La recherche scientifique a ses normes. Même la recherche concernant des médicaments connus prend du temps. Il n'y a aucun traitement validé internationalement... alors que dire d'une étude qui porte sur un produit dont on ne connaissait pas encore tous les constituants ?*

Il y a eu des études précliniques qui ont été menées sous la houlette du Directeur de la Pharmacie et du Médicament et probablement dans les jours ou semaines à venir, nous recevrons le rapport à partir duquel nous allons voir comment asseoir un essai clinique parce qu'il faut évidemment tester le Covid-organics, mais aussi l'artémisia du Sénégal. Donc, le processus suit son cours ».

Dans les commentaires, un internaute avance : « *Explosion des cas et des morts au Madagascar après la mise en service de Covid Organic.* » Un autre apporte un démenti : « *Madagascar : 26 millions d'habitants, 2 403 cas positifs, 24 morts. Sénégal : 15 millions d'habitants, 7 054 cas positifs, 121 morts* ». Un dernier prédit : « *Quand les essais cliniques seront terminés, le virus aura disparu depuis longtemps* »

Le 8 juillet, la presse (Emédia) annonçait que *« la médecine traditionnelle peut aider en attendant de trouver un vaccin. »* Elle s'était appuyée sur les propos de deux professeurs. D'abord, le *professeur* Emmanuel Bassène pense que « *La médecine traditionnelle avec les plantes médicinales peut aider à prendre en charge cette Covid-19 en attendant qu'il y ait un vaccin et des médicaments avérés contre ce virus. Ce n'est pas facile de combattre le virus. Ce qu'on combat le plus souvent, ce sont les surinfections bactériennes ou les maladies sous-jacentes qui affaiblissent le corps* ». Il ajoute : « *On peut trouver dans les plantes médicinales locales de quoi prendre en charge toutes ces manifestations qui vont aider le corps à combattre le virus* ».

Ensuite, le professeur Daouda Ndiaye appuie la thèse. *« On a imaginé en tant qu'Africain que ces plantes peuvent être extrêmement importantes dans la prise en charge de beaucoup de pathologies. Donc, c'est le moment de voir si ces mêmes plantes d'origine africaine ont une activité réelle sur le virus. C'est un virus nouveau pour lequel il n'y a jamais eu de médicament sur le traitement. Il n'y a pas de preuve formelle par rapport à ce virus de Coronavirus, même si des plantes africaines ont prouvé in vitro une activité contre des virus ».* Il renchérit : *« Maintenant, on peut imaginer qu'il y a une reproductivité en matière scientifique, en matière d'efficacité et que ces mêmes plantes aient des activités par rapport à ce coronavirus. Il devient important d'aller voir quel est l'effet de ces plantes sur ce virus* ».

Le 20 juillet, la presse annonce que les essais cliniques de « Covid-organics » sont perdus de vue. Aucun essai et aucune information n'a été donnée à ce jour.

7.2.2. La communication sur la gestion sanitaire de la maladie

La communication de la gestion sanitaire montre que la stratégie est axée sur les tests et l'isolement, d'une part, ainsi que, d'autre part, sur le semi-confinement et la sensibilisation pour le respect des gestes barrières.

7.2.2.1. Les tests et isolements comme instrument de gestion de la contamination

Il faut d'emblée souligner que dans la pratique médicale, la confirmation de la présence directe (antigène) ou indirecte (anticorps) d'un agent pathogène est un élément de diagnostic de confirmation. On parle de diagnostic étiologique. Au début, le Sénégal a opté pour des tests ciblés confiés à l'Institut Pasteur de Dakar qui s'est positionné comme laboratoire de référence pour la détection des cas de coronavirus. Il s'agit d'abord de tester les malades et des cas contacts. En cas de positivité, il faut isoler les cas contacts et les tester.

En l'absence de vaccin, tester les cas contacts et leur isolement apparaissent comme instrument de gestion de la contamination pour ne pas dire comme une mesure de prophylaxie sanitaire. Au-delà de la saisine de la stratégie du pays, la communication sur les tests a mis en exergue des polémiques portant sur la fiabilité des tests et les stratégies mises en œuvre.

a. Fiabilité des tests

Des informations polémique portant sur la fiabilité des tests se sont étalés sur plusieurs jours. La première information polémique a eu lieu **le 11 mai 2020**. Ce jour-là, Mme Marie Khemesse Ngom Ndiaye, Directeur de la santé, lors de la sortie journalière, renseigne : « *Interpol a alerté qu'il y a un produit que certains veulent tester. Ils ont envoyé un message à la police sénégalaise. Celle-ci nous a transmis le message. Nous le disséminerons aux Directeurs, aux médecins-chefs de régions. Le produit s'appelle Uni-gold Tm Hiv. Ils veulent passer par le Sida pour tromper les gens. Nous ne les laisserons pas faire.*

Interpol a même donné le nom de l'entreprise qui veut diffuser le produit à savoir Trinity Biotec. Le Sénégal a un comité qui combat les faux médicaments. Il sera renforcé par les forces de défense et de sécurité, les gouverneurs, le secrétariat général du gouvernement, les gouverneurs, etc. »

La directrice de la santé, préoccupée par les tests à domicile, condamne et menace : « *Le personnel de santé chargé de lutter contre le coronavirus est doté chacun d'un badge professionnel. Nous nous battons jour et nuit pour freiner la maladie, alors il ne faut pas qu'on en profite pour détruire ce qui a été construit jusque-là. Interpol nous a mis en garde contre les détracteurs des règles sanitaires. Il y a un produit dénommé « Uni-Gold ™ HIV », certains qui sont de mauvaise foi l'utilisent pour dire qu'ils effectuent des tests ou soigner le coronavirus. Ce produit est fabriqué et commercialisé par Trinity Biotech plc. Ils ont mis des dates de péremption, etc. C'est un faux médicament. Le Gouvernement avec le ministère de la Santé a pris toutes les dispositions pour lutter contre ça* ».

La deuxième information sur la fiabilité des tests est apparue dans la presse **le 15 mai**. Ce jour, la presse annonce le décès de Covid-19 du cordonnier de Pire qui avait été déclaré guéri. Elle informe que la victime, âgé de 60 ans, a été testé positif, une première fois, à Dakar. Interné dans un des centres de traitement des épidémies de la capitale, il est contrôlé négatif à deux reprises dans un intervalle de 48 heures, après quelques semaines de traitement. Quelques jours après, l'homme se tordait de douleurs et avait des difficultés respiratoires. Il sera transféré du centre de santé de son village au district de Tivaouane. Finalement, il sera évacué à l'hôpital Principal de Dakar où il a rendu l'âme.

Les internautes réagissent. Certains se demandent : « *Est-ce que les tests sont sérieux ?* » et demandent « *à édifier les gens. Cela pose problème. Que les spécialistes nous rassurent. Est-ce que ce ne sont pas les cas déclarés guéris qui propagent le virus ?* »

D'autres constatent et accusent : « *Les cas se développent de manière exponentielle au Sénégal là où ils semblent régresser dans d'autres pays de la sous-région. Bizarre vraiment. La faute à l'Institut Pasteur : débordé, il veut continuer à monopoliser les tests. Chaque jour qui passe me confirme que nous avons à faire à des opportunistes sans rigueur.* »

Un troisième lot d'internautes émet des hypothèses : « **1.** *Deux choses sont possibles ici : soit le labo a tapé à côté à deux reprises, soit. celui qui a fait écouvillonnage est passé à côté à deux reprises, le virus n'était plus au niveau du nasopharynx donc non accessible à l'écouvillon.*

2. *ou tout simplement il est décédé d'autre chose ! la Covid a bon dos ! kou dé gnou accuser Covid !*

3. *ou bien, être contaminé à nouveau après sa sortie. C'est l'explication qui me paraît la plus plausible. Il semblerait que la maladie du Covid-19 est non immunisante.*

4. *Les Sénégalais n'ont vraiment pas droit à l'information, conformément à leur Constitution ! Les variations observées dans le nombre journalier de tests doivent être expliquées aux Sénégalais. Comment passer de plus de 1600 tests à près de 500 sans aucune explication officielle ? Les mauvaises langues disent que le système de santé anti-Covid-19 (nombre de lits équipés) ne peut pas supporter des cas positifs très élevés (plus de 100, dit-on) cause pour laquelle l'on freine des 04 fers pour ne pas déraper ! Si c'est vrai, c'est très grave ! Cela va forcément exploser un jour dans tous les coins du Sénégal ! Avec les chiffres balancés tous les jours, certaines hypothèses de projection peuvent nous conduire à un pic de plus de 88 000 cas positifs avec 880 morts (taux de 1 %). Dites la vérité aux Sénégalais sinon bonjour à toutes les rumeurs !* »

Le lendemain 16 mai, la presse internationale annonce que « *l'IP (France) reconnait des dysfonctionnements dans l'analyse des tests Covid-19 transmis aux autorités malgaches le 6 mai. La présidence avait estimé le chiffre de 67 cas positifs trop élevé et avait mis en doute la qualité du travail de Pasteur. Une contre-expertise n'a finalement révélé que 5 cas.* »

La **18 mai,** la presse publie le communiqué de l'IPD : « *Faux tests, souche Covid-19, rôle : Les vérités de l'Institut Pasteur de Dakar* ». Pour commencer, ce communiqué constate, avant de rappeler : « *Depuis quelque temps, l'Institut Pasteur de Dakar (IPD) fait l'objet d'accusations infondées relatives à son rôle dans la lutte contre la Covid-19. Nous rappelons que cette activité est menée dans le cadre de la mission de santé publique de l'IPD sans aucune facturation en contrepartie. L'IPD contribue à la riposte avec beaucoup de rigueur et de transparence sous le contrôle du MSAS.* » Il précise : « *Dans ce cadre, tout résultat de test transmis par l'IPD à l'autorité ministérielle,* *suit un processus strict et clairement défini. À cet égard, la direction de l'IPD affirme qu'il n'y a jamais eu de transmission au MSAS de résultats doubles ou contradictoires pour les médecins concernés* ».

Il décrit les faits sur la prétendue affaire des résultats des tests du personnel médical de l'hôpital de Fann : « *L'IPD a adressé au point focal de la prise en charge du service des maladies infectieuses de Fann, un message électronique avec en pièce jointe une liste de 16 personnes pour lesquelles un deuxième prélèvement a été demandé car les informations contenues dans les fiches d'enquête des premiers prélèvements reçus par l'IPD n'étaient pas fiables. Ainsi, une deuxième série de prélèvements avec des fiches correctement renseignées nous a été transmise et nous a permis d'effectuer les tests et de donner les résultats négatifs de ces personnes tels qu'annoncés par le MSAS lors de son point quotidien. Aucun résultat faux ou contradictoire n'a été rendu au MSAS* ».

Enfin, le démenti arrive : « *Contrairement à ce qui a été déclaré au niveau de la presse, l'Ipd n'a jamais reçu de demande officielle émanant d'une quelconque institution de recherche pour la mise à disposition de la souche Covid-19* ». Il est suivi de remerciement : « *Le personnel et la direction de l'Institut Pasteur de Dakar réitèrent leurs remerciements et engagements aux côtés des autorités et des populations sénégalaises qui nous témoignent régulièrement leur confiance. Nous restons plus que jamais mobilisés pour juguler l'épidémie du Covid-19 au Sénégal et toute notre énergie est et restera uniquement tournée vers cela* ».

Le lendemain **(19 mai),** la presse rappelle qu'en « *une semaine, au Sénégal et à Madagascar, des erreurs ont été révélées dans le dépistage du virus. Au Sénégal, tout est parti lorsque 10 médecins de l'ORL de l'hôpital Fann de Dakar, déclarés positifs au début, sont finalement tous négatifs après un second essai.* » Elle interpelle la directrice de l'Iressef qui évoque « *l'équation d'une nouvelle maladie qui, parfois, peut fausser les données* » et parle de « *test de diagnostic nouveau dont la fiabilité n'est pas assurée à 100 %* ».

Il faut dire que cette période est marquée par une communication mondiale sur des dysfonctionnements dans l'analyse des tests.

b. Stratégies de gestion des tests

Le mois de juillet marque un autre tournant dans la stratégie de gestion de l'épidémie. **Le jeudi 2,** Dr Abdoulaye Bousso, directeur du Centre des opérations d'urgence sanitaire (COUS), annonce de nouvelles stratégies dans la lutte contre la Covid-19 et fait part de l'arrêt des tests systématiques dont ont toujours bénéficié les cas contacts. Il confie : « *Dans le cadre des tests, ce qui est décidé est qu'ils ne se feront que sur les personnes symptomatiques et celles vulnérables. Donc, le test systématique que nous faisions sur les contacts qui n'avaient pas de symptômes, cette stratégie va être arrêtée. Et cela aussi, il est important que les populations puissent le comprendre. Cela ne veut pas dire que les personnes contacts ne seront pas répertoriées. Donc ces personnes contacts seront suivies et répertoriées. Mais, les tests seront réservés à ce groupe de personnes symptomatiques et vulnérables* ».

Il ajoute que « *Le focus aujourd'hui c'est de mettre l'accent sur les malades et la protection des personnes vulnérables. Un accent particulier doit être mis sur ces personnes et donc d'essayer de réduire cette mortalité. Aujourd'hui, comme on l'a vu, le nombre de cas graves augmente et la mortalité augmente aussi. Il est donc important qu'on mette l'accent sur ces cibles pour pouvoir maîtriser cette épidémie et ses conséquences négatives* ».

Le 30 août, Dr Amadou Alpha Sall (Institut Pasteur) se justifie du changement de stratégie survenu depuis le mois de juin dernier à propos des tests Covid-19. La raison est due au fait que le taux de positivité était relativement faible avec une majorité assez asymptomatique. Il fait savoir, devant le jury du dimanche sur Iradio : « *Au début, le choix était de tester tout le monde, c'est-à-dire, les cas suspects, leurs contacts, etc. Mais, nous avons remarqué, jusqu'au mois de juin, qu'on testait beaucoup avec un taux de positivité relativement faible avec une majorité assez asymptomatique. Ce qu'il faut savoir, c'est que, si les gens sont assez asymptomatiques, ils transmettent beaucoup moins* ». Il ajoute, dans la foulée : « *C'est facile à comprendre dans la mesure où, une personne qui ne tousse pas, ne projette pas le virus. Une personne qui n'éternue pas, projette moins de virus. De ce point de vue-là, dans un contexte où, il est extrêmement important d'aller vite, se concentrer sur les gens qui ont des symptômes, les tester et utiliser ces personnes, voir les contacts qui sont autour d'eux et qui présentent des facteurs de risques, est une stratégie pour contenir rapidement les choses et éviter de tester beaucoup pour rien* ».

Après cette sortie, les commentaires des lecteurs de sites sont nombreux : « **1.** *Mais surtout que vous avez pris conscience de l'impossibilité de tester en masse. Regardez présentement le piège dans lequel s'est embourbé le gouvernement français et les queues* *interminables devant les centres de dépistage... insuffisants et déclarent leur impossibilité de tester tout le monde.*

2. *Même les pays riches ont du mal à trouver les réactifs et ils sont obligés d'en fabriquer*

3. *Ce gars se fiche de notre gueule, avoir un taux de positivité de 10 % pour moins de 1000 tests c'est énorme, si on testait 5000 personnes par jour on aurait des taux encore plus élevés. Je me demande combien Macky l'a payé pour débiter autant de conneries.*

4. *Refusez de vous faire tester par le nez, rien ne doit jamais entrer dans le nez et surtout profondément dans cette zone-là. Vous risquez très gros pour votre cerveau, votre état mental et physique. C'est inhumain, le nez est une zone où l'intrusion n'est pas permise, ce qui se fait là n'est pas normal. Exigez de vous faire tester par la bouche, ça ou rien du tout.*

5. *Encore un spécialiste de la connerie en ligne ! dommage qu'un personnage du milieu médical soit "obligé" de réciter un tel mensonge, à demi-mot il souligne cependant le manque de matériel à disposition. Dans les pays développés, le résultat du test arrive en 48/72 heures et nous dans la journée...cherchez l'erreur. Depuis juin, la contamination a augmenté et non diminué, il est idiot ou fait semblant ?*

6. *Bon boulot. Très difficile surtout à cause des comportements irresponsables du Sénégalais.*

7. *En France, c'est seulement 120 000 tests par jour et comme par hasard ils ne peuvent pas faire plus. Leurs limites sont atteintes. Alors merci on n'a pas à recevoir de leçon.*

8. *Tu plaisantes, le clown, la France est en train de grimper à 1 000 000 de tests par semaine, donc ils en font de plus en plus, et au Sénégal on diminue alors que l'on a fait depuis le début de la crise autant de tests que la France en 1 journée c'est à dire un nombre ridicule ... et on veut diminuer après on va se plaindre qu'il nous ferme les frontières, franchement ils ont raison. Ce pays est géré par des abrutis. »*

Au-delà des tests, la stratégie de gestion sanitaire est basée sur le semi-confinement et la sensibilisation pour le respect des mesures barrières.

7.2.2.2. Le semi-confinement et la sensibilisation pour le respect des mesures barrières

Le semi-confinement et la sensibilisation pour le respect des mesures barrières ont été dominants pendant la première phase de l'épidémie.

Le semi-confinement (État d'urgence, fermeture des marchés, arrêt des transports et couvre-feu) a déjà été présenté dans la communication sociopolitique.

Le 11 mai, la directrice de la santé est préoccupée par le non-respect des mesures barrières. Elle constate et sensibilise : « *Nous avons remarqué que la maladie est en train de se propager de manière très grave dans le pays. Nous avons constaté que les populations commencent à se familiariser avec la maladie. Les gens ne respectent plus les gestes barrière, surtout la distanciation sociale qui est de 1 mètre minimum. Certains même disent que quand on porte un masque on est protégé, ce n'est pas vrai. Ce n'est pas seulement le port de masque qui protège, mais le fait qu'on y associe tous les autres gestes barrière. On doit éviter aussi de se serrer la main, mais on voit que les populations continuent à le faire. On n'a pas aussi besoin de fuir ceux qui éternuent. S'ils ont un mouchoir, un papier, ils peuvent éternuer dessus puis le mettre dans la poubelle. Il faut respecter les consignes sanitaires, sinon on aura du mal à se débarrasser de cette maladie du coronavirus* ». Pour terminer, elle annonce que personne ne connait la *date exacte de la fin de la pandémie.*

Le 14 mai, dans le Témoin, Dr Mamadou Mansour Diouf, anesthésiste réanimateur, annonce, pour mieux sensibiliser, le destin létal quasi certain des personnes sous assistance respiratoire. Dans cette situation, il invite les imams et prédicateurs de notre pays à dissuader les personnes âgées afin qu'elles renoncent à la fréquentation des mosquées. D'autant que le Sénégal se trouve au stade épidémique avec un virus qui circule activement dans la communauté.

Il avertit : « *Mais attention ! Ces thermo flashs dans les mosquées sont une fausse sécurité* » et indique : « *Ceux-là qui propagent le virus n'ont pas de symptômes, encore moins de fièvre*. » La désinfection de toutes les mosquées après chaque prière serait une erreur, « *une utopie réaliste* ». Il lance la mise en garde suivante : « *Le virus risque de générer une hécatombe chez cette catégorie de la population* ».

Dr Diouf passe de la sensibilisation à l'évolution de la stratégie : « *il ne s'agit plus de contenir la propagation du virus mais plutôt de limiter les dégâts liés à cette propagation* ». Pour lui, l'objectif principal, c'est d'éviter d'être submergé par des cas graves, de saturer le système hospitalier aux capacités très limitées et d'enregistrer une forte mortalité, et demande de changer de paradigmes.

Le 23 mai, Seneweb.com reprend un vidéo du ministre de la Santé qui affirme : "*Si on endigue l'épidémie à Dakar, nous espérons pouvoir la maîtriser*".

Les internautes répondent : « **1.** *Malheureusement avec le non-respect de la distanciation sociale, il sera très difficile d'endiguer la pandémie. Les marchés sont bondés de monde actuellement.*

2. *Si le pic est en juillet donc on ne doit pas ouvrir les écoles...en juin. Il faut reporter l'ouverture des classes en septembre ou octobre, pour l'ensemble des élèves, et prévoir les examens en décembre. Il n'y a aucune urgence à ouvrir les écoles en juin. Je ne vois pas pourquoi nous allons nous précité. Ce covid-19 est très dangereux, il ne faut prendre aucun risque avec les enfants. À bon lecteur....*

3. *Après avoir annoncé le pic quand on a atteint la centaine de malades quotidiens, on a vu la barre se stabiliser aux environs de 98, donc le plateau est là, alors logiquement le ministre fait cette déclaration parce qu'après la Korité ça va redescendre et arriver à un nombre rassurant.*

4.*Ce ministre devrait faire une visite dans les hôpitaux du Sénégal pour constater leur état de délabrement avant de faire des pronostics sur la Covid-19*

Le 06 juin, le site seneweb.com titre : *« Après 3 mois de lutte : Comment la Covid-19 a ceinturé le Sénégal »,* en faisant le compte rendu du coordonnateur de la riposte contre la Covid-19 au Sénégal sur le plan opérationnel, Docteur Abdoulaye Bousso. Ce dernier précise : « *Aujourd'hui, toutes les régions du Sénégal sont touchées. Nous étions à 33 districts touchés, actuellement nous sommes à 51 districts sur les 79 que compte le pays soit un taux de 64 % .*

Nous sommes à 74 % des cas à Dakar. Donc le nombre à Dakar est extrêmement élevé. Mais ce n'est pas quelque chose de surprenant à cause de sa densité. Nous avons 55 % d'hommes touchés et 45 % de femmes qui sont actuellement infectées

À ce jour, nous avons noté 136 agents de santé qui sont contaminés et parmi eux, les 45 % sont du personnel médical à savoir infirmiers, sages-femmes et les 14 sont des médecins et le reste, le personnel administratif.

Nous sommes à 58 442 tests réalisés par le laboratoire de l'Institut Pasteur et celui de l'Institut de recherche en santé, de surveillance épidémiologique et de formations (Iressef). Sur l'ensemble de ces tests, l'Institut Pasteur a réalisé les 90 % et l'Iressef les 10 %

Nous étions à 11 régions où nous avions des sites de prise en charge, aujourd'hui, toutes les régions ont un site de prise en charge »

Un internaute félicite chaleureusement et fait une prédiction au conditionnel : « *Très clair Mr Bousso. Félicitations à toute l'équipe dans la lutte contre le Covid. Si Dieu nous préserve et on passe cette crise dans ces conditions, ce sera une victoire pour notre pays et beaucoup d'expérience emmagasinée pour le futur.* » Le deuxième internaute s'écrie : « *Échec total* ».

Deux autres commentent. Le premier fait une analyse rétrospective de la gestion : « *Le gros problème dans la gestion de cette crise a été le manque de courage et de perspicacité des autorités qui auraient dû fermer les frontières très tôt, mettre les zones les plus touchées en quarantaine et procéder à des dépistages de masse. L'ouverture de l'espace aérien est encore prématurée et risque de faire d'énormes dégâts car le virus va encore circuler et beaucoup de personnes âgées risquent de perdre leurs vies.* » Il précise : « *Être ministre n'est pas une sinécure, gérer un État n'est pas un jeu et c'est dans les moments de crise qu'on en mesure toute l'importance.* »

Le second demande un approfondissement de la stratégie de gestion : « *On nous fait la situation mais on ne parle pas de dispositions à prendre pour faire stopper la pandémie surtout à Dakar qui est le vivier du virus. Demander simplement aux gens de respecter les gestes barrières c'est trop simple. Faites un tour dans les quartiers pour voir. Les gens doivent comprendre qu'ils ont des droits mais aussi des devoirs et donc des obligations envers les États et leurs concitoyens.* »

Le 08 juin, la ruée vers la plage inquiète. Dr Ousmane Guèye, Directeur du Service national de l'éducation et de l'information pour la santé (SNEIPS), avertit dans seneweb.com ; « *Il peut y avoir une contamination à grande échelle, Si les gens ne respectent pas les mesures barrières* ». Il rappelle que l'arrêté du ministère de l'Intérieur a été très clair : les plages font partie des endroits interdits et regrette que « *les gens puissent se retrouver à la plage. La population peut beaucoup gagner en respectant les gestes barrières* »

Certains internautes constatent et conseillent : « *Aucun interdit n'est respecté. Il suffit de sortir dans la rue.* » ou bien : « *Il n'y a pas mille plages et terrains de sport à Dakar. Mieux vaut prévenir que de guérir* » ou bien encore : « *Ouvrez les écoles et les universités si vous ne voulez pas que les jeunes ne fréquentent pas les plages.* ».

Trois autres argumentent, un peu plus. « **1.** *Ce directeur devrait se taire ! Si l'on a connu cet échec dans la communication c'est dû en grande partie à son impréparation, son inexistence, notamment dans l'élaboration d'une communication communautaire de proximité ! Je n'ose pas parler d'incompétence ! Sans occulter, bien sûr, les errements du gouvernement qui s'est complètement fourvoyé !*

2. *Il faut respecter la distanciation sociale mais je dirai dans le même temps que s'il y avait contamination dans les plages beaucoup serait des asymptomatiques et en fait c'est ce qui peut arrêter rapidement la transmission du virus car ils seront immunisés par la suite. Je pense que la distanciation sociale doit être strictement respectée pour les personnes à risque, pour le reste laissons le virus circuler.*

3. *À la plage, le soleil est chaud, il n'y a pas de risque de contamination au Covid-19. Le Coronavirus se transmet plutôt dans les endroits fermés, les abattoirs et les chambres froides, les hôpitaux, bureaux, aéroports, les transports publics, le risque de propagation en plein air sous le soleil d'Afrique est faible. Les statistiques mondiales le démontrent.*

Le même jour, le prof Seydi expliquait sur TV5 que le Sénégal pouvait se départir du virus beaucoup plus tôt. Mais les cas communautaires ont tout gâché. Pour lui, « *Cette contagion communautaire est là. On y est, donc c'est trop tard. Sans cette contagion communautaire on aurait pu arrêter l'épidémie très rapidement en quelques semaines. Mais maintenant c'est trop tard, on est en plein dedans, ce qui veut dire que l'épidémie va durer plus longtemps que prévu* ».

Il souligne que, quand il y a un cas communautaire, on ne sait pas quelle est la source de contamination. « *Donc vous ne pouvez pas retracer les contacts mêmes de cette contamination, vous perdez le contrôle* »

Le 20 juin, le Pr Moussa Seydi, plus catégorique, prévient : « *L'épidémie va durer plus longtemps que prévu à cause de la chaîne de transmission communautaire* ».

Le même jour, Sudonline fait un dossier. L'un des articles titre : « *Aggravation de la situation épidémiologique : le Sénégal court-il vers le pire ?* » Il affirme que « *La situation empire ! Les chiffres démentent la tendance baissière annoncée par le ministre de la Santé et de l'action sociale, Abdoulaye Diouf Sarr. En effet, 10 jours après l'allègement du couvre-feu, passé de 21 heures à 23 heures, le pays semble sombrer peu à peu vers une situation incontrôlable. Les cas graves ont emprunté les mêmes allures que les cas de contamination et la moyenne des décès enregistrés au quotidien s'alourdit.* »

Le 23 juin, Dr Elhadji Ndiaye Diop de l'hôpital Ndamatou de Touba précise dans le Témoin que, « *pour l'instant, il n'y a que la communauté qui peut inverser la tendance* ».

Face à la contagion communautaire, il préconise l'implication des leaders d'opinion pour une lutte plus efficace contre la Covid-19 au Sénégal.

Extrait de la contribution du Dr El hadji Ndiaye Diop de l'hôpital Ndamatou de Touba

« Le principal problème, c'est comment regagner la confiance de la communauté qui a besoin d'accompagnement. Le combat est plus communautaire que médical ou administratif. Les populations ne savent pas faire la différence entre une réunion organisée et une réunion sauvage. Elles font des types de rassemblements qui sont dangereux. Comme l'État veut aller dès jeudi prochain à la réouverture des classes, les jeunes se disent que l'État qui organise des rassemblements dans les écoles ne peut plus se permettre de leur interdire leurs rassemblements.

Or l'État organise des rassemblements surveillés avec des mesures barrières. La prière de vendredi aussi, c'est très organisé. Malheureusement, quand ils sortent de la mosquée, ils vont aller se rencontrer au niveau de leurs « dahira ». Le danger ce n'est pas l'autre, c'est nous. On se met en danger et on met la vie des autres en danger. Pour l'instant, il n'y a que la communauté qui peut inverser la tendance. Malheureusement, cette communauté fait défaut.

Ceux qui devaient agir ont été mis à l'écart pendant longtemps. Ils ont été associés un peu tardivement. Les médecins ne peuvent plus mener le combat de sensibilisation. Si tu essaies de les raisonner, ils te pointent du doigt tout en te disant que tu es du lot. Finalement, on se retire. Parce que c'est contre-productif et c'est dangereux pour le médical. À un moment donné, tu te dis, je vais prêcher là où il y a aucun risque. Au début, c'est des insultes, mais après ce sera des agressions. Finalement, on se dit : mettons-nous dans notre coin.

L'Organisation mondiale de la Santé (OMS) avait averti à juste raison. On a un système qui ne peut fonctionner que quand on utilise la prévention. On ne peut pas subir les vagues de contamination. Les mesures de restrictions, c'était dur certes, mais ça avait donné des résultats. Au moins, on avait préservé des régions en anticipant et en mettant en place des stratégies préventives. Aujourd'hui, si les choses viennent de partout, on sera débordé. Et ce sera le sauve-qui-peut. Les gens vont commencer à mettre des barrières entre eux. Des maisons isolées, et des commerces qui seront fermés ; ou des quartiers qui vont se barricader. Quand les choses atteignent un niveau de méfiance, ce sera dangereux pour tout le monde. Et c'est maintenant qu'il faut communiquer, et communiquer. Associer les leaders d'opinion. Parce qu'il y aura une surveillance communautaire. Il faut que les jeunes, les imams, les relais communautaires, les quartiers parlent et fassent en sorte que tout le monde soit au même niveau. Il n'y a que cette solution. Les Chinois l'ont utilisé. Si on le faisait avec tout le monde et avec un petit budget pour les déplacements, la santé ne ferait qu'accompagner par l'infirmier du quartier. Ainsi, chaque quartier allait faire un effort. Une gestion centralisée ne peut pas gérer tout ça. La balle est dans le camp des leaders d'opinion. Sans eux, ce sera la catastrophe ».

Le 06 juillet, le Pr Seydi revient avec un pessimisme béant et décide de parler de comorbidité : *« On ne peut pas prédire l'avenir avec la massification des cas communautaires. Avec lesquels, être âgé et avoir une comorbidité est devenu dangereux au Sénégal.* » Le Sénégal comptabilisait 7 400 cas de Covid-19, dont 4 870 guéris, 133 décès et 2 396 sous traitement dans les différents centres de traitement.

Le 24 juillet, le directeur du COUS, Dr Abdoulaye Bousso se prononce sur les moyens de gestion de la crise sanitaire lors d'un webinaire sur le thème : "*Financement pérenne de la santé face à une crise sanitaire* " co-organisé par Osiwa, Cicodev et Enda Santé. Il a insisté sur la nécessité de miser sur la préparation de la crise : « *On parle souvent des crises sanitaires lorsqu'elles surviennent, j'ai l'habitude de dire qu'il y a une phase de préparation avant la crise qui est extrêmement importante. Il faut qu'on prenne cela en compte. Et c'est pourquoi je dis que la gestion de la crise sanitaire ne se limite pas à la réponse.* » Il ajoute : « *Surtout dans nos pays, les contextes* *africains sous-développés et avec une rareté des ressources. Lorsque l'événement arrive, nous sommes très forts pour chercher des ressources de gauche à droite pour pouvoir régler la question.* »

Et pourtant conseille-t-il : *« En investissant avant la crise, cela permettra d'économiser même, de limiter les conséquences de la crise éventuelle. Dans nos pays, la préparation n'est pas toujours la première chose que nous faisons. Il y a beaucoup à faire en termes d'identification des priorités. »*

Le 14 août, le Directeur des établissements de santé, Dr Ousmane Dia, fait une mise en garde dans Tribune : « *Si la situation persiste, nous allons vers un confinement ciblé par rapport aux zones de contaminations liées à la Covid-19* ». Un retour de l'état d'urgence, assorti d'un couvre-feu, est brandi.

Les réactions des internautes ne se font pas attendre. Plusieurs groupes se constituent. Il y a des gens qui appuient l'idée. « **1.** *Vivement le retour du couvre-feu ça nous manque beaucoup.*

2. *Le couvre-feu, oui. Reconfiner 2 voire 3 semaines. On serre la ceinture.*

3. *C'est le seul remède, le confinement diminue de 90 % la circulation du virus, il faut confiner sinon ça va être l'hécatombe au Sénégal*

4. *Le confinement a permis d'éviter la catastrophe dans pas mal de pays, et d'ailleurs il reste une option sous la main de plusieurs dirigeants.*

5. *L'état d'urgence ne sert à rien, il faut confiner trois à quatre semaines le virus ne disparaîtra pas totalement mais diminuera considérablement le nombre de cas et de morts et permettra la relance économique.*

Il y a des gens qui pensent déjà aux mesures d'appui tout en avertissant : « **1.** *Alors, il faudrait nous redistribuer du riz et de l'huile. Et le sucre pour ataya.*

2. *Avant de reconfiner, corrigez d'abord le système de distribution des denrées car dans la commune de Kartiack, les kits ont été distribués aux partisans du maire et de son adjoint qui sont tous originaires de Kartiack. Pourquoi cette discrimination qui reste au travers de la gorge des personnes zappées volontairement. Ces populations demandent une action du gouvernement afin de mettre fin à cette injustice. Elles brandiront leurs cartes d'électeurs pendant les élections prochaines.*

3. *Préparer 200 milliards pour l'appui aux populations en cas de confinement.*

4. *Et ne détournez pas ces 200 milliards...*

Il y a des gens qui sont catégoriquement contre l'idée : « **1.** *Est-ce que l'état d'urgence et le couvre-feu servent à arrêter le virus ? Évidemment, non puisqu'on l'a vécu et le virus continuait son bonhomme de chemin. Le principal problème avec le coronavirus c'est que n'importe peut se permettre de dire n'importe quoi. Ceux qui prennent le confinement comme un remède miracle se trompent, sans vaccins ce virus sera là pour 2 à 3 ans. Allons-nous confiner la population pour 3 ans ? il faut réfléchir avant de parler.*

2. *Le confinement n'a jamais été efficace contre le virus partout dans le monde. Laissez-nous vivre en paix. On va tous mourir un jour. Ce virus est là pour longtemps. 250 morts depuis 6 mois vous trouvez ça anormal ? Foutez la paix avec le confinement et l'état d'urgence.*

3. E*h gamo, ces histoires de confinement et de couvre-feu ne relèvent pas de tes compétences. Et puis qu'est-ce qui se passe ; taux de positivité chez les contacts environ 10/100, quelques décès non liés directement à la Covid de personnes ayant dépassé l'espérance de vie, il y a lieu de penser à faire payer aussi les conseilleurs.*

4. *Confiner une localité où le virus est partout c'est opérer un cancer métastasé. Ça ne sert à rien ! Les gestes barrières sont les seules mesures scientifiquement prouvées associées à l'interdiction des rassemblements.*

Un groupe demande d'élargir la perspective dans la gestion de l'épidémie et du pays. « **1.** *Parlez-nous plutôt de la catastrophe économique qui s'annonce à très grands pas au Sénégal.*

2. *La santé n'est pas plus importante que l'économie. Sans économie pas de santé, pas de survie. Doit-on confiner le pays parce que les accidents font 100 morts par mois ? Ce serait absurde. De la même façon la Covid ne doit pas nous empêcher de vaquer à nos occupations. Le confinement est révolu les gars.*

3. *Il n'y a pas de nouvelle vague, il y a juste plus de tests et des morts qui ne sont pas vraiment morts du Covid et qu'on a comptabilisés comme morts du Covid.*

4. *Personnellement, cela fait plus de six mois que l'on nous matraque avec cette histoire de Covid et j'en ai plein le cul, des nullards qui nous* *font un lavage de cerveau, je ne les écoute plus et je vous conseille vivement de les ignorer si vous ne voulez pas sombrer dans la folie.*

5. *C'est insupportable ce bourrage de crâne ! vous n'avez toujours pas compris que c'est de la manipulation et surtout du mensonge ! ils appliquent la méthode de la politique nazie ! uniquement pour déstabiliser et provoquer la confusion dans les esprits de façon à asservir la population ! réveillez-vous, d'autres pays ont réagi ainsi que beaucoup de médecins à tout ça !*

6. *On dirait que certains gosses s'éclatent en temps de couvre-feu et confinement... tout comme les journalistes d'ailleurs qui font apparemment plus d'audience.*

Un autre groupe demande à bien réfléchir avant la prise de décision « **1.** *Et quand les jeunes vont manifester vous allez reculer comme la dernière fois. Surtout qu'il s'agira de confinement ciblé. Les zones confinées vont penser à la marginalisation et à la stigmatisation.*

2. *La seule mesure qui pouvait endiguer le virus c'était la fermeture des frontières à temps. Ce qu'on n'a pas fait puisque le Sénégal est une sous-préfecture de la France. On attendait tonton Macron pour le faire. Actuellement, il n'y a rien qui peut arrêter la propagation puisque le virus est déjà partout. C'est pourquoi moi je ne comprends toujours pas l'expression " cas communautaires" qui est tellement ridicule. À part la distanciation et le lavage des mains, Il n'y a pas autre chose pour être épargné. Le masque cousu par nos mamans, lavé avec du savon ne protège guère de rien du tout.*

3. *Le confinement/état d'urgence obéit à des règles et a un objectif principal : On confine, pour casser la transmission d'un nouveau virus méconnu le temps d'équiper les structures santé en moyen de prise en charge et de diagnostic. Au lieu de cela, qu'avons-nous fait (acheter du riz ?) Les Hôpitaux restent sous-équipés pendant que c'est la course à l'armement médical partout dans le monde, et l'offre de diagnostic est limitée à deux structures (IPD et IRESSEF) souvent dépassées.*

En gros, monsieur, dès qu'on confine, on prépare le dé-confinement avec un plan de guerre sanitaire précis avec des stratégies claires :

- *Équiper les Hôpitaux en moyen de prise en charge des cas graves*
- *Equiper et former les laboratoires en moyens de dépistage et de diagnostic (les deux termes ne sont pas pareils)*
- *Esquisser un algorithme précis avec en première intention des tests de dépistage sensibles qui ne donnent pas de faux négatifs (au*

niveau des structures périphériques CHU et CHR) et en seconde intention le test moléculaire spécifique qui donne des faux négatifs mais de vrais positifs

- *Enfin intensifier la sensibilisation pour les gestes barrières et laisser les gens vivre. C'est du bon sens agricole.*

Il y a ceux qui crient déjà au complot : « **1.** *Tout ça pour un vaccin empoisonné et mortel*

2. *Tout cela pour un foutu vaccin destiné à décimer les Africains*

Enfin, un internaute sort du lot : « *je me demande qui écrit et à quoi servent ces articles ou bout d'articles sous forme de "nettali » ? Ce n'est pas à un directeur des établissements de santé de confiner le pays où la ville* »

7.3. Résilience du système de santé

La communication sur le système de santé commence à travers la reprise par la presse le 03 mars d'un post Facebook du Dr Boubacar Signaté de SOS Médecin. Ce post retrace l'itinéraire du patient, 1er cas du Covid-19 au Sénégal. Il était en train d'apporter un rectificatif sur la description faite par des autorités du MSAS sur un plateau de Télévision qui soutenait que « *le patient contaminé par la Covid-19, a été consulté à SOS médecin, ensuite s'est rendu de lui-même à l'hôpital de Fann* ».

Itinéraire du patient premier cas de Covid-19 au Sénégal selon SOS médecin

Le patient, qui a l'habitude d'appeler SOS médecin, nous a appelé le 28 février 2020, pour un syndrome grippal (toux, fièvre, éternuement, courbatures) évoluant depuis 48 heures.

Depuis l'apparition du Covid-19 en Chine, nous avons mis en place un système de détection de cas possibles avec un questionnaire utilisé par le centre d'appel, et une régulation médicale gérée par un médecin de garde.

Quand cette organisation a détecté le cas possible, nous avons conseillé au patient de rester chez lui, de mettre un masque chirurgical, de s'isoler du reste de sa famille, nous lui avons préconisé un traitement symptomatique, et nous avons alerté la cellule du ministère de la Santé.

Le patient n'est jamais venu en consultation, n'est jamais allé de lui-même a l'hôpital de Fann et aucun soignant de SOS médecin n'a été en contact avec lui, ni aucun autre soignant

Nous avons fait alerter le médecin Chef de district, qui, en collaboration avec l'Institut Pasteur a procédé aux prélèvements, confirmé la positivité des tests, puis le patient a été pris en charge à l'hôpital de Fann via un transport sécurisé.

Vous pouvez faire confiance à notre centre d'appel, à nos médecins, nos infirmiers, qui sont très bien formés, qui se sont entraînés à la gestion de cette crise, et c'est d'ailleurs ce qui a permis de détecter de premier cas.

Nous devons être tous mobilisés pour sensibiliser, communiquer sur les bonnes pratiques et insister sur les mesures d'hygiène individuelles et collectives.

Quant aux autorités, nous faisons tout pour les aider à bien gérer cette épidémie, ils doivent aussi tout faire pour améliorer leur communication, veiller sur le respect strict des données personnelles, le devoir de confraternité et œuvrer pour la coopération mutuelle.

Bien sûr, il y a des réactions qui se limitent au contenu : « *Si cela s'est passé comme vous nous l'avez décrit, vous avez fait un bon boulot monsieur le docteur. Chapeau bas.* » ou bien : « *Ceci a l'air bien plus cohérent et professionnel.* » Mais, pour d'autres, ces précisions posent la question de la résilience du système de santé alors que nous sommes en début d'épidémie.

Déjà, le système de communication du gouvernement est ciblé. Certains pointent celui de MSAS.

– *Nous avons un État menteur*

– *Gouvernement du Sénégal, arrêter de mentir !*

– *Le représentant du ministère de la Santé sur le plateau de Tfm ne maîtrisait même pas la situation. Arrêtez de faire peur aux populations qui ne savent quasi rien de la maladie.*

D'autres s'en prennent à l'opportunité de cette communication :

– *Ce n'est pas le représentant officiel du ministère de la Santé il est dans son rôle de communiquer mais je ne vois pas la pertinence de communiquer en même temps que le ministre*

– *Ils sont prêts à tout pour défendre leurs entreprises mais, s'il vous plaît, dites la vérité ainsi que seneweb le roi des manipulateurs. Ce virus n'est pas un jouet.*

Quelqu'un tente de rectifier, avec le sens de la mesure : « *Si je comprends, les autorités ne devaient pas dire publiquement que c'est SOS Médecin qui a alerté. MDR. SOS Médecin, pourtant on ne vous reproche rien que je sache. Le moment n'est pas à la polémique ou à la sauvegarde de sa clientèle mais à la solidarité et à la collaboration.*

Le Monsieur a dit qu'une consultation n'était pas forcément face to face mais peut se faire au téléphone par interview et enquête. Il l'a dit clairement. On peut être d'accord ou pas avec sa définition mais cela peut se comprendre. Les informaticiens font de la maintenance à distance ; les médecins font de la consultation à distance. Avez-vous interrogé le patient ? Lui avez-vous demandé sa température, ses symptômes ? Oui ? donc vous l'avez consulté. Point. Le reste c'est des détails. Revenons à l'essentiel, guérir le malade et protéger les citoyens.

Merci de ce que vous avez fait et bonne continuation... »

Au-delà de cet itinéraire qui marque une efficacité technique, le système de santé du Sénégal a été interpelé à travers la Résilience et Adaptation des laboratoires d'analyse microbiologique, d'une part, et, d'autre part, à travers les structures médicales

7.3.1. Adaptation des laboratoires d'analyse microbiologique

Il faut rappeler qu'au début de l'épidémie, l'Institut Pasteur de Dakar fait partie des deux centres de référence désignés par l'Union africaine pour la détection du nouveau coronavirus. Ainsi, au Sénégal, l'IPD exerçait tranquillement son monopole. Mais pas pour longtemps.

Le 18 mai, la directrice de l'Iressef (Pr Coumba Touré Kane) profite de la polémique sur la fiabilité des tests pour faire la promotion de leur méthode de travail sur Zik- Fm. Elle précise d'abord : « *Dans le cadre de ce Covid-19, il faut savoir que c'est une maladie nouvelle et les tests qui sont utilisés n'ont pas une très, très grande sensibilité. La sensibilité des tests au maximum, c'est dans les 90 %, et les tests sont des tests quand même qui sont assez spécifiques par rapport aux tests qui sont sur le marché actuellement.* »

Elle ajoute : « *Dans nos laboratoires, nous faisons toujours ce qu'on appelle la validation des lots de réactifs pour pouvoir être sûr que le nouveau lot, qui va être utilisé, a les mêmes performances que l'ancien lot* ». Un internaute se pose la question de savoir si on est « *en train de mettre en quarantaine voire interner des personnes saines ensemble avec de vrais malades qui, du coup, les contaminent !* »

Le 20 mai, l'Institut Pasteur exhibe ses chiffres : « *Entre le 2 mai et hier mardi, l'Institut Pasteur de Dakar a réalisé 32 723 tests virologiques. Le coût d'un test* ***peut*** *atteindre 50 000 FCFA. Le coût global des prélèvements est de 1 milliard 636 millions 150 mille francs.* »

Mais, c'est pour préciser : « *L'IPD ne gagnera aucun franc avec cette pandémie. Aucune personne honnête et intègre ne dira qu'elle a payé un test. L'Ipd n'a jamais facturé ses tests* ». Alors certains internautes se posent des questions : *« Donc la suite de l'article aurait dû nous éclairer sur comment/par quel mécanisme sont-ils payés ? Faut bien que les subventions financières internationales servent à quelque chose. Alors pourquoi vous avez voulu écarter IRESSEF dans la lutte contre la Covid-19. En réalité ce n'est une lutte mais la recherche d'argent facile. ».*

D'autres affirment : *« Pour le nombre de tests en 18 jours, ça me parait impossible et faux, ces tests sont pratiqués dès le début avec sur-surmédiatisation de l'Institut Pasteur. Un test pour 50 000 FCFA. Purement de la surfacturation. Je ne connais pas la structure du prix pour faire un test (Coût de IPD pour effectuer un test sur un sujet + Coût du produit) ; cependant, je puis vous assurer qu'un kit de test coûte max 9,5 dollars chez le fournisseur en Chine) »*

Le 06 juin, l'IPD revient à la charge et communique sur sa capacité : « *L'analyse de trois mois d'activités a permis de constater qu'au total 51 694 tests ont été effectués par l'Institut Pasteur de Dakar. Les prélèvements des cas suspects ont été réalisés par l'Institut Pasteur de Dakar, mais aussi par deux laboratoires mobiles. L'installation de ces labos mobiles a pour but, selon lui, de renforcer la lutte au niveau des régions et permettre une détection précoce des cas. Le nombre de tests a été multiplié par presque 20 depuis le mois de mars, avec une capacité qui est passée de 500 à 2000 tests par jour. Nous sommes dans une dynamique d'adaptation* ». Il insiste sur le traitement rapide des échantillons : « *Il est extrêmement important, puisque la totalité des tests qui sont réalisés par l'Institut Pasteur de Dakar est rendue dans les 24 h* ».

Il se félicite de la mise en place d'une plateforme digitale qui a déjà reçu plus de 160 connexions par jour : « *Cette plateforme est utile pour rendre les résultats aux médecins-chefs des districts et des régions afin d'améliorer la lutte sur le terrain. Une autre plateforme de suivi des traitements a été mise en place. Des évaluations régulières sont faites afin d'ajuster le traitement et de changer de démarche chaque fois que c'est nécessaire* ».

Il conclut : « *Au cours des trois derniers mois, la nature dynamique de l'épidémie a nécessité une adaptation régulière du dispositif et de la stratégie de lutte qui devra être poursuivie compte tenu des nouvelles mesures qui ont été prises* ». Les réactions des internautes ne se font pas attendre. D'abord : « *51 000 tests sur 16 millions d'habitants ?* », Ensuite : « *50 000 seulement !!!! C'insuffisant il faut augmenter le nombre de personnes à tester. Pourquoi les tests de diagnostic rapide ne sont pas disponibles au niveau périphérique* ». Puis : « *Ce nombre de tests frise le ridicule... on est parti pour vivre avec cette situation au moins pour 4 à 5 mois. Avec 4000 cas positifs, on devait normalement atteindre entre 350 000 ou 400 000 tests.* » Et enfin, « *Une région ou une province du Canada qui s'appelle le Québec avec 7 millions d'habitants, on teste entre 14 000 à 15 000 par jour. C'est dire qu'en 4 jours la province teste autant ou plus que le Sénégal en 3 mois.* »

Le 08 juillet, l'IRESSEF communique sur sa performance depuis son implication dans le dispositif de diagnostic au Sénégal. Son président fondateur (*Pr Souleymane Mboup) affirme en marge d'un atelier de formation « L'Iressef a fait 13 000 tests, mais c'est bien en deçà des capacités de l'Iressef qui s'est préparée en conséquence. Sept plateformes sont mises à condition pour "aller très loin". Le personnel n'est pas en reste puisque rien que pour contrôler les résultats et leur fiabilité, l'expertise de huit personnes est mise à contribution.* »

Il se plaint de l'étroitesse de sa zone d'action : « *Pour autant, pour le moment, son champ d'action se limite à la région de Thiès et à l'aéroport international Blaise Diagne de Diass* ». Il fait appel à l'épidémiologie : *« Les modèles que nous avons mis en place montrent que l'épidémie est en train de se propager. On le constate avec un nombre de cas graves et de décès... Il y a lieu de s'inquiéter, pas seulement au Sénégal mais un peu partout ailleurs*", alerte le président fondateur de l'IRESSEF qui plaide pour le « *renforcement de tout ce qui a été fait* » dans la lutte contre le Coronavirus et de ne surtout pas se relâcher.

7.3.2 Résilience et Adaptation des structures médicales

Pour la résilience et l'adaptation des structures médicales, plusieurs aspects ont été abordés dans la communication. Il s'agit de la capacité d'accueil des structures, de la performance du plateau médical, de la gestion des ressources humaines, de la sécurité du personnel, de la résilience financière et de la confiance des populations

- **Capacité d'accueil des structures médicales**

Le 11 mai, Colonel Massamba Diop, vice-PCA de l'hôpital Idrissa Pouye de Grand-Yoff, évoque, sur iRadio, la capacité d'accueil des hôpitaux face à la pandémie. Pour lui, « *les hôpitaux chargés de la prise en charge du coronavirus sont suffisamment équipés. Mais ce qui pose problème, c'est le réel besoin. Tout dépend du flux des malades. Si jusqu'à présent, on parvient à gérer les malades en termes de capacité d'accueil, de moyens de prise en charge, il est évident qu'aujourd'hui, les hôpitaux ont atteint un certain seuil de saturation. On est obligé, pour certains malades, de les mettre en confinement dans des structures hôtelières. Ça suppose que l'on priorise les cas qui sont asymptomatiques ou qui sont, précocement, diagnostiqués, qu'on puisse les mettre ailleurs en attendant. Tout le monde est dépassé par cette pandémie.* »

Il recommande de ne pas baisser la garde : *« On ne devait même pas arriver à dire aux gens rester chez vous, ou à instaurer un couvre-feu, cela devait être une discipline librement consentie, une acceptation volontaire de rester chez soi. Et à partir de ce moment, je pense qu'on pourrait améliorer la prise en charge. Regardez le comportement des jeunes Sénégalais dans la banlieue, dans les quartiers périphériques. Ils sont dans la rue, et ils défient les forces de défense et de sécurité comme si c'était un malin plaisir. Si les Asiatiques sont parvenus à juguler leur maladie, c'est parce qu'il y a une discipline de fer dans ces pays-là. Il faut qu'on en arrive là. »*

Le 23 mai, Dr Bousso, Directeur du Centre des Opérations d'Urgence Sanitaire du ministère de la Santé et de l'Action sociale, annonce dans l'émission « *Point Corona* » de la Tfm, une possibilité de changement de stratégie dans la gestion de la maladie : « *Nous avons entamé une stratégie de prise en charge extra-hospitalière. Aujourd'hui, les cas contacts et les voyageurs sont suivis à domicile. Nous pensons même à laisser les malades chez eux maintenant, les personnes testées positives. Et ce ne sera pas une nouveauté. Car en France, aux Usa, certains sont malades et ils sont chez eux* ».

Le médecin informe que si nos structures de santé sont pleines, nos réceptifs sont pleins, cette stratégie s'imposera. « *Nous y pensons et nous écrivons dessus pour voir pour ces malades-là, comment on peut les suivre chez eux jusqu'à ce qu'ils guérissent de la maladie* ». Il a même donné l'exemple de Touba où, certains malades, ayant refusé d'aller au centre de traitement, ont été pris en charge chez eux : « *Nos deux centres de traitement y étaient presque pleins. Certains malades ont refusé d'aller à l'hôpital. Nous avions une stratégie de suivi à distance, nous les conseillions, et leur donnions des recommandations. Certains en sont guéris.* »

Précisons que nous sommes en période de révolte de religieux pour l'ouverture des mosquées. Un internaute réagit : *« Tout çà c'est du cinéma, de la comédie. Mais au rythme où vont les choses avec toujours des cas communautaires à Touba, bonjour les dégâts. Le pire est à craindre dans les jours à venir ! »* Une autre ajoute *« Je viens d'apprendre que le président Sall va s'adresser à la nation sur la gestion de la pandémie. Le président devrait partir sur un confinement total et protéger la nation. Vraiment, il faut mettre les religions de côté et combattre ce virus correctement »*.

Le 27 juin 2020, la presse s'intéresse à la prise en charge à domicile. Le journal L'As, après avoir constaté que le scénario qu'on craignait fortement est finalement arrivé, précise qu' *« il est désormais établi que le Sénégal n'a pas les capacités hospitalières de faire face au coronavirus.* » Il rappelle que la situation du coronavirus est devenue préoccupante au Sénégal où la barre des 2 000 cas actifs a été franchie hier, vendredi 26 juin. Ainsi avec le nombre de lits insuffisants et les structures sanitaires débordées, certains malades de Covid-19 sont désormais pris en charge à partir de chez eux.

De source bien renseignée, certains patients sont traités à partir de chez eux, dans la mesure où les structures de santé sont débordées. « *C'est le cas du district de Dakar Ouest où des patients n'ont pas rejoint les centres de traitement et ont été plutôt pris en charge à partir de chez eux* ». Alors que les structures hospitalières sont débordées, la maladie poursuit sa progression fulgurante. « *D'autant qu'hier (vendredi 26 juin) 121 cas sont revenus positifs à la Covid-19 sur les 1057 tests réalisés, soit un taux de positivité de 11,4 % ; Le Sénégal compte désormais 6 354 cas positifs dont 4 193 guéris, 98 décédés, un évacué et donc 2 062 sous traitement.* »

Le 04 juin, Docteur Aloyse Waly Diouf, directeur de cabinet du ministre de la santé, alerte, par rapport à la capacité de prise en charge des malades « *Nous sommes dans une situation très tendue, c'est pourquoi on cherche d'autres solutions pour contenir les malades* », avant d'ajouter : « *C'est d'ailleurs le manque d'infrastructures et de personnels qui avait poussé certains à dire que la pandémie va installer le chaos en Afrique. Donc la population doit respecter les mesures barrières pour éviter l'engorgement des centres de traitement.* »

Le 06 juin, Dr Bousso, Directeur du COUS, sur Senego : « *Nous sommes actuellement sous stress, on le reconnait"*, dit-il, avant de poursuivre : *"Dans la gestion de cette pandémie, il n'est pas évident pour un système de santé d'absorber 4 000 patients. Et donc il faudra prendre considération de ça.*" Il alerte « *les cas communautaires se développent. Nous le constatons tous parce que tout simplement les populations continuent à circuler et il faudra s'attendre à ce que ces cas augmentent* ».

Un internaute de commenter : *« Les Sénégalais n'ont vraiment pas droit à l'information, conformément à leur Constitution ! Les variations observées dans le nombre journalier de tests doivent être expliquées aux Sénégalais. Comment passer de plus de 1600 tests à près de 500 sans aucune explication officielle ? Les mauvaises langues disent que le système de santé anti-Covid-19 (nombre de lits équipés) ne peut pas supporter des cas positifs très élevés (plus de 100, dit-on) cause pour laquelle l'on freine des 04 fers pour ne pas déraper ! Si c'est vrai, c'est très grave ! Cela va forcément exploser un jour dans tous les coins du Sénégal ! Avec les chiffres balancés tous les jours, certaines hypothèses de projection peuvent nous conduire à un pic de plus de 88 000 cas positifs avec 880 morts (taux de 1 %). Dîtes la vérité aux Sénégalais sinon bonjour à toutes les rumeurs ! »*

Le 19 juin, le site *actusen.sn*, reprend le ministre de la santé interrogé par le journal sources A. Il avait été constaté un nombre de personnes décédées ces derniers jours à cause de l'épidémie du coronavirus a connu une hausse considérable. Le ministre se veut rassurant : « *Ce nombre élevé n'est pas lié à un problème de lits de réanimation. Depuis le début de l'épidémie d'importants efforts ont été faits pour augmenter le nombre de lits de réanimation et de soins intensifs, le nombre de lits de déchocage dans les SAU, afin de faciliter l'admission et le traitement de ces patients Covid positifs sévères à graves* ».

Au mois de juillet, la capacité d'accueil revient à la une. Le site pressafrik analyse : « *Selon les chiffres annoncés par le ministre de la*

Santé hier mardi, 70 % des malades de Covid-19 admis en réanimation sortent guéris. Ce qui laisse entendre que les 30 % basculent vers l'éternité. Le Sénégal a enregistré plus de 60 décès au seul mois de juin. Une multiplication du nombre de décès entraînée par l'augmentation du nombre de cas graves. » C'est pour préciser : « *Les hôpitaux sénégalais ne disposent pas de plus de 50 lits chauds dans l'ensemble de leurs services de réanimation. Ce qui condamne à mort les patients sous assistance respiratoire. Le nombre de cas sévères, qui justifient l'admission des patients dans les services de réanimation, est supérieur aux capacités logistiques globales de notre système hospitalier* »

Face aux deux faces (saturation des lits et refus de consulter) de la même médaille, une autre stratégie est proposée. Il s'agit de la consultation à domicile. **Le 02 juillet**, Dr Bousso, directeur du COUS, propose la prise en charge à domicile et précise : « *Cette prise en charge à domicile va nous permettre de soulager nos structures hospitalières et intra-hospitalières. Le focus sera fait pour que ces personnes qui ont des symptômes puissent être mises dans des structures de santé. Des équipes d'intervention seront déployées et tout cela se fera en toute confidentialité. (...). Certaines populations remplissent les conditions pour être prises en charge à domicile. Mais, il y a aussi des cas de refus : Ce sont plus de 200 malades qui refusent d'aller dans les centres de traitement à cause de la stigmatisation* ».

Il ajoute des justifications techniques : « *Nous avons une meilleure connaissance de la transmission de cette maladie et nous savons qu'une personne peut être positive et vivre en famille en respectant les mesures barrières, suivie par les équipes du ministère de la Santé et de l'Action* ». Tout en précisant : « *C'est une proposition qui va nous permettre de soulager les structures de santé hospitalières et extrahospitalières et de mettre l'accent sur certaines structures pour les personnes qui ont des symptômes. Parce qu'il y a les cas sévères qui doivent être pris en charge dans les structures de santé.* »

Deux Sénégalais font un feedback dans leur commentaire. Le premier apparait comme un connaisseur : « *Ah bon c'est maintenant qu'ils redécouvrent la possibilité du traitement à domicile, qu'ils ne vont tester que les vulnérables. Après avoir mis la charrue avant les bœufs peut-on encore se fier à leurs propos. La perte de goût et d'odorat est connue depuis lors. Ce qui est aussi connu c'est que le scanner ou la radio peuvent raccourcir les délais pour la prise en charge des cas présentant des difficultés respiratoires. L'imagerie du Covid est caractéristique et on n'a pas besoin de chercher midi à 14 heures.* »

Le second est dans des suppositions : « *Si le confinement avait été respecté entre fin mars et la mi-mai, nous aurions pu vaincre cette merde chinoise. Seulement nos frontières sont poreuses et gardées par des charlots qui prennent 5.000 pour te laisser passer, les gens font des fêtes et des cérémonies chez eux, certains ont gémi pour qu'on rouvre les mosquées, d'autres pour reprendre les cours et lâcher 15 000 instituteurs et profs sur tout le territoire, etc. Si l'on ajoute l'indiscipline et l'ignorance de la population, voilà ce qu'on récolte.* ».

Un troisième commentaire est dans la prédiction de l'avenir : « *On n'a pas encore tout vu ... avec la Tabaski qui arrive, ils vont bien aller s'entasser dans les mosquées faire la fête les uns sur les autres. Et comme cela on pourra passer de 130 cas par jour à 200 cas... Il n'y a pas plus indiscipliné qu'un Sénégalais, et ensuite ils vont hurler au racisme parce que l'Europe leur ferme les portes... on croit rêver...* ».

Le dernier commentaire est sur le système de communication : « *Arrêtez et annulez ces déclarations quotidiennes de morts et de malades ça ne fait qu'aggraver la situation. Gardez les résultats pour vous et un jour viendra, vous pourrez faire votre bilan. Mais à ce stade, ne nous publiez plus les résultats virologiques.* »

Le 06 juillet, le Chef du Service des Maladies infectieuses de l'hôpital Fann, Pr Moussa Seydi, *fait une prédiction qui fait peur sur l'augmentation des cas et des décès de Covid-19 : « Il y a une tension réelle sur le nombre de lits disponibles, il faut toujours dire la vérité, quoi qu'il arrive. Le nombre de cas graves et les décès vont augmenter, parce que le virus a fini d'envahir tout le pays, être âgé et porteur d'une comorbidité est devenu un grand risque maintenant."*

- **Performance du plateau médical**

Le 29 mai, seneweb.com, titre : *« Covid-19 : Professeur Seydi demande un plateau médical relevé à Diamniadio* ». L'article précise que « *Un des principaux sites d'accueil des malades atteints par la Covid-19, le centre de traitement de Diamniadio, ne dispose pas d'un plateau médical relevé. C'est ce qu'a noté le professeur Moussa Seydi qui y était en visite, en compagnie du ministre de la Santé, Abdoulaye Diouf Sarr.* » Il reprend les paroles du professeur : « *Je suis surpris par cette infrastructure qui est bien construite. Mais il faut relever le plateau technique surtout en réanimation. C'est évident que si le nombre de cas* *augmente, les cas graves seront plus nombreux. Donc, il faut travailler dans ce sens pour que Diamniadio ne dépende plus de Dakar* ».

Alors les internautes se manifestent. Les uns ne sont pas rassurés. Ils proposent de prendre « *les armes, très guerrier en ce moment. Coronavirus risque d'être annuel, tant pis pour ceux qui n'ont pas compris* » ou s'exprime sur les stratégies des infectiologues et de la gestion de la crise : « *Il a réussi son coup le fameux Docteur Raoult. Ce charlatan, escroc à la blouse blanche. Il a eu son 1/4 heure de célébrité mondiale. Maintenant c'est fini, La récréation est terminée. Valable pour notre Raoult national, le professeur Seydi. Où sont passés les milliards récoltés sur le Covid ?* »

Les autres voient dans la visite qu'une stratégie de communication, positivement appréciée : « *Cérémonie de rattrapage... qui permet de démontrer que le ministre et Seydi sont en phase, même lorsque le second critique le plateau médical... En présence de l'autre qui n'en fait pas cas. J'acquiesce et vous encourage. Il faut faire des compromis lorsque c'est nécessaire et veiller à incarner la cohésion de l'équipe. Bravo et mes respects pour votre tentative de dépassement.*

« Et ces menteurs professionnels qui crient à tue-tête que ces deux hommes sont en discordes. Que des ignares et menteurs !!!! Deux Hommes incontournables pour la victoire contre la Covid-19. Je suis fière de voir ces deux hommes réunis. Svp la presse, il faut arrêter de donner de fausses informations sur une brouille entre Seydi et Diouf Sarr. Félicitations au ministre de la Santé pour son engagement.

Nous vous félicitons pour cette belle descente. M. le Ministre, vous êtes un véritable leader. Bonne continuation. Je suis sûr que nous vaincrons la Covid-19.

Ensemble, nous allons vaincre la Covid-19. L'heure n'est pas à la discorde et merci Mr le Ministre pour l'esprit de cohésion.

Seydi a bien dit avoir été invité par le ministre... ce qui veut tout dire de la volonté de ce dernier de prouver que les choses sont redevenues normales. Et ce qui est délimitable ici c'est la tonalité de Seydi qui ne cesse pas de critiquer objectivement les choses pour leur amélioration. Vous serez châtié de votre témérité ».

- **Gestion des ressources humaines**

Pendant ce temps, la presse rapporte un autre problème de gestion des ressources humaines du système de santé au sommet de l'État. **Le 22 mai**, elle annonce que le chef de l'État recadre le ministre de la Santé qui aurait « *isolé le Pr Seydi en le dépouillant de plusieurs de ses prérogatives initiales. Ce qui a suscité une colère noire chez le président de la République qui a sommé le ministre de la Santé et son équipe de remettre le Pr Seydi, avec armes et pouvoirs, au cœur du dispositif de "guerre" contre la Covid-19.* ».

Des internautes expriment ouvertement leur soutien à l'homme de l'art. Le premier déclare : « *Le professeur SEYDI a le soutien de toute la population sénégalaise, un vrai professionnel que le ministre et son équipe veulent isoler, on ne l'acceptera pas, il doit être au cœur du dispositif comme depuis le début. Un ministre de la santé qui isole un médecin qui fait son travail. Mais on est où là ? !* » Un deuxième internaute ajoute : « *Nous pensons Seydi, Bousso et autres. Nous prions pour eux. Tout au début, quand personne ne savait ce qui se passait, ce sont Seydi et Bousso qu'on voyait, qu'on écoutait. Maintenant que nous savons et qu'ils ont fini d'expliquer les protocoles de traitement que certains osent en parler allant même jusqu'à conseiller une automédication.* ».

Le troisième justifie : « *Seydi commençait à signaler des manquements graves comme à Ziguinchor. Et comme des milliards ont été débloqués pour que tout aille bien, le ministre s'est fâché. Car il ne veut pas que l'on parle de sous ; de ses sous* ». Il ajoute : « *La plus grosse erreur du Sénégal, c'est des politiciens au-devant de la scène ! On fonce vers le mur avec ces pantins, comédiens, beaux parleurs et vides. Des gens sérieux, travailleurs et diplômés sont jetés à la poubelle. L'heure est grave !* ».

Un quatrième menace : « *Le ministre doit savoir que Seydi ne mâche pas ses mots et connaît bien son boulot. Ce ministre doit dégager car il ne peut écarter un éminent Pr alors que la maladie avance à pas de géant. En clair, il est contre la santé du peuple sénégalais en voulant mettre au frigo cet éminent Pr entre lui et Seydi, le peuple choisit le Pr car il nous sera toujours utile. Reconnaissons l'honnêteté, la franchise et la compétence avérée des personnalités comme Seydi. Il y va de l'intérêt général du peuple.* »

Le cinquième tente une évaluation : « *Cette équipe a échoué. Ils avaient largement le temps d'anticiper la propagation de ce virus. Ils s'étaient contentés de faire de petits tests de 90 ou 100 personnes. En Afrique, si tu es travailleur et rigoureux, tu déranges fortement. On peut juger par nous-même les hôpitaux, nous qui le fréquentons ce n'est pas là où il y a coronavirus qu'on va nous chanter les bons et merveilles de l'hôpital sénégalais, je ne parle pas même du manque de matériel. Mais, si tu es bien reçu c'est parce que tu es face à un étudiant étranger ou un parent médecin. »*

D'autres s'en prennent à l'homme de l'art : *« Le Professeur Seydi doit arrêter de manipuler l'opinion sur son soi-disant isolement rien que pour attirer l'attention sur lui. Il doit nous dire pourquoi il ne maîtrise pas les cas en réanimation. Seydi, cesse de manipuler la presse. Cette même presse que tu utilises depuis un moment peut être fatale pour toi à l'avenir ».*

Ils évaluent aussi : *« Le Pr Moussa Seydi, héros par excellence de la lutte contre la Covid-19 ? Je vous signale que les cas asymptomatiques qui constituent au moins 98 % des cas au Sénégal sont traités sans problèmes par des infirmiers et infirmières à domicile et les malades se portent comme un charme au bout des 15 jours de traitement à domicile par la vitamine C et du paracétamol pour la plupart. Être un héros, alors que dès que c'est compliqué, les personnes décèdent à 100 % est trop donné ! N'importe quel infirmier sénégalais traiterait aussi bien ces milliers de malades sans complication si on pouvait donner à chacun une chambre isolée à domicile.*

Jusqu'à présent, le professeur Seydi, malgré les louanges de gens qui pensent que les guéris étaient comme les malades intubés qu'on voit à travers les télévisions étrangères, n'a encore sorti d'affaire aucun cas compliqué. Ayons les pieds sur terre et disons-nous les vérités sur nos fameux spécialistes qui n'ont rien à voir avec d'autres ailleurs. Si nos spécialistes ont des difficultés à traiter les cas graves, soyons humbles et sollicitons les médecins cubains qui pourraient venir nous aider par centaines avant qu'il soit trop tard c'est-à-dire au mois de septembre date fatidique »

Ils ajoutent pour mieux conseiller : *« Depuis le début, le prof n'aurait jamais dû rentrer dans leur combine. Ils sont politiciens et toi médecin ; tu ne leur sers que de paravent ils déroulent leur plan qui n'a rien à voir avec la médecine. A ta place, je me tiendrais loin deux pour bien longtemps car le jour où cela tournera mal ce sera de la médecine et non de la politique alors que la crise sanitaire est combattue avec des sacs de riz. »*

Un troisième groupe généralise : *« C'est ça le Sénégal : quand tu dis la vérité et que tu touches du doigt les problèmes on te combat : on préfère les menteurs, les dissimulateurs, le langage administratif quoi comme on dit alors que c'est cela qui a plombé le pays comme un cancer qu'on étouffe depuis les indépendances et voilà on est en train de voir que tous les pays avec lesquels nous étions au même niveau nous ont dépassés ».*

Pour conclure, il rappelle : *« La discrétion est bonne mais sous certaines formes, c'est de la trahison ! Chacun à sa place, et les vaches seront bien gardées. Partout dans le monde, les Professeurs sont dépositaires du savoir scientifique – qui n'est point héréditaire (jugement des pairs) – et exercent le redoutable "privilège" de définir les stratégies adéquates à sauver des vies. »*

Le 24 juin, un reportage de Rfi est centré sur la fatigue du personnel soignant au Sénégal pour annoncer que le Syndicat autonome des médecins, pharmaciens et chirurgiens-dentistes du Sénégal demande à l'État des mesures « *pour la protection, le respect, et la sécurité des agents de santé sur le terrain* ». Un médecin y précise : « *Les gardes sont infernales, de 16h à 8h du matin. On est épuisé. Les malades viennent souvent la nuit pour éviter le regard des gens du quartier* ». Par ailleurs, les ascenseurs sont hors service : « *Certains malades du centre ont tenté de s'enfuir* ».

Le 02 juillet, *dans un entretien avec "Source A"*, le DRH du MSAS Ibrahima Souka Ndella Diouf monte au créneau sur l'affaire des médecins doctorants pour dire ses vérités et dit assumer ses positions : « *J'ai dit que les médecins-doctorants n'avaient pas de relation de travail avec moi et qu'ils ne pouvaient en avoir, parce qu'ils ne pouvaient pas me donner une copie de leur doctorat, qui est une pièce justificative pour moi. Il y a eu des initiatives qui étaient prises et que j'ignorais, alors que je suis le DRH.*

On aurait dû me consulter au moins. Il est indéniable que des gens veulent me nuire. Ma position de DRH gêne quelques-uns. Peut-être qu'ils voulaient quelqu'un d'autre à ma place.

Quand on me sollicite et que je ne peux accéder à la demande, je dis non. Si c'est cela qu'ils appellent sec ou âcre, je suis âcre alors ». Au-delà de ce problème dans sa structure, le statut des médecins-doctorants apparait aussi comme un élément important du système de santé.

- **Sécurité du personnel médical**

Le 28 mai, l'information sur la contamination du personnel de l'IPD est à la une. : *« Personnels testés positifs au Covid-19 : L'Institut Pasteur confirme et réitère sa mobilisation aux côtés des autorités »*

Le communiqué de l'Institut Pasteur de Dakar précise : « *Les membres du personnel de l'IPD ainsi que leurs familles, à quelque niveau qu'ils soient, sont confrontés aux mêmes contraintes, risques et réalités de vie que tous les Sénégalais avec qui ils partagent le même cadre de vie et les mêmes préoccupations* ».

Les Sénégalais se montrent compatissants : « *Du courage* » ou « *Ndeyssane. J'ai toujours dit que Personnel de santé, soldats et enseignants, seul Dieu peut les payer. Respect. Vous êtes nos héros* » / Ils ajoutent : « *Ceux qui sont à la ligne de front pour la lutte contre le coronavirus ne sont pas épargnés. Tous mes souhaits de prompt rétablissement aux testés positifs et toutes mes condoléances pour votre membre décédé du coronavirus. Du courage !* ».

Bien sûr, il y en a qui analysent autrement : « *Si le laboratoire en charge des analyses n'a pas mis en place les protocoles ou ces protocoles ont montré de graves failles qui aboutissent à la contamination de plusieurs personnes. C'est extrêmement grave. Que peut-on penser de la qualité des analyses et des résultats produits* » ou bien : « *Une enquête doit déterminer quand est-ce que ces personnes ont été contaminées. Ont-ils manipulé des échantillons, combien, etc. ?* »

Un Sénégalais fait une proposition : « *Une revue des protocoles de protection et de sécurité et les mesures prises devront être soumises au ministère de la Santé. Les mesures conservatoires suivantes devaient être prises : arrêt des analyses, désinfestation des locaux, Test pour tout le personnel, une quarantaine avant la vérification/tests (locaux et machines, personnel avant tout redémarrage d'activités)* ».

- **Résilience financière**

Il semblerait que, déjà, les structures hospitalières font face à une importante baisse de recettes essentielles à leur fonctionnement (réduction du taux de fréquentation du fait de la fuite des autres patients.).

Selon la presse du 24 juillet, la résilience financière est abordée par le directeur du COUS Dr Bousso dans un webinaire co-organisé par CICODEV, Enda/Santé et OSIWA. Il révèle : « *Les équipes mobiles d'intervention de soutien à la Covid-19 demandent des ressources et on n'a pas ces ressources. Nous avons un budget de 50 millions qui est un budget de fonctionnement. Sans les partenaires, on aurait fermé le centre* ». C'est pour soulever l'urgence : « *Il y a une urgence de disposer de fonds. C'est très important qu'on prévoie cela dans les budgets, car ça peut poser la problématique de la pérennité de nos structures. Il faut investir dans la préparation, même si on sait que la riposte est importante. La ligne spécialisée coûte 600 000 F CFA. Le budget classique pose problème. Ne nous arrêtons pas au financement de la riposte ; le financement de la préparation est très important. Il faut impérativement que nous soyons préparés* ». Les Sénégalais ne sont pas tendres «**1.** *Où sont passés les 1 000 Milliards de la Covid-19 ?*

2. *Quand tu n'as pas les moyens de ta politique il faut démissionner. C'est mieux que faire le pitre ou la marionnette.*

3. *Pourquoi faire ? Vous avez complètement échoué dans la riposte. Il faudrait même penser à démanteler ce centre. Vous n'avez été en mesure ni de contenir l'épidémie ni de la prévenir. Même faire respecter les mesures barrières vous ne pouvez pas le faire. De plus, je ne parle même pas des 1000 milliards mais les 300 millions donnés par le khalife général au COUS, comment les avez-vous utilisés ? il faut d'abord faire les comptes avant d'aller de l'avant* »

- **Confiance des populations**

Au-delà de la contamination du personnel, le système sanitaire doit faire face au problème de disponibilité du sang au niveau du Centre national de transfusion sanguine (CNTS). **Le 29 mai**, La chargée de la communication dudit centre, Fatou Kiné Diop Dionne, alerte : « *Les frigos sont vides. Il n'y a plus de stock de sang disponible. Les malades attendent d'être perfusés. Il y a une pénurie de sang* ». La population ne se rend plus volontairement pour donner son sang.

Le 06 juin, le professeur Seydi parle de la stigmatisation pour préciser que « *La stigmatisation est dangereuse pour la personne malade elle-même parce qu'elle ne va pas consulter ou va consulter tardivement et ainsi risquer sa vie. La stigmatisation met en danger l'entourage du malade parce qu'une personne stigmatisée est moins prompte à respecter les mesures de protection*".

Il révèle : « *A l'heure où je vous parle, il y a beaucoup de patients graves qui sont à domicile et qui refusent de venir à l'hôpital du fait de la stigmatisation. Parmi ces patients, il y a même des personnes qui travaillent dans le secteur de la santé* ».

Un commentaire est centré sur le système sanitaire : « *S'ils sont aussi nombreux les soignants qui "boycottent" leurs lieux de travail sanitaires, ils n'ont pas la passion ni le cœur du métier. Recrutement politique pour percevoir uniquement un salaire non mérité. En général, ce sont les plus désagréables à l'accueil. Quant aux malades, ils ont tous peur d'être contrôlés "positifs" éclairs.* ».

Deux autres commentaires s'en prennent au système de communication « **1.** *Citer les noms des quartiers chaque jour est la première stigmatisation ! erreur monumentale.* **2.** *Je suis maintenant convaincu que ce Pr la communication ce n'est pas son point fort. Et s'il soignait les malades et se la fermer ? Sa com est catastrophique.* »

Le 11 juin, le médecin-chef de la région de Dakar, Ndeye Maguette Ndiaye, révèle que « *le constat est que les populations ont déserté les hôpitaux. Nous avons constaté qu'il y a une chute de fréquentation des malades comme les diabétiques, ceux qui souffrent de l'hypertension artérielle. En sus de ces malades chroniques, tous les autres programmes de santé sont paralysés par la phobie des populations face au nouveau coronavirus. C'est une opportunité pour les districts sanitaires, les centres de santé et les postes de santé, de pouvoir relancer l'ensemble des processus et l'ensemble des programmes communautaires de santé* ».

Elle ajoute : « *les populations doivent avoir confiance et continuer à venir dans les structures de santé car les prestations sont sécurisées. En ce qui concerne les programmes de santé, nous avons la vaccination des enfants dont le service est toujours disponible. Et pour ce qui concerne la santé de la mère et de l'enfant, les services d'accouchement et de consultation sont toujours disponibles* ». Elle précise : « *Il faut que les femmes puissent venir vers ces structures afin de bénéficier de la protection nécessaire pour leur état de santé* ».

Le 19 juin, le ministre Abdoulaye Diouf Sarr ajoute : « *Beaucoup de ces patients consultent aussi tardivement, après plusieurs jours. On peut dire que l'âge moyen de ces patients est élevé, il est autour de 76 ans. Pour certains, le décès est survenu dans les 24 heures après l'admission en réanimation. Pris en charge très tôt, ces patients sont généralement tirés d'affaire* ».

Le 11 juillet, la cheffe du service promotion don de sang au CNTS, Dankhouba Traoré Diallo affirme : « *Le Centre National de Transfusion sanguine (CNTS) a subi les effets collatéraux de la pandémie du coronavirus qui s'est matérialisé par une rupture de ses stocks* ». Malgré un dispositif hygiénique où l'on procède à la vérification de la température et au lavage des mains installé à la porte d'entrée du centre, les donneurs, par peur de choper le virus, ont préféré rester chez eux au lieu d'effectuer le déplacement jusqu'au CNTS.

Elle rassure un peu : « *La multiplication des appels aux dons à travers plusieurs spots diffusés par les radios et télévisions de la place a permis la réception de plus de 1000 personnes rien que pour la semaine passée.* » Elle s'en félicite, tout en rappelant qu'il reste un gap à compléter puisque les dernières statistiques révèlent qu'ils sont à 97 792 donneurs depuis le début de l'année alors la norme OMS pour le Sénégal tourne autour de 160 000 donneurs par an.

Fondamentalement, la communication médico-sanitaire officielle a connu trois phases. La phase de communication offensive emprunte plus sur la communication de risques que celle de crise. Axé sur des messages positifs, il rassure et renseigne que l'aléa dangereux est maîtrisable. Elle entraina confiance, empathie et indulgence. La capacité d'adaptation et de résilience permettent de limiter les dégâts si l'aléa arrivait à pénétrer les organismes. Mais il faut reconnaitre que ce message positif ne prenait pas en compte des caractéristiques intrinsèques (contagiosité, vie de l'air) de l'aléa ni les différences de terrain d'accueil (comorbidité ou non). L'importance de ces éléments n'était sûrement pas connue à ce stade. Avec cette ignorance (caractéristique et terrain d'accueil), la communication des risques rencontrait un réel problème d'évaluation *(fréquence et gravité)* indispensable à une information correcte du public, facteur clé de gestion de risque.

Dans ces conditions, cette première phase offensive se termine alors sans prendre en charge les personnes autour de qui sont diffusées des informations contradictoires. Elle n'a pas insisté sur les bénéfices à la communauté des mesures de protection. On entame une deuxième phase : le repli défensif.

La phase de communication défensive emprunte plus à la communication de crise. Axé sur des messages négatifs, il joue sur la peur et la crainte des gens d'un aléa déjà en présence (vivre avec le virus) mais dont on ignore encore beaucoup de choses, notamment sa dangerosité intrinsèque ainsi que les capacités d'adaptation et de résilience des organismes. Mais le message d'inquiétude était lié au niveau de peur et de responsabilité du corps médical et des autorités. Sauf que ce niveau n'était pas partagé par les populations qui ne donnaient pas un feed-back positif aux messages de sensibilisation. La composante la plus importante de la population, préoccupée par ses occupations quotidiennes, avait aussi une expérience vécue de l'aléa et évalué, empiriquement, sa dangerosité. La communication de crise apparaissait comme un dialogue de sourds, la patience des populations a montré ses limites. Dans ces conditions, le repli défensif se termine alors sans prendre en charge les personnes qui diffusent des informations contradictoires. On a raté la communication bidirectionnelle. On entame une troisième phase erratique de la communication médico-sanitaire.

La dernière phase de communication avait des allures erratiques d'une communication de crise non maîtrisée. Surfant sur la confiance et l'empathie des populations, les autorités médicales alternent entre la sensibilisation et le dirigisme dans la communication. La communication n'est pas optimum sur la dangerosité plus ou moins connue scientifiquement du virus et son facteur favorisant (comorbidité). En ne faisant pas focus sur les capacités d'adaptation et de résilience des organismes et de la population, elles abordent les sujets périphériques à la communication de risque et de crise. Le dialogue de sourds se poursuit même si la confiance et l'empathie sont encore là mais la patience et l'indulgence ont totalement disparu.

Avec la sortie d'autres professionnels, on comprend avoir raté la communication d'informations transparentes qui permettraient d'adapter les messages aux personnes atteintes de maladies chroniques.

La communication de la gestion médico-sanitaire a entraîné des réactions souhaitées ou non des populations mais aussi l'engagement de nombreux autres spécialistes.

CHAPITRE 8

ENGAGEMENTS DES MEMBRES DU CORPS MÉDICAL

Au-delà des proposés à la communication officielle, plusieurs autres médecins ont fait preuve d'engagement communautaire en partageant des informations et savoirs avec les populations, à travers la communication sociale. Ces informations et savoirs peuvent être classés en trois thématiques : les tests de dépistage, la gestion médico-sanitaire de la crise et la résilience du système de santé.

8.1. Tests de dépistage

La communication sur les tests a porté sur deux éléments : la réalisation des tests et la stratégie de testage.

8.1.1 La réalisation des tests

Pour la réalisation des tests, les acteurs ont rapidement souhaité l'implication d'autres laboratoires à côté de l'Institut Pasteur de Dakar. La volonté d'autres acteurs d'apporter leur contribution à la réalisation des tests de dépistage est apparue assez tôt dans la presse. Déjà, le 05 mars 2020, avec le Pr Ndeye Coumba Touré Kane, directrice technique de l'Institut de recherche en santé, de surveillance épidémiologique et de formation (IRESSEF). Elle se positionne dans une perspective « *de sauver beaucoup de vie* ». Pour elle, « *Beaucoup de laboratoires sont actuellement outillés pour la réalisation de diagnostics dans le cadre de cette épidémie. Il suffit de former les biologistes et autres acteurs de la santé et de respecter les bonnes pratiques de laboratoire en fonction de la catégorie du virus pour pouvoir réaliser les tests et sauver beaucoup de vies* ». À ce moment précis, les tests de dépistage étaient réalisés uniquement par l'Institut Pasteur de Dakar, désigné par l'Union africaine comme un des deux centres de référence en Afrique pour la détection du nouveau coronavirus.

Le 17 mai, Dr Cheikh Sokhna Anta, chef d'équipe à l'Institut universitaire hospitalier de Marseille, porte autrement la polémique sur la place publique lors d'une émission radio. Il révèle : "*L'Institut Pasteur a refusé de donner à l'IRESSEF sa souche de la Covid-19. Cela n'a pas été facile, mais il a fini par disposer de la souche de la Covid-19. Sa souche vient de Marseille (l'institut de Didier Raoult) »*. Il poursuit : *« il faut dire que la collaboration n'est pas de mise entre les deux instituts de recherche* ".

Cette sortie publique entraîne des réactions des internautes. D'abord, la collaboration entre les deux structures sous la responsabilité du MSAS est ciblée : *« En tout cas, il est grand temps de mettre de l'ordre dans ce bordel. Au ministère, à Fann, au COUS, à l'IRESSEF, les gens ne se parlent pas, ne tirent pas dans la même direction. Mais pourquoi ? Les gars, asseyez-vous autour d'une table et parlez-vous. Les Sénégalais ne sont ni des cobayes, ni vos sujets. Mr Le Ministre est interpellé. »* Il est appuyé par un autre : *« Mais que faisait le ministère de la Santé pour laisser passer une telle forfaiture ? C'est à ne rien y comprendre sur la volonté des autorités de bouter dehors cette maladie »*

Ensuite, une éventuelle stratégie cachée de l'Institut Pasteur de Dakar (IPD) est soupçonnée : *« l'Institut Pasteur cherche son vaccin à tout prix, c'est la raison pour laquelle les tests massifs ne les arrangent pas, il veut le sang des gens. C'est pour le vaccin. L'Institut Pasteur continuera de monopoliser et de contrôler notre système de dépistage.*

Qui contrôle les tests, contrôle les chiffres officiels de la maladie et non sa propagation. L'Institut Pasteur qui ne veut pas d'un dépistage massif. Voir la déclaration de son directeur, Amadou Sall, le 2 avril 2020 : "le dépistage massif n'est pas nécessaire".

Enfin, on note étonnements et propositions des solutions : *« Je ne comprends pas l'exclusivité presque totale accordée à l'Institut Pasteur. Devant l'ampleur du problème sanitaire, il faudrait que tous les hôpitaux puissent faire des tests : Principal, Dantec, Fann, Abass Ndao.... et même les cliniques.*

On ne peut confier la santé des Sénégalais à deux instituts qui se mettent des bâtons dans les roues. N'importe quel laborantin expérimenté si on lui donne les moyens peut faire les tests. »

Le 09 juin, la presse rapporte les propos du ministre des forces armées et du chef du service laboratoire de l'hôpital militaire de Ouakam. Me Sidiki Kaba dit : « *L'hôpital militaire de Ouakam prêt à rejoindre le dispositif de tests de diagnostic* ». Le Colonel Babacar Faye précise : « *C'est entre 200 et 600 tests qui peuvent être réalisés ici. Nous* *avons réalisé des tests demandés par le ministre de la Santé. Ces tests sont concluants. Maintenant, nous attendons l'aval du ministère pour nous ouvrir au public et entamer des tests de dépistage du coronavirus. On est pour le moment à 200 tests journaliers qui vont jusqu'à 600 parce que les compléments de matériels nous permettent de faire ces 600 tests* ».

8.1.2 La stratégie de testage

La deuxième forme de communication sur les tests concerne la stratégie. Elle est lancée, le 24 avril, par le professeur Iyane Sow qui explique d'abord : « *Les cas asymptomatiques sont les personnes qui portent le virus sans montrer de signes d'infection ou de maladie. Pendant longtemps, on les a appelés les porteurs sains à cause de cet effet et ils sont aussi des réservoirs de virus, c'est-à-dire des personnes qui ont le virus en leur sein, qui peuvent le disséminer dans leur entourage et qui peuvent contaminer leurs proches. C'est le gros problème qu'ont les différents pays infectés par cette maladie parce que ce sont des personnes qui ne vont pas appeler les numéros verts ou aller à l'hôpital et qui continuent à vaquer à leurs besoins parce qu'elles ne sont pas malades* ». C'était pour bien se prononcer sur la stratégie de dépistage : « *Il faut les débusquer et les empêcher de contaminer. Il ne faut pas comprendre qu'il faut augmenter les tests parmi les cas contacts identifiés par rapport aux malades qui sont en quarantaine, il faut le faire en population.* »

Les réactions des internautes portent sur la communication et résument beaucoup de choses. La première réaction est une critique : *« Quelle mauvaise communication venant de ce " bactériologiste » ! il dit qu'il faut les débusquer comme si ces personnes savaient qu'elles étaient porteuses et faisaient exprès de contaminer les autres. »*. La seconde essaie de comprendre : *« Mais bon ce sont nos journalistes qui nous font du tort à force de tendre le micro à toutes les blouses blanches. Et ces dernières j'ai l'impression qu'elles courent derrière les médias pour se faire interviewer depuis que Dr Seydi et Dr Bousso sont mis au-devant de la scène. »*

Le 11 mai, Dr Safiétou Thiam, Présidente du CNLS et ancienne ministre de la Santé, demande un changement de stratégie : « *Il faut tester le maximum de personnes. Le virus circule. Il y a beaucoup de personnes qui sont infectées et on devrait pouvoir les dépister toutes. Donc, ce ne sont pas 800 ou 1000 prélèvements par jour qui permettront de les dépister. Il faut appuyer les laboratoires nationaux* ».

Le 17 mai, Dr Cheikh Sokhna Anta, chef d'équipe à l'Institut universitaire hospitalier de Marseille, précise que les scientifiques n'ont pas cerné tous les modes de transmission du coronavirus avant de recommander « *la combinaison des tests pour détecter, à la fois, les porteurs de virus, ceux qui ont développé une réponse immunitaire et les personnes les plus exposées à une infection. Il partage des conseils pour apprendre à vivre avec le virus* ».

Le 11 juin, Dr Mohamed Lamine Ly, souligne, à propos de la fiabilité des tests : « *Les tests actuels ne permettent pas de saisir la totalité de la réalité et il y a une partie que nous ne maîtrisons pas dans l'épidémie. On a la partie visible de l'iceberg, mais il y a des cas positifs qui sont asymptomatiques, donc qui ne sont pas pris en compte dans les statistiques. De ce fait, il faudrait faire des échantillonnages ou des dépistages aléatoires pour avoir une meilleure idée de la prévalence du virus dans le pays* ». Néanmoins, il exprime sa satisfaction par rapport au travail fait. « *Les tests PCR sont quand même plus sensibles et plus spécifiques. On se félicite vraiment de donner des tests que le ministère va utiliser dans le cadre de son schéma de dépistage. Les tests à la perception sont lents, mais plus spécifiques que ceux rapides.* » Pour les cas dits asymptomatiques, il indique qu'on ne peut affirmer de façon péremptoire qu'ils ne sont pas contagieux. « *C'est vrai, y a des éléments nouveaux consistant à dire que ces cas ne sont pas contagieux. Mais les chercheurs de l'OMS eux-mêmes ne sont pas sûrs de ça. C'est juste une hypothèse* ».

Le 15 juillet, le Pr Abdoul Kane, cardiologue, semble être plus précis sur la stratégie de dépistage adoptée : *« Notre conviction est que les entités qui existent peuvent continuer à faire leur travail, mais il nous faut impliquer toutes les expertises nationales. J'en suis d'autant plus sûr que je discute beaucoup avec des spécialistes de la virologie qui, de façon surprenante d'ailleurs, ne participent pas du tout à la prise en charge et notamment au dépistage. Nous pensons que c'est une anomalie. J'ai appris, par une haute autorité qui connait très bien la politique nationale de laboratoire qu'aujourd'hui, nous aurions pu, en achetant des réactifs, en faisant des renforcements de capacités, en moins d'une semaine, pouvoir faire des tests dans toutes les régions du Sénégal.*

Pour moi, s'il y a un problème que je trouve quasi inadmissible, c'est que cette expertise nationale ne puisse pas être mise à contribution. Ceci expliquant cela, on est aujourd'hui incapable de faire suffisamment de tests. Et je rappelle que le Plan de résilience du MSAS (ministère de la Santé et de l'Action sociale) annonçait 4 000 tests à cette période. Et nous ne sommes toujours pas capables de dépasser les 2 000 tests par jour. » Il répondait à la question d'un journaliste : « *La question des dépistages a aussi soulevé des controverses. Comment voyez-vous la politique de l'État en la matière ?* »

Le 22 juillet, Sud Quotidien informe que la décision du ministère de la Santé « *de ne tester que les personnes symptomatiques* » est désapprouvée par Dr Kanny Touré Kairé, spécialiste en santé publique. Elle précise : « *Il y a beaucoup de personnes qui sont des porteurs sains de la maladie, mais ont la capacité de la transmettre à d'autres personnes qui peuvent en mourir. Le fait de décider de ne plus tester les personnes asymptomatiques est un recul manifeste dans la riposte et même un abandon.* ».

D'ailleurs, elle ajoute : « *Le nombre de cas négatifs au PCR avec des signes positifs au scanner est énorme. De même, le nombre de cas négatifs 02 fois et qui deviennent positifs à un 3e test est aussi important. Et de ce fait décider de ne pas tester des personnes asymptomatiques, c'est assumer en toute conscience qu'il y a beaucoup de personnes qu'on n'isole pas, qu'on ne surveille même pas, alors qu'elles sont positives et capables de transmettre la maladie* ».

Sur les tests de dépistage, des laboratoires privés se sont sentis exclus. Alors, ils communiquent, très largement, leur engagement à apporter leur contribution à la réalisation des tests, même s'il faut regretter la polémique qui l'a accompagné. Cette polémique cacherait aussi, au-delà de la concurrence nécessaire à l'émulation et à la performance, des conflits latents de distribution (désaccord pour les règles et modalités d'accès aux biens ou services), de pouvoir (acteurs se disputant le pouvoir, l'influence et les avantages matériels) et même d'information (les parties impliquées s'empêchent de se procurer les informations) entre structures.

La communication montre que le corps médical n'est pas d'accord sur la stratégie de testage. Elle exprime le besoin d'une participation inclusive des acteurs dans leur diversité. Ainsi, les communications sur les stratégies de testage font apparaitre des conflits d'école (acteurs se querellant sur les voies et méthodes pour atteindre les objectifs) et de rôle (attentes mutuelles des parties ne coïncidant pas avec l'idée que chacun se fait de son rôle).

8.2. Gestion médico-sanitaire de la crise

Le 11 mai, apparait comme une date charnière dans la communication sur la gestion de l'épidémie. C'est le docteur Massamba Diouf qui lance le débat dans une contribution parue dans emedia.sn et titrée : « *Doit-on passer à l'offensive et déconfiner ?* » Il annonce d'emblée que *« le Sénégal a adopté une stratégie de riposte face au Covid19 qui, certes, a donné des résultats intéressants mais n'a pas été à la hauteur des attentes.* » Il constate que la surveillance épidémiologique est toujours statique avec l'investigation des cas suspects et confirmés, le suivi des cas contacts et le dépistage des cas asymptomatiques qui ont fréquenté les structures de santé de niveau 3. Pour lui, l'utilisation annoncée de la stratégie numérique tarde à prendre son envol ainsi que la communication avec le même style de communiqué utilisant les mêmes supports avec les mêmes acteurs. Cependant, l'épidémie se propage avec une grande célérité avec, en toile de fond, des cas communautaires qui ne sont détectés que lorsqu'ils sont symptomatiques.

Dans ces conditions, il s'interroge : « *Combien sont-ils parmi nous ? Ils sont dissimulés tranquillement dans la population générale entretenant la flamme de la contamination. Dès lors, nous sommes tenus de réajuster les méthodes et stratégies de lutte. L'épidémiologie de terrain nous apprenait qu'une stratégie de lutte doit être dynamique d'autant plus qu'avec le Covid-19, l'une des particularités est son caractère mutagène avec des surprises à tout point de vue. Toute vérité d'aujourd'hui peut devenir facilement obsolète demain. Doit-on alors continuer à riposter ou ne devrons-nous pas déclencher la grande offensive contre le Covid-19 et envisager l'assouplissement des mesures ?* »

Dans la suite de la contribution, il préconise « *d'opérer des mutations majeures et ne pas toujours subir la maladie à travers :*

- *Un bilan mensuel avec des indicateurs objectivement vérifiables et des moyens de vérification,*
- *Une offensive contre les cas communautaires asymptomatiques avec une démarche d'échantillonnage aléatoire au niveau des quartiers "covidogènes" pour, à la fois, tester, dépister, traiter et arrêter en même temps la chaîne de transmission,*
- *Une implication des étudiants en fin de cycle et de personnes ayant des connaissances en santé, après bien sûr une mise à niveau idoine pour prendre en charge le flux de cas asymptomatiques.*

- *Une bonne alimentation des modèles de prédiction mathématiques.* »

Pour lui, « *la cartographie de l'épidémie nous impose aussi d'envisager dans les meilleurs délais un réajustement des mesures au regard des externalités négatives issues des mesures de restriction pour éviter des pandémies parallèles sur le plan médical, économique, social, entre autres.* »

Le 12 mai, un ancien coordonnateur du Programme national de lutte contre le paludisme, Dr Pape Moussa Thior, apprécie l'assouplissement des mesures de gestion décidé par le président de la République : « *En tout cas, on a vu un véritable chef de guerre, un leader qui a pris des décisions majeures et je félicite le Président. C'est ce qu'on attend d'un chef. Ce ne sont pas des décisions faciles, mais courageuses, qui peuvent réconcilier tout le tissu communautaire avec la nation* ». Il critique la gestion : *« Ce qu'on faisait jusqu'à présent, c'est une théâtralisation de la communication (...) On ne peut pas continuer tous les jours à venir lire un communiqué qui ne sert à rien.* »

Dr Thior propose des pistes de solution : « *Il faut peut-être penser à faire des bulletins hebdomadaires ou mensuels et partager certaines informations sur le site du ministère de la Santé et de l'Action sociale* ». Il tente de rassurer : « *Il ne faut pas avoir peur que les cas augmentent. On ne peut pas continuer à faire comme on faisait avant, après ce discours du chef de l'État* ».

Le 17 mai, Dr Thior nous revient après avoir déclaré qu'il faut laisser le virus circuler. Pour lui, « *Il faut lever l'interdiction de circuler entre les régions* ». Il argumente en rapport avec la pandémie : « *Le taux de létalité est de 1 % et cela dénote un excellent indicateur qui renseigne sur la qualité de la prise en charge des malades* ». Il ajoute, en demandant que l'état d'urgence et le couvre-feu soient levés avant la date du 2 juin : « *Dakar a la particularité de contenir l'essentiel des soins de santé. Les malades qui sont dans les régions et qui ont rendez-vous à Dakar, comment feront-ils pour venir avec l'état d'urgence ?* »

Il accuse : « *la stigmatisation vient de la façon de communiquer du ministère de la Santé. Notamment sur la définition des cas communautaires, laquelle a fait peur aux gens. Si on veut régler ce problème de stigmatisation, le ministère doit revoir sa manière de communiquer* » avant d'argumenter : « *Le confinement ne sert à rien, car la transmission n'a pas été rompue au bout de deux mois. Le virus continue toujours à circuler. Le confinement n'est qu'un élément qui vient s'ajouter à l'armada de lutte contre la maladie. Le virus a un comportement dans un environnement X et un autre dans un environnement Y.* »

Les commentaires ne se font pas attendre. D'abord, ceux qui **rectifient** : « **1.** *Ce qu'il omet de dire, c'est que malgré l'interdiction, les commerçants, mareyeurs et autres ont continué à circuler. Surtout entre Touba et le reste du pays.*

2. *Les gens ont aussi continué à se bousculer dans les marchés et les mosquées. Grâce à la corruption et à la passivité des autorités.*

3. *C'est dangereux de dire que le confinement n'a servi à rien.*

4. *Il n'y a pas eu de confinement au Sénégal mais plutôt une combinaison de couvre-feu + limitation circulation qui n'a pas eu les effets escomptés.*

5. *PARTOUT DANS LE MONDE où le confinement a été appliqué, le virus a reculé.*

6. *Quand Thior dit que le virus ne circule pas, c'est archi faux. En une semaine du dimanche 10 au dimanche 17 mai, le nombre de contaminés a augmenté de 45 %. Ce n'est pas rien. Et notre système de santé qui a presque atteint ses limites. À ce rythme de progression, on va vers la catastrophe. Dans les pays qui ont déconfiné, l'évolution du taux de contamination est en train de baisser. Ce qui se passe au Sénégal est paradoxal quand on voit le danger des loumas. Macky doit penser à protéger les Sénégalais d'abord. Il ne doit pas nous livrer à la maladie. S'il juge qu'il en est incapable, que notre pays est trop pauvre pour faire face, qu'il démissionne tout simplement. On préfère périr avec un autre plutôt qu'avec lui. C'est ça la logique.*

Ensuite, trois internautes **sont d'accord** avec la position prise par le docteur : « **1.** *Malgré le non-confinement, la Suède n'a pas enregistré plus de morts que l'Allemagne, la Hollande, l'Angleterre, la Suisse, la Belgique, la France, l'Italie, l'Espagne qui la devancent de loin. Elle a enregistré à ce jour 3679 morts. Dans le contexte européen où c'est l'hécatombe c'est un bon chiffre. Seuls ses voisins immédiats (Norvège, Finlande, Danemark) qui ont confiné se portent mieux. Leur médecin a invité seulement à la discipline. On ne peut pas se confiner éternellement. Nous sommes un pays pauvre, La bonne stratégie c'est plutôt insister sur la bonne information et les mesures barrières.*

2. *Parfaitement d'accord avec vous. On a beau se confiner, la corona est déjà dans nos murs. La bonne stratégie c'est de faire avec la corona,* *de composer avec en respectant les mesures barrières. Inutile de bloquer le pays sinon les conséquences seront désastreuses. La Suède n'a jamais confiné sa population et elle ne compte pas plus de morts que les autres. Leur médecin avait conseillé de ne pas confiner car l'essentiel est de respecter les règles. Comment continuer à se confiner si l'on sait d'après de nombreux experts que la pandémie pourrait se transformer en endémie c'est-à-dire continuer à exister en devenant une maladie courante comme d'autres maladies telles que la grippe, le palu, etc.*

3. *Une objection à ce dernier : sauf que la grippe ne tue pas de la même manière que la corona, avez-vous déjà vu un tel nombre de victimes dû à la grippe, en plus de cela des enfants commencent à être affectés par des complications du corona.*

Puis deux qui sont **contre la position** du Docteur :

– *Ce monsieur est toujours dans la logique de l'immunité collective. Il souhaiterait voir tout le Sénégal contaminé. Qu'il sache 1 % de millions d'infectés c'est beaucoup de mort assuré. Nous voulons du bien ? Quand on voit d'autres pays plus développés plus nantis revenir sur la stratégie de l'immunité collective : le cas de l'Angleterre est là. Prenons notre responsabilité individuelle à écouter que ceux qui gèrent techniquement cette maladie. Politiques, religieux, profanes, etc., n'ont plus de voix au chapitre. Ne les écoutons pas !*

– *Ce Dr Thior est un pyromane car si on laisse ouvertes les routes inter-régions des zones non contaminées vont être contaminées et des zones où la contamination diminue cela va repartir à la hausse. Ne pas donner la parole à ces oiseaux de mauvais augure.*

Enfin, un internaute fait une analyse pernicieuse de la communication et la met en perspective : « *Docteur... Il faut être précis ! Le Sénégal va se coltiner ce virus pendant longtemps. Vous allez rajouter le Covid-19 à notre palmarès déjà bien garni de maladies durables (hypertension, diabète, cardio-vasculaire, insuffisances...). Ça vous fera un nouveau plan national à superviser.* »

Le 17 mai, Dr Cheikh Sokhna, chef d'équipe à l'Institut universitaire hospitalier de Marseille, argumente dans le journal Le Soleil : « *Les premières mesures prises par le gouvernement du Sénégal ont comme objectif de limiter la propagation du virus, c'est-à-dire d'aplanir la courbe des nouveaux cas. Ce sont des stratégies qui ont d'abord été utilisées en Chine, ensuite en Europe et aux États-Unis. Et, je pense que* *c'est nécessaire de le faire pour éviter des périodes critiques, avec une augmentation exponentielle des cas, avec des structures sanitaires débordées de cas graves qui nécessitent des soins intensifs. C'est pourquoi, scientifiquement, je ne peux pas comprendre ces mesures d'assouplissement prises récemment par le gouvernement. Par contre, sur les plans économique, social et religieux, ça peut se comprendre parce que ça peut permettre plus de liberté aux acteurs du secteur informel, par exemple. Il faut dire aussi que ces mesures de restrictions, qui concernent tous les Sénégalais, ont un coût faramineux. Des secteurs de l'économie sont paralysés, les échanges commerciaux dégringolent, le chômage s'envole.*

Apprendre à vivre avec le virus, c'est être conscient que le danger (le virus), l'ennemi est là, partout. Il faut faire attention, prendre toutes les précautions pour ne pas être contaminé et ne pas propager le virus (donc respecter les mesures barrières, le port du masque...) ; mais c'est mieux que « vivre avec le virus » qui consiste à laisser le virus circuler et contaminer la population et les plus solides vont survivre. »

Le 20 mai, Docteur Boubacar Signaté de SOS médecin signale : « *Les décès à domicile avec diagnostic positif de Covid-19 relèvent de la circulation active et invisible du virus dans nos populations. Il atteste également de la sous-évaluation du nombre de personnes porteuses de ce virus* ». Il s'interroge : « *Est-ce que la Covid-19 est responsable de ces décès à domicile ou les personnes sont mortes d'autres causes et un test s'est en plus révélé positif ? Est-ce qu'il y a une hausse subite du nombre de décès à domicile depuis le depuis de cette pandémie notamment celui des personnes âgées ou présentant des pathologies chroniques les rendant vulnérables ?* ».

Pour finir, Dr Signaté préconise « *Un dépistage plus large pour remonter toute la chaîne de contamination* » et conseille « *d'associer à la lutte tous les médecins y compris ceux qui ont leurs cabinets appelés encore médecins de villes.* »

En réaction, un premier internaute fait une objection : « *Un dépistage plus large pour remonter toute la chaîne de contamination » mais, chers docteurs, réfléchissez avant de parler au moins. Comment remonter une chaîne de contamination qu'on a perdu depuis longtemps, dans un pays comme le Sénégal où les gens se déplacent à tout moment. C'est vous les docteurs qui faites peur à la population et qui donnez de mauvais conseils à nos autorités qui à leur tour prennent des mesures restrictives inutiles.* »

Un second internaute critique, préconise le déconfinement et fait des prédictions : « *Pourquoi certains tarés ne peuvent pas accepter la réalité que cette grippe ne mérite pas tout ce cinéma derrière et qu'il faut laisser les gens vivre normal. Ce n'est pas parce que cette mascarade est votre gagne-pain que vous devez insister dans la bêtise. Partout dans le monde le déconfinement est de rigueur. En Afrique, toutes les activités ont repris et la tendance est à la baisse partout sauf au Sénégal où sévit une race vorace de racaille criquets pèlerin qui suce le sang du peuple sous couvert de coronavirus et cette race de prédateurs n'entend pas arrêter les mensonges pour laisser les gens vaquer tranquillement à leurs occupations. De toute façon, ça ne peut plus durer, bientôt le peuple va prendre ses responsabilités et vous bouter hors de son chemin. Y'en a marre de vos mensonges et manipulations.* »

Un dernier internaute analyse simplement : « *Le Docteur atteste seulement qu'on se fiche des Sénégalais* ». Malgré les apparences, le médecin et les internautes seraient tous fondamentalement sur la même longueur d'onde.

Le lendemain 21 mai, c'est le directeur de Suma Assistance Babacar Niang qui « *accuse le MSAS de partialité dans la gestion de la Covid-19* », selon la presse. Pour lui, « *40 % des activités médicales sont gérées par les privés, malheureusement aucun médecin ne peut faire un test de Covid-19. Je ne sais pas si le mot est faible mais on est amputé à la fois dans notre profession et dans notre liberté de choix. Et le plus grave, c'est la liberté de soins du patient. Ce dernier a le droit de choisir quel est le médecin qui doit le soigner, il a le droit de savoir les laboratoires qui doivent faire ses tests* ». Il regrette la manière dont les autorités sanitaires gèrent cette crise.

La réaction du MSAS ne s'est pas fait attendre, le Directeur de Cabinet du ministre de la Santé et de l'Action sociale, Dr Aloyse Waly Diouf, annonça que « *des concertations seront faites pour les associer à cette lutte contre la Covid-19. Nous allons rendre compte aux autorités et très prochainement nous reviendrons vers eux pour donner des solutions aux difficultés auxquelles ils font face* ».

Les internautes réagissent sur la gestion du MSAS : «**1.** *Des concertations seront faites pour les associer à cette lutte contre la Covid-19* » *C'est maintenant que le Ministère se souvient de votre existence ? Quelle HONTE ? Si je comprends bien le ministère de la Santé n'était pas au courant de cette mise à l'écart de ces médecins en donnant des milliards à d'autres ? Merci Dr Niang d'avoir secoué les dormeurs du Ministère.*

2. *M. le Dircab, n'oubliez pas d'associer les labos dans nos hôpitaux. Leur implication permettra de réduire le montant à payer à PASTEUR.*

3. *En France, le prix d'un test est de 54 euros, soit 35 370 FCFA. Quel est le prix pratiqué par Pasteur ?*

4. *Coût du test estimé par l'administrateur de l'Institut Pasteur : 50 000 f frais de personnel, (réactifs, autres intrants, amortissement du matos, etc.). Prix facturé (tenu secret) : 90 000 pour chaque test, payé par le trésor public sénégalais.*

D'autres s'en prennent à la facturation des cliniques privées et à leur gestionnaire : « ***1.*** *Suma assistance ? Une clinique de voleurs ! Les rois en matière de surfacturation ! Ce serait une grosse erreur que de penser associer une telle structure à cette lutte contre la Covid-19.*

2. *Pas de partialité de la part du ministère qui tienne, on vous a mis de côté car vous êtes des vampires qui profitent de la misère d'une population démunie et désemparée pour vous faire les poches. Votre objectif premier est de vous enrichir sur le dos du citoyen moyen miséreux qui n'a pas les moyens d'honorer les tarifs que vous pratiquez. Le gain par tous les moyens, voilà comment il faudrait comprendre l'intervention du directeur de Suma.*

3. *Sénégalais et argent c'est toute une histoire ! Écoutez-moi, ce vampire rek ! J'espère qu'il ne sera associé à rien du tout.*

4. *Tout le monde connaît bien ce Dr Niang ! Il a certainement oublié qu'il sera un jour enterré dans une tombe sans son argent ! Ce gars......*
5. *Le Dr Niang, un éternel mécontent.*

6. *C'est juste une affaire de sous, d'argent. »*

Le 23 mai, le professeur Abdoul Kane (cardiologue) communique remarquablement et clairement sur le risque médical et le pronostic de la pathologie. Il précise que la comorbidité qui joue un rôle important, ne doit être une fatalité et trouve la situation un peu paradoxale. D'abord, il fait une analyse sur la virulence (gravité) du coronavirus et la résilience des organismes face à la maladie : *« Nous avons une épidémie qui en vérité n'est pas si létale que çà. Je rappelle que le nombre de personnes atteint de coronavirus qui en mouraient c'est 5 %. 90 à 95 personnes sur cent vont survivre à cette maladie, j'ai presque envie de dire, alors même qu'il n'y a pas eu un traitement confirmé par rapport à ça.*

Ceux qui décèdent sont généralement ceux qui ont un terrain de fragilité, même s'il faut être prudent puisque d'autres facteurs interviennent : ça peut être un facteur génétique ; certains peuvent avoir une charge virale tellement importante que ça peut poser des problèmes, même en l'absence de comorbidité. Même à ce niveau-là, pour moi il n'y a pas de fatalité. »

Il précise :« *C'est-à-dire qu'on peut bien être hypertendu, être diabétique, avoir une autre maladie chronique, avoir le Covid et pouvoir s'en sortir indemne dans la majorité des cas – à condition que la comorbidité soit bien cernée et bien prise en charge.* »

Ensuite, il se concentre sur le système de gestion de la maladie, en rapport avec les autres pathologies : « *C'est pourquoi d'ailleurs nos systèmes de santé doivent aujourd'hui certes parer à l'urgence Covid, mais ne doivent pas oublier de prendre en charge les malades qui ont une comorbidité parce que si on déséquilibre les diabétiques, si les hypertendus se compliquent, si les cancéreux ne sont pas pris en charge correctement, soit ils mourront de leur maladie, soit le Covid ou même un autre microbe pourrait les déstabiliser.* »

Il invite ses collèges à plus de vigilance médicale : « *C'est pour cette raison qu'il faut vraiment qu'on garde notre lucidité et notre sang-froid. Il faut surtout inviter la population à aller se faire consulter ou à appeler les médecins puisqu'aujourd'hui on a vu que les malades ont déserté les structures de soin, alors que c'est maintenant qu'on doit justement faire l'état des lieux par rapport à sa maladie, faire le point. Encore une fois, moi qui suis cardiologue, lorsque mon patient vient se faire consulter et que je stabilise sa maladie, je suis vraiment rassuré, d'autant que je pourrais aussi échanger avec lui pour le sensibiliser davantage sur les gestes de prévention qui sont utiles.* »

Le 4 juin, ce sont des experts de l'Organisation mondiale de la santé qui se prononce dans la presse. D'abord, Dr David Houeto, déclare : « *Dans le cadre de la pandémie du coronavirus, le Sénégal a tardé à mettre en place les premières mesures barrières pour amoindrir les risques de contamination. Ce qui a fait que la maladie a gagné du terrain* ». Il remarque une faille dans la communication du ministre de la Santé et de l'action sociale mais aussi du gouvernement : « *Une communication de risque a manqué dans la gestion de la pandémie. Le Sénégal ne s'est pas doté d'une équipe bien formée pour prendre en charge ce volet qui devrait fonctionner avant même l'annonce d'une épidémie* ».

En écho, Dr Rodrigue Barry renchérit : « *Une épidémie, c'est une communication à temps réel et au Sénégal, sans cette communication des risques qui est transversale, rien ne va marcher. Les gens ont besoin d'être formés car le manque de confiance entre les politiques et la communauté grandit de jour en jour* ».

Les experts de l'OMS estiment que l'État du Sénégal devrait être à l'écoute de la communauté pour trouver d'autres issues de sortie de crise : « *Il faut adapter la réponse à la situation de la zone où on se trouve. Les réalités diffèrent d'une localité à une autre. La communauté doit être au cœur de la réponse mais pour le réussir, le gouvernement doit percer les associations de base, les dahiras, les associations de jeunes afin de leur donner les armes nécessaires pour sensibiliser leurs pairs. Il faut travailler à bâtir aussi la confiance entre les deux entités que sont l'État et la communauté.* »

Le 05 juin, une vidéo est visible sur seneweb.com qui titre : « Dr Bacar Dia à Diouf Sarr : *« Le taux d'infection ne reflète pas la réalité nationale* ». Le journal en ligne transcrit : « *Les décisions prises par le chef de l'État basées sur les chiffres du ministère de la Santé ne constituent pas un baromètre fiable.* »

« *Diouf Sarr, dit-il, a un problème avec lui-même, avec son équipe et un problème de communication. Il faut un dépistage aléatoire, de masse. Le taux d'infection ne reflète pas la réalité nationale. Diouf Sarr choisit de tester les individus malades et leurs cas contacts, ce qui fait que leurs chiffres tournent toujours autour de 7-10 % du nombre de personnes testées. C'est en deçà des chiffres réels de la maladie dans le pays* », avance l'invité de Tfm.

Il démolit ainsi les arguments et propositions avancés par le président Macky Sall pour motiver la décision de déconfiner le pays. « *Je ne crois pas au "vivre avec le virus" mais plutôt "vivre contre le virus" en mettant un corset sur le port obligatoire des masques, le confinement mobile et la protection des personnes vulnérables* », propose-t-il.

Un lecteur approuve : *« Effectivement, il faut faire un dépistage aléatoire pour connaitre le taux d'infection. Le ministère ne teste que les contacts des positifs pour en faire des cas contacts* »

Deux autres constatent et donnent des conseils : « **1**. *Trop tard le virus est partout. Les symptômes sont les mêmes que la grippe + parfois diarrhée et/ou perte de l'odorat, du gout. Si quelqu'un se plaint de ses maux prés de vous, il a peut-être le virus.*

2. *le virus circule partout au Sénégal, ce qui fait que les gens qui ont plus de 40 ans doivent faire très attention et je ne parle même pas de* *ceux qui ont le diabète, l'hypertension ou l'asthme qui vont certainement mourir en cas de coronavirus* ».

Un quatrième auditeur y voit un positionnement : « *Thiey ! Au Sénégal, même les morts veulent se faire remarquer* ».

Les autres lecteurs se posent des questions : « **1**. *Ça veut dire quoi le confinement mobile ?*

2. *Ce type ne sait pas de quoi il parle. Il faut se féliciter qu'il y ait au minimum 7 % de cas positifs, et a fortiori 15 % car suite au contexte d'immunité croisée, l'épidémie perdra son élan à 20 % de la population, pour disparaître.*

3. *D'où sort celui-là, encore un autre spécialiste ?*

4. *Libre à eux d'indiquer une tendance baissière mais :*

- *– le modèle épidémiologique s'applique-t-il à notre cas, est-il compatible avec nos réalités ? Les chercheurs en statistiques peuvent-ils confirmer que le modèle choisi est le bon ?*
- *– l'évolution des cas est jusque-là évaluée sur la base des premiers contaminés et de leurs contacts, mais l'étude croisée sur les cas communautaires confirme-t-elle cette tendance*
- *– l'échantillon observé jusque-là est-il assez pertinent ? Quel est l'intervalle de confiance pour cette étude ? Est-ce que les estimateurs calculés sont bons ? Assurément, il faut reconsidérer l'échantillon et choisir des personnes au hasard (ou selon une stratégie bien étudiée : groupes socio-économiques, tranches d'âge, localités, etc.). Il y a beaucoup de questions en souffrance.*

Le constat fait jusque-là est la non-linéarité du nombre de cas communautaires, du fait des mesures prises à contre-courant de la logique qui s'impose en pareille situation. Le pic est particulier : il se distribue selon une loi qui s'applique à toutes les variables : taux de guérison, taux de positivité des testés, taux de létalité. »

Le 06 juin, une contribution sur seneplus.com titre : « *Des tâtonnements qui amplifient le doute* ». Son auteur, Seydina Aba Gueye informe : « *Au-delà des aménagements sur le couvre-feu et la levée de l'interdiction des transports interurbains, le gouvernement a également décidé d'assouplir les restrictions sur les réunions dans les endroits publics ou privés, les restaurants, les salles de sport, les salles de jeux. Des décisions prises pour calmer les frustrations d'une population qui se dit fatiguée par les tâtonnements des autorités dans la gestion du coronavirus. En effet, depuis le début de la pandémie en mars, les autorités donnent l'impression de faire du pilotage à vue pour éviter* *des obstacles. Même les justificatifs officiels de l'assouplissement (le dépassement du pic, par exemple) ne convainquent pas. Pire, ils sèment le doute dans l'esprit de certains citoyens.* »

Le même jour, le Président de l'Association des Professionnels de Santé publique (Apsp), Pr Issa Wone, invite, dans « L'AS », « *l'État à assumer ses responsabilités puisqu'il a assoupli de nombreuses restrictions.* ».

Pour lui, « *il faut se ressaisir et mettre le focus sur les mesures de prévention. Ce que l'État doit faire pour accompagner ces mesures d'assouplissement, c'est imposer le dépistage pas seulement actif, comme ils font, mais aussi le dépistage passif. Ce qui signifie que les personnes doivent être de mieux en mieux informées sur les risques, quitte à même faire un système de traçabilité téléphonique. Maintenant que nous avons assoupli et que peut-être le pays va respirer au plan économique, il faut mettre l'accent sur la prévention. Quelles que soient les mesures prises, si on n'applique pas les mesures de prévention, nous irons droit au mur.* »

Il ajoute par ailleurs : « *Quand on regarde le taux de dépistage, il est extrêmement faible, mais il est orienté. Puisqu'on dépiste les personnes suspectes, on peut croire que l'incidence au sein de la population générale est plus faible qu'au sein d'une population à risque. Par conséquent, il faut augmenter le dépistage, mettre des mesures de coercition comme payer une amende si l'on ne porte pas de masque.* »

Le 11 juin, Dr Cheikh Sokhna tente une évaluation de la gestion de la pandémie à la SENTv. Il trouve que les cas importés et les cas contacts ont été bien gérés depuis le début, mais le problème à résoudre par le ministère de la Santé est de rattraper le retard pris sur les cas communautaires à Dakar. Pour lui, *« la faiblesse de la gestion de la maladie réside dans la stratégie inadaptée pour gérer les cas communautaires ».* Il propose un dépistage communautaire dans les clusters de la région de Dakar qui, avec la densité démographique et les transports, vit avec « *un virus urbain* ».

Ce 11 juin, Dr Mohamed Lamine Ly entrevoit *« la possibilité d'un second pic »,* dans une interview au journal le Témoin, reprise par pressafrik.com. Il s'attend à l'augmentation des cas avec la levée des restrictions. Dr Ly indique que c'est bien possible que le pic soit effectivement dépassé, tout comme il est possible qu'on ne l'ait pas atteint. Car, au rythme où vont les choses, on pourrait parler d'un second pic. « *Rien ne garantit qu'on ait déjà atteint le Pic. Il faut parfois qu'on soit humbles et modestes. C'est vrai que le ministre n'est pas médecin, mais il a des sources de renseignements en tant que ministre de tutelle que moi je n'ai pas. D'après ma petite expérience, rien ne garantit qu'on ait atteint le Pic. Parce qu'il y a une circulation active du virus actuellement. On peut bel et bien dépasser les chiffres de la semaine dont il a parlé. C'est très possible que ces chiffres soient dépassés. Ce sera le vrai Pic ou un second Pic* ». Ainsi, le ministre aurait raison sur le pic annoncé l'autre semaine et il se pourrait que ce pic soit passé et qu'on soit dans une autre phase avec la levée des mesures.

Fondamentalement, l'épidémie est toujours dans une courbe constante. « *La situation est en plateau depuis plusieurs semaines. On ne peut pas dire qu'elle a changé radicalement depuis la levée des restrictions. Avant de parler d'un changement, il faut qu'il y ait, sur plusieurs jours, une augmentation sensible des cas. Or, on est toujours dans la fourchette des 90, 100, 110, 120, etc. C'est plutôt en plateau, il n'y a pas d'accélération. Il faut s'attendre effectivement à une augmentation des cas communautaires. Parce que les gens circulent plus à Dakar et plus encore à l'intérieur du pays* ».

Dr Mohamed Ly est revenu sur les raisons pour lesquelles le continent noir a subi moins de dégâts que d'autres parties du monde. « *En Afrique, nos populations sont plus jeunes. Or, on a remarqué que la maladie tuait les personnes âgées. Chez nous, très peu de personnes atteignent les 70 ou 80 ans parce que beaucoup meurent très tôt. Donc, notre espérance de vie est moins élevée que dans les pays européens. Il y a aussi le niveau d'urbanisation à savoir que les gens entrent plus en contact dans les pays européens que chez nous. Il y a des trains, des métros, des aéroports. Là-bas, les gens ont plus d'occasions d'être en contact et se contaminer. En Europe ou en Amérique, on peut circuler sur plusieurs centaines de kilomètres en une journée. Tu es infecté et tu peux aller contaminer d'autres, loin de ta ville.*

Alors qu'ici, la circulation n'est pas aussi facile. Les gens ne font pas la navette de région en région comme en occident. Le virus migre de communauté en communauté. On peut quitter Rome pour partir à Naples, par exemple, dans un restaurant ou un bar bondé de gens. Eux aussi quittent la ville pour se rendre à Paris, Milan, etc., là-bas, ça circule plus vite. Alors qu'ici, ce n'est pas pareil ».

Pour finir, le Dr Ly a aussi expliqué les causes qui ont fait foirer les mesures de restrictions prises pour stopper le virus. « *Quand on fait des restrictions, il faut des mesures d'accompagnement. On ne peut pas demander à des commerçants, des transporteurs qui font des voyages interurbains, de se confiner, sans mesures d'accompagnement. Le président de la République a fait un Programme de résilience économique et social. Donc, l'argent débloqué aurait dû être utilisé pour ça. Pour qu'on puisse dédommager les gens qui ont un manque à gagner, parce qu'ils doivent rester à la maison sans circuler. Mais si l'on a l'argent et qu'on ne dédommage pas les gens, on sera contraint de faire face à la réalité économique* ».

Le lendemain, 12 juin, Dr Babacar Niang, directeur de Suma Assistance, annonce que : « *Nous sommes en guerre contre la Covid-19 avec des troupes en désordre, donc sans synergie de leurs forces* ». Il dénonce : « *Dans cette crise, l'autorité agit en fonction des informations qui lui sont apportées. Alors, certains utilisent la désinformation comme une arme. Ils n'hésitent pas à y avoir recours. Cela peut instiller du doute et de la confusion et peut élargir le fossé entre les populations et ses dirigeants. C'est inquiétant ! Des hommes d'affaires ont récolté de l'argent, parce qu'il y en a ceux qui vivent de la Covid-19.* ».

Il précise que « *La levée des mesures restrictives, c'est de la loterie. Il y a deux conséquences : soit l'immunité collective, soit l'épidémie s'aggrave dans le pays. C'est dans 15 jours qu'on pourra mesurer l'évolution de la situation. Les conséquences de la levée des restrictions vont être ressenties après deux semaines.* »

Il se prononce aussi sur la communication du MSAS : « *Il fallait libérer les services du ministère de la Santé de l'emprise des déclarations télévisées pour faire le point de situation de la Covid-19 chaque jour. Le ministère de la Santé ne fait qu'annoncer de mauvaises nouvelles depuis le début de la pandémie. Les chiffres sont trafiqués. Ça ne sert à rien d'annoncer des chiffres si on n'a pas de propositions ou de solutions. Des moments de discussion et d'analyse pour des spécialistes sur un plateau de télévision, c'est une bonne option pour sensibiliser les Sénégalais.* »

Toujours le même jour (12 juin), le même Dr Niang, dans le journal l'As, apporte d'autres précisions : « *il y a ce que l'on appelle les déserts médicaux, c'est-à-dire les gens qui refusent de se soigner. On a également des endroits où il n'y a pas moyen de se soigner. Tous ces éléments sont sous-estimés* », Dans ce cas, il ne trouve pas l'intérêt de parler de pic. « *On doit plutôt insister sur la prévalence, c'est-à-dire l'importance de cette maladie sur la population. On a les cas positifs et à partir de cela, il y a la prévalence qui permet de dire, sur les 15 millions d'habitants, à quoi il faut s'attendre. Et dans ce cadre, il fallait impliquer les épidémiologistes. Nous n'avons pas tous les éléments pour apprécier l'étendue de la pandémie au Sénégal* ».

Pour lui, « *le confinement pendant 15 jours aurait pu aider à rompre la chaîne de contamination. Le Sénégal compte plus de 4 000 cas positifs ; si chacun d'eux contamine 3 personnes, cela va être exponentiel. Chaque fois qu'on trouve un cas, il faut s'attendre à ce qu'il contamine 3 personnes. Et ces personnes-là contamineront trois autres personnes. C'est pourquoi, je dis que les chiffres sont sous-estimés. Il y a des endroits que l'on n'a pas testés et des gens qui ne veulent pas qu'on les teste. Il y a aussi des gens qui se soignent seuls* ».

Dr Niang estime que beaucoup de Sénégalais ne croient pas à la médecine moderne. « *Ils préfèrent aller chez le marabout ou autre que chez le médecin, sauf quand on leur dit que c'est un cancer ou une tuberculose.* » C'est pour ajouter : « *Il faut que les gens s'approprient ces gestes barrières et sachent que c'est leur vie qui est en jeu* ». Même s'il ajoute ne pas connaitre le taux de prévalence et précise « *qu'il faut aller chez les épidémiologistes pour voir le taux de prévalence par rapport à 15 millions d'habitants. Il y a un système pour le calculer* ».

Le 20 juin, seneweb.com, en reprenant le journal l'observateur, titre « *Covid-19 : Vers une explosion des cas et beaucoup de décès* » et fait le point en passant la parole aux spécialistes qui font preuve de pessimisme. Pour le Pr Massamba Diouf, épidémiologiste, « *Tous les signaux sont au rouge. Le nombre de cas d'infections à la Covid-19 va exploser* ».

Dre Khardiatou Diallo, infectiologue, prévient : « *L'épidémie va durer plus longtemps que prévu à cause de la chaîne de transmission communautaire* » et un autre est alarmiste : « *On aura beaucoup plus de décès liés à la Covid. Et, avec l'hivernage, il faut craindre le pire. On aura le paludisme qui est beaucoup plus grave que la Covid-19 sur le plan de la mortalité. Il y aura également des maladies diarrhéiques chez les enfants, les gens vont mourir d'autres maladies (...) ou ce sera le service minimum dans les hôpitaux car tout le monde est concentré sur la Covid-19* ». Malgré la gravité évoquée de la situation, un internaute fait ses adieux avec un humour déroutant : « *Au revoir ! Rendez-vous au paradis les amis. Pour les malchanceux, je plains vos douleurs en enfer.* » Un autre appuie : « *On est foutu merci de nous le dire* » avant d'enchaîner plus loin : « *Et le Dr THIOR il en dit quoi lui ?* ». Mais, il se trouve que certains doutent : « *On dirait du "guissané" (de la voyance)* ».

Les autres sont plus sérieux. Deux sceptiques dénoncent : « **1.** *Ça ne nous empêchera pas de reprendre nos activités, dites ce que vous voulez, on ouvre nos écoles et universités, nos marchés, lieux publics et tout ce qui sera ouvrable, vous êtes marrants, la vie continue.* **2.** *C'est la cellule anti reprise des cours qui cherche à tout prix à instaurer la catastrophe dans l'opinion pour que la reprise des cours n'ait pas lieu. Ces experts ne se sont jamais prononcés mais quand il s'agit de reprise des cours voilà encore ces mauvaises bouches qui sautillent pour crier au scandale. Un pays de faux types qui n'aiment pas travailler.* »

Certains refusent de croire. Les uns réfutent avec argument : « *Faux ! Le paludisme n'est pas plus grave que le Covid, il faut arrêter avec ses affirmations fausses. Au niveau mondial, le nombre de décès dus au paludisme a été estimé à 405 000 en 2018, le Covid rien qu'en 5 mois a tué dans le monde plus de 460 000 personnes et ce n'est que le début.* ».

Les autres accusent « *Vous avez échoué sur toute la ligne. La communication en perpétuel rituel ne peut vaincre ou faire reculer la Covid. Ils se déversent sur le pauvre petit peuple " indiscipliné ", eux les incompétents. Tout un shadow cabinet qui passe toute la journée à égrener des statistiques Covid, y a qu'ici que cela s'est vu. Ailleurs, le ministère de la Santé est un vrai centre de commandement de riposte et prise en charge Corona.* »

Les objecteurs de conscience annoncent : « *Un mal nécessaire, ça rendra, peut-être, les Sénégalais un peu plus disciplinés à l'avenir. Faites vos adieux aux grands-parents et parents souffrant de certaines maladies chroniques. Bonne chance.* »

Les accusateurs s'y mêlent : « *Irresponsable, incompétent et sans réelle autorité. Où sont les religieux avec leur "batine" plutôt des obscurantistes sans vergogne, ni foi.* » ou bien « *Échec cuisant de la gestion du Covid-19. Pas de stratégie cohérente !! Pilotage à vue ! COUS et ministère de la Santé, pas à la hauteur* ». À côté des structures officielles d'autres sont visés : « *il est passé où le théoricien de la réouverture pour une "immunité collective' (sic) !* »

Certains s'intéressent à la responsabilité. « *La responsabilité du corps médical sera alors engagée à un niveau élevé.* » D'abord, « *des dépouilles de personnes décédées du virus sont remises à leurs familles pour enterrement purement et simplement à Dakar. C'est criminel* ». Ensuite, ce long témoignage : « *ma meilleure amie a eu les symptômes du Covid-19 après qu'un de ses collègues ait été contrôlé positif avant la fin du mois de mai, sa tension était montée à 15, elle avait des courbatures, la fièvre et se sentait très fatiguée.*

Elle a à plusieurs reprises contacté les services compétents qui ne sont venus faire le prélèvement que le vendredi 5 juin pour finalement lui déclarer le dimanche 07/06/2020, qu'elle était positive. Mon amie vit seule avec ses 2 enfants en bas-âge qui n'ont bizarrement pas été testés en même temps qu'elle. Et maintenant ses enfants ont eux aussi les mêmes symptômes. Après plusieurs appels et relances, finalement ils sont passés le lundi 08/06/2020 soir faire des prélèvements sur ces petits, à la date du 11/06/2020 les résultats ne sont toujours pas disponibles et le cas de mon amie s'aggrave car sans traitement depuis et elle est seule avec ses enfants. Ils lui proposent de l'amener à l'hôpital toute seule sans ses enfants, chose qu'elle a refusée naturellement.

Nous ne pouvons pas les récupérer car ne sachant pas s'ils sont contaminés ou pas. Finalement, ils avaient perdu les prélèvements des enfants et sont revenus cet après-midi du dimanche 14/06/2020, pour refaire les prélèvements sur les enfants alors que ces prélèvements sont hyper douloureux.

À la date d'aujourd'hui, le 20/06/2020, les résultats des enfants ne sont toujours pas disponibles et ma copine n'a toujours pas bénéficié des soins ni reçu un seul comprimé du ministère. Que faire maintenant, vu que l'Institut Pasteur ne donne toujours pas de résultat ? »

Il trouve quelqu'un pour le rassurer : « *Ton amie ne doit surtout pas s'affoler. 85 % des malades du Covid-19 guérissent seuls. Il faut prendre des médicaments pour guérir plus vite que celui qui n'en prend pas. Ceux qui ont plus de 65 ans et ceux qui ont des pathologies : diabète, asthme, surpoids... doivent s'inquiéter. Ce sont eux qui ont les formes graves de la maladie et qui risquent d'être admis en réanimation. Il y a 2 semaines, le Docteur Bousso a dit : "46 % des malades en réanimation décèdent." Les enfants contractent peu la maladie. Ils ne sont pas contagieux en général. Tenez bon.* »

Un autre internaute ajoute : « *Il faut ramener les choses à leur juste dimension pour faire retomber l'atmosphère d'hystérie "importée" qui commence à prendre une tournure pour le moins inquiétante.*

À y voir de près, les gens ne sont pas aussi fautifs. Toute la communication des autorités consiste à installer la panique. Si ces morts sont inoffensifs pourquoi alors s'équiper comme des astronautes couverts de blanc de la tête aux pieds ??? À les voir ainsi habillés il y a de quoi avoir peur. Pourquoi pour un seul corps déployer tout cet attirail : Croix Rouge, Sapeurs-Pompiers, etc. De grâce, autorités, ramenez les choses à leur juste proportion si vous voulez que les populations suivent.

Quand ignorance, indiscipline et manque de compassion guident nos actions, voilà ce qui en résulte. Qu'on se le dise, le Sénégalais, qui se prend pour l'être le plus intelligent et civilisé sur terre, est d'une indiscipline extraordinaire. Cette indiscipline se manifeste dans nos marchés, nos services, la rue, sur la route, les confréries, l'administration, l'école, partout ! Faut que ça cesse ! »

Finalement, les internautes s'adressent aux médecins qui ont été interrogés dans l'article : « *Chers collègues, évitez de prédire le pire. Sensibilisez et traitez ceux qui viendront vous voir. Cette stratégie de communication en faisant peur et en annonçant des milliers de morts n'a jamais marché nulle part dans le monde. Le monde entier s'est relâché même là où y'a des milliers de morts. Pourquoi les Sénégalais continueront à avoir peur s'ils ne voient pas des morts partout comme annoncés depuis 3 mois. Même en temps de guerre les gens vaquent à leurs occupations sous les balles. Insistons sur les mesures barrières rek et puis faire des prières.* »

Le lendemain **21 juin**, Dr Fallou Samb, de l'ordre des médecins du Sénégal, prédit le pire et demande le retour des mesures restrictives. Il révèle « *qu'à l'hôpital Dallal Diam, tous les 200 lits sont déjà occupés* ». Il prédit que « *s'il y a une nouvelle inflation, on risque d'avoir de sérieux problèmes parce que les malades pourraient partir sans assistance médicale* ».

Selon lui, cette situation était prévisible à cause du changement de paradigmes et de politiques de prises en charge de cette lutte au niveau des autorités. « *C'était tout à fait prévisible parce que depuis le discours du 11 mai du président de la République, on s'est rendu compte de ce relâchement des populations qui ne respectent plus les mesures barrières* ». Pour lui, pour faire face à cette pandémie, « *l'État doit reprendre ses responsabilités et sévir. L'État doit sévir avec autorité et revenir sur sa décision d'assouplir les mesures de l'état d'urgence. À défaut, on risque d'arriver à un niveau de non-retour* ».

Le 22 juin, le Dr Seydou Nourou M'BAYE, virologue officiant à l'hôpital Aristide Le Dantec, estime dans walf-group.com, que « *la méthode de lutte contre la maladie a été faussée depuis le départ* ». Revenant sur la stratégie de lutte des autorités sanitaires qu'il trouve déficiente, le Dr MBAYE propose une autre voie. Il pense que pour lutter efficacement, il faut adopter un des deux approches.

– « *Faire un confinement total de la population nuit et jour. Comme ça, tout le monde sera chez lui. Après cela, la transmission du virus sera contrée, et va commencer à diminuer.* ».

– « *Laisser le virus se propager jusqu'à ce que 60 % de la population soit infectée et là, on pourra atteindre le pic parce que la progression ne pourra plus continuer. Dans ce cas, la progression va ralentir.* »

Pour lui, le Sénégal n'a opté pour aucune de ces approches. « *Donc, pour vérifier le pic, il faut faire un dépistage de la population générale. Sans cela, on ne peut pas parler de pic* », précise-t-il.

Le 29 juin, Dr Mohamed Lamine LY fait une contribution dans la presse : « *Riposte à la Covid-19 : réajustement ou fuite en avant ?* » Il annonce d'emblée : « *Au moment, où le nombre de décès dépasse la barre fatidique de 100, nos autorités semblent avoir opté, sinon pour la dissimulation, tout au moins pour une omerta qui ne dit pas son nom sur les principaux indicateurs de pandémie, à savoir les vrais taux de prévalence et de mortalité de la Covid-19.* » Pour le spécialiste en santé publique, « *les mesures d'assouplissement prises par le gouvernement qui sont censées permettre la reprise des activités socio-économiques ont eu pour conséquence naturelle l'augmentation des contacts au sein de la population, induisant du coup une hausse de la transmission du virus.* »

Il regrette : « *Alors qu'on s'attendait à une augmentation du nombre de tests de dépistage, le ministère de la Santé vient de publier une nouvelle lettre-circulaire accompagnée d'une fiche technique pour procéder à un "réajustement stratégique", rendant encore plus drastiques les conditions d'accès au test pour les cas-contacts. Seuls y auront désormais droit ceux d'entre eux, présentant des symptômes et ceux asymptomatiques mais jugés vulnérables (âge supérieur à 50 ans et/ou présence de comorbidités).* »

Alors, il propose : « *Au regard des gaps énormes en dépistage des cas, qui empêche à l'opinion, d'avoir une visibilité sur le niveau réel de la Covid-19, il ne reste plus, dès lors, que les formes graves et les décès pour surveiller l'impact de la pandémie dans la population générale et sur l'offre de soins.* ». Dr LY conclut : « *Notre pays, avec un nombre officiel de 102 morts, se trouve à la croisée des chemins. Il est temps que les autorités se mettent à la hauteur des enjeux. La plupart des professionnels de santé de notre pays, depuis les fonctionnaires et experts de la santé publique jusqu'aux spécialistes les plus pointus sont unanimes sur le fait que l'approche exclusivement curative est suicidaire dans ce genre de pandémie. La voie de salut réside dans une approche de responsabilisation communautaire, qui laisse plus d'espace aux initiatives locales.* »

Le premier juillet, Dr Thior jubile dans la presse après la levée de l'état d'urgence et des mesures restrictives. Il ne croit pas qu'il y aura cette explosion de la maladie qu'on craint tant. Il démonte les arguments de la panique : « *Auparavant, nous testions 100 et nous avions 10 cas positifs. Aujourd'hui nous testons 1000 pour avoir 100 cas. Aujourd'hui, si nous testions 10 000 on aurait 1000 positifs. Si nous avions testé 100 000 on aurait 10 000. Les chiffres bruts qu'on nous donne chaque jour, ça n'a pas d'importance dans l'épidémiologie. Le taux de positivité, depuis mars, se situe entre 7 % et 12 %. Le jour où le taux de positivité se situera à 25 % ou 35 % là on aura vraiment une augmentation des cas (...)* »

Il argumente : « *Les contextes asiatiques, européens et africains ne sont pas les mêmes. Nous avons de l'or : la jeunesse de notre population. Elle est fondamentale contre cette épidémie de la Covid-19. Je ne crois pas qu'il y ait relâchement. Le peuple sénégalais a simplement gagné le combat contre le second virus que j'appelais le virus de la peur-panique* ».

Il est apprécié par un internaute : « *Le seul qui a raison, si on l'avait suivi depuis le début on aurait gagné 2 précieux mois sur notre économie. Si on continuait à suivre la logique de certains de nos médecins qui gèrent la pandémie, actuellement on serait encore en confinement et l'économie sera définitivement morte et irréversible et nous aurions vécu la pire catastrophe que l'humanité n'a jamais connu.* »

Mais les autres réactions ne sont pas favorables : «**1.** *Vrai psychopathe.*

2. *Il a raison sur qui et sur quoi ? Là on est en train de subir l'épidémie. Il n'y a aucune stratégie. Je ne comprends pas pourquoi cet idiot pavoise dans les médias.*

3. *Ce gars est malade ! Il a besoin de soins médicaux ! Toutes ces mesures étaient temporaires. C'est normal qu'elles soient levées à un moment donné.*

4. *Pourquoi a-t-il théorisé la libération du virus ? Dans sa vie de médecin, où a-t-il expérimenté ce concept ? Ce que je sais c'est que le nombre de morts augmente. Et puis on ne doit pas conduire une voiture si on ne sait pas comment l'arrêter.*

5.*Dans cette crise ou toute la communauté scientifique et médicale apprend en avançant, je me méfie des messies qui déclarent 'J'AVAIS RAISON".*

6. *Qu'on soit clair, les gouvernements n'ont pas choisi de lever les restrictions pour des questions sanitaires. Au début, le choix était de sauver les individus, maintenant il est clair que l'option est de sauver l'économie au lieu des individus. Que certains crèvent pour le bien de tous. Le capitalisme a encore gagné. Si le remède n'est pas trouvé, ça sera catastrophique.*

7. *Si le nombre de morts augmente – et il va augmenter – ce médecin mériterait tout comme Macky de rendre compte devant la justice sénégalaise pour négligence coupable pour toutes les victimes du Sénégal, Thior rendra compte le jour du jugement dernier.*

8. *Tous ces décès devraient interpeller les Sénégalais, je pense. Trop c'est trop ! nous sommes en train d'enterrer tous les sujets âgés (et même relativement âgés). Le pire est que les gens refusent catégoriquement de lier tous ces décès au Covid-19. Ils sont même pressés de les enterrer afin de n'attiser aucune suspicion de cas de coronavirus. Je pense que ce fléau arrange certains : c'est affreux ce que je vais dire mais les personnes considérées comme âgées deviennent une charge financière et physique pour les familles concernées. Notre pays a vraiment changé. Je me rappelle de ma jeunesse, à l'époque où on adorait tellement nos aînés qu'on les appelait affectueusement "Mame Boye"*

Ce pays se délite dangereusement et le pire est qu'il s'est installé une forme d'hypocrisie mesquine qui a des traits de psychose dans le sens psychiatrique du terme.

Maintenant" Doff ya ngi si biir keur yi" et de plus en plus nombreux. Personnellement, je ne vois pas la solution à moyen et même long terme. La casse est énorme. Que Dieu ait pitié des victimes de ce pauvre pays.

9. *Je pense que les intellectuels africains devaient chercher à être humbles, mais chercher à avoir raison pousser ou souhaiter l'échec des autres. La plupart des cadres africains sont des mancuniens ensuite p dire ils avaient raison.*

10. *Il s'est contredit lui-même quand il dit que si le taux de positivité atteint 25 % voire 35 %, alors ce serait grave. Mais en réalité, il prône pour qu'on arrive à cette situation. Il devait aussi nous dire si les capacités de nos structures hospitalières sont en mesure de prendre en charge un nombre trop important de malades. Si certaines mesures restrictives ont été prises, c'était en fonction de nos faibles capacités hospitalières qui restent jusqu'à présent modestes. Si le virus persiste dans ce contexte d'assouplissement, votre théorie tombera en faillite quand on va compter le nombre de morts par centaines par jour.*

11. *Au début, si on ne faisait pas le confinement, le nombre de cas allait exploser et les centres régionaux n'étaient pas encore fonctionnelles, ce qui fait que tous ces malades seraient morts en grande partie, c'est après leur mise en place et la mise à niveau des médecins traitants et des structures sanitaires que l'état d'urgence est levé. Ce médecin semble vouloir avoir raison sur le monde entier.*

Le 02 juillet, le Pr Seydi est repris par dakaractu.com ; il donne son « *avis sur la levée de l'état d'urgence* ». Le professeur est clair : « *Comme je l'ai répété, le technique a pour rôle de conseiller et d'accompagner un processus. Il n'appartient pas au technique de dire est-ce qu'il est d'accord ou pas d'accord par rapport à une décision de l'État. Pour la simple et bonne raison que le scientifique est borné, et c'est au président de la République qui a une vue sur les aspects économiques, sociaux, sécuritaires, géostratégique et diplomatique, de prendre la bonne décision. Donc, quelqu'un qui a une vue globale est plus à même de connaitre la décision qui est la meilleure pour le pays.* »

L'infectiologue se veut clair et précis : « *J'aimerais que ce soit bien compris d'autant plus qu'en cas d'épidémie, au début le scientifique peut commander les décisions mais quand l'épidémie dure du fait de ses différentes implications, ce sont les réalités du terrain qui commandent les décisions à prendre.* »

Pour finir, l'infectiologue aborde, consciemment ou non, le comportement de la population et la résilience du système sanitaire : « *Même sur le plan scientifique, on sait que la prise en charge à domicile n'est pas préférable dans notre mode de vie. Mais on arrive à une situation où il faut le faire parce qu'il y a des malades qui refusent de venir se faire traiter à l'hôpital, du fait parfois de la stigmatisation ou d'autres facteurs. Et on ne doit pas les abandonner.*

On ne peut pas aussi mettre l'accent sur ces patients quand nous avons une tension au niveau des lits et qu'on risque de ne pas hospitaliser des gens qui ont des facteurs de risque. Donc, il faut être souple mais expliquer clairement, sereinement et honnêtement les décisions qui sont prises ainsi que les changements... »

Quinze jours après, deux de ses confrères médecins réagissent. **Le premier**, Dr *Mohamed Lamine LY,* spécialiste de santé publique, y voit une démission coupable. D'emblée, il accuse : *« Faisant dans un équilibrisme de mauvais aloi, certains membres de l'élite bien-pensante accablent le citoyen lambda, prétendument coupable d'indiscipline, relativisant ainsi l'écrasante responsabilité des pouvoirs publics dans l'impasse dans laquelle se trouve la lutte contre la pandémie.*

C'est pourtant notre gouvernement, qui a revu et corrigé sa stratégie initiale basée sur les interventions non pharmaceutiques, qui a soutenu qu'il ne pouvait plus maintenir dans toute sa rigueur, sans certaines mesures d'accompagnement, notamment celles relatives à la résilience économique et sociale... Au total, très peu a été fait pour relever les plateaux techniques hospitaliers, pour améliorer la gouvernance sanitaire, ou résorber les dettes faramineuses dues aux structures de santé et aux mutuelles de santé. ».

Il ajoute *: « Par ailleurs, les données statistiques tendent à perdre en vraisemblance. Les nombres de cas positifs et de décès semblent sous-estimés, au regard de la circulation active du virus. Elles pèchent aussi par leur manque de cohérence avec des écarts entre le nombre de cas graves et celui de décès (mortalité de 60 % environ selon les sources officielles). Tant et si bien que la pandémie tend à devenir silencieuse avec des statistiques très peu fiables qui risquent de ne satisfaire ni aux critères de l'Union Européenne sur la réouverture des frontières, ni à l'évaluation de notre réaction globale face à la pandémie de Covid-19. Il s'agit, entre autres, du dépistage, du traçage des contacts ou encore de la fiabilité des informations et sources de données disponibles.* »

Le second, Pr Abdoul Kane, cardiologue, cible d'abord le système de santé. Pour lui, « *le système de santé a toujours souffert de plusieurs maux qui peuvent être structurels. Cela concerne, d'abord, le système* *de nos urgences. Nous souffrons également de beaucoup d'inégalités au niveau territorial. S'y ajoutent, un plateau technique faible et un manque de coordination entre les différentes structures de la pyramide sanitaire, surtout entre l'hôpital et les autres niveaux ».*

Il enchaîne sur l'approche de gestion de la pathologie, il rappelle qu'il faut être humble *« parce que la gestion d'une pandémie, surtout ce type de pandémie qui a évolué de façon rapide et foudroyante, est difficile à appréhender. ».*Il se fait plus précis et élargit la perspective de gestion d'une épidémie *: « Mais je pense qu'on aurait quand même pu mieux faire. Pour ce qui est du Sénégal, par exemple, je pense que des efforts ont été consentis, mais il y a beaucoup d'insuffisances... d'abord la question de la gouvernance. Clairement, je pense que l'approche aurait pu être plus inclusive et moins verticale, en impliquant davantage les différentes ressources que nous avons : organisations de la société civile, sociétés savantes, travailleurs sociaux, socio-anthropologues...*

C'est tout le monde qui avait son rôle à jouer dans cette crise qui est multisectorielle. On aurait pu avoir des cadres de réflexion et d'action plus fonctionnels. Cela aurait permis d'éviter certaines difficultés, comme celles constatées dans la mise en place des comités de suivi épidémiologique, le programme de résilience avec l'achat d'équipements ou de consommables médicaux... Cela a posé fondamentalement un problème de transparence. Il y a aussi une absence de planification avec l'ouverture des écoles, un problème de communication avec des populations qui adhèrent de moins en moins aux mesures édictées par le gouvernement... »

Il tente une description de la réalité : « *Si la communication avait pour objectif, notamment au niveau communautaire, d'informer, d'impliquer les communautés, afin qu'ils soient des acteurs de la riposte, je crains qu'on puisse parler d'échec. Aujourd'hui, on est plus dans le déni, dans le rejet, la stigmatisation que dans la prise de conscience réelle. Pire, on a l'impression qu'il n'y a plus d'autorité et que les choses sont laissées à elles-mêmes. Et le manque de cohérence dans le déroulement des politiques peut bien l'expliquer. Beaucoup de limites ont également été notées, en ce qui concerne nos capacités de prise en charge des patients, particulièrement des patients graves. Je pense que tout cela montre une absence de suivi évaluation pour rectifier au fur et à mesure. Il est important et urgent de rectifier le tir, notamment d'être plus inclusif, de faire participer au mieux les différentes potentialités qui existent dans ce pays, mais aussi de mieux responsabiliser la communauté.* »

Il constate et prend sa responsabilité de scientifique : « *Je verrai plus le clivage entre le niveau central et la communauté scientifique de façon générale. L'idée est simplement de travailler sur la base des données scientifiques et factuelles, d'élaborer des documents qui partent de notre connaissance du terrain et de connaissances scientifiques éprouvées.*

Personnellement, je ne peux pas endosser tout ce qui a été fait, parce que je ne vois pas toujours le rationnel scientifique de ce qui a été fait. Je vous ai parlé de l'initiative que nous avons, qui implique quasiment toutes les sociétés savantes. Nous ne comprenons pas très bien le rationnel scientifique qui guide certaines décisions. Quand nous avons l'impression que c'est des décisions simplement politiques, pour ne pas dire politiciennes, pour nous, ce n'est pas acceptable. Certes, il peut y avoir des acteurs qui accepteraient de suivre le politique dans ce qu'il fait, mais cela ne parait pas être une bonne décision. Le médecin, le scientifique doit quand même continuer à exercer son approche scientifique et sa responsabilité pour continuer à éclairer les décisions, y compris les décisions politiques. Et je pense que c'est ça le problème.

À un moment, la politique a un peu pollué les prises de décision et je pense que c'est ce qui a fait qu'on s'est retrouvé avec ces formes de clivage. Après, certains ont préféré rester dans ces approches politiciennes, d'autres ont voulu prendre leur distance. Or, si on met une approche inclusive en avant, il n'y a pas de raison à être dans le clivage. »

Il donne son avis sur le système de dépistage : « *En vérité, le nombre de cas décomptés ne donne absolument pas la vraie dimension de la pandémie, puisqu'on ne fait qu'un suivi simple des sujets contacts et des gens ayant des symptômes. En vérité, pour avoir une prévalence réelle, on aurait dû prendre, au hasard, un échantillonnage pour effectuer des tests. Ce qui permettrait de dire voilà la prévalence. Ainsi, on aurait une idée des formes asymptomatiques, des formes peu symptomatiques, des formes sévères ou graves et cela pourrait constituer un outil de décision. Sans cela, ça vaut ce que ça vaut. On a besoin d'une amélioration de l'information, écouter les populations pour voir les choses à améliorer pour une riposte plus efficace.* »

Il n'est pas inutile de revenir sur la sortie du Dr Daouda Thioub, infectiologue. Le 06 juillet, il se prononce dans le journal l'As et informe que « *Nous sommes arrivés à une phase de l'épidémie où 80 %*

des sujets ont plus de 60 ans. Et comme ils ont beaucoup de pathologies, ils deviennent vulnérables dès l'instant où une infection vient se greffer sur ces pathologies ». Il justifie : « *L'assouplissement des mesures peut favoriser l'augmentation des cas graves dans la mesure où les jeunes et les enfants peuvent être porteurs du virus sans avoir des symptômes. Cette situation va exposer les sujets âgés, parce qu'ils vont ramener le virus chez eux et contaminer leurs parents qui vont faire des cas graves. Les mesures d'assouplissement ont favorisé l'augmentation des cas graves* ». Il conclut : « *Ce qui pourrait freiner le rythme d'évolution de la maladie, ce sont les mesures barrières. Et cela, il appartient à la communauté de le faire. Ce n'est ni l'État ni les autorités sanitaires. S'il n'y a pas d'engagement communautaire, il sera difficile d'endiguer le virus. Pour dire vrai, la fin du virus n'est pas pour demain. Ce n'est ni dans un mois, ni dans deux mois* ».

Dans sa sortie du 15 juillet, Pr Abdoul Kane, cardiologue, avait aussi abordé la gestion curative (médicale) de la maladie. Il part des cas discrets et non détectés *: « La vérité est que nous avons plus de cas graves et de cas sévères que nous ne le pensons. Il y a des patients qui ne sont peut-être pas répertoriés dans les CTE, parce qu'ils sont vus ailleurs : dans les centres de santé, dans les structures privées ; ils sont vus dans nos consultations à nous qui ne sommes pas dans les CTE. Par exemple, lorsque quelqu'un a des difficultés à respirer, il peut aller voir un cardio ou un pneumologue ou son médecin qui est dans une structure privée. Aujourd'hui, les radiologues, les pneumologues, nous les cardiologues, nous gérons beaucoup de situations qui constituent très certainement des patients atteints de Covid. Je crois que nous n'avons pas su prendre la mesure des choses et gagner la bataille communautaire. »*

Il revient sur la nature de la maladie : *« Une des erreurs que nous commettons tous, c'est d'oublier que la Covid est certes une infection virale, mais qui devient une maladie systémique. Autrement dit, qu'elle peut atteindre les différents organes, mais elle peut aussi s'exprimer tout à fait différemment. Un diabétique peut déséquilibrer son diabète du simple fait qu'il a une infection quelle qu'elle soit ou d'une agression extérieure quelle qu'elle soit. Finalement, cela montre simplement que ce n'est pas une fatalité que de dire que les hypertendus ou les diabétiques vont décéder de la Covid. Nous devons revenir à la médecine dans ses principes de base. Malheureusement, nous avons beaucoup de diabétiques, beaucoup d'hypertendus qui ne sont pas stabilisés, qui ne sont pas pris en charge correctement… La présence de la Covid serait tout au plus un facteur aggravant.*

En revanche, un diabétique, un hypertendu qui est pris en charge correctement, peut avoir un risque tout à fait similaire à celui d'un patient atteint de Covid et qui n'a pas de comorbidité. La comorbidité n'est pas une fatalité. C'est vrai que, parfois, on accuse la Covid, alors que ça peut être des situations simplement liées à une mauvaise prise en charge de la comorbidité. »

Le 24 juillet, docteur Ibou Guissé parle des graves dangers autour de l'immunité collective. Il argumente : « *Pour que cela arrive, il faut que 12,5 millions de Sénégalais soient atteints de la maladie, soit un taux de 70 à 90 % de la population. Et parmi ces malades, il y aura combien de personnes vulnérables qui vont aller en réanimation ou mourir de la Covid-19 ? En effet, les personnes âgées ont un système immunitaire moins robuste, moins adaptatif, car produisant moins de globules blancs et s'emballent rapidement pour devenir inflammatoires. De plus, elles vivent souvent avec des comorbidités. Ce qui les rend fragiles. Elles ont aussi une mobilité assez réduite et sont très fréquentées par des membres de leurs familles* ».

Il ajoute : « *Donc, dans les messages de sensibilisation, il faut faire comprendre surtout aux jeunes qu'ils doivent protéger ces personnes, en ne transportant pas le virus dans les maisons.* » Par ailleurs, le représentant du directeur du SNEIPS, lors de la cérémonie d'ouverture, a fait remarquer que le même problème va se produire chez les personnes qui ont des maladies chroniques.

Deux réactions qui vont dans le sens du docteur : « **1.** *L'immunité collective est une théorie de nullards, c'est impossible car les anticorps du Covid-19 disparaissent après quelques mois, et ces gens peuvent attraper le virus à nouveau*

2. *Merci docteur. Cette théorie de l'immunité collective est vraiment criminelle car combien de personnes risquent d'y passer avant qu'on ne l'atteigne ? Protégeons-nous de ce virus en attendant l'arrivée de vaccin.*

Et deux réactions vont dans le sens contraire «**1.** *Bon que l'on arrête de nous faire peur. En réalité il y a à peu près 70 % voire plus de personnes asymptomatiques, donc on peut bien avoir cette immunité collective avec très peu de pertes en vie humaines. On nous parle souvent de comorbidités, c'est bien mais avec quoi le compare- t-on ? Fait-on des statistiques sur le nombre de morts chaque jour et les pathologies que ces personnes avaient avant de mourir : On comprendra évidemment qu'une bonne partie de ces personnes meurent* *parce qu'elles sont malades simplement et qu'il n'y a pas lieu de parler de comorbidité.*

2. *Ce virus de par son évolution au Sénégal semble être une endémie et non une épidémie. Il faut respecter les gestes barrières pour RALENTIR la progression du virus. Il semble que cette théorie fumeuse d'immunité dite collective, ne recrute que parmi les... téméraires et autres imprudents... »*

Les autres réactions sont des analyses qui se contredisent entre elles : « **1.** *Ces marchands d'illusion ne sont surtout pas à écouter. Doctor cum livro. Il ne mène aucune étude sérieuse, mais se permet de nous donner des leçons sur la base des connaissances des autres. Nous sommes en présence d'un virus que personne, je dis bien, personne ne maîtrise. Les informations d'hier, sont contredites aujourd'hui, et celles d'aujourd'hui, le seront certainement demain. Et, cet irresponsable voudrait que le virus se diffuse à 12 millions de Sénégalais. Dans les pays occidentaux où les structures sanitaires sont plus nombreuses et mieux équipées, personne ne parle de cette immunité collective. Le seul qui avait véhiculé cette idée l'a abandonnée une fois que lui-même a failli mourir du virus.*

2. *En se basant sur les mensonges de l'OMS sur la rapidité de la contamination du virus, on peut en déduire que plus de 12m de Sénégalais ont déjà chopé le virus, donc l'immunité collective est déjà atteinte depuis longtemps.*

3. *Ohoooo. Y'a pas encore d'immunité contre le coronavirus pour espérer avoir une immunité collective pseudo-protectrice. Il faut éviter de s'informer à partir des médias cher docteur. Toutes les recherches scientifiques sur une éventuelle immunité n'ont encore rien conclu et aucune n'a été encore validée. Voilà pourquoi aucun vaccin efficace ne sera trouvé parce que le principe du vaccin c'est l'immunité collective.*

4. *Il y a déjà une immunité dite croisée. Ce qu'il dit est possible et nous épargnera définitivement du prix à payer pour le vaccin et surtout les prochaines doses car il est possible qu'il faille plusieurs doses pour se protéger.*

5. *N'importe quoi, aucun pays n'a atteint l'immunité collective, au lieu de prendre des mesures efficaces pour protéger la population certains soignants ne débitent que des conneries.*

Le 29 juillet, Dr Amadou Yéri Camara, Secrétaire général du Syndicat Autonome des Médecins du Sénégal (SAMES) et médecin-chef de la région de Sédhiou, pense que « *l'État n'a malheureusement pas pris les bonnes décisions* », selon le journal l'As.

Sur la stratégie de gestion de la pandémie, il précise : « *Je pense que nous étions sur un bon départ au début, mais il y a un moment que les choses ont déraillé. Nous n'avons plus compris la stratégie, ils ont pris des mesures contradictoires. À un moment donné, on ne s'est focalisé que sur le riz. Pendant deux mois, nous nous sommes focalisés sur cela. En ce moment, il faut que l'on redéfinisse les priorités. Pour moi, la priorité est d'équiper le plus rapidement possible les régions du Sénégal en matière de matériels de réanimation. Nous sommes très déçus de cette prise en charge parce que l'État n'a pas joué sur les bons leviers. Tout ce que l'on peut faire, c'est d'équiper les structures. Dans le cas contraire, les personnes continueront à venir dans les structures et à mourir. En amont, il faudrait faire de sorte que l'infection diminue en mettant au cœur de la riposte les médecins-chefs de district (Mcd). Cela est aussi un gros échec, parce que l'on a voulu attendre au bout de la chaîne avant de prendre des mesures.*

Le syndicaliste ajoute : « *On pensait amener des malades dans les structures sans donner les moyens aux Mcd, parce que ce sont eux les véritables spécialistes de la santé publique. La majorité de ceux qui parlent dans les médias n'a jamais fait face à une épidémie. Ceux qui luttent contre les épidémies, ce sont les Mcd, la division de l'épidémiologie, la direction de la prévention. Ce sont leurs cœurs de métier, mais on les a mis à l'écart. Nous sommes dans une politique spectacle où l'on a dépossédé les Mcd de leurs spécialités. Finalement, on revient aux fondamentaux lorsqu'ils sont face au mur. Une partie de la population aussi ne nous a pas aidés, car certaines personnes ne croient pas à la maladie. L'État devait donner le ton mais, malheureusement, il n'a pas pris les bonnes décisions et nous espérons qu'il va se ressaisir. En Europe, comme l'Italie par exemple, ils ont corsé les amendes. Celui qui ne veut rien entendre, il ne faut pas qu'il mette en danger les autres.* »

Dr Camara participe aux spéculations : « *Ce virus va disparaître lorsque chaque Sénégalais aura un comportement responsable, en portant son masque, mais aussi en se déplaçant moins et en respectant les gestes barrières. Si on continue comme cela, personne ne peut dire quand on va se départir de ce virus. Parce que les histoires d'immunité collective, c'est de la supercherie la plus totale. Comment peut-on parler d'immunité alors qu'on n'est même pas sûr que ce virus donne une immunité pendant une longue période. On parle de 3 semaines ou de deux mois, et vous pensez que c'est sérieux de faire contracter la maladie à bon nombre de personnes. Les pays qui l'ont adopté se sont retrouvés avec des taux de contamination très élevés. »*

Le 30 juillet, alors que le variant Delta est en train d'imposer sa loi à l'humanité à travers une 4e ou une 3e vague selon la région où il se promène, le Dr Mamadou Badara SECK fait une contribution dans le journal L'AS. Il titre : « *De la nécessité d'évaluer la prise en charge thérapeutique du covid-19 au Sénégal* »

Il se fait le devoir d'exploiter certaines données statistiques disponibles. Il trouve que de fortes tendances se dégagent. Ces tendances lui permettent de mieux apprécier techniquement la stratégie de riposte médico-sanitaire contre le Covid dans le seul but d'aider à la prise de décisions. Sa contribution fait une analyse comparative la létalité et la prévalence des 14 derniers jours (du 14 au 27 juillet 2021) du Covid dans le pays et dans la sous-région ouest-africaine. Elle fait ensuite une discussion avant de se terminer par une conclusion.

Ses analyses montrent que **«** *Le Sénégal enregistre 4 fois plus de décès du Covid que la Côte d'ivoire – Environ 2 décès du Covid sur 10 dans la CEDEAO (367 millions d'habitants) concernent le Sénégal. Le taux de létalité du Covid au Sénégal est supérieur aux moyennes de l'UEMOA et de la CEDEAO.* »

Pour la prévalence, il résume : « *Pour la période étudiée où sévit la 3e vague : plus de 8 nouveaux cas sur 10 dans l'UEMOA concernent le Sénégal qui a enregistré 5 fois plus de nouveaux cas que le total des 7 autres pays de l'UEMOA. Le Sénégal (16 millions d'habitants) a enregistré environ 1 cas sur 2 dans l'espace de la CEDEAO (367 millions d'habitants)* »

Ainsi, pour lui, « *Les données exploitées concernant le Covid placent le Sénégal en marge des autres pays de la CEDEAO. Les chiffres semblent surréalistes tant l'écart est énorme entre le Sénégal et les autres pays étudiés qui partagent sensiblement les mêmes réalités géographiques, démographiques, socio-anthropologiques et économiques.* »

Il doute de la performance de la thérapie validée à 5 molécules (Azithromycine, Hydroxy chloroquine, Zinc, Vitamine C et Paracétamol) qui tombent d'ailleurs en rupture du fait de l'automédication. Comme pour se justifier, il avance quatre raisons :

- L'efficacité de la bonne utilisation du Paracétamol seul ou associé à une bonne réhydratation, une bonne alimentation et un repos suffisent
- Les risques accrus de résistance qui pèsent sur des molécules vitales
- L'absence de preuve en termes de réduction de la mortalité liée au Covid de l'Hydroxy chloroquine et l'Azithromycine pour toutes les études qui les ont concernées à l'échelle mondiale.
- Les possibles effets secondaires, surtout cardiaques, de ces deux molécules.

Dr SECK ajoute : « *De plus, ces 2 molécules étant immuno-modulatrices, théoriquement, leurs administrations à des malades immuno-déficients en proie à une infection virale immunosuppressive nous semble surréalistes.*

Il tire sa conclusion : « *Dès lors il parait évident d'évaluer cette stratégie de prise en charge thérapeutique et d'étudier la probable liaison entre la mortalité particulière observée au Sénégal pour le Covid et l'usage massif, incontrôlé et irrationnel de l'Azithtromycine et de l'hydroxy chloroquine dans le pays.* »

Curieusement, il ajoute : « *Les chiffres concernant les nouveaux cas au Sénégal nous semblent approximatifs et imposent un audit du dispositif global des tests surtout que le pays est plongé depuis quelque temps dans l'euphorie des tests.* »

Le 06 aout, Dr Jean François Diène rompt le silence pour partager dans Sud quotidien : « *l'État préfère agrandir le risque de contamination en réduisant les tests au nom d'une politique de dépistage infondée selon plusieurs épidémiologistes. Oui ! Il est tellement difficile de rester constamment vigilant et concentré toute une journée, alors que la moindre inattention peut être fatale. Aujourd'hui, que la stratégie nationale milite pour une limitation des tests, considérons que chaque patient que nous aurons en face de nous, sera susceptible de nous contaminer* ».

Deux jours plus tard (**le 8 août**), Dr Mohamed Lamine Ly nous revient pour déceler des erreurs et délivrer des antidotes. Pour lui, « *le gouvernement sénégalais semble plonger, depuis plusieurs semaines, dans une profonde torpeur, donnant l'impression d'avoir perdu le leadership de la gestion de la pandémie. À entendre nos autorités, le* *port obligatoire du masque constitue l'alpha et l'oméga de la lutte anti-Covid-19* ».

Or, selon lui, « *le but ultime de la manœuvre devrait être l'isolement des individus infectés et de leurs contacts. Malgré ces statistiques démontrant la progression du virus sur nos terres, le gouvernement a jugé juste de lever les mesures restrictives, notamment l'état d'urgence assorti du couvre-feu. Une décision inadmissible* ».

Pour lui, il « *est permis de douter qu'on puisse résumer, en deux phrases, la complexité de la riposte à la pandémie et la nécessité de mesures correctrices. C'est précisément à cause de ces schémas simplificateurs, que notre pays n'arrive pas à s'extirper des sables mouvants de la Covid-19* ». Pour y arriver, « *notre pays devra se libérer de la « tutelle » encombrante de laboratoires comme celui de l'Institut Pasteur, préconisant des recettes pas forcément adaptées à nos réalités africaines. Ainsi, par exemple, les pays occidentaux utilisent des tests, certes un peu plus sensibles (10-20 %) que les tests antigéniques, mais onéreux et hors de portée de nos pays pauvres, à mesure que la pandémie progressera* ».

Pour lui, « *il est trop facile pour les tenants de l'idéologie dominante, de réfuter des critiques objectives sur la gestion de la pandémie, en rejetant toute la responsabilité sur une jeunesse inconsciente ou égoïste, ne se préoccupant pas du sort des séniors. Une politique exclusivement répressive ne saurait prospérer, comme on l'a déjà constaté. La lutte contre ce nouveau virus est en soi assez complexe pour qu'on n'ait pas besoin d'y greffer des considérations politiciennes* ». Pour une maîtrise des causes de décès et une bonne mesure de l'impact de la maladie dans le pays, il conseille *« la mise sur pied d'un observatoire des causes de décès »*

Le 09 Aout, sur le plateau de l'émission Objection de Sud Fm, en abordant la gestion de la maladie, le professeur Seydi extrapole sur la gestion de l'épidémie. Il identifie les comportements des populations comme facteur limitant : « *Au début, toutes les mesures ont été édictées sur la base d'une épidémie qui allait partir au bout de 2 à 3 mois. Mais dès qu'il y a eu des cas communautaires, je n'ai plus été surpris et j'ai toujours alerté par rapport à la gravité de ces cas communautaires. On a des mathématiciens qui peuvent faire des calculs pour prédire comment l'épidémie va évoluer. Mais dans cette évolution il y a un facteur incontrôlable : c'est le comportement des populations* ».

L'engagement des acteurs du corps médical dans la gestion médico-sanitaire, fait apparaitre des conflits de distribution (désaccord pour les règles et modalités d'accès aux biens ou services) et de pouvoir (acteurs se disputant le pouvoir, l'influence et les avantages matériels) qui seraient alimentés par « la *partialité dans la gestion de la Covid-19 par le MSAS* ». Au-delà, Il a été noté des conflits d'école (acteurs se querellant sur les voies et méthodes pour atteindre les objectifs) portant sur plusieurs points : la communication officielle du MSAS, la stratégie de gestion sanitaire, la stratégie de gestion médicale.

Il apparait que l'infectiologie a occupé toutes les places dans la gestion officielle de la maladie et des ressources laissant peu de place aux autres spécialités médicales et pharmaceutiques. L'engagement des membres du corps médical montre que la gestion officielle de la maladie apparait centrée sur l'infectiologie, excluant les autres spécialités. Cet engagement exprime le besoin d'une participation inclusive et des acteurs dans leur diversité. Surtout que la Covid-19 est apparue plus comme une maladie opportuniste sur le lit des comorbidités (Diabète, AVC, etc.). Il ne s'agit plus seulement d'une affaire d'infectiologues aussi bien sur le plan sanitaire que médical.

Pour terminer, l'engagement des membres du corps médical permet de résoudre un conflit d'information (les parties impliquées s'empêchent de se procurer les informations) entre les populations et l'équipe officielle de gestion. Cette dernière serait sur une stratégie de rétention d'information sur la nature opportuniste du virus.

8.3. Résilience du système de santé

Le 17 mai, le site senego.com titre : *« Covid-19 : "Le système sanitaire est submergé et désorganisé",* en reprenant la phrase du Dr Souleymane Maïga. L'article insiste sur le fait que la crise sanitaire met à l'épreuve notre système sanitaire et révèle nos insuffisances. Selon Dr Souleymane Maïga, « *le système sanitaire est submergé et actuellement désorganisé. Le personnel est mal utilisé et les efforts sont dispersés. La pression sociale est tellement forte que les populations n'ont pratiquement plus peur de la maladie. Le personnel de santé en périphérie et dans bon nombre de structures est démotivé, stressé car très peu protégé.* » Alors, « *Les patients présentant des signes de Covid 19* *ont peur de se faire dépister à cause de la stigmatisation et préfèrent se faire consulter dans des structures privées pour ceux qui ont les moyens* ».

Il a constaté « *la réduction voire l'arrêt de l'activité de plusieurs structures de santé, notamment les services chirurgicaux, ce qui expose le pays à une situation post-épidémique beaucoup plus grave car tous les efforts consentis dans la lutte contre certaines maladies risquent d'être anéantis.* »

Le médecin tente de faire des clarifications pour lever des possibles confusions : « *Il existe depuis le début de l'épidémie une confusion entre infection à coronavirus et la maladie Covid-19. L'homme est en contact permanent dans son environnement avec les virus et les bactéries, certains mêmes sont dits saprophytes car présents dans notre organisme et n'entraînent pas pour autant une maladie, sauf si des facteurs favorisants le permettent. De ce fait, être infecté par le coronavirus (SRASCOV-2) ne signifie pas tomber malade.*"

Il demande de rendre disponibles des kits de prélèvements (écouvillons) dans toutes les structures qui reçoivent des patients toutes pathologies confondues (postes de santé, services médicaux, cabinets privés, cliniques privées, services chirurgicaux). Cela permettra de réduire la stigmatisation, de généraliser les tests et d'avoir la prévalence réelle de l'infection dans la communauté.

Il termine par sa conviction sur la stratégie de communication communautaire : « *Les patients vont accepter de se faire tester plus facilement, s'ils savent que ce sera fait dans le cadre d'une consultation de routine et non par une équipe habillée en blanc, ce qui a le don d'ameuter tout le quartier en déclenchant la peur dans la communauté. Et il faut élaborer un dispositif de collecte des prélèvements sous la responsabilité des districts qui seront chargés d'acheminer les tubes dans les laboratoires homologués* ».

Le 29 mai, Pr Moussa Seydi fait une communication sur le système sanitaire. Il exprime d'emblée sa satisfaction : « *J'ai été surpris par l'hôpital de Diamniadio qui est bien construit. On se sent bien ici et c'est avec enthousiasme qu'on travaille. Les conditions sont excellentes.* » Il exprime les manquements : « *C'est juste au niveau de la réanimation qu'il faut faire quelque chose. Je voudrais demander que le plateau médical de Diamniadio soit relevé le maximum possible* ». Il termine par la dépendance « *Il faut travailler en sorte que Diamniadio ne dépende plus de Dakar* ».

Ce jour, la presse rapporte aussi une autre communication en rapport avec la résilience immatérielle du système de santé. Elle se demande si le Pr Seydi et le ministre ont fumé le calumet de la paix. Elle rapporte les déclarations du professeur Seydi : « *Je voudrais remercier tous les acteurs de la lutte contre cette épidémie de la Covid-19. Les acteurs institutionnels ainsi que ceux en milieu communautaire. Donc, dans ce contexte, je ne peux pas citer le chef de l'État et le ministre de la Santé. Ce dernier m'a invité à l'accompagner pour cette visite qui est extrêmement importante.* ».

Le professeur ajoutait : « *Imaginez-vous que si ce n'est pas le chef du service des maladies infectieuses qui vient, mais le ministre lui-même. Donc, ce déplacement est capital. La motivation n'est pas juste quelque chose de financier ou matériel. Sur le plan psychologique, ce déplacement a un impact très important et je voudrais vous montrer ma reconnaissance par rapport à cela* ».

La presse rapporte que ces déclarations sont liées à une intervention du président de la République Macky Sall pour apaiser le malaise était bien réel entre le ministre et le professeur en intercédant en faveur du dernier. Le premier « *aurait isolé le Pr Seydi en le dépouillant de plusieurs de ses prérogatives initiales. Les deux hommes ne se parlaient même plus au téléphone. Ce qui a suscité une colère noire chez le président de la République qui a sommé le ministre de la Santé et son équipe de remettre le Pr Seydi, avec armes et pouvoirs, au cœur du dispositif de "guerre" contre la Covid-19* »

Le 30 mai, le Dr Babacar Niang (SOS médecins), dans le Quotidien, fait un point : « *Impact du Covid-19 sur les autres pathologies* » qui passe en revue des éléments en rapport avec le système de santé. « *Depuis trois mois, le système de santé a été presqu'exclusivement orienté vers la prise en charge des malades du Covid-19, même si des centres de traitement extrahospitaliers ont été érigés en urgence face à la saturation des structures sanitaires. À cause des mesures restrictives toujours en cours dans le domaine du transport et la peur de l'hôpital, certains souffrent dans le huis clos de leur domicile en étant dans l'incapacité d'honorer leur rendez-vous médical.* »

Il informe : « *Pris au piège par l'état d'urgence et ses contraintes comme l'interdiction du transport inter-régional, ils sont des milliers de malades qui n'ont pas pu rallier la capitale ou d'autres centres de référence pour leur suivi médical.* » *avant d'avertir* « *À la fin de ce tragique feuilleton sanitaire où la mission des soignants est sublimée, les hôpitaux risquent de connaître un nouvel afflux de patients. Les médecins commencent à s'inquiéter du manque de consultations et craignent en effet un rebond lors de la fin de la pandémie actuelle. ».*

Il précise que *« Selon un médecin de l'hôpital de Fann, on ne peut pas estimer le nombre de personnes qui meurent tous les jours pour défaut d'accès aux soins tels que la dialyse et d'autres qui succombent de maladies liées à l'Accident vasculaire cérébral (Avc). Aujourd'hui, dit-il, «la maladie à coronavirus a créé une psychose telle que les patients ne se rendent plus à l'hôpital. Il s'y ajoute les mesures drastiques prises par l'État, interdisant la circulation des personnes d'une région à une autre »*. Et pourtant, « *La Covid-19 n'a pas encore de traitement spécifique si ce n'est administrer aux patients de la chloroquine. Par contre, pour les autres pathologies, elles requièrent un traitement bien connu et bien prouvé par la médecine.* »

Surtout après trois mois, il remarque, concernant la dimension immatérielle du système de santé, qu'« il n'y a pas d'études scientifiques même si l'Agence nationale de la statistique et la démographie (Ansd) a publié une note « pour élucider le contexte d'évolution du Covid-19 au Sénégal par rapport aux maladies chroniques ».

Le Dr Niang nous revient **le 02 juin** : « *Il n'y a plus de lits à Dakar, les chiffres sont faux. On sera bientôt à 15 000 cas". Pour lui, la* stratégie combinée à la réquisition des hôtels ne semble pas donner grand-chose. Pour les tests, il a cité le cas de « ses » infirmiers testés positifs et à qui on a demandé d'attendre le lendemain pour venir à l'entrée de Rufisque pour faire un test et attendre 48 heures pour avoir les résultats. « *J'ai fait 30 heures d'attente. Encore que j'ai dû passer par des voies parallèles parce qu'on a des relations dans le milieu, pour qu'ils soient prélevés* ».

Dr Babacar Niang dit ne pas croire aux chiffres donnés par les autorités et se justifie : « *Si on tient compte de ce que j'appelle les déserts médicaux, la stigmatisation et pour ceux-là qui n'ont pas les moyens d'aller se faire soigner, le cas des établissements de santé qui font leurs tests sans bruit, les ressortissants français qui le font au niveau de la marine française et les États-Unis qui le font au niveau de leur Ambassade... je me dis que sur les chiffres, il y a problème* ».

Le 2 juin, And Gueusseum, l'Alliance des syndicats autonomes de la santé (Asas), qui s'est fendue hier d'un communiqué pour alerter. Elle constate : « *Les prémices d'une fatale invasion virale du pays, des* *populations subitement allergiques aux masques, des rassemblements inédits de milliers d'enseignants de Dakar (épicentre du Covid-19) en partance pour d'autres localités* », ou encore « *la violation du couvre-feu, l'interdiction des déplacements extra-départementaux...* », avant d'*alerte sur « une fatale invasion virale nationale ».*

And Gueusseum dénonce les impairs et note que le *« personnel de santé victime d'une négligence notoire parce que zappé du Fonds Covid-19, est aux abois, à la limite du découragement, parce que frustré par un traitement discriminatoire, dévalorisant et insuffisamment protégé* ». Ce découragement serait lié au fait que « *malgré les nombreux efforts, les moyens annoncés pour combattre la Covid-19 n'ont pas encore réellement profité au personnel ni en termes d'augmentation du nombre d'agents, ni en termes de motivation financière, encore moins en termes de protection* ».

Ce 02 juin, Dr Babacar Niang de Suma Assistance, s'en prend au système de santé en appelant au retour des règles comme la fermeture de certains lieux de culte, des marchés et des écoles. Selon lui, « *il n'y a plus de lits disponibles à Dakar. Les chiffres sont biaisés. On sera bientôt à 15 000 cas au bas mot, par défaut car la situation est loin d'être maîtrisée surtout avec les cas communautaires que j'appelle les cas incontrôlables* ». Dr Niang ne comprend pas pourquoi on veut coûte que coûte rouvrir les écoles dans ce contexte à risque : « *Il faut dire que les enfants sont les plus grands porteurs de cette maladie. Ce sont des asymptomatiques, ils ne vont pas développer des signes et vont faire la guérison spontanée. En revanche, pour leur famille, on craint une contamination massive* ».

Il critique la stratégie de la pyramide sanitaire dans le public lorsque le soutien financier de la communauté internationale est arrivé : « *Une stratégie mal pensée. Déjà le Samu national dispose de moins de 100 ambulances pour intervenir dans tout le Sénégal* » Mieux, « *les décideurs ne sont pas logiques dans ce combat de guerre qui nécessite l'implication de tous* ». Il appelle à « *une vraie riposte en y associant le privé. En plus, on doit isoler certaines villes en créant des zones rouges, des zones oranges et des zones vertes* ».

Il entraîne la réaction officielle du Dr El Hadji Mamadou Ndiaye, directeur de la prévention au ministère de la Santé et de l'Action sociale, qui prend le contre-pied de M. Niang. « *Je ne sais pas sur quelle base ces chiffres sont avancés. Nous savons que nous travaillons depuis et que nous publions de manière quotidienne ce que nous avons. S'il y a des gens qui ont projeté qu'il les assume. En ce qui nous concerne, nous suivons l'évolution de l'épidémie* ».

Le 11 juillet, Pr Abdoul Kane pense que la gestion de la Covid a mis à nu le système sanitaire. Selon lui, « *notre système de santé souffre de plusieurs maux structurels notamment sur les urgences, mais également d'iniquité territoriale. Il y a des insuffisances au niveau du plateau technique qui conduisent également à des difficultés liées à la prise en charge de certaines pathologies, il nous sera très difficile de faire face à cette crise liée à la Covid-19.* » Il proposera en guise de leçon à tirer, de rebâtir un système de santé plus résilient, de renforcer et diversifier les ressources humaines, les infrastructures, les équipements, mais surtout de corriger les inégalités existantes dans le secteur avec notamment la territorialisation. Il parle aussi de « *la bataille communautaire* » qui n'a pas pu être bien canalisée, maîtrisée. Alors que la présence au niveau communautaire avec notamment des initiatives et des solutions locales est un élément important du système. Il s'agit de l'implication des travailleurs sociaux, des relais communautaires, les médias et les champions en communication.

Le 15 juillet, Pr Abdoul Kane pense que « *Pour ce qui est des maladies du cœur, malheureusement, nous avons de plus en plus des difficultés à les prendre en charge de façon optimale.* » Il a tenu à rappeler que « *le centre Cuomo, par exemple, qui prend en charge les malades du cœur, qui est le service de réanimation dédié à la chirurgie cardiaque, est essentiellement occupé par les malades atteints de Covid. Ce qui veut dire que nous avons beaucoup de malades en attente de chirurgie cardiaque qui vont devoir patienter.* »

L'engagement des membres du corps médical dépeint un « système sanitaire submergé et désorganisé » à au moins six (6) niveaux. Le premier est en rapport avec l*a gestion des ressources et des moyens,* la gestion des ressources humaines, la faiblesse des infrastructures et matériels, la communication officielle, le fonctionnement interne des structures de santé et enfin, l'iniquité territoriale.

Dans leur engagement, ils demandent de rebâtir un système de santé plus résilient, de renforcer et diversifier les ressources humaines, les infrastructures, les équipements et de corriger les inégalités territoriales existantes. Pour un meilleur équilibre du système de santé, la généralisation des tests aiderait à avoir une prévalence réelle de l'infection dans la communauté qui permettrait une bonne gestion. Il s'agit là d'une leçon à tirer pour une meilleure résilience du système de santé même si l'engagement communautaire n'apparait pas toujours neutre. Cet engagement cacherait des concurrences et des conflits d'école, de pouvoir et de ressources.

CHAPITRE 9

ENGAGEMENTS D'AUTRES SPÉCIALISTES

Plusieurs acteurs ont tenu à apporter leurs contributions et compétences pour une meilleure appréhension et une bonne gestion médico-sanitaire de l'épidémie au Sénégal. Ce chapitre passe en revue l'engagement successif d'abord des Mathématiciens et statisticiens, ensuite des Ingénieurs et inventeurs et enfin des Communicants.

9.1. Engagements des Statisticiens et Mathématiciens

C'est lors d'une émission radiophonique (Objection) du **12 avril** que l'on découvre Ndèye Fatou Touré, Directrice du Cabinet d'audit et de conseil Price Water House Coopers (Pwc). Elle révèle que « *l'évolution quotidienne de la pandémie du Coronavirus au Sénégal, durant les premiers jours, avait atteint un taux de 23 %, là où la France avait fait durant les 26 premiers jours 19 %. Par contre, on était en dessous de l'Italie (28 %).* » Toutefois, contrairement aux autres pays, dès qu'on « *a atteint la barre des 100 contaminés, on a vu une explosion de ce taux d'évolution dans les pays européens alors que le Sénégal a vu sa courbe quotidienne de contagion baisser à 11 %.* »

Ainsi pour elle, le cas du Sénégal est « atypique ». « *Parce que quand on se dit, dès qu'on atteint 100 cas, on a du coup 100 personnes qui sont susceptibles de contaminer plusieurs personnes. C'est normal qu'à partir de ce centième cas-là, on ait une vitesse de propagation très rapide* ». Elle croit approfondir ses explications : « *À Paris, la densité par habitant est plus élevée que chez nous au Sénégal. Les gens vont vivre dans des immeubles à plusieurs étages, en prenant tous les jours les ascenseurs, utilisant les mêmes boutons. Du coup, ce qui fait qu'à ce niveau-là, la propagation est beaucoup plus rapide* ». Elle précise que « *nous, même si dans certains quartiers, on a l'impression qu'on vit un peu les uns sur les autres, on vit quand même dans ces quartiers-là sur des niveaux d'immeubles moins hauts. Ce qui fait que la densité par habitant est plus réduite, en plus de la fermeture de frontière qui a permis de stopper les cas de Covid-19 importés.* ».

Le 24 avril, Le Pr Mary Teuw Niane, Mathématicien, fait une contribution sur le site seneweb.com intitulé « Covid-19 "*Demain, il sera trop tard*" ».

Raisonnons, j'oubliais que nous sommes dans un pays où beaucoup de personnes ne raisonnent plus ! Alors pensons mathématiquement !

Jusqu'à présent, nous avons eu malheureusement six décès, paix à leur âme. Une (1) femme pour cinq (5) hommes : la règle vérifiée ailleurs est respectée aussi chez nous.

L'âge des personnes décédées : la femme avait 56 ans, les âges des cinq hommes décédés varient entre 63 ans et 75 ans (63, 68, 68, 74, 75). Les personnes décédées sont dans la tranche d'âge des personnes ayant plus de cinquante-cinq (55) ans. Cette tranche d'âge, d'après les statistiques de 2016, représente 6,86 % de la population. Même si les nombres sont faibles, ces données montrent en les rapportant à la jeunesse de notre population que c'est la tranche d'âge des plus vieilles personnes rapportées à l'espérance de vie du Sénégal qui est la plus inquiétée par le risque de décès du coronavirus Covid-19. Cette population est relativement jeune par rapport aux populations de la même tranche d'âge en Europe et aux USA.

Notre stratégie semble fonctionner jusqu'à ces derniers jours où les cas suspects, issus de cas communautaires ou de cas contacts incontrôlés, ne connaissent un bond effrayant en nombre mais aussi dans de nouvelles localités.

Notre stratégie semble reposer sur un dispositif qui est sa force mais qui, comme tout dispositif, est aussi sa limite. Nous avons trois éléments :

– les centres d'isolement des personnes ayant eu des contacts avec une personne infectée. Ces centres d'isolement n'auront pas la capacité de confiner tous les cas suspects si ce nombre explose.

– les lieux d'hospitalisation pour les malades n'ayant pas atteint le stade de la réanimation. Tout le monde comprend que ces lits sont aussi en nombre limité. Si le nombre de malades augmente trop rapidement, il n'y aura plus assez de lits d'hospitalisation.

– Les centres de réanimation pour les malades ayant besoin de respirateurs artificiels. Là la limitation est encore beaucoup plus forte : une centaine de lits ?

Dans ces conditions, les personnes qui prennent le risque de propager la maladie par négligence, par inconscience ou par irresponsabilité, ne font en réalité que ce qu'elles ont l'habitude de faire en temps normal, ce qui est inadmissible ! En cette période de crise, comme d'ailleurs en temps normal, ces attitudes doivent être bannies et sanctionnées.

Ces attitudes relèvent du citoyen irresponsable qui resquille, de l'autorité administrative qui se dérobe de ses responsabilités, n'anticipe pas, ne prend pas les mesures même impopulaires qu'impose la situation des localités qu'elle gère, qui tergiverse, ou qui reporte ses décisions sur d'autres autorités religieuses, traditionnelles, sociales ou même politiques. Le socle de notre pays est l'administration. Je salue le rôle en première ligne de l'écrasante majorité des autorités administratives. Certes une minorité doit se ressaisir.

Notre ligne de défense ne doit pas céder. Nous avons fermé les écoles, les universités. Pourquoi, encore, des daaras restent ouverts ! Ils doivent être fermés, les enfants ramenés dans leurs familles. Pour les talibés qui nous viennent de l'étranger les pouvoirs publics doivent les rassembler et trouver les moyens d'assurer leur sécurité jusqu'à la fin de l'épidémie et retourner dans leur pays les enfants mineurs.

Au nom du respect séculaire et de l'adoration viscérale de nos vieilles personnes, nous avons le devoir impératif de les protéger, de sécuriser ces 6,86 % de notre population. Ce sont nos pères, nos mères, nos tantes, nos oncles, nos grands-pères, nos grand-mères, nos retraités, nos voisines, nos voisins, etc. Ce sont ces tendres personnes à qui nous apportons le repas les jours de fête ou le soir des jours de jeûne. Elles sont tellement peu nombreuses que nous devons tout faire pour qu'elles vivent encore longtemps, nombreuses, parmi nous.

Je salue les efforts incommensurables de notre personnel soignant. Aidons-nous en l'aidant, en restant à la maison lorsque nous n'avons pas l'obligation de sortir, en portant un masque lorsqu'on ne peut pas ne pas sortir, en gardant une distance de plus d'un mètre avec son interlocuteur, en se lavant régulièrement les mains avec du savon ordinaire, en respectant l'interdiction de circuler entre les régions, etc.

Enfin, faisons-nous un devoir citoyen de respecter les décisions du Président de la République et du Comité national de Gestion des Épidémies.

Lorsque chacun, à son niveau, assumera ses responsabilités, le combat contre le coronavirus covid19 sera rapidement gagné.

Certains internautes jugent la contribution pertinente alors que d'autres émettent des réserves. Les six réactions suivantes apprécient la pertinence de la contribution. « **1.** *Lil'allahi warasoulihi, mes chers compatriotes sénégalais, arrêtons de propager cette maladie en voulant coûte que coûte vaquer à nos occupations habituelles. Il faut savoir que la situation a changé donc nous devons changer notre habitude.*

Tout ce que les Sénégalais conscients sont en train d'endurer, certains crétins, indisciplinés et inconscients sont en train de le gâcher en contournant les interdictions mettant en danger tout le monde. Je demande à l'État de prendre tout de suite les mesures suivantes :

– interdire les déplacements (transports en commun et particuliers y compris les clandos) entre les départements dans les régions de Dakar, Thiès et Diourbel.

– limiter le commerce dans les marchés, autoriser uniquement le commerce alimentaire.

– surtout mettre toutes les forces de l'ordre (police, gendarmerie, armée) pour contrôler et sanctionner les récalcitrants. Une bonne partie des Sénégalais s'en fout des consignes de sécurité sanitaires ; peut-être même qu'ils n'y croient pas.

– faire une campagne d'information sur les modes de transmission du virus et ses aspects communautaires. Il faut que les Sénégalais comprennent pourquoi il faut rester chez eux, pourquoi il faut laver les mains régulièrement, pourquoi il faut porter correctement le masque dès le 1er pas dehors de la maison.

– ouvrir une plateforme de dénonciation et récompenser les informateurs pour les motiver si les preuves (photos et vidéos) sont données. Bon vendredi et bon ramadan. Que Dieu nous protège nous préserve.

2. *Ce n'est pas une contribution théorique pour ceux qui réfléchissent. C'est parce que nous nous lançons très souvent sans pour autant prendre le temps de la réflexion que nous échouons lamentablement. Ceux qui raisonnent et planifient, permettent à ceux qui agissent de mieux poser leurs actes. Si nous avions pris le temps de la réflexion nous aurions dû distribuer par orange money ou autres moyens de transfert 75000 par famille pauvre sénégalaise que de nous lancer dans des distributions de 2 kg de riz, 1/4 l d'huile et du savon. Cela nous aurait épargné notre énergie, des marchés de gré à gré, du manque de transparence et j'en passe. Les contributions de ce genre servent à cela.*

3. *Merci Professeur, mais dans ce pays c'est toujours la faute de l'État. Aux yeux de certains, l'État dispose des moyens incommensurables et doit tout faire. Le Covid n'a pas de remèdes et ne peut être vaincu que par la discipline et le respect des consignes. La défiance à l'égard des plus hautes autorités instaurée par certains politiciens où tout le monde croit que le patriotisme c'est refuser toute décision du gouvernement est en train de faire des victimes innocentes. Comment voulez-vous que le commun des mortels respecte l'autorité de l'État quand des politiciens sont constamment dans les médias et les réseaux sociaux pour saper la même autorité pour des raisons politiciennes.*

4. *Contribution très mathématique. Merci Professeur Whatever we were doing seems to work somehow. However, nous devons continuer à pratiquer les mesures barrières préventives. Car même la perte d'une seule vie est trop.*

Pour avancer, le Sénégal et les Sénégalais doivent se débarrasser de trois dictatures : celle de la religion, celle de la tradition et celle de la contrainte familiale !

5. *Si la plupart des Sénégalais ne savent ni raisonner ni réfléchir, c'est parce que leur cerveau et leur esprit ont été déformés par leur passage dans les écoles coraniques dès qu'ils savaient à peine marcher. Ils ont appris les versets du coran comme des perroquets : répéter sans rien y comprendre. Au bout de quelques années de ce travail de perroquet, le cerveau et l'esprit sont atteints après quoi il est extrêmement difficile de faire marche arrière et de corriger ce comportement instinctif. Comme l'oiseau chante sa chanson et l'âne dit i-a, le Sénégalais parle et chante en pleine ignorance de ce qu'il dit... Tralala !*

6. *Belle réflexion. C'est vraiment ce qu'on attend de nos dirigeants. Réfléchir avant d'agir....*

J'ai en plus aimé cette partie de la contribution "Nous avons fermé les écoles, les universités. Pourquoi, encore, des daaras restent ouverts ! Ils doivent être fermés, les enfants ramenés dans leurs familles. "...

Nos dirigeants ne considèrent pas les daaras comme des écoles coraniques. Ils sont tous des complexés et irresponsables. Si les écoles et universités sont fermées, pourquoi laisser les daraas ouverts alors que le désordre et le manque d'hygiène c'est dans les daaras ? »

Les cinq réactions suivantes se montrent plus ou moins réservées par rapport au contenu de la contribution et/ou à son auteur : « **1.** *Je ne vois pas l'intérêt de ces contributions théoriques qui reprennent des théories déjà développées, une tournée autour et dans Dakar-Bango pour* *amener les gens à éviter les rassemblements était nettement plus payant, faire des dons de masques, aller à la radio de sa localité ou communautaire, offrir de l'eau de javel et du savon, que chacun travaille à l'éradication de la maladie dans sa circonscription, ensemble nous gagnerons ! La meilleure contribution est celle d'un investissement sur le terrain !*

2. *Dans ces conditions, les personnes qui prennent le risque de propager la maladie par négligence, par inconscience ou par irresponsabilité"*

Hé arrête... de chercher des boucs émissaires. En tant que professeur tu n'as même pas l'honnêteté de prendre en compte les cas asymptomatiques, ces porteurs sains qui ont la maladie et qui ne savent pas qu'ils l'ont. "L'élite" sénégalaise n'est jamais responsable de rien c'est toujours les autres, la population.

Quid de la fermeture ultra-tardive des frontières ?

N'est-ce pas de l'inconscience que de déclarer 4 cas positifs dans une entreprise comme PCCI et de ne pas la mettre en quarantaine ? Et l'ineffectivité de l'interdiction des visites dans les hôpitaux ? On s'est rendu compte après contamination d'un hospitalisé par un visiteur que la mesure n'a jamais été appliquée. Ce laxisme d'État est plus dangereux.

3. *«* Beaucoup de Sénégalais ne raisonnent pas *» c'est-à-dire ? Vous oubliez que le raisonnement ne produit pas "*la prise de conscience*" ; La prise de conscience n'est pas une équation mathématique, une linéarité. C'est un autre champ d'expertise. Merci quand même.*

3. bis. *Totalement en phase avec vous. De plus, ce monsieur montre ses limites en proposant le rassemblement des talibés venant de pays étrangers avant de les renvoyer dans leurs pays. Ce qu'il ne faut surtout pas faire car comme tout le monde le sait déjà, le rassemblement de plusieurs personnes augmente la propagation et donc le nombre de malades. Être bon en maths ne veut pas dire plus intelligent.*

4. "Ce sont nos pères, nos mères, nos tantes, nos oncles, nos grands-pères, nos grand-mères, nos retraités, nos voisines, nos voisins, etc. Ce sont ces tendres personnes à qui nous apportons le repas les jours de fête ou le soir des jours de jeûne. Elles sont tellement peu nombreuses que nous devons tout faire pour qu'elles vivent encore longtemps, nombreuses, parmi nous. *" Mais Mary teuw Niane il croit qu'il a 30 ans ou quoi ? »*

Le 10 mai, sur le plateau d'Objection de Sud Fm, Mamadou Y. Sall, enseignant-chercheur, se prononce sur l'évolution de la courbe de l'épidémie qui a une évolution en flèche. Pour lui, « *nos prévisions ont été faussées car on fonctionnait sur la base des fonctions de croissance épidémiologiques de l'Europe.* » Il poursuit et explique : « *Quand nous parlons de mathématiques, ce sont des fonctions de croissance avec des paramètres. Il me semble que si on avait dès le départ pris les paramètres d'ici, on pourrait faire des prévisions plus claires. Les épidémies, on les connaît donc les fonctions de croissance épidémiologiques sont connues. Ce sont des données empiriques. Il me semble qu'on a essayé d'appliquer une fonction qui marche ailleurs sans l'adapter à nos réalités* ».

Il souligne notre erreur et précise ses constats : « *Notre erreur, c'est qu'on sait en Europe quand il y a un cas communautaire on sait que cela se multiplie par 2 voire quatre. Mais ici, quand même cela ne peut pas être le cas. J'ai déjà entendu un médecin dire sur une chaîne radio que quand on a un cas communautaire on a des risques d'avoir 2 ou 3 cas. Maintenant on constate que quand on a un cas communautaire, on peut avoir 10, 20 ou même 50 cas comme on l'a vu à Sédhiou* ».

L'enseignant-chercheur demande de réajuster notre plan en disant : « *quand on est en face d'un cas communautaire, il faut multiplier par 15 ou 20 et avoir notre propre fonction de croissance pour pouvoir faire des prévisions. Sur cette base, on peut prévoir notre pic* ».

Il annonce que depuis quelque temps, ses « *collègues sont en train de travailler sur ces fonctions-là avec ces nouvelles données. Il n'y aura pas de surprise maintenant. Nos prévisions vont être ajustées et peut-être mieux appréciées pour avoir des progressions assez valables sur les 10 jours qui vont venir* ».

Pour lui, « *le plafond de contamination pour moi, c'est 100. On l'a atteint une fois avec 104. Là on a le taux de croissance qui est fixe, stabilisé, entre 8 à 10 % à chaque fois qu'on dépiste 1000 cas. Espérons que cela ne va pas augmenter. On peut espérer atteindre notre pic d'ici une semaine* ».

Les réactions ne font pas attendre sur les sites qui ont résumé l'entretien : « **1.** *Ton analyse est intéressante mais ta conclusion est surprenante et manque singulièrement de prudence. Je ne vois pas comment tu peux arriver à dire que* "le Sénégal atteindra le pic épidémique dans une semaine". *Y croire c'est quasiment de l'incantation. C'est, excuse-moi, de la même veine que les déclarations* *intempestives de Selbé Ndom, Kara Mbacké ou Ablaye Mbaye Pekh. Avec tout mon respect, il faut éviter de telles déclarations qui risquent de poser le discrédit sur l'institution universitaire qui est déjà bien mal en point.*

2. *Ces systèmes de modélisation mathématique sont plus que hypothétiques. Nous sommes en Afrique, nous ne maîtrisons aucune de nos données statistiques, encore moins la dynamique de nos systèmes (transport, type de contact, maillage démographique...). Je travaille moi-même sur les modélisations et tout le monde sait que l'approche par analogie et données empiriques n'est pas fiable à cause des comportements non analytiques.*

3. *On parle de modélisation mathématique appliquée à l'épidémiologie. Là c'est du sérieux et du prévisionnel en se basant sur des paramètres adaptés à nos réalités sénégalaises au lieu de faire du copier-coller. Les modélisations mathématiques aident à prévoir et à la prise de décision pour les politiques.*

4. *Les compétences sont à foison au Sénégal alors jouez collectif : Santé publique, Épidémiologiste, Statisticiens en santé, Mathématiciens (spécialiste en modélisation), Cliniciens (Infectiologues), Virologues, Immunologistes, Pharmaciens, Anthropologues, Sociologues en études médicales. Une équipe pluridisciplinaire peut être constituée et une étude aux normes internationales peut se faire.*

5. *Le professeur Raoult dit en France que les modélisations mathématiques des épidémies sont toujours fausses et ne servent à rien...Cherchons plutôt un médicament efficace !*

6. *On manque très souvent de données et de recul. Sur cette épidémie ceux qui prédisent se plantent tout le temps mais continuent à le faire.*

7. *Le gars parle de plafond de contaminations a 100, il me semble très sûr de lui mais je pense qu'il a tout faux il n'y a pas de plafond, si on a plus de 10 cas communautaires chaque jour sur une semaine on dépassera les 100 cas par jour notamment si les personnes sont des personnes à forte exposition. Là où j'ai peur avec ses prédictions c'est que s'ils se basent dessus. Le niveau de prise en charge ne sera relevé et la crise peut survenir à cause de cela. En regardant les chiffres de la semaine dernière et ceux de cette semaine, on a des chiffres presque identiques donc l'épidémie semble marquer une pause on observera la semaine prochaine quel sens il prendra.*

8. *La maladie ne répond à aucune modélisation mathématique et statistique, arrêtez vos prévisions douteuses qui ne sont pas valables une seconde.*

9. *Quand j'entends son discours, je ne m'attends pas à ce qu'il modélise l'épidémie. Pour les épidémies en général, les compétences pour la modélisation viennent très souvent de l'étranger, même si on est un gourou en modélisation on ne s'improvise pas modélisateur d'épidémie car comme on dit dans les données on a besoin de connaissance du milieu et ça ne s'acquiert pas en deux mois.*

10. *Le nombre de cas positifs a augmenté parce que le nombre de tests a été multiplié par 5. De 200 tests environ par jour en mars et avril, on est passé actuellement à 1000 tests par jour.*

11. *C'est le Sénégal qui a multiplié le nombre de tests. Plus le nombre de tests augmente plus le nombre de cas confirmés augmente. Cette stratégie a l'avantage d'isoler les porteurs sains du virus et de réduire sa propagation.*

Le 17 mai, Professeur Moussa Baldé, mathématicien et, par ailleurs, ministre de l'Agriculture et de l'Équipement rural, se prononce au magazine *''Point de vue''* de la Rts. D'abord, il fournit les principes généraux : « *Vous savez, les pandémies, qu'est-ce qu'on cherche, c'est comment se transmet la maladie ? Et les mathématiciens lorsqu'ils modélisent les pandémies, ils calculent une constance qu'ils appellent ''R zéro''. C'est le taux de reproduction de base, c'est-à-dire un individu X, quand il est contaminé, combien de personnes il contamine. C'est comme ça qu'on calcule, etc.* »

Ensuite, il fait focus sur la pandémie et prend exemple sur l'Angleterre : « *Pour cette pandémie justement, ce taux de reproduction de base à Wuhan (Chine), si on ne fait rien, il était beaucoup plus grand qu'un. Et plus il est plus grand qu'un, plus l'épidémie va s'étendre. Les mathématiciens ont travaillé et je me rappelle quand l'Angleterre a voulu choisir l'immunité collective, il y a un grand épidémiologiste mathématicien qui a sorti un petit rapport pour expliquer que si on laisse le virus circuler, on aura peut-être le pic dans 4 mois, il y aura 8 millions de contaminés au minimum (...). Je pense que le Gouvernement britannique a compris que là, il y a un sérieux problème. Et cela a infléchi d'ailleurs beaucoup de décisions au niveau des capitales européennes* ».

Enfin, il fait une proposition : « *Il est temps qu'au Sénégal, on ait un centre épidémiologique très, très fort qui concentre toutes les énergies.*

Il y aura une équipe de mathématiciens, de statisticiens, de professeurs de médecine, etc. Mais un centre sénégalais qui, bien sûr, va d'abord capitaliser ce qu'on a vécu comme épidémie, et se préparer à atteindre les épidémies à venir. Parce que, les épidémies, il y en aura toujours. C'est une fatalité ».

Une fois repris par les sites d'informations, les réactions suivent. D'abord, les attaques :

– *« D'où est-ce qu'il sort ses bêtises. Le Gouvernement britannique a compris son erreur et a changé tardivement de stratégie. Le Royaume uni est le deuxième pays ou la mortalité est plus forte »,*

– *« Vous avez écrit " L zéro" mais c'est " R zéro" par définition : Le taux de reproduction de base "R zéro" est le nombre moyen de cas secondaires ou d'infectés produits par un seul individu infecté dans une population initialement saine, durant sa période d'infectivité. »*

– *« Professeur, il faudrait fournir des preuves avec tout le respect qu'on vous doit. Indiquez-nous les prévisions et les chiffres réels pour que nous puissions en juger. Je reste persuadé que vouloir tout calculer spécialement dans le domaine socio-économique conduit à de grosses erreurs de gestion. L'affaire Jérôme Kerviel ne vous dit rien, Les algorithmes oui mais c'est plus computer science que maths... »,*

Ensuite la défense : *« L'affaire Jérôme Kerviel n'a rien à voir avec un quelconque calcul mathématique. Ce qui est dit est vrai car c'est des modèles mathématiques qui sont mis à l'œuvre pour déterminer la dynamique des épidémies »* et puis : *« Moi je suis de ceux qui pensent que tout peut être décliné sous forme d'équations mathématiques et lorsqu'on met les équations on comprend mieux le phénomène, on peut l'utiliser pour changer la nature des choses. »*

Le 22 mai, deux techniciens supérieurs de la statistique, Moussa Bâ et Mamadou Diop confient dans le journal Enquête : « *Le pic de la Covid-19 sera atteint dans la moitié du mois de juillet 2020* » avant de préciser que « *la maladie se prolongera vers la fin du mois de décembre.* ». Ils préviennent néanmoins qu' « *un renforcement des mesures prises pourrait retarder le pic jusqu'en novembre. Ce qui risque d'occasionner un nombre estimé à 71 049 cas positifs. Dans cette configuration, la maladie sera complètement éradiquée entre mars et avril 2021.* ». Le 23 mai, les internautes réagissent. Un groupe se concentre sur le contenu de l'analyse. *«***1**. *Le Sénégal a déjà dépassé son pic. Ils racontent du n'importe quoi. Nous sommes dans la phase* *descendante de la courbe. Le Covid sera endémique parce qu'il faut une éradication mondiale pour ne plus le voir dans un territoire. Tu peux avoir zéro cas aujourd'hui et 2 jours après se retrouver avec 10 nouveaux cas venant d'un autre pays. Il se déplace par foyer dans le monde. Actuellement c'est l'Amérique le foyer. En Afrique ça progresse petit à petit mais pas en flambée. C'est ce qui va éterniser la maladie.*

2. *Ils sont dans quel monde ? depuis l'obligation du port du masque, le pic devait venir dans les 21 jours. Donc là on est en phase descendante.*

3. *Le pic est déjà passé. Les chiffres sont clairs.1) le pic est loin d'être passé. Nous sommes toujours en phase ascendante. Les cas de transmissions communautaires sont également en hausse. Vous verrez., 2) il est impossible de prévoir le pic avec seulement 1000 et quelques tests par jour sur une population de 15 millions. 3) le déconfinement prématuré va prolonger la vague de plusieurs mois.* »

Un groupe conteste l'étude et le modèle. D'abord : « *N'importe quoi. Ces statisticiens se sont basés sur les chiffres de l'Europe pour faire leurs prévisions en oubliant des paramètres très importants, comme le climat, le mode de vie, la moyenne d'âge de la population, etc.* »,

Ensuite, « *Cette étude est erronée. En Europe où il y a plus de 25 000 morts pour chaque pays (Angleterre, Italie, France et Espagne), le retour à une vie normale a commencé. Le coronavirus disparaîtra d'ici 3 mois.* »

Puis « *En Europe aussi ils avaient prédit des millions de morts en se basant seulement sur des modèles mathématiques* » ?

Enfin « *leur maître c'est Neil Fergusson de l'Imperial College de Londres qui avait prédit 2 millions de morts aux USA, 500 mille en France et razzia en Afrique* »

Un troisième groupe s'en prend à l'expertise. Un sous-groupe pense que les informations sur le pic se sont toujours avérées fausses : « *Techniciens de mes couilles, d'abord le pic devait être mi-mai ensuite mi-juillet et puis quoi encore vous ne savez rien. Il faut vivre et puis c'est tout et quand c'est votre tour et bien c'est comme ça* ». Un autre sous-groupe pense qu'il faut une approche interdisciplinaire pour arriver à ces types de résultats : « **1.** *Que peuvent bien faire des statisticiens dans le domaine de l'épidémiologie alors même que les médecins avouent qu'ils ne maîtrisent pas tous de ce virus ???*

2. *Au Sénégal on est expert en tout*

3. *Être technicien en statistiques ne suffit pas pour prédire un pic, s'ils n'ont pas accès aux données épidémiologiques, ils ne feront pas mieux que moi qui prédit la fin de l'épidémie au Sénégal en août. Ce virus, on ne le connait pas assez, moi j'ai l'impression que les températures ont un grand impact sur ce virus et à partir de juillet on verra ce qui se passe ; malheureusement on n'a pas assez d'étude dessus.* »

Un quatrième groupe s'interroge sur l'opportunité de cette communication et condamne. D'abord, deux réactions sur l'opportunité : « **1**. *Comment des techniciens peuvent-ils donner de telles informations en dehors d'un cadre officiel et sur des suppositions. Ils devraient normalement être convoqués au même titre que ceux qui disaient que le Covid n'existe pas. Le mutisme du ministère de la Santé est inquiétant. Le comité créé à cet effet doit démissionner.*

2. *Mais pourquoi ils aiment faire peur aux gens. En plus, ils parlent au nom de qui... du ministère ou bien... vraiment soyez sérieux* » et « *Il faut que ces pseudo-statisticiens arrêtent de faire peur* »

Ensuite une première condamnation : « *Il faut les convoquer et les emprisonner* ». Enfin une condamnation suprême *: « Il y a trois types de menteur 1. Les menteurs 2. Les fieffés des menteurs, 3. les statisticiens* ».

Le 23 mai, une étude de l'ANSD est annoncée. L'Agence nationale de la statistique et de la démographie (ANSD) réalise sa toute première enquête dans le cadre de la lutte contre la pandémie de la Covid-19. L'étude, qui cible près de 2500 ménages sur l'étendue du territoire, a pour objectif de recueillir des données concernant l'impact socio-économique de la pandémie sur les ménages au Sénégal. Mené en partenariat avec la Banque mondiale, ce travail permettra de mettre à la disposition des décideurs des informations, fiables et à jour, pour éclairer les prises de décision et assurer une gestion optimale de la pandémie.

En attendant l'étude de l'ANSD, c'est le Bureau de Prospective économique (BPE) qui se prononce **le 15 juin** face à la recrudescence des cas positifs à la Covid-19 due au desserrement des mesures restrictives. À l'émission soir info de TFM, son Directeur Moubarack Lô demande aux Sénégalais de « *s'attendre à plusieurs pics* ». Le statisticien estime « *qu'il y a trois (03) types de pic* », chaque pic dépendant de la stratégie employée.

Le lendemain **16 juin 2020**, dakaractu.com se fait plus précis, en expliquant que le BPE a réalisé un rapport de bilan et de perspectives de la Covid au Sénégal, cent jours après son apparition au Sénégal. D'abord, cette étude fait une analyse des statistiques publiées par le ministère de la Santé et de l'Action sociale et retient :

– (1) les cas de Covid-19 ont augmenté continuellement, au Sénégal, au cours des deux derniers mois, avec des rythmes variables ;

– (2) le nombre de tests réalisés a fortement augmenté entre avril et mai, sans pour autant générer une augmentation sensible du taux de positivité qui s'établit en moyenne à un peu plus de 7 % ;

– (3) les régions de Dakar, de Diourbel et de Thiès, les plus peuplées du pays, concentrent plus de 90 % des cas confirmés de Covid-19 au Sénégal ;

– (4) les cas communautaires augmentent inexorablement en nombre, d'une semaine à l'autre, atteignant 15 cas en moyenne par jour en début juin, contre 5 cas par jour un mois et demi auparavant ;

– (5) depuis le mois d'avril, le taux de guérison a connu successivement une baisse suivie d'une période de stabilité puis, récemment, d'une forte hausse. Aujourd'hui, deux tiers des cas infectés sont guéris ;

– (6) les taux de décès sont très bas (autour de 1 %) sur toute la période d'avril à mai ;

– (7) le degré de sévérité de la Covid-19 a évolué, au Sénégal, en dents de scie entre avril et mai 2020. Le score du Sénégal dans l'indice de sévérité conçu par le Bureau de Prospective économique (BPE) est ainsi passé de 0,93 le 14 avril à 0,62 le 10 mai avant de remonter à 0,91 le 14 juin, soit ***un niveau de sévérité très faible***.

Ensuite, cette étude s'essaie à la perspective statistique, et annonce trois pics : Un premier PIC relatif est déjà apparu, au milieu du mois de mai, et découle de la politique de « confinement partiel » décidée par les Autorités du Sénégal en fin mars. Un deuxième PIC est à scruter et correspondrait à la poursuite de la politique actuelle de tests, dans un environnement de levée substantielle des restrictions. Un troisième PIC devrait être considéré si la stratégie de tests évolue sensiblement. L'étude précise, précautionneusement, « *les dynamiques de changement en cours ne permettent pas de définir avec certitude les lignes d'horizon de la maladie Covid-19 au Sénégal* ».

Enfin, l'étude se lance dans ce qu'elle appelle pompeusement une prospective qui *a* abouti à la construction de trois scénarii :

– ***Scénario 1 (scénario vert),* la Covid-19 est rapidement vaincue au Sénégal**. Pendant une période prolongée, le pays ne compte plus de nouveaux cas, exceptés les cas importés. Le nombre total de cas confirmés serait au maximum de 14 150 en fin novembre 2020.

– ***Scénario 2 (scénario jaune),* la Covid-19 se maintient avec un degré modéré de sévérité**. Le rythme des infections journalières sur tous les segments (cas communautaires, cas contacts, cas importés) est stable pendant une période prolongée. Le cumul de cas atteindrait 35 816 à la fin du mois de novembre 2020, soit plus de 21 000 cas confirmés de plus que dans le scénario vert.

– ***Scénario 3 (scénario rouge)*, la Covid-19 s'installe gravement et durablement sans vaccin**. Le rythme des infections journalières sur tous les segments (cas communautaires, cas contacts, cas importés) ne cesse d'augmenter et le cumul de cas confirmés atteindrait 56 103 en fin novembre, soit près de 42 000 infections de plus que dans le scénario vert.

L'étude conclut : « *Le passage au scénario vert suppose la mise en œuvre des conditions préalables ci-après :*

- *Les populations adhèrent et appliquent strictement les mesures barrières : le port du masque, la distanciation physique, et l'auto-discipline sont pratiqués par une grande majorité de la population. Les activités à haut risque de contamination ne sont pas déroulées. Les communautés locales se mobilisent fortement pour le signalement des cas suspects.*
- *La communication institutionnelle est renforcée.*
- *Les structures sanitaires à tous les niveaux ont une forte capacité à détecter les cas.*
- *Les lieux d'isolement des contacts et de traitement des malades ne sont pas débordés.*
- *Toute personne en provenance de l'extérieur est identifiée, testée rapidement, et mise immédiatement et obligatoirement en quarantaine, puis traitée le cas échéant.*
- *Toutes les personnes ayant voyagé avec les cas positifs sont obligatoirement confinées. Grâce à cette politique, l'apparition des cas importés est sans conséquence sur la propagation de la maladie au sein du pays*
- *Des tests de dépistage massifs sont effectués quotidiennement dans le cadre d'un nouveau dispositif de tests. Ce cadre intègre des tests de détection rapide et des tests communautaires dans les zones clusters.* »

Le 20 juillet, le professeur Mary Teuw Niane, mathématicien et homme politique, nous revient. Dans une contribution, il fait d'emblée une analyse des chiffres sur la pandémie pour nous apprendre : *« En Afrique, il y a quarante-sept (47) cas testés positifs sur les mille cas testés positifs dans le monde, demeure peu touché par rapport au reste du monde. Il enregistre vingt-quatre (24) décès sur mille décès liés à la covid19 dans le monde. Le taux de létalité continue de baisser pour s'établir à 2,16 % alors que dans le monde il est de 4,24 %.*

La part relative au nombre de cas positifs de l'Afrique dans le monde (4,7 %) et de décès liés à la Covid-19 (2,4 %) ne cesse d'augmenter même s'ils sont encore très en dessous de la part de la population africaine par rapport à la population mondiale. Cette part est d'un peu plus de 17 %. La situation du Sénégal continue d'inquiéter. Le nombre de cas testés positifs continue d'augmenter. Le nombre de tests réalisés n'augmente pas sensiblement. Les cas positifs gagnent l'étendue du territoire. »

Il passe à l'analyse des comportements et perceptions : « *Les réticences à se signaler aux services indiqués, lorsqu'une personne présente les symptômes de la covid-19, se renforcent. La stigmatisation de la maladie est de plus en plus une réalité. J'ai entendu des personnes dire, «* jommba na nu am mbas mi *», « leur honneur ne leur permet pas d'avoir la maladie » ! Il n'y a aucune honte à être contaminé, et personne n'a un rang, un grade et un titre qui la prémunissent contre cette pandémie.*

Cette perception conduit à cacher des malades et à mettre en danger leur entourage, leur voisinage et même le corps soignant. Les jeunes parlent de plus en plus de « petite grippe *» sans effet ! Ils ne mesurent pas le danger qu'ils représentent lorsqu'ils sont atteints, même sans symptômes extérieurs ou douloureux, pour leurs pères, leurs mères, leurs grands-pères, leurs grands-mères et leurs voisins surtout lorsqu'ils ont des comorbidités comme le diabète, l'asthme, l'hypertension, l'insuffisance respiratoire, etc.'* »

Il fait des recommandations sur la communication en contextualisation : « *La communication devrait intégrer, si ce n'est pas fait, les anthropologues, les sociologues, les psychologues, les communicateurs traditionnels, les religieux, d'autres spécialistes et des leaders d'opinion pour mieux appréhender la meilleure stratégie et les meilleures actions à déployer pour être mieux écoutés par les populations et particulièrement par les jeunes et par les femmes.*

Bientôt, nous fêterons la Tabaski. Quelle communication adopter pour maintenir les populations sur place ? Si jamais les mouvements traditionnels de populations lors des fêtes jours ou quelques semaines, il y aura plus tard une explosion des cas positifs. Il est encore temps de développer une stratégie de communication adéquate et d'anticiper, en prenant un certain nombre de décisions limitant, durant cette période fatidique, la mobilité inter-régionale des populations. ».

Il conclut sur le devoir des autorités : « *C'est un devoir des autorités, de toutes les autorités de réarmer moralement la population pour vaincre la pandémie et affronter avec toutes les chances de succès la relance économique, sociale et culturelle indispensable au dépassement de la Covid-19. Unis et engagés, nous vaincrons !* »

Le 28 juillet, le site pressAfrik.com s'interroge sur l'immunité collective : « *Officiellement rejetée par les autorités sanitaires du Sénégal, la stratégie de l'immunité collective est-elle dans une phase d'expérimentation inconsciente dans un pays où presque toutes les mesures de restrictions ont été levées ? PressAfrik fait une petite étude comparative de la sévérité de la pandémie entre l'Europe qui est sortie de la zone rouge après avoir enregistré des centaines de milliers de morts et des pays africains comme le Sénégal où le taux de létalité reste très faible malgré une forte propagation du virus.* ».

Pour ce site, « *le ministère de la Santé et de l'Action sociale estime le nombre de cas confirmés à 9805 à ce jour, depuis le premier cas enregistré le 02 mars 2020. Un chiffre à prendre avec des pincettes. D'abord parce que le nombre de personnes testées ne représente même pas 0,66 % de la population (moins de 100 000 personnes testées sur une population de plus de 15 millions d'individus). Ensuite, avec au moins 1548 cas issus de la transmission communautaire, la propagation du virus dans les quatorze régions du pays est beaucoup plus large. Au moins 1500 personnes ont été contaminées par d'autres qui sont encore inconnues des services du ministère de la Santé.* » Alors, la bataille contre la propagation du virus au Sénégal a été perdue depuis longtemps. Ainsi, le site conclut : « *Un taux de létalité très faible... l'immunité collective déjà en marche ?* »

Le même jour, le même site informe que, pour le Bureau prospective économique (agence gouvernementale) dirigé par Moubarak Lo, « *l'indice de sévérité du Sénégal est passé de 0,88 le 19 juillet à 0,84 le 26 juillet, soit une sévérité faible* ».

Il précise que la théorie du Docteur Moussa Thior, sur l'immunité collective semble tenir la route. "*Il faut laisser le virus circuler et arrêter d'ameuter les populations. Dans le cadre d'une maladie comme le coronavirus, les cas communautaires, c'est une très bonne chose, je pèse mes mots. Il faut laisser le virus circuler, ça va contribuer à développer l'effet de protection de masse*". Il fustige du coup le Pr Seydi qui parlait à l'époque de stratégie suicidaire.

Le 02 août, le directeur général du bureau de prospective économique, Moubarack Lo, nous revient pessimiste. Il annonce que la multiplication des décès du coronavirus au Sénégal « *inquiète et dépasse les prévisions* », dans l'émission « Le Grand Jury »**.** Pour lui, **«** "*Nous sommes dans le scénario rouge. Le taux de décès dépasse aujourd'hui nos prévisions pour fin juillet. C'est extrêmement grave* ». Il poursuit : « *Je lance un appel aux responsables sanitaires et au ministère de la Santé qu'ils réfléchissent ensemble pour voir ce qui cause ces décès, qui sont au-delà des normes* ». Pour le statisticien, « *Le Sénégal aura tous les jours un cas jusqu'à ce qu'on découvre un vaccin. La maladie ne va pas disparaître du jour au lendemain, comme par hasard* ». Alors, il recommande : « M*aintenant, il faudra travailler à limiter les cas de transmissions communautaires, maintenir la pression sur les communautés pour le respect des gestes barrières* ».

Remarque : Certains membres du corps médical se sont aussi prononcés sur les statistiques notamment sur le PIC et l'immunité collectifs.

Le 24 juillet, le journal Dakarmidi.net rend compte des paroles du Pr Mboup tenues la veille, à l'Institut de recherche en santé de surveillance épidémiologique et de formation (Iressef). Pour le virologue, **«** *la pandémie progresse lentement au Sénégal et atteindra probablement son pic au mois d'octobre* ». Pour lui, l'épidémie pourrait durer beaucoup plus longtemps. Il ajoute « *La stratégie de dépistage le maximum de personnes, d'isoler ces personnes et de les suivre, c'est la stratégie qui, pour moi, est la plus recommandée* ».

Ce 27 mai, le Dr Ibou Guissé, médecin, annonce ses statistiques pour atteindre l'immunité collective : « *Pour atteindre l'immunité collective au Sénégal, c'est 70 à 90 % de la population qui doivent choper le virus de la Covid-19. Pour le cas du Sénégal, au moins 12,5 millions de personnes seront concernées* ». Il ajoute : « *Mais cette situation de vouloir s'en remettre à l'immunité collective n'est pas sans conséquence. C'est un* *grand nombre de personnes âgées qui pourraient se retrouver à l'hôpital, parmi les cas graves et même mourir du virus* ».

Sur le site seneweb.com, les commentaires vont bon train : « **1.** *Ces marchands d'illusion ne sont surtout pas à écouter. Doctor cum livro. Il ne mène aucune étude sérieuse, mais se permet de nous donner des leçons sur la base des connaissances des autres. Nous sommes en présence d'un virus que personne, je dis bien, personne ne maîtrise. Les informations d'hier, sont contredites aujourd'hui, et celle d'aujourd'hui, le seront certainement demain. Et, cet irresponsable voudrait que le virus se diffuse à 12 millions de Sénégalais. Dans les pays occidentaux où les structures sanitaires sont plus nombreuses et mieux équipées, personne ne parle de cette immunité collective. Le seul qui avait véhiculé cette idée l'a abandonnée une fois que lui-même a failli mourir du virus. Il a cru alors que ce n'était pas une farce. Il s'agit de Boris Johnson.*

2. *En se basant sur les mensonges de l'OMS sur la rapidité de la contamination du virus, on peut en déduire que plus de 12 millions de Sénégalais ont déjà chopé le virus, donc l'immunité collective est déjà atteinte depuis longtemps.*

3. *Ohoooo. Y'a pas encore d'immunité contre le coronavirus pour espérer avoir une immunité collective pseudo-protectrice. Il faut éviter de s'informer à partir des médias, cher docteur. Toutes les recherches scientifiques sur une éventuelle immunité n'ont encore rien conclu et aucune n'a été encore validée. Voilà pourquoi aucun vaccin efficace ne sera trouvé parce que le principe du vaccin c'est l'immunité collective.*

4. *Il y a déjà une immunité dite croisée. Ce qu'il dit est possible et nous épargnera définitivement du prix à payer pour le vaccin et surtout les prochaines doses car il est possible qu'il faille plusieurs doses pour se protéger.*

5. *N'importe quoi ! Aucun pays n'a atteint l'immunité collective au lieu de prendre des mesures efficaces pour protéger la population, certains soignants ne débitent que des conneries puisque vous croyez toujours à tout ce qu'on vous dit. Bande de moutons.*

Le 05 août, Seneweb.com titre : « Covid-19 : "*Le Sénégal peut atteindre 200 000 morts*". Il cite le journal Tribune qui a repris l'alerte du virologue El Hadji Seydou Mbaye[30]. Ce dernier précise que « *Le coronavirus pourrait faire jusqu'à 200 000 morts au Sénégal, si on*

[30] Le journal ne précise pas s'il est médecin virologue ou biologiste virologue.

continue ce ratio à 2 %. ». Ainsi, El Hadji Seydou Mbaye prédit un scénario catastrophe et précise : « *le Sénégal est loin d'atteindre le pic. Il faut qu'à peine 60 % des Sénégalais soient infectés par le virus pour atteindre le pic* ».

Les internautes réagissent massivement. Le premier y met un brin d'humour : « *Logique pour logique avec 200 morts en 6 mois pour avoir 200 000 morts c'est dans un siècle, 100 ans (2120)* ».

Il déclenche une série de 8 réactions sur la logique statistique : « **1.** *La progression n'est pas une constante !! 200 c'est ce qui est comptabilisé. En dépistant au compte-goutte.*

2. *bof, celui qui nous parle de 2120, il devrait accumuler que des zéros en math. Comme le dit bien quelqu'un, la croissance des cas n'est pas une constante.*

3. *Il est vraiment passé à côté de la plaque. Ses prévisions sont fausses dénuées de toute logique cartésienne.*

4. *Il raconte n'importe quoi. Le maximum possible selon les stats internationales, c'est 12 000 morts, en raison de la pyramide des âges et des cas asymptomatiques.*

5. *Non, je ne crois pas qu'il ait dit. Parce que le PIC n'a rien à voir avec le ratio de la population atteinte. En Espagne, Italie ou même France, ils ont dépassé le PIC alors que le nombre total de cas positifs diagnostiqués est moins de 300 000 personnes. Il a lu des articles sans en comprendre le contenu.*

6. *Nous, on n'a pas encore 200 000 contaminés pour avoir 200 000 morts ? Et que fait -il du ratio des guéris ? Qui est plus important que celui des décès. Je crois qu'il divague. En tout cas, Yala na niou Yala moussal thi lamignam* »

7. *En fait ces médecins font de sorte que l'on ne les prend pas au sérieux, même dans les premières projections de l'OMS pour l'Afrique on n'était pas à ce niveau de mortalité. La mortalité pour cette maladie est d'environ 1 % des malades, 1 % de la population sénégalaise c'est moins de 200 000 personnes et d'autre part cette maladie arrêtera de progresser quand on aura 50 à 70 % de cas. Redire 200 000 morts du corona c'est ne pas savoir de quoi on parle.*

8. *Qui ce type ? Il cherche le buzz ou quoi ? Il n'y aura même pas 40 000 personnes atteintes de ce coronavirus au Sénégal. Le taux de mortalité étant de l'ordre de 1,5 %, au grand maximum, 600 décès seront liés au Covid-19.*

Je dis bien liés parce que les personnes qui meurent du Covid-19 avaient d'autres pathologies : diabète, hypertension, problèmes cardiaques ou AVC, bronchites chroniques, ... Cela veut dire que 98,5 % des personnes atteintes guérissent ou sont asymptomatiques. La Covid-19 n'est pas la seule cause du décès d'un malade dans la grande majorité des cas.

Le scénario catastrophe de ce virologue ne prend pas en compte les avancées dans les recherches d'un traitement et d'un vaccin contre la Covid-19. Dans 6 mois, des vaccins seront disponibles à grande échelle. Les Sénégalais à risques et les cas contacts seront vaccinés en 2021...

On ne saura même plus qui a été contaminé ou pas. Si en 1915, la grippe espagnole a disparu. En 2020 ou 2021, la Covid-19 disparaîtra.

9. *Le raisonnement de ce virologue est trop simpliste et ne prend pas en compte plusieurs paramètres. Le ratio (nombre de décès/cas confirmés) qui constitue le soubassement de son raisonnement est biaisé en ce sens que les chiffres communiqués par le ministère de la Santé n'ont rien à voir avec la réalité. Si ça se trouve, le nombre de cas confirmés pourrait dépasser les 2 250 000 soit 15 % de la population totale surtout avec le relâchement notoire en matière de respect des gestes barrières. Parallèlement, le nombre de décès dépasserait les 214 communiqués par le MSAS mais avec tout de même une évolution beaucoup moins proportionnelle que le nombre de cas confirmés (réel). Tout ceci pour dire qu'il est impossible de faire des prévisions au vu des chiffres ridicules communiqués par le MSAS.*

D'autres réactions suivent sur la gestion de la maladie, notamment sur les tests et l'immunité collective « **1**. *Les tests massifs sont inutiles Bon nombre de médecins l'ont explicité et cela nous le savions déjà donc arrêtez de les réclamer. Vraisemblablement vous vous affichez comme des supports des labos cooptés ou qui piaffent de l'être. Pour ceux qui prennent la corona pour épouvantail maintenant, qu'ils fassent attention, ils ne savent pas ce qui va leur arriver.*

2. *Je demande à tous, pour se faire une opinion de cette maladie, de voir s'ils ont une surmortalité dans leur entourage et connaissances en tenant également compte de la période de l'année. Le corona progresse au Sénégal et je dirai plutôt que c'est tant mieux car vu que l'on n'a pas de remède, le seul remède c'est l'immunité collective, faisons de sorte à ne pas saturer nos structures sanitaires donc respectons les gestes barrières.*

3. *Mais l'immunité collective n'est pas garantie avec la Covid-19.*

4. *L'immunité collective n'existe pas avec le Covid. C'est un non-sens médical. C'est comme si tu parlais d'immunité avec la grippe. De plus, on aura de cas plus les personnes âgées et les personnes vulnérables seront touchées. Cela occasionnera plus de cas graves et plus de morts. Mais certes, de là à parler de 200 000 morts. Après il a dit jusqu'à... c'est certainement le pire scénario, mais il semble improbable autant alors ne pas en parler dans les médias.*

5. *Nous avons des informations qu'on ne peut divulguer à l'heure où je vous parle mais sachez que les chiffres sont tous faux, les taux de contaminés et de morts de la Covid-19 dans le pays sont beaucoup plus élevés que ce que l'on a publié. Seneweb.com avec les nombreux décès de personnalités essaient de vous faire passer un message ; ils ne peuvent pas parler mais ils savent surement ; le peuple sénégalais est très loin de la vérité, si vous connaissiez la réalité vous paniqueriez tous. Peut-être qu'ils nous autoriseront à dire la vérité d'ici peu. »*

Certains se posent la question sur la responsabilité de la communication des acteurs. « **1.** *Les épidémiologistes doivent parler. Aucun rapport entre le pic, quel pic d'ailleurs ? et la population contaminée qui est plutôt une donnée relative à l'immunité collective ; je doute quand même qu'un virologue ait dit exactement ça.*

2. *Ce médecin vient d'où, il ne comprend pas. Il devrait sensibiliser au lieu de devenir stupide avec lui-même. Son souhait ne sera jamais exaucé. Comment est-ce 60 pour cent devrait tomber malade et également 200 000 vont mourir pourquoi il est méchant lui peut-être il veut devenir célèbre ? Ce n'est pas facile, il est fou.*

3. *Ce gars exagère et fait des révélations extrêmes. C'est bien de vouloir alerter l'opinion publique.*

4. *200 000 morts ! Ce n'est pas possible mais c'est une façon d'alerter l'opinion sur le danger qui guette. Attention en tout cas.*

5. *Est-ce une voix autorisée ?*

6. *Attention ce médecin s'est exprimé au conditionnel. Alors faites vos analyses sans autant lui caricaturer*

7. *Il a peut-être dit 20 000 morts ou 200 000 infectés. Attention aux écrits des journalistes.*

8. *Que se passe-t-il lorsqu'un masque est utilisé pendant 1 semaine sans le jeter à la poubelle. Eh bien, c'est bien ce qui se passe en général au Sénégal hélas ! Hygiène à repenser !»*

Un internaute introduit la dimension religieuse : « *Soubhanallah ! si réellement vos prévisions, vos postulats et autres théories rationnelles étaient fondés, la Covid-19 aurait été déjà un mauvais souvenir. Mais hélas, comme toujours vous vous livrez à des conjectures, parce que vous êtes incapables d'intégrer la dimension irrationnelle qui vous échappera toujours. Vous semblez mépriser l'essentiel, la "main invisible" de l'Être Occulte, sans Lequel tout devient désuet, impossible. Lui le Créateur de toute chose, qui décrète et guide selon sa volonté implacable, Lui l'Omnipotent, l'Omniscient Connaisseur de tout ce qui est apparent, comme caché, le Grand, le Sublime.*

Allahou Akbar ! Dieu Seul est Grand ! La Covid-19 c'est son truc, un de ses indénombrables soldats, qu'Il a juste fait souffler dans les airs et laisser le soin aux cupides êtres humains de le respirer afin de le diffuser pour le répandre rapidement sur terre, créant une chaîne de contamination redoutable.

Un virus, un très petit être, microscopique à la capacité nuisible, mortelle, qui défie le génie de l'homme impuissant devant cet être invisible à l'œil nu et méconnaissable qui semble le narguer continuellement.

L'Homme a été créé faible et très instable et doit comprendre qu'il ne devrait pas rester éloigné de son Seigneur sous peine d'être malheureux. Donc nous devons constamment nous repentir à Allah, l'Accueillant au repentir et demander son pardon, LUI le Tout Pardonneur.

Nous devons l'adorer tout le temps par la pratique régulière du Zikr (rappel du Seigneur) et Lui consacrer les prières obligatoires comme surérogatoires pour gagner sa sympathie et obtenir sa protection contre les forces néfastes, souvent invisibles et méconnaissables par nous autres les mortels. Notre salut dans le monde d'ici-bas et notre réussite dans l'au-delà sont à ce prix. ». Il est suivi par un autre « *SEUL ALLAH SAIT. WA SALAM* »

Mais les scientifiques tiennent à conclure : « **1**. *LE BILAN SE FERA À LA FIN. En attendant, une évidence nous pend au nez : il y a une tranche d'âge qui morfle vraiment et qui va priver ce pays d'une expérience, d'un savoir-faire, d'un savoir-être plus qu'utile. Scientifiques, entrepreneurs, créateurs de richesses et d'emplois... Ils sont en train de tomber les uns après les autres et personne n'ose dire la vérité. Après l'heure, ce ne sera plus l'heure ! Il serait salutaire pour notre Nation qu'il y en ait un qui se fasse harakiri en disant la vérité. La théorie du complot n'a plus de place dans cette pandémie.*

2. *Le côté "fascinant "de ce virus, est qu'il fait mentir tous ces experts et spécialistes en tout genre.* »

L'engagement des mathématiciens et statisticiens apparait dispersé et porte sur plusieurs points : la tendance statistique générale, les PIC espérés ou prévus, le nombre de lits, de respirateurs artificiels et la capacité des centres d'accueil, le genre (sexe et âge) des personnes décédées, les suites arithmétiques et géométriques de la contagion et de l'Immunité collective, le degré de sévérité de la Covid-19 ou l'indice de sévérité du Sénégal, le taux de reproduction de base et les autres taux (contamination, létalité, décès, contagiosité, positivité et croissance).

Ces taux sont en baisse ou en hausse en fonction des calculs et de la spécialisation des acteurs dont l'engagement ne peut être mis en doute. On est devant une situation où les mathématiques ne sont d'accord sur presque rien sauf sur « *la contestation des chiffres officiels qui ont fait perdre au Sénégal la bataille contre la propagation du virus depuis longtemps.* ». Fondamentalement, les désaccords entre les chiffres absolus et relatifs témoignent plus de conflits d'école (les acteurs se querellent sur les voies et méthodes pour atteindre les objectifs) qui ne remettent pas en cause l'importance des statistiques dans la gestion de la crise.

9.2. Engagement des ingénieurs/inventeurs

Le début du mois d'avril 2020, la presse se fait l'écho des inventeurs d'appareils de prise en charge médico-sanitaire.

Le 2 avril, senego.com titre : « *Urgence Covid-19 : 4 enseignants-chercheurs sénégalais conçoivent un respirateur artificiel* ». Le journaliste Mohamed Diouf explique : « *Avec seulement 10 respirateurs artificiels disponibles, les malades du coronavirus courent de grands risques, si jamais le nombre de cas augmente au Sénégal et que leur situation s'aggrave.*

En soin intensif, le respirateur artificiel permet d'assister totalement ou partiellement l'activité respiratoire d'un patient par l'utilisation d'un ventilateur. D'où le mérite de ces quatre (4) enseignants sénégalais d'en concevoir. Il s'agit des Docteurs Ibrahima Gueye (EPT), Ahmed Mouhamadou Wade (EPT), Mamadou Lamine Diagne (Université de Thiès) et Ousmane Seydi (EPT). »

Il ajoute : « *En temps normal, l'appareil peut coûter jusqu'à 11 millions de F CFA. Une charge très lourde pour un pays sous-développé comme le Sénégal. Toutefois, ces chercheurs sénégalais affirment qu'ils peuvent en produire largement à un prix très accessible si toutefois, ils obtiennent de l'aide.*

Docteur Ibrahima Gueye affirme dans PressAfrik, visité par Senego *« Si nous avons les financements et la main-d'œuvre requis, nous pourrons produire des dizaines de machines de ce type par jour à 40 000 F CFA l'unité »*. Finalement, Il précise que « *L'appareil fin prêt, il reste qu'il soit validé par un corps médical habilité. À cet effet, ces chercheurs sénégalais lancent un appel pour cette étape ultime. Également, ils sollicitent le soutien de la communauté scientifique pour améliorer l'appareil.* »

Le 09 mai, le journal le Quotidien titre : « *Affaire du respirateur artificiel 3D de l'Ept : Un poisson d'avril en pleine crise sanitaire* ». Voici, en encadré, le contenu de l'article.

Le Sénégal a enregistré son 13e décès lié au Covid-19 et hier, son 7e cas grave. À l'École polytechnique de Thiès (Ept) où 4 enseignants-chercheurs avaient annoncé le 2 avril dernier, la disponibilité d'un respirateur artificiel entièrement conçu à partir d'une imprimante 3D, le processus de conception de cette machine essentielle pour soigner les cas les plus graves est, en effet, loin d'être bouclé. Un poisson d'avril en pleine crise sanitaire.

Les 4 enseignants-chercheurs de l'École polytechnique de Thiès (Ept) ont-ils mis la charrue avant les bœufs ? Ces derniers qui avaient annoncé, en grande pompe à la presse nationale et internationale en avril, avoir entièrement conçu à partir d'une imprimante 3D, un respirateur artificiel afin de contribuer à l'effort de guerre contre la pandémie du Covid-19, tardent à livrer le prototype qui pourtant « était complet et fonctionnel », selon eux. Mieux, ils avaient affirmé être dans des démarches pour une validation par des médecins et de plus hautes autorités du pays. Que nenni.

En effet, le ministère de la Santé n'a pas encore donné son feu vert pour l'utilisation du respirateur artificiel, parce que le processus de mise au point de la machine est toujours en cours. Le groupe d'enseignants-chercheurs est toujours dans ses recherches. Et pourtant, il avait avancé un prix à raison de 40 mille francs CFA par machine et même de pouvoir en fabriquer jusqu'à 50 par semaine. Un effet d'annonce digne d'un poisson d'avril en pleine crise sanitaire. Et à l'heure où les équipements médicaux manquent un peu partout et parmi eux les fameux respirateurs artificiels essentiels pour soigner les cas les plus graves, l'espoir cède au désespoir.

La défense des enseignants-chercheurs

« Même si nous sommes dans une situation d'urgence dans la mesure où c'est la vie de personnes qui est en jeu, nous sommes obligés de prendre en compte tout ce que les médecins nous donnent comme suggestions », botte en touche Dr Ibrahima Guèye, responsable du laboratoire de fabrication « Fab Lab » de l'Ept. Selon l'enseignant-chercheur, membre du groupe de concepteurs, « nous sommes toujours dans la phase où on discute avec des médecins. On intègre leurs remarques et ensuite on retourne les voir. Quand ils nous auront dit que tout est bon, c'est là que le ministère aura décidé d'intervenir. Mais on ne s'adresse pas directement au ministère, on parle avec des médecins. Nous espérons que ça finisse vite à l'étape où nous sommes ». Il note : « Le processus n'est pas encore fini, nous y sommes toujours. Il est très long. Et c'est normal. » Alors pourquoi avoir annoncé que le prototype était disponible ?

Des sources renseignent que « c'est juste une stratégie de communication pour capter des financements ». Parce qu'en réalité, affirment-elles, « ces enseignants-chercheurs, mathématiciens et informaticiens ont reproduit un modèle sans pour autant avoir le matériel nécessaire au complet ». Pire, « ils ont été au Centre hospitalier régional El Hadji Ahmadou Sakhir Ndiéguène où on leur a fourni un respirateur en panne mais qui fonctionne manuellement. Et quand ils ont dépiécé la machine, ils ont trouvé des choses qui n'étaient pas prévues dans le prototype qu'ils étaient en train de fabriquer ». Pour simplement dire « qu'ils sont allés trop vite en besogne. La machine n'a pas été validée encore moins testée sur un patient ».

À rappeler que les respirateurs artificiels représentent la principale forme de traitement pour les patients présentant une forme grave de Covid-19. Mais ces machines coûtent cher à fabriquer et de nombreux pays dont la France et les États-Unis sont confrontés à une pénurie de stocks. Au Sénégal, il n'y en a que 80, loin d'être assez pour faire face à un potentiel pic de la pandémie.

Le 11 mai, L'Agence de Presse Sénégalaise (APS) produit un article repris par la presse. Dans l'article ci-dessous, le Directeur de l'École polytechnique de Thiès (EPT) apporte des précisions.

Respirateur POLYTECHNIQUE : L'ASSOCIATION DES ANESTHÉSISTES ET RÉANIMATEURS DU SÉNÉGAL TESTE LE RESPIRATEUR ARTIFICIEL CONÇU PAR L'EPT (DIRECTEUR)

Thiès, 11 mai (APS) - Une équipe de l'Association des anesthésistes et réanimateurs du Sénégal a testé, dimanche, un prototype de respirateur artificiel conçu par l'École polytechnique de Thiès (EPT), a révélé lundi son directeur, le Professeur Alassane Diène.

« *Hier, nous avons reçu l'Association des anesthésistes et réanimateurs du Sénégal, qui est dirigée par le Docteur Massamba Diop* », a dit à des journalistes le directeur de l'EPT. Selon le responsable de l'EPT, le Docteur Massamba Diop est venu avec son équipe et « *tout un arsenal d'équipement pour tester* » l'appareil. Il a rapporté la bonne impression des médecins, qui ont toutefois formulé des recommandations pour l'ajout d'autres fonctions.

« *Il nous dit qu'il n'a jamais vu dans sa carrière un appareil (de réanimation) qui peut fonctionner avec juste un téléphone* », a dit le Professeur Diène. Une application installée sur un téléphone permet de surveiller la machine à distance, a expliqué Alassane Diène.

Les réanimateurs et anesthésistes « *s'attendaient à voir un appareil basique, mais ils ont dit que non, vous avez un appareil haut de gamme* », a-t-il poursuivi.

Après avoir testé l'appareil avec leur équipement, dont des mannequins, l'équipe a demandé aux chercheurs de l'EPT d'« *y adjoindre toutes les fonctionnalités qui répondent aux normes* ». Une liste de fonctions additionnelles leur a été remise par les spécialistes, qui ont promis d'accompagner l'EPT tout le long du processus.

« *Aujourd'hui même (lundi), les gens sont à pied d'œuvre. Ils (les chercheurs) sont là-bas au laboratoire en train de voir comment implémenter toutes les recommandations* », a indiqué Alassane Diène. Une fois qu'ils auront fini d'intégrer les nouvelles fonctions suggérées, les chercheurs de l'EPT retourneront voir les anesthésistes et réanimateurs pour qu'ils les valident. « *Une fois que c'est terminé, nous allons faire des tests de durabilité* », a-t-il poursuivi, non sans souligner l'importance de cette étape du processus.

« *En ingénierie, surtout quand il s'agit de vies humaines, on est obligé de respecter des étapes* », a-t il dit, pour souligner les exigences de ce secteur où des appareils peuvent « *fonctionner six mois d'affilée* ». D'où l'obligation d'effectuer des "tests d'endurance" et de suivre tout le processus.

Même avec toutes les fonctions, si l'appareil doit s'arrêter au bout de 6 mois, « ce n'est pas la peine », estime-t-il. « *On va vers le haut de gamme, il faut s'assurer que tout ce qu'on va mettre sera des éléments de qualité, qui pourront fonctionner pendant des années sans nécessiter d'être changés.* » 'ADI/ASG

Le 27 mai, l'APS nous revient avec le titre : « *Coronavirus : L'appareil de lavage autonome de l'IUT de Thiès présenté au gouverneur* ». On peut lire :

Le chef du département génie électrique de l'Institut universitaire de technologie (IUT) de l'Université de Thiès, Ousmane Sow, a présenté officiellement, mardi, son dispositif de lavage des mains autonome au gouverneur de la région de Thiès, a appris l'APS.

La séance de présentation s'est déroulée dans le hall de la gouvernance peu avant l'accueil par le gouverneur Mamadou Moustapha Ndao, du premier convoi d'enseignants, venu de Dakar pour les besoins de la reprise des cours.

Le gouverneur était accompagné notamment du médecin-chef de la région, le Docteur Malick Ndiaye, de l'inspecteur d'académie de la région, Pape Baba Diassé, et du préfet du département, Moussa Diagne.

Ousmane Sow était venu avec des étudiants ayant travaillé à la réalisation du projet.

Le gouverneur a relevé qu'il s'agit d'un « *dispositif très utile aux hôpitaux et aux centres de santé* », a rapporté M. Sow.

Il a ajouté que le médecin-chef a fait part de sa volonté de passer une commande auprès de l'IUT, sans plus de détails sur le nombre de prototypes dont il a besoin.

Selon lui, le directeur du Centre régional des œuvres universitaires de Thiès (CROUS-T), a commandé vendredi, une dizaine de machines, pour équiper des services du campus social. Ce dispositif de lavage des mains, de matériel médical ou de masques réutilisables, est doté d'un système automatique de distribution de gel hydro-alcoolique et de savon liquide. Il est équipé d'une assistance vocale et d'une autonomie d'énergie.

Son concepteur dit avoir fait part au gouverneur de son ambition d'en équiper la gouvernance et toutes les préfectures et sous-préfectures.

Le 30 mai, la presse se fait l'écho des inventions des étudiants. Dakaractu.com titre : « *Thiès/Lutte contre la Covid-19 : Des étudiants de l'IUT créent un robot autonome pour le lavage des mains.* ». Le journal produit le contenu suivant :

Des étudiants de l'Institut universitaire de technologie de Thiès, en collaboration avec leurs professeurs, ont mis en place, dans le cadre de la lutte contre la pandémie au coronavirus, un banc hygiénique pour le lavage de main.

C'est à travers le concept "science et culture" pour faire face à la Covid-19 qu'un système qui permet au personnel soignant entre autres structures ou entreprises qui seraient intéressées par ce banc hygiénique de se laver les mains sans pour autant être en contact avec une personne encore moins un objet. Pour que le message passe vite, des voix d'artistes thiessois sont empruntées pour les indications.

Le dispositif est muni d'un robot qui parle quatre langues : Français, Ouolof, Pulaar et Sérère. Doté d'une capacité énorme, ce plateau hygiénique autonome peut prendre jusqu'à 50 litres d'eau. Il est muni d'un autre réservoir qui récupère l'eau déjà utilisée. Il prend 5 litres de gel, 5 litres d'eau javellisée, 5 litres de savon liquide.

En effet, ce plateau hygiénique est doté également d'un système back up lui permettant de fonctionner à la fois avec du courant ou de l'énergie solaire. Après la présentation de cet appareil innovant, ces chercheurs et étudiants de l'IUT ont tendu la main aux autorités afin qu'elles appuient le savoir-faire local qui est capable d'apporter sa contribution dans ce plan de riposte contre la pandémie, s'il est accompagné…

Pour terminer avec la communication des ingénieurs, on revient au **16 mai** avec seneweb.com qui titrait ce jour : « *Covid-19 : Un Sénégalais invente un portique de désinfection* ». Il informe que les *Sénégalais bouillonnent d'idées et face à la Covid-19, l'architecte Mamadou Niang vient de créer un portique de désinfection des bactéries et des virus. L'appareil, qui diffuse un produit désinfectant, réduit la charge virale transportée par nos habits et chaussures.*

Le concepteur explique dans le journal Le Soleil : « *Le portique est composé de deux parois latérales équipées pour produire la combinaison d'un rayonnement, d'une lumière et d'une chaleur non stressante et biologiquement supportable par le corps humain. L'irradiante chaleur produite est comprise entre 35 et 70 degrés* ». Il précise que « *L'irradiante chaleur produite est comprise entre 35 et 70 degrés alors que le virus est annihilé à partir de 56 degrés. Le portique aura également plus tard une fonction de dépistage au coronavirus.* » D'ailleurs, il dit travailler à l'équiper « *d'une caméra thermique pour détecter les températures et d'un écran intelligent pour lire les températures et stocker les informations utiles pour le traçage des suspects.* »

Les réactions sont nombreuses. Beaucoup d'internautes apprécient et demandent le soutien de l'État, tout en critiquant ce dernier. « **1.** *Excellente initiative que l'État devrait soutenir et aider à reproduire plusieurs exemplaires pour équiper les bâtiments administratifs et autres services. Charité bien ordonnée commence par soi-même.*

Mais vous allez voir que cette invention va vite tomber dans l'oubli comme le Covid organic de Madagascar malgré le soutien de son président tout simplement parce que ça vient d'Afrique.

On préfère faire confiance et attendre que l'Occident se serve pour après prendre les restes. Des Français ont créé des distributeurs automatiques de gel hydro-alcoolique et dans les semaines qui ont suivi, ils ont eu des centaines de commandes et ces appareils ont envahi les bars, pharmacies et autres lieux publics.

2. *C'est l'État qui doit faire les premières commandes pour faire décoller les ventes de cet appareil. Bon courage mon gars !*

3. *Comme disait quelqu'un, avoir de bonnes idées est une chose, les réaliser en est une autre. Il ne savait pas si bien dire, surtout dans le contexte sénégalais, dans lequel l'État non seulement n'accompagne pas, mais encourage tout ce qui freine, au profit de sangsues nationales et d'opportunistes étrangers tout aussi véreux, mais surtout très conscients des tares morales de notre système.*

4. *Nos étudiants et ingénieurs sont super. Ce sont les gars tenus de les accompagner qui ne les rendent pas le l'attention et l'appui qu'ils méritent. Et les respirateurs qu'ils avaient créés quelle est la suite que le ministère a accordé à ce bel exemple de savoir-faire ?*

5. *C'est dommage que nous n'ayons pas les moyens financiers des pays industrialisés, car nous avons de l'idée.*

6. *Bonne continuation, cher compatriote. À l'État de soutenir cette initiative en la faisant notamment financer par le fonds COVID qui doit disposer d'une ligne d'appui à la recherche-innovation locale. Bonne continuation, cher compatriote. Le fonds COVID-19 pourrait disposer d'une ligne d'appui à la recherche-innovation au profit des techniciens locaux ».*

Un internaute entame une critique de la technologie et déclenche une série de réactions :

« 1. Ha ha ha ha ha ha. C'est plutôt un four. L'article parle d'abord de diffusion de désinfectant puis de diffusion de chaleur. La désinfection grâce à un agent chimique (désinfectant) ou grâce à un agent physique (chaleur).

1 bis. *Tout à fait, le virus ne meurt qu'à 60 degrés au moins. Quel être humain serait en mesure de supporter 60 degrés. À cette chaleur, la peau est brûlée.*

1 ter. *Une exposition rapide de quelques secondes c'est assez pour éliminer ce virus. Bonne idée plus efficace que les laveurs à mains et sans entretien.*

1 quadra. *Ça se voit que vous n'êtes jamais sorti de votre quartier ! Il ne s'agit pas de rester 20 minutes devant cet appareil pour rôtir comme un poulet mais de traverser le rayon pour quelques secondes. Allez sur YouTube, vous verrez que les magasins de vêtements se servent de vapeur chaude qui sert jadis à repasser pour désinfecter les vêtements que les clients essaient. Et puis au Sénégal il y a des zones qui font 50° non ! Voilà pourquoi l'Afrique n'avance pas. Vous tirez tout le monde par le bas tandis que les autres tendent le bras à ceux qui sont au bas de l'échelle !*

1 quinq*. Il y a beaucoup mieux que la chaleur : les rayons ultraviolets à 222 nanomètres tuent le virus en une seconde et la faible longueur d'onde fait que les rayons ne pénètrent pas la surface de la peau.*

1 six. *Ce n'est pas une invention. Ici en Europe, il y a des milliers de bricoleurs qui font beaucoup mieux chaque jour sans que personne n'en parle. Parce que c'est banal. Cessons de faire les clowns !*

Un internaute qui se dénomme « Inventeur » expose son problème : « *J'ai un projet d'invention dans le domaine de l'énergie. J'y ai travaillé durant des années. J'ai déposé un brevet à l'OAPI depuis 5 ans. Je paye les taxes annuelles pour sa protection. Pour que je puisse mettre en valeur cette invention, il me faudra réaliser le prototype. J'ai fait une demande de financement au niveau de l'ASPIT. Malheureusement, cette institution ne dispose pas présentement de fonds pour subvenir à ma requête Donc j'ai décidé de vendre certains de mes biens (terrain 150m2 situé Kounoune dans la commune de Rufisque) ?* »

Il reçoit un conseil et est encouragé : « *Fais un business plan et demande un accompagnement à la banque ou pense aux financements participatifs. Courage* »

Le dernier intervenant fait une remarque d'ordre déontologique « *Au Sénégal, il est interdit aux architectes de faire de la publicité. Par contre, ce Mr Niang a inventé la façon de faire sa publicité sans en avoir l'air et sans enfreindre la loi. Chapeau !!!* »

Dès le début du mois d'avril 2020, l'ingénierie a communiqué sur sa contribution à la lutte contre la Covid centrée sur les appareils de lavage plus ou moins autonomes, de désinfection, d'une part, et surtout, d'autre part, sur le respirateur artificiel.

L'engagement communautaire des ingénieurs aurait confondu vitesse et précipitation. Les utilisateurs (médecins) n'ont pas été associés au départ. C'est comme si on a inversé les étapes (mettre les charrues avant les bœufs) en faisant appel aux médecins à la fin du processus. Le processus d'invention et d'innovation est apparu plus concurrentiel que complémentaire, surtout pour le respirateur. Il a aussi souffert de l'absence d'une approche interdisciplinaire.

Fondamentalement, il a montré les limites du passage de la théorie à la pratique interdisciplinaire, surtout en période de crise. L'innovation technologique (processus d'insertion d'un savoir ou savoir-faire dans une pratique) ne saurait s'accommoder de l'urgence, pour ne pas dire la précipitation, surtout si les moyens autres que intellectuels ne sont pas toujours disponibles.

9.3. Engagement des communicants

L'engagement des communicants peut être décomposé en contributions analytiques et en tentatives de saisine de la communication.

9.3.1. Contributions analytiques

Des spécialistes se sont aussi mis à l'œuvre soit pour apprécier les stratégies et pratiques de communications mises en place, soit pour en proposer.

Le 14 mai, seneweb.com poste une vidéo d'un communicateur traditionnel. Il titre : « *El Hadji Becaye Mbaye sur la situation du Covid-19 : "Les Sénégalais sont très indisciplinés* ».

Pendant ce temps, le site enquêteplus publie la sortie du Conseil pour l'observation des règles d'éthique et de déontologie (Cored). Ce conseil appelle les médias à l'exercice d'un "*journalisme responsable*". Plusieurs médias avaient précisé les pathologies dont souffrirait un patient, lors du 12e décès lié à la Covid-19.

« *Le CORED signale que la diffusion de ces informations médicales est une atteinte grave à la dignité du défunt et rappelle à tous les confrères et consœurs qu'en toute circonstance, nous devons rester des journalistes prudents, mais aussi très précautionneux dans la manière de traiter une information aussi grave touchant une épreuve familiale intime et douloureuse* »

Après avoir appelé au respect des règles éthiques et déontologiques, le conseil appelle « *à plus de professionnalisme dans le traitement d'informations relevant du domaine de la vie privée ou couverte par un secret professionnel et, dans le cas d'espèce, par le secret médical* ». Il rappelle aussi que la diffusion des informations relatives à la situation médicale est contraire à l'éthique journalistique, sauf si elles ont un intérêt public. « *Au terme des articles 53 et 54 du Code de la presse, le Cored, tout en privilégiant le dialogue, a les pleins pouvoirs pour prononcer des sanctions contre les organes qui font fi du respect des règles d'éthique et de déontologie*'' ».

Le 16 mai, Abda Wone, spécialiste en communication, fait une contribution axée sur la place des langues nationales dans la communication (voir encadré ci-dessous).

La lutte commune contre la pandémie COVID-19, devrait grandement reposer sur la sensibilisation avant le dépistage, que celui-ci soit massif ou ponctuel voire échantillonné. Le message est plus audible, venant du voisin, du coreligionnaire et surtout de celui qui partage les codes linguistiques de la cible. Alors, les langues nationales, un outil indispensable dans la communication communautaire. Et pour sensibiliser massivement, il n'y pas meilleur support que les communautés. C'est connu qu'en Afrique notamment, l'individu a tendance à s'effacer pour la Communauté. C'est dans ce milieu qu'il se sent en sécurité, prend ses repères et recherche reconnaissance. C'est dans la Communauté qu'il tire ses meilleurs soutiens, mais aussi les contempteurs qu'il redoute le plus. S'il compte pour les siens, il est supposé compter aux yeux d'autres hors communauté. »

La Communauté repose sur un partage d'espace de vie, de langue et de mémoire. À partir de telles considérations, il est possible d'obtenir des adhésions, de mobiliser la personne, en la mettant chaque fois devant ses responsabilités, devant et pour la Communauté.

Ainsi, la démarche communautaire peut occuper une place importante et sa parfaite maîtrise devenir un formidable moyen de limiter la propagation du Coronavirus. La Covid-19 se déplace plus vite que l'on ne l'avait envisagé.

Avec le développement croissant des Technologies de l'Information et de la Communication (TIC), la Communication communautaire s'est aussi adaptée et n'utilise pas que les canaux traditionnels de l'information, en l'occurrence, la télé, la radio, les journaux, l'affichage, le théâtre, etc.

Mais la réussite d'une bonne campagne de communication communautaire suppose une parfaite connaissance de sa cible. Le concepteur du Plan de Communication doit connaitre la communauté vers laquelle il souhaite porter la bonne information. Dans notre cas précis, il s'agit de faire observer les gestes barrières et intérioriser les comportements qu'il faut pour endiguer la pandémie. Dans sa rapide propagation, le coronavirus ne discrimine personne, ni aucun groupe.

Communiquer avec la société (un pays par exemple) suppose d'abord et avant tout comprendre, qu'à l'intérieur de celle-ci, il y a des sous-groupes pas forcément aussi sensibles les uns que les autres, aux discours adressés à l'ensemble. Beaucoup sont davantage sensibles à ce qui leur parle en particulier, qu'à ce qui est adressé au groupe. À l'échelle plus large, comme au niveau pays, les rapports au message restent quasi inchangés.

Celui qui me parle me connait, me respecte, m'estime. Ainsi réagit la cible. D'où l'importance de la segmenter.

Si parler la même langue que la communauté est indispensable pour faire passer le message, parler le même langage est aussi d'une importance capitale pour éviter que les consignes ne soient mal comprises ou prises à la légère. Pour ce faire, il est important de considérer le rôle et le choix des leaders d'opinion confirmés.

Pour réussir la Communication communautaire il faut, en plus de la maîtrise de nos langues, une démarche inclusive et une équipe pluridisciplinaire. Celle-ci s'appuiera sur une parfaite connaissance de la communauté, de son passé, de sa sociologie et des règles qui la régissent.

Sans quoi, le message qui lui est destiné pourrait malheureusement passer à côté et cela donne une campagne perdue.

Le 11 août, le Pr Khadiyatoulah Fall nous revient dans une contribution dans journal « le Témoin » et le site « seneplus.com ». Ce dernier titre : « *La Covid-19, à travers l'agnotologie, a été accentuée par la désinformation polyphonique* ». Le Co-Auteur de l'ouvrage « *Les discours du Savoir* »[31] tente d'éclairer la « *lanterne de l'opinion sur le concept de l'agnotologie, c'est-à-dire la production de fausses connaissances, appliquée à la Covid-19* ». Pour lui, « *la période Covid-19 a été et continue d'être une arène de controverses scientifiques, populaires et populistes autour du virus, de son origine, de la réalité de la pandémie, de la fabrication et de l'efficacité des médicaments et des vaccins disponibles.* »

Le professeur précise la normalité de l'activité scientifique avant de décrire la réalité. Pour lui, « *il est normal que l'activité scientifique, l'activité de recherche s'accompagne de critiques entre chercheurs car clarifier les connaissances, questionner les théories et surtout les méthodologies douteuses, obscures, cela relève du contrat épistémique de la science dont le rôle est de lever l'ignorance, de dépasser les opinions et de faire avancer la science sur des bases solides, vérifiables. Cependant, nous avons été tous témoins de la confusion créée par les scientifiques eux-mêmes sur les résultats de la recherche et à travers leurs sorties médiatiques. Nous avons perçu des divergences de points de vue où l'on a parfois décelé des rivalités entre chercheurs et laboratoires de recherche, des collusions, des conflits avec les intérêts financiers de la grande industrie pharmaceutique et des enjeux géopolitiques internationaux, des légèretés dans l'évaluation des articles scientifiques, et cela même dans des revues scientifiques d'habitude de haut calibre. Ainsi ces facteurs ont pu parfois créer une illisibilité dans l'énonciation de la parole scientifique. Tout ceci a même poussé des scientifiques à valider les théories complotistes, conspirationnistes.* »

Sans vouloir accuser personne, ni pointer la responsabilité de qui que ce soit, il tient à surtout faire « *comprendre en abordant la question d'abord par l'énonciation scientifique, c'est montrer que l'agnotologie, c'est-à-dire l'inexacte production des faits, la création de l'incertitude, le camouflage d'une partie de la réalité, l'obstruction dans la*

[31] Qui traite des processus de construction et d'interprétation des discours scientifiques, didactiques et de vulgarisation.

révélation des faits, de telles pratiques ont pu être commises par des scientifiques eux-mêmes et cela pour des raisons qui ne sont pas scientifiques. Et ainsi faisant, des scientifiques et des médecins engagés dans la recherche sur la Covid ont pu faire le lit d'une certaine fabrique de l'ignorance. Des chercheurs ont d'ailleurs soutenu, à juste titre, qu'en ce qui concerne la recherche sur la Covid19, on a assisté plus souvent au spectacle d'un partage de l'incertitude que celui d'un partage du consensus. »

Pour lui, « *lorsqu'on parle de la production de l'agnotologie, il faut savoir qu'elle n'émane pas seulement du savoir non expert ou des savoirs populaires, religieux ou culturels. Ainsi, des philosophes, sociologues et historiens des sciences ont utilisé la métaphore de la « science fast food » pour renvoyer à l'approximation des résultats mais surtout à la précipitation dans leur diffusion avec la concurrence des revues scientifiques.* »

Il constate que « *Des recherches ont montré qu'avec la pandémie Covid-19, l'évaluation des articles prenait 10 jours. Avec l'épidémie Ebola, c'était 15 jours. Alors qu'en période normale, une évaluation sérieuse peut prendre 100 jours. Le déferlement de l'agnotologie a bénéficié d'un contexte énonciatif favorable marqué par une extrême polyphonie des voix et une intense circulation des discours. Je ne crois pas que, dans l'histoire humaine sur les pandémies et épidémies, nous n'ayons jamais été exposés au télescopage et à l'intertextualité d'autant de discours sur une maladie. Un chercheur a décrit notre période comme étant celle de l'énonciation de la « santé polyphonique* ».

Pr Fall poursuit : « *Dans un contexte où la parole scientifique était instable, incertaine et alors que le monde scientifique partout tardait à faire autorité forte sur l'interprétation des faits, il s'est installé une concurrence des interprétations qui puisaient à différentes sources et particulièrement à celles non scientifiques. Il s'est installé ce que l'on a désigné par un tsunami informationnel, une infodémie que d'ailleurs l'Organisation Mondiale de la Santé (OMS) a identifiée très tôt comme un enjeu important dans nos stratégies de riposte face à la propagation du virus. L'infodémie est une surcharge cognitive d'informations sur des enjeux d'actualité, informations dont les véracités, surtout scientifiques, ne sont pas établies et cela perturbe la résolution des problèmes car la population perd les repères et n'arrive plus à agir de manière rationnelle et efficace.* »

Par ailleurs, le professeur constate qu'il existe « *des scientifiques, de chercheurs, de médecins qui ont toujours respecté le contrat épistémique du faire et du dire scientifiques. Il faut d'ailleurs saluer cette grande mobilisation mondiale du milieu scientifique, de nos chercheurs courageux et persévérants dans le silence des laboratoires qui nous ont procuré en un temps record les différents vaccins dont nous disposons aujourd'hui et qui, malgré les polémiques qu'ils génèrent, montrent quand même, comme vous le dites, une certaine efficacité. Là où les vaccins sont disponibles, là où les gens vont se vacciner, il y a des progrès et cela donne espoir que l'intelligence scientifique, la rationalité et le civisme des humains nous permettront de sortir de cette pandémie* ».

Il insiste sur le fait qu'il y eu, néanmoins « *des acteurs du savoir scientifique et des praticiens ont pu participer à la désinformation permettant parfois même aux citoyens ordinaires d'élaborer des représentations erronées sur le virus, sur la pandémie et les soins.* »

Pr Fall ajoute que « *A cela se sont greffés les croyances traditionnelles, religieuses, les rumeurs, des préjugés, des idéologies populistes, et surtout des perceptions, des informations fausses qui viennent de notre exposition aux médias sociaux et à certains influenceurs. Je précise ici : Je ne dis pas que tout, des réseaux sociaux et d'internet, renvoie à la désinformation. On y rencontre de la bonne et utile information. Ce que des recherches font cependant ressortir, c'est que les rumeurs et les faussetés délirantes portées par les activistes corona sceptiques et les antivax prennent une plus grande prégnance cognitiviste chez les internautes et cela sous l'effet de ce que nous appelons l'hameçonnage, l'enfermement algorithmique ou le « rabbit hole* ».

Il précise que des chercheurs de l'Université Mc Gill de Montréal ont bien montré que les médias sociaux ont été plus susceptibles à pousser, à enfreindre les règles sanitaires que les médias traditionnels. Alors, « *Il est important de bien analyser ce qui se passe, ce qui s'est passé. Et surtout de ne pas enfermer la fabrique de la désinformation et de l'ignorance dans le seul monde non scientifique.* »

Le Professeur interpelle les décideurs politiques, en charge de la gestion de la pandémie d'une grande complexité « *car, en dernier ressort, ce sont eux qui doivent prendre position, nourris par des données scientifiques, mais aussi par d'autres facteurs qui ont des impacts sur les différentes dimensions de la vie économique, sanitaire, sociale et nationale. La pandémie porte sur un virus sournois et mutant.*

Elle s'inscrit dans un contexte économique, dans un contexte international, dans un contexte culturel et surtout, pour notre pays, dans un contexte où la production du sens social subit fortement les contraintes religieuses et confrériques. Mais également dans un contexte où la culture scientifique et la vulgarisation scientifique ont besoin d'être développées. Comment alors créer une rencontre éclairée entre les recommandations de la science, les sensibilités socio-culturelles et religieuses et les décisions politiques ? Cela n'est pas facile. »

Il préconise la vigilance ainsi que « *les critiques sur l'action gouvernementale si de besoin, critiques sur les erreurs flagrantes et les incompétences de gestion s'il y en a, mais aussi il faut savoir être nuancé et tolérant. Il ne faut pas sombrer dans le nihilisme et dans les simplifications réductrices d'une situation complexe.* »

Le professeur prévient aussi : « *De plus, nous risquerions de sombrer dans l'agnotologie si les conflits politiques structuraient essentiellement nos interprétations des événements. Je voudrais apporter une dernière clarification importante. L'agnotologie ou cette science de l'ignorance, de la construction de l'ignorance, pour reprendre le professeur Robert Proctor de l'Université de Stanford, peut se rencontrer dans toutes les activités de la société. Nous avons ici parlé du domaine scientifique médical. Mais elle intervient aussi dans le milieu industriel et économique et là je pense aux recherches du professeur Proctor sur l'industrie du tabac. Elle touche les champs de l'agro-alimentaire, de l'environnement, de la justice, de la gouvernance politique, etc.* »

Pour terminer, l'enseignant-chercheur nous plonge dans sa recherche et actualise « *Dans notre groupe de recherche, nous analysons l'agnotologie dans le cadre des enjeux contemporains sur la liberté d'expression. En effet, la liberté d'expression ne peut être ce droit démocratique fondamental que si les conditions de possibilités d'exercice plein de ce droit existent. Et parmi ces conditions, il y a la disponibilité de l'information juste, de la transparence, de la mise à disponibilité des faits objectifs aux citoyens pour pouvoir bien juger. L'agnotologie et l'analyse des processus de construction de l'ignorance, de la désinformation visent donc à aider, à promouvoir l'existence de « sociétés de démocratie éclairée* ».

De plus en plus, les médias, dans différents pays du monde, créent des plateformes de « fact checking », de « debunking », de « vrai ou faux » qui se spécialisent, avec une démarche informée, professionnelle, transparente et rigoureuse, à débusquer et corriger les rumeurs, les fausses informations, les fakenews, les intox qui trompent et manipulent les citoyens. Il est évident que de telles plateformes avec des acteurs compétents et crédibles ont manqué dans notre pays durant la pandémie afin de bien informer. »

Les contributions analytiques se sont appuyées sur les fondamentaux de la communication. Certains contribuent à travers une approche techniciste alors que d'autres utilisent une approche scientifique.

Fondamentalement, les analyses technicistes s'appuient sur les composantes du schéma mécanistique de la communication, à savoir le code, le canal, la cible et l'émetteur. Pour eux, le codage du message en langues nationales comme un outil indispensable dans la communication de crise. En plus des canaux traditionnels de l'information (télé, radio, journaux, affichage, théâtre, etc.), les technologies de l'Information et de la Communication (TIC) doivent aussi être optimisées. Au-delà, une démarche inclusive et une équipe pluridisciplinaire permettant une parfaite connaissance de sa cible (récepteurs) sont nécessaires. Cette démarche s'appuiera sur une parfaite connaissance de la communauté (récepteurs), de son passé, de sa sociologie et des règles qui la régissent. Les analyses mettent en avant des éléments en rapport avec l'émetteur comme conditions d'une bonne communication de crise : soucis de la vérité dans le discours, leadership, attention, prise en compte des obstacles et résistances, construction intelligente et simplicité des messages.

Concernant l'approche scientifique de la communication lors de l'épidémie, la contribution analytique fait un constat hypothétique du développement de *l'agnotologie*. Elle se fixe l'objectif d'identifier les déterminants et complicités. D'emblée, elle précise la normalité de la critique entre chercheurs dans l'activité scientifique dans les milieux idoines. Mais, la Covid-19 a entrainé des sorties médiatiques et la réduction de la durée d'évaluation des articles scientifiques dans un contexte de conflits et rivalités entre chercheurs et laboratoires. Tout ceci a même poussé à la validation de théories complotistes, conspirationnistes qui ont créé la confusion sur les résultats de la recherche. Cette confusion est caractéristique d'une période de l'énonciation de la « *santé polyphonique* ». Même s'il existe « *des scientifiques, des chercheurs, des médecins qui ont toujours respecté le contrat épistémique du faire et du dire scientifiques.* » ce qui permet à l'analyse de constater un tsunami informationnel, une infodémie que l'Organisation Mondiale de la Santé (OMS) a identifiée très tôt comme un enjeu important dans nos stratégies de riposte face à la propagation du virus.

Par ailleurs, la contribution analytique constate qu'à l'infodémie, d'autres complexités se sont greffées. Il s'agit des croyances traditionnelles, religieuses, les rumeurs, des préjugés, des idéologies populistes, et surtout des perceptions, des informations fausses qui viennent de notre exposition aux médias sociaux et à certains influenceurs.

Pour terminer, la contribution analytique propose la vigilance, la nuance et la tolérance dans les critiques sur l'action gouvernementale sur les erreurs flagrantes et les incompétences de gestion, s'il y en a. Pour elle, il faut éviter le nihilisme et les simplifications réductrices d'une situation complexe. À côté de ces deux approches technicistes et scientifiques, d'autres contributions ont mis l'accent sur les valeurs et l'éthique.

9.3.2. Tentatives de saisine de la communication

Pour les tentatives de saisine de la communication, deux contributions ont été repérées. Il s'agit d'une « *étude sur la pénétration du message dans les communautés* » et d'une « *Enquête journaliste* »

– **Étude sur la pénétration du message dans les communautés**

Le 04 mai, M. Abdou Latif Coulibaly fait une contribution « *la Covid-19 : De la qualité de la communication* » publiée dans Dakaractu.com. D'emblée, la contribution annonce une désagréable surprise, en rapport avec un invité d'une émission de télévision : « *En ayant suivi pendant quelques minutes une émission sur les antennes d'une chaîne de télévision privée, j'ai eu la désagréable surprise de tomber sur la prise de parole de quelqu'un qui a été identifié par l'animateur comme un communicant. Désagréable surprise, tant le communicant de service s'est montré très peu humble, certain de ne pas se tromper dans ses affirmations, très peu étayées du reste, en clouant avec force au pilori la communication supposée « nulle » de l'État sur la Covid-19.* »

La contribution démonte les arguments de ce soi-disant « expert » sur un semblant « *décalage entre la perception des populations de l'action gouvernementale sur la Covid-19, notamment sur le volet sensibilisation* ». Elle doute de son appréciation sur la stratégie du gouvernement : « *Tout porte à croire que le gouvernement ne communique pas efficacement avec les populations ; qu'il ne s'emploierait pas d'une part, à mieux appréhender les opinions et aspirations profondes des populations et d'autre part, à expliquer et à faire comprendre les actions de lutte contre la Covid-19 afin qu'elles soient bien comprises.* »

L'auteur de la contribution, agacé par le ton péremptoire et les certitudes de l'invité, de zapper pour « *composer le numéro de Moubarak Lô* », économiste et statisticien de son état. Il précise : « *Le but de mon appel participait d'un souci d'en savoir plus sur la qualité de la communication faite autour du Covid-19, depuis son apparition le 2 mars 2020 au Sénégal.* » Il construit son objet d'étude : « *… cette fois-ci, j'ai voulu comprendre, à la faveur d'une démarche scientifique d'enquête de type psychologique, en collectant des données statistiques fiables sur la question.* ».

La chance lui sourit car M. Lo lui offre l'opportunité de participer « *à la tâche utile pour concevoir un questionnaire et à en évaluer sa consistance interne et externe* » avec le statut de communicant. L'étude a permis de réaliser une enquête dans les deux zones les plus infectées par le virus, à savoir les régions de Dakar et de Diourbel.

La contribution de M. Coulibaly, en attendant que le cabinet agrège et publie l'intégralité des résultats, avait pour objectif « d'*extraire quelques données majeures du travail* » avec l'autorisation des responsables pour les besoins de la rédaction de cette tribune. Voici les résultats de l'enquête sur Diourbel publiés par la contribution :

– Les populations enquêtées « *ont été bien sensibilisées, afin de comprendre ce qu'est la maladie, ce qu'il faut éviter, dans une proportion de l'ordre de 98,70 %, aussi bien dans les villes de Mbacké que de Touba.* »

– Sur la perception et l'appréciation de la gravité de la maladie, les taux de citation : « *La maladie est très grave sont de l'ordre de 79,60 % et grave 19 %. Les personnes enquêtées sont capables de citer au moins quatre des symptômes de la maladie, avec en tête une forte fièvre (79,60 %), toux sèche (7 %), maux de tête (3 %), gorge irritée (0,6 %).* »

– Pour les canaux de sensibilisation, « *Télévision dans 99 % des populations de Touba sur la réalité de la maladie, sa gravité et sur les gestes barrières. Radio dans certaines zones est citée à 88,80 %. Les populations font confiance aux médias classiques de manière générale et à la communication de proximité pour en savoir sur la Covid-19. Plus de 85 % de la population des personnes enquêtées n'ont pas été du tout informées et sensibilisés par les médias sociaux et l'internet.* »

La contribution avance : « *L'efficacité des actions de communication est incontestablement établie* » après avoir précisé d'abord que : (i) « *les populations ont été bien sensibilisées et bien informées par les différentes actions de communication initiées... La communication dirigée vers la télévision et la radio ont été cependant plus efficaces* » (ii) « *Les autres types de communication (personnel de proximité, presse écrite et autres) ont aussi joué un rôle important.* »

Le 11 mai, la directrice de la santé, comme pour répondre à cette contribution du 4 mai, étale sa préoccupation du non-respect des mesures barrières : « *Les gens ne respectent plus les gestes barrière, surtout la distanciation sociale qui est de 1 mètre minimum. Certains même disent que quand on porte un masque on est protégé, ce n'est pas vrai. Ce n'est pas seulement le port de masque qui protège, mais ça le fait quand on y associe tous les autres gestes barrière. On doit éviter aussi de se serrer la main, mais on voit que les populations continuent à le faire.* »

Pour revenir à l'étude, la contribution s'éloigne des données d'enquête et ajoute une analyse explicative teintée de jugement de valeur : « *Plusieurs facteurs, autre que la qualité, peuvent expliquer une inefficience globale ou très partielle dans la mise en œuvre d'une action de communication : barrières culturelles, indiscipline ; la défiance voulue et organisée parfois.* ». Elle finit par appeler les acteurs à plus de modestie dans leur engagement : « *Tenant compte de l'ensemble de ces facteurs, on devrait parfois se garder de nous montrer trop péremptoire dans notre façon de juger la communication engagée autour du Covid-19.* ».

Par ailleurs, la contribution décompose la communication du gouvernement sans les données « *communication institutionnelle et communication sociale destinée au grand public portée par les institutions et les secteurs (santé, éducation, transport, tourisme et hôtellerie, commerce, culture, artisanat, agriculture, élevage, environnement, gouvernance territoriale.*)

Elle décortique la communication dans les mass médias des autres acteurs : « *médecins, des communicants et des journalistes.* » Pour l'auteur, « *les médecins se sont montrés très prudents dans leur prise de parole. Le travail des journalistes professionnels a été plus que correct dans l'ensemble.* » Il est convaincu que la radio et la télévision ont bien tenu leur rôle ; on a même enregistré beaucoup de « *brouillage de messages et de confusion de genre dommageable… marqués par des désirs individuels d'exister par la seule grâce du seul canal, la télévision en particulier, qui portent en effet des préjudices notables à la communication sur la Covid-19.* »

La conclusion, forte à la fois clivant et un peu trop généralisant, nous renvoie aux objectifs de la contribution : « *Ces confusions sont parfois entretenues par la diffusion d'opinions ne reposant sur aucun fait tangible. Les professionnels, les journalistes je veux dire, sont souvent restés dans la collecte primaire et la diffusion de l'information factuelle, en expliquant et en s'appuyant sur des points de vue documentés, émanant souvent de spécialistes. Quant à certains communicants, il m'est parfois apparu beaucoup d'audace et de l'imprudence dans les propos de certains d'entre eux. J'en ai eu parfois le profond sentiment. Cela a été le cas, quand certains d'entre eux ont décrété urbi et orbi, en affichant en apparence de fortes certitudes, que la communication proposée par les autorités engagées en première ligne dans la lutte n'était pas bonne, pour ne pas dire qu'elle était mauvaise.* »

L'Enquête journalistique

Le 22 juin, Dakaractu.com titre « *ENQUÊTE À TOUBA - Existence niée de la Covid-19/Quand Imams, Journalistes, hommes politiques, traditionalistes, chef religieux identifient les deux diables* ». Le journal en ligne publie ainsi, une série d'entretiens dont le contenu est encadré ci-dessous :

Des malades qui sont joints au téléphone et qui signalent prendre part à des funérailles ou en train de faire des achats au marché… des cas communautaires qui disparaissent dans la nature pour se soustraire à la quarantaine… des adultes qui extraient leur maman de son lit d'hôpital alors qu'elle était sous traitement et qui meurt, par la suite, en pleine rue devant la demeure d'un chef religieux… des malades qui se prennent en vidéo et qui nient souffrir de quoi que ce soit… des familles qui chassent sapeurs-pompiers, agents de service d'hygiène et éléments de la Croix-Rouge pour éviter que le corps de leur proche décédé de Covid-19 ne soit désinfecté… Touba en aura vu de toutes les couleurs depuis l'apparition de la Covid-19 dans la cité.

À côté de ses réactions épidermiques absolument phénoménales, il y a le port du masque ou, de manière générale, le respect des gestes barrières qui est carrément ignoré par une bonne partie de la population. Tout ce qui précède se résume à une seule chose : l'existence réelle de la Covid-19 est niée. Le déni est clair. Cette façon de voir est la résultante d'un paquet de données.

Dans cette enquête réalisée par Dakaractu-Touba, un Imam, un inspecteur des enquêtes économiques, deux journalistes, un député, un ancien directeur de la maison de l'Outil, un communicateur traditionnel, un chef religieux patron de Solidarité Sans Frontières, un membre d'une association instruite par le Khalife général des Mourides de prendre en charge les familles confinées donnent leurs points de vue. Ils le font sans fard.

Cheikh Sall (Imam à Touba) - " Les populations ne font pas confiance aux hommes politiques "

Au début, le déni était spécifique à Touba. Mais aujourd'hui, c'est presque dans tout le Sénégal que le phénomène existe. Dans la cité religieuse, les populations n'ont pas confiance aux autorités politiques. Le peu de gens qui portent les masques le font par égard au Khalife général des Mourides qui en a exprimé le souhait. Un État doit avoir l'habitude de toujours dire la vérité à ses populations. Procéder autrement vaudrait mentir. Il y en a eu des mensonges par le passé et il y en aura après. Ce sont ces mensonges répétés qui ont amené les populations à prendre pour faux tout ce qui est annoncé par le pouvoir central. Combien de promesses ont été faites par le passé et qui n'ont jamais été respectées ?

Et puis, l'approche dans la communication a été faussée dès le début. Pour convaincre les populations, il fallait d'abord convaincre les porteurs de voix qui sont les chefs religieux, les maîtres coraniques, les conférenciers, etc. Or, ce sont eux qui ont été les premiers à nier l'existence de cette maladie pour n'avoir jamais été convaincus par les discours trop aériens. Pour communiquer avec une population, il faut d'abord essayer de connaître cette population.

Et lorsque des personnes que tout le monde savait malades d'autre chose ont été déclarées mortes de la Covid-19, la situation s'est davantage compliquée. Et comme le comité chargé de gérer la pandémie tâtonnait, elle n'a pas su apporter les réponses idoines à ces questions. Ils n'ont pas été à la hauteur.

Pire, on demande aux personnes de porter des masques et on y adjoint même des menaces, mais aucune d'entre ces personnes ne parvient à avoir à sa disposition des masques. On leur impose le confinement et leur promet de la nourriture. Ces nourritures ne sont finalement distribuées qu'après la fin de ce confinement. Autrement dit, l'État s'est montré contradictoire à tous les niveaux.

Abdoulaye Bamba Sall (Journaliste) : "Une gestion fantaisiste de la maladie"

Le déni de la Covid-19 jusque-là par une bonne partie de la population relève à mon avis de cette gestion amateuriste et fantaisiste de la maladie au premier jour de son apparition à Touba. Ajoutez à cela l'absence de politique de communication spécifique, inclusive et rigoureuse adaptée à la localité qui a porté un sacré coup au respect des mesures barrières foulées au pied par les populations.

Les pouvoirs publics trainant avec beaucoup d'impairs au premier jour de la déclaration de la maladie n'ont pas su à temps dérouler un plan de riposte à la hauteur contre des vagues de diabolisation et de contestation entretenues par des tiers. Le canal des réseaux sociaux, un moyen très productif à Touba, tel un rouleau compresseur, est surexploité par les contestataires. Ce vide noté aux contours de la maladie et tout ce qui en a trait ont insufflé un regain de confiance chez les *irréductibles* qui ont ainsi déroulé sans anicroche leur cynique entreprise.

Les mesures restrictives prises à la va-vite et auxquelles les populations étaient contraintes, la discrimination manifeste et inintelligente de la localité qui s'en est suivie concernant la circulation entre régions sont aussi des faits qui ont indisposé les populations enlisées à tort ou à raison à être plus confortables dans leur croyance à une stigmatisation de Touba. Les manquements ayant aussi jalonné tout le processus de prise en charge médicosociale sont tels que les familles impactées n'ont eu d'autre recours qu'un nihilisme caractérisé aux conséquences fâcheuses. Le registre des morts de la Covid-19 suit une courbe ascendante avec son corolaire de bisbilles entre parents de victimes et services administratifs compétents. Au summum de tout ce cafouillage technico-socioéconomique mis sur le compte des pouvoirs publics, vient s'ajouter cette mesure fantaisiste dite de traitement extrahospitalier engendrant l'accroissement des cas de transmission communautaire.

Serigne MBACKÉ Mara : (Chef religieux et Président de Solidarité Sans Frontières)

J'accuse l'approche empruntée pour dérouler la communication. Elle a été biaisée dès l'entame. Elle a pêché pour n'avoir pas impliqué la plupart des figures religieuses. Il fallait les intégrer dès le début du processus en les invitant à prendre part à la campagne de sensibilisation, aux conférences de presse et surtout à celles tenues par le district sanitaire.

Sur la table, pour chaque conférence de presse, l'on devait avoir la présence du maire, du médecin-chef (surtout non intérimaire et qui bénéficie le plus de la confiance des populations). J'aurais rangé autour de cette table, au vu de l'expérience que j'ai de la ville : le docteur Sourang, Ndiaye Diop de Ndamatou, Docteur Ousmane Guèye de Fawzeini, et un représentant des cliniques. Je mettrais aussi le représentant du Khalife général des Mourides. Et cette représentation du Khalife se serait faite à tour de rôle, de grandes concessions Mourides. Darou Khoudoss, Keur Serigne Fallou, Gouye-Mbind, Keur Cheikh Issa, Darou Ndiaye, Darou Marnane, etc., enverraient des personnes porter la voix du Khalife. L'idée serait d'impliquer les populations par l'entremise de leur guide spirituel et de manière directe. Il fallait aussi avoir quelqu'un pour représenter les marchés, les vendeurs d'arachide, les chauffeurs, les charretiers, les dahiras comme Khidma, Wilaya, Sopey Cheikh Ibra Fall, Touba Ca Kanam. La démarche a manqué d'être inclusive et elle a échoué.

Mouhamed Joc Diop (Journaliste) : " Trop d'errements dans la prise en charge des malades "

Le déni est permanent et même beaucoup plus accentué ces derniers temps. Il faut reconnaître que les autorités ont géré cette maladie avec un grand amateurisme surtout dès le début. Sinon, comment comprendre les errements sur la prise en charge des cas, des familles en quarantaine, etc.

Les malades asymptomatiques et leurs discours déroulés au moment même de leur traitement ont aussi énormément contribué à détériorer la politique de conscientisation, de sensibilisation.

La communication a été catastrophique par moment. L'approche aussi n'a pas été communautaire dans le choix des messages et des relais de communication. À Touba, on a négligé ce qui pourrait être considéré comme un atout : le khalife. Le Khalife ! Un chef religieux écouté et respecté et qui, par chance, ne nie pas l'existence de la maladie. Mieux, il l'accepte et contribue, très tôt et de manière très significative afin qu'elle soit éradiquée (contribution financière, réglementation de rigueur assujettie à l'accès aux mosquées, etc.).

Toute décision prise (fermeture de mosquées, fermeture de marchés et autres mesures) devrait l'être avec son assentiment. L'intégrer de façon intelligente dans la communication. Au lieu de cela, la pandémie a donné le reflet d'un sentiment anti-Macky, de rejet du régime.

Bref, les tâtonnements n'ont pas joué en faveur de l'acceptation de la maladie par la population.

En plus, Touba n'a pas senti en la personne du Président Macky Sall un véritable chef de guerre. Cette place ayant été occupée avec brio par Serigne Mountakha qui a contribué financièrement plus que lui (200 millions contre 50 millions). Et ce, en plus d'avoir pris en charge la nourriture des familles confinées depuis plusieurs semaines.

Commissaire Khadim NDIAYE, (commissaire aux enquêtes économiques) : " Ces fossoyeurs de l'ordre religieux"

Permettez-moi avant de répondre à votre question d'affirmer sans réserve que la maladie à coronavirus existe bel et bien à Touba. Plusieurs faits et événements prouvent de manière irréfutable la présence de la pandémie.

D'abord nous avons assisté à des témoignages poignants de personnes guéries sur l'existence de la maladie ainsi que le danger que cela constitue pour la santé de la population,

Ensuite, les autorités ont mis en place un impressionnant dispositif médical qui a élu domicile dans des structures de santé bien connues des populations comme c'est le cas du centre de santé de Darou Marnane devenu célèbre pour avoir été la première structure hospitalière à accueillir les malades de la covid 19.

Enfin, nous avons constaté l'engagement personnel du Khalife général des Mourides en termes d'appui financier et moral par des faits et gestes tout en insistant en permanence sur l'existence de la maladie et à cela s'ajoutent les nombreuses actions de sensibilisation déployées sur le terrain accompagnées de la distribution de produits de prévention à grande échelle mobilisant des moyens financiers colossaux qui auraient dû servir à autre chose si les donateurs étaient sûrs que la maladie est imaginaire.

Toutefois, malgré tous ces faits, une bonne partie de la population de Touba ne croit toujours pas à l'existence de la maladie. Les raisons sont nombreuses, mais on peut en citer quelques-unes. Dans un premier temps, il faut constater avec désolation qu'une mauvaise compréhension des types de malades dits asymptotiques a créé chez plusieurs personnes un sentiment de déni surtout que les personnes malades se trouvant dans cette catégorie avec la complicité de personnes mal intentionnées ont multiplié des sorties dans les réseaux sociaux pour nier avec ignorance l'existence de la maladie.

À cela s'ajoute, force est de le reconnaître, le comportement déplorable de certaines autorités religieuses qui, loin de soutenir le khalife dans son engagement dans la lutte contre la propagation de la pandémie à Touba, s'adonnent tous les jours à des campagnes de désinformation et de démobilisation soit à domicile soit dans les réseaux sociaux créant chez les populations des comportements de défiance par rapport au respect des gestes barrières. En agissant ainsi, ces autorités rament à contrecourant des recommandations du Khalife pour des intérêts crypto-personnels et politiques.

En définitive, ce sont des facteurs sociaux, culturels ajoutés à une volonté manifeste de la part de certaines autorités de nuire à l'État et au Khalife qui peuvent expliquer des croyances infondées ni spirituellement ni scientifiquement sur la pandémie. Toutefois, l'espoir d'assister à un changement de comportement positif par rapport à l'existence de la pandémie est toujours permis en ce sens que l'État et le khalife sont plus que jamais déterminés à éradiquer la maladie et que l'engagement des acteurs que nous sommes dans la conscientisation des masses sur les dangers du déni de l'existence de la maladie commence à porter ses fruits, car depuis deux jours, aucun cas de transmission communautaire n'a été enregistré à Touba. Néanmoins la lutte continue contre les fossoyeurs de l'ordre public sanitaire et de l'ordre religieux.

Mor SECK (Ancien Directeur de la maison de l'Outil) : "L'ignorance et le fatalisme !"

Je pense que ce n'est pas seulement à Touba. C'est certainement plus ostentatoire dans la ville sainte. Mais l'indifférence ou le relâchement, c'est dans tout le pays. Et c'est lié (je pense bien) à l'ignorance et au fatalisme. Il y a aussi que certaines mesures barrières, notamment le port de masque, sont difficilement conciliables avec une cité comme Touba, avec l'environnement social (cérémonies familiales et religieuses), économique (pauvreté) en plus du climat chaud et peu confortable au port de masque.

Voilà entre autres éléments qui justifient le comportement regrettable d'une bonne partie de la population particulièrement à Touba et le réveil risque d'être catastrophique. Que Serigne Touba nous préserve d'un chaos !

Abdou Lahad SECK Sadaga (député) : "J'accuse..."

Je l'avais déjà dit et entretemps, je n'ai pas changé d'avis. Pour moi, si les populations ne croient pas à cette maladie, à son existence réelle, c'est parce que des chefs religieux sont derrière et manipulent. Si des populations ont osé envahir les rues de Touba, faisant fi de la sacralité de la cité, brûlant des pneus et jetant des ordures par terre, c'est parce que des Imams et des chefs religieux tenaient très souvent des sermons et déclarations différents de ceux du Khalife général des Mourides.

Quand le Khalife dit par la parole et le geste que la Covid-19 existe bel et bien et qu'il faut veiller à respecter les gestes barrières, et qu'à côté, un Imam ou un chef religieux rétorque que la Covid-19 est une intention politique créée pour combattre Touba et que le port de masque ne rime pas avec la confiance inébranlable qu'on doit avoir vis-à-vis de Serigne Touba, cela pose problème. Je les avais accusés. Je continue de les accuser. L'État a fait tout ce qu'il pouvait dans la communication, dans la prise de décrets, dans la fourniture de masques, dans la mise à la disposition des populations de kits alimentaires. Le Khalife général a sensibilisé en mettant un foulard autour de son visage, a dégagé des centaines de millions de francs CFA, a fait changer le format de célébration des magals. Mais, malheureusement, à côté d'autres chefs religieux ont tenu des discours contraires avec des théories parfois maléfiques.

Modou Mbaye NDIAYE (Communicateur traditionnel) : « Ces contradictions ! »

En tant que communicateur traditionnel, je suis bien placé pour confirmer que les populations de Touba, dans leur écrasante majorité, ne croient pas à l'existence réelle de cette maladie. La cause est simple. La communication est partie du sommet pour essayer de descendre à la base alors qu'il fallait procéder exactement par le schéma opposé. Ils ont communiqué exactement comme si c'est des Européens qui parlaient à des Européens. Nos autorités ont parlé exactement à la manière des autorités françaises ou espagnoles. Le discours n'était pas contextualisé. Il n'était pas adapté à nos réalités.

Ensuite, beaucoup de choses ont été dites au début et ont, par la suite, été démenties. Des fois, les gants sont bons. Subitement, ils ne l'ont plus été. On demande aux populations d'utiliser le liquide antigel. Ensuite, on nous dit que c'est mauvais pour la santé sexuelle des hommes. On nous dit que les masques ne sont valables que pour 3 tours d'horloge, ensuite, on nous signale que c'est possible de les laver. On déclare des médecins malades. Ils font la grogne. On leur dit que les tests étaient finalement négatifs. On dit que telle personne est morte de coronavirus, quelques heures après, on voit ses enfants, ses épouses déambuler… Même pour l'aide, le retard qu'elle a accusé pour sa distribution est sujette à des suspicions.

Serigne Mame Mbaye SYLLA - (SG Touba Ca Kanam) : "Ces exagérations…"

La population de Touba remet en cause l'existence réelle du Covid-19 pour plusieurs raisons : je peux les énumérer de manière non exhaustive :

– Absence de prise en charge effective des familles mises en quarantaine par les autorités étatiques.

– Campagne de sensibilisation sur les mesures préventives qui a dérouté pour n'avoir pas choisi comme canaux les autorités religieuses, les autres organisations sociales, etc.

– Exagération sur la gravité et la vitesse de la propagation de la Covid-19. Tel que relaté par les autorités sanitaires, beaucoup ont pensé que les morts allaient être comptées par certaines. Au finish, on s'est rendu compte qu'elle était moins dangereuse que le paludisme. Il y avait plus de cas asymptomatiques que de véritables malades. Et puis, par rapport à la contamination donnée exponentielle, aujourd'hui, on voit que les mesures barrières ne sont pas respectées et les cas sont comptés avec les doigts de la main tous les jours.

A titre de remarque, ce travail journalistique n'est pas une enquête au sens des sciences sociales. Une enquête (ou entretien formel) en sciences sociales est faite à partir d'un questionnaire, avec des questions fermées, appliqué à un échantillon d'une population cible. Les questionnaires sont traités, statistiquement pour obtenir des données qui peuvent être analysées selon l'angle d'attaque du chercheur et les théories scientifiques de la discipline. Les entretiens non formels ou informels ne sont pas des enquêtes, au sens scientifique du terme. Néanmoins, sur le plan technique (travail de journaliste), une enquête peut être une série d'entretiens informels ou non formels.

Deux contributions (étude et enquête) ont été répertoriés à partir du mois de mai. L'étude s'est voulue d'emblée scientifique avec pour objectifs de saisir *« la qualité de la communication faite autour du Covid-19, depuis son apparition le 2 mars 2020 au Sénégal* ». L'objectif opérationnel est d'établir : « *L'efficacité des actions de communication* ».

Les résultats présentés montrent des taux favorables de la pénétration communautaire des actions de sensibilisation sur les gestes barrières et sur des symptômes de la gravité de la maladie. Ces dernières plébiscitent aussi la radio et la télévision au détriment des réseaux sociaux et de l'internet comme canal de sensibilisation. Cependant, les résultats sont muets sur l'adoption de comportements adaptés.

Répéter mécaniquement les symptômes et les gestes barrières en réponse à un questionnaire, ne signifie pas les adopter dans le quotidien. L'étude ne semble pas avoir tenté de saisir le feed-back des populations à la communication gouvernementale. Elle se contente d'accuser des facteurs explicatifs de « l'*inefficience globale ou très partielle dans la mise en œuvre d'une action de communication : barrières culturelles, indiscipline ; la défiance voulue et organisée parfois »*. La mesure de cette inefficacité aurait mieux permis d'appréhender l'efficacité de la communication gouvernementale et …., agir en rectifiant.

D'ailleurs, l'enquête journaliste effectué dans la même région (Touba), conclut que « *le respect des gestes barrières est carrément ignoré par une bonne partie de la population. Le déni est clair* ». Ce qui est apparait en conformité avec la sortie de la directrice de la santé du 11 mai. L'enquête journalistique identifie de nombreux facteurs explicatifs. On peut les scinder en trois grands groupes : la gestion de la maladie par les autorités, l'implication des acteurs ainsi que l'approche et contenu de communication.

Jeu médico-sanitaire des acteurs

Le jeu médico-sanitaire de la crise de la covid-19 est observable à travers les interactions entre la communication officielle, les réactions des populations et l'engagement d'acteurs. Son analyse a permis de d'identifier des analyses déterministes et des interactions systémiques.

A. Analyses déterministes

Plusieurs acteurs ont fait preuve d'engagement pour apporter une contribution à une meilleure appréhension de la maladie et à la lutte contre l'épidémie. Il s'agit des membres du corps médical, des mathématiciens et statisticiens, des ingénieurs et des communicants.

a. Engagement des membres du corps médical

Beaucoup de membres du corps médical, plus ou moins éloignés du centre de gestion officielle ont fait preuve d'engagement individuel dans la communication sociale. Ils ont communiqué sur le système de santé ainsi que sur la prise en charge des patients en relation avec la gestion de l'épidémie.

L'engagement de ces acteurs dépeint un « *système sanitaire submergé et désorganisé* » à cinq (5) niveaux au moins. Le premier est en rapport avec l*a gestion des ressources annoncées.* Les moyens de la Covid-19 n'auraient pas profité au personnel ni en termes d'augmentation du nombre d'agents, ni en termes de motivation financière, encore moins en termes de protection.

Le deuxième niveau est en rapport avec le fonctionnement des structures de santé. Il est noté l'arrêt de certaines activités dans plusieurs structures de santé, notamment les services chirurgicaux, un déficit de consultation (Non-respect des RV médicaux des malades hors de Dakar) et de défaut de suivi des pathologies chroniques (dialysés et AVC). Le troisième niveau concerne la gestion des ressources humaines qui ont été mal utilisées *(dispersées, démotivées, stressées car très peu protégées, guéguerre entre autorités administratives et médicales).*

Le quatrième niveau est en rapport avec la faiblesse des infrastructures et matériels notamment le manque de lits dans les structures officielles et la durée des tests. Le cinquième niveau est en rapport avec l'iniquité territoriale avec la mise en exergue de désert médical et, par endroit, la faiblesse de plateaux techniques. Cette iniquité concerne, aussi, la disponibilité sélective des kits de prélèvements (écouvillons) alors que leur détention par toutes les structures (*postes de santé, services médicaux, cabinets privés, cliniques privées, services chirurgicaux*) pourrait contribuer à réduire la stigmatisation. Elle est en rapport, enfin, avec *« l'Impact du Covid-19 sur les autres pathologies »* qui se retrouvent négligées.

Dans leur engagement, les membres du corps médical demandent d'inventer un système de santé plus résilient, de renforcer et diversifier les ressources humaines, les infrastructures, les équipements et de corriger les inégalités territoriales existantes. Pour un meilleur équilibre du système de santé, la généralisation des tests aiderait à avoir une prévalence réelle de l'infection dans la communauté qui permettrait une bonne gestion. Il pourrait s'agir là d'une leçon à tirer pour une meilleure résilience du système de santé, même si l'engagement communautaire du corps médical n'apparait pas toujours neutre.

Le jeu de ces acteurs sur le système de santé ne révèle pas de conflits, on assiste presque à une unanimité sur la nécessité de la réforme du système de santé qui est apparu submergé et désorganisé. Sur ce paradigme déterministe de l'innovation du système de santé, tous les acteurs sont d'accord. Mais de quelle innovation, il doit s'agir ?

Sur la gestion de la maladie et de l'épidémie, ces professionnels de la santé pensent que la communication officielle met une forte pression sociale sur les populations. De ce fait, elle entrainait une démystification de la maladie (*trop de communication tue la communication*) et une stigmatisation par effet boomerang (*refus de se faire dépister, délaissement d'hôpitaux de dépistage et envahissement des structures privées pour ceux qui ont les moyens*).

Les professionnels de la santé ont aussi abordé le fonctionnement du système de production et de diffusion des statistiques qui ne serait pas adapté. Pour beaucoup les chiffres fournis par le ministère, ne reflètent pas la réalité du terrain.

Pour finir, ces professionnels ont aussi abordé des aspects liés à l'utilisation de molécules et à la prise en charge médicale des patients, en relation avec la gestion de l'épidémie, qualifiant la covid de « *maladie systémique* » et abordant sujets centraux (*souches virales, comorbidités, etc.*). Des sujets que l'équipe officielle de prise en charge de la maladie « souhaitait » passer sous silence.

Fondamentalement, le positionnement des professionnels de santé sur la gestion de la maladie et de l'épidémie n'a pas été toujours une phase avec la doctrine officielle. Certains ont longtemps voulu faire évoluer la stratégie de gestion. Ce positionnement déterministe a entrainé des interactions plus ou moins conflictuelles à la communication des officiels.

b. Engagement des mathématiciens et statisticiens

L'engagement des mathématiciens et statisticiens apparait dispersé et porte sur plusieurs points :

- La tendance générale est expliquée à travers des *courbes quotidiennes de contagion qui baisse et remonte de manière inexpliquée (même après les* 100 cas),
- La capacité des centres d'accueil et le nombre limité de lits et de respirateurs artificiels,
- Le genre (sexe et âge) des personnes décédées : surtout les hommes de plus de 55 ans,
- Les suites arithmétiques ou géométriques de la contagion et le nombre de cas positifs espérés avant l'éradication de la maladie,
- Le PIC qui est espéré ou prévu dans une semaine, dans deux mois ou dans quatre mois et dépassé par les uns ou les autres. Il fait l'objet d'hypothèses et entrainant de scénarii optionnels (*un pic, plusieurs pics ou plateau*). Pour rappel, le pic épidémique correspond au moment où l'on atteint le « *nombre maximum de gens admis à l'hôpital et en réanimation pour l'épidémie de Covid* », selon le Dr Gérald Kierzek, médecin urgentiste. Une fois ce pic atteint, il est suivi d'une réduction du nombre de contaminations. De ce fait, la courbe de l'épidémie s'infléchit et entame sa décroissance.
- Le degré de sévérité de la Covid-19 ou l'indice de sévérité du Sénégal est passé de 0,88 le 19 juillet à 0,84 le 26 juillet, soit une sévérité faible
- Le taux de reproduction de base
- Les autres taux de contamination, de létalité, de décès, de contagiosité, de positivité et de croissance. Ces taux sont en baisse ou en hausse en fonction des calculs. Par exemple, le taux de croissance est fixe et stabilisé entre 8 à 10 %, selon certains qui sont contredits par d'autres.
- L'Immunité collective qui sera atteint quand *« 70 à 90 % de la population vont choper le virus de la Covid-19 ou au moins 12,5 millions de personnes seront concernées* » ou qui occasionnera « *un nombre estimé à 71 049 cas positifs. »* Dans cette dernière configuration, la maladie serait complètement éradiquée entre mars et avril **2021**.

Sur beaucoup de ces points, les réactions souvent expertes des internautes, ont posé des questions qui engagent la responsabilité des acteurs dans la publication ou la diffusion de certains calculs présentés comme résultats d'études scientifiques. Comment peut-on prendre cette libre responsabilité de publication dans un contexte épidémique et surtout dans une société comme celle sénégalaise ?

Les contributions des mathématiciens ont permis d'interpeller l'autorité sur la faible capacité d'isolement des centres, le nombre limité de lits et de respirateurs artificiels. Certaines ont aussi été le support pour appeler à la responsabilité des citoyens.

Ces contributions font apparaitre que les mathématiques ne sont d'accord sur presque rien sauf sur « *la contestation* » des chiffres officiels *« qui ont fait perdre au Sénégal la bataille contre la propagation du virus depuis longtemps* ». On peut se demander s'ils comprennent quelque chose à ces dénominations de taux, par exemple. Au-delà de faire preuve d'une approche trop disciplinaire, les mathématiques ont été très déterminantes dans leur analyse.

Heureusement que certains demandent de prendre les « *chiffres à prendre avec des pincettes* » car d'abord le nombre de personnes testées ne représente même pas 0,66 % de la population. Ensuite, *« le nombre de cas issus de la transmission communautaire montre que la propagation du virus dans les quatorze régions du pays est beaucoup plus large. Ainsi plusieurs personnes ont été contaminées par d'autres qui sont encore inconnues des services du ministère de la Santé.* »

D'autres précisent que *« les prévisions ont été faussées car on fonctionnait sur la base des fonctions de croissance épidémiologiques de l'Europe. On a essayé d'appliquer une fonction qui marche ailleurs sans l'adapter à nos réalités »*. Pour eux, il faut réajuster le plan pour être capable de prévoir le pic.

Fondamentalement, les désaccords entre les chiffres absolus et relatifs témoignent plus de conflits d'école, mais aussi d'une transposition de théorie mathématique à un double phénomène biologique (virus et humain) sans l'application de l'approche interdisciplinaire nécessaire.

Bien sûr, certains qui ont compris la difficulté, ont demandé la mise en place *« d'un centre épidémiologique très, très fort qui concentre toutes les énergies. Il y aura une équipe de mathématiciens, de statisticiens, de professeurs de médecine, etc. »*, donc d'une approche pluridisciplinaire de la gestion des crises sanitaires.

c. Engagement des ingénieurs

Au début du mois d'avril 2020 déjà, la presse se fait l'écho des inventeurs d'appareils de prise en charge médico-sanitaire. Trois types d'appareils ont été proposés, sans compter la mise en place de gels par presque tout le monde. Il s'agit de :

– *Des appareils de lavage plus ou moins autonomes :* dispositifs de lavage des mains, de matériel médical ou de masques réutilisables. Certains ingénieurs ont doté leurs appareils d'un système automatique de distribution de gel hydro-alcoolique et de savon liquide. D'autres y ont adjoint une autonomie d'énergie, une assistance vocale et/ou même un robot qui parle quatre langues : Français, Ouolof, Poular et Sérère.

– *Un portique de désinfection* : un appareil qui diffuse un produit désinfectant, permettant de réduire la charge virale transportée par les habits et chaussures. On pourrait l'équiper *« d'une caméra thermique pour détecter les températures et d'un écran intelligent pour lire les températures et stocker les informations utiles pour le traçage des suspects. »*

– *Un respirateur artificiel* qui permettrait de combler le manque énorme de cet appareil au Sénégal. Il y a eu des difficultés d'adjoindre toutes les fonctionnalités qui répondent aux normes empêchant ainsi sa validation par les médecins. Il s'agit d'une reproduction d'un modèle, sans pour autant avoir le matériel nécessaire au complet.

Le processus d'invention et d'innovation est apparu plus concurrentiel que complémentaire, surtout pour le respirateur. Les utilisateurs (médecins) n'ont pas été associés au départ. C'est comme si on a inversé les étapes (mettre les charrues avant les bœufs) en faisant appel aux médecins à la fin du processus. Dans une approche déterministe et faiblement interdisciplinaire, l'engagement des ingénieurs aurait confondu vitesse et précipitation. Même des éléments importants, en termes d'approches et de résultats, doivent être capitalisés, cet engagement a fait preuve plus de communication que d'ingénierie innovante. La trajectoire de l'épidémie a permis de sauver cette communication d'un effet boomerang.

d. Engagements des communicants

L'engagement des communicants compte deux éléments à savoir les contributions analytiques et les tentatives de saisine de la communication.

- **Les Contributions analytiques**

Les contributions analytiques ont été plus ou moins axées sur les fondamentaux techniques et scientifiques de la communication.

Sur les principes fondamentaux, une contribution a insisté sur le code, le canal, la cible et l'émetteur. Pour elle, le code du message mettant en exergue l'utilisation de langues nationales comme un outil indispensable dans la communication communautaire. Elle préconise aussi d'utiliser, en plus des canaux traditionnels de l'information (télé, radio, journaux, affichage, théâtre, etc.), les technologies de l'Information et de la Communication (TIC). Pour elle, la communication communautaire suppose aussi une parfaite connaissance de sa cible et une démarche inclusive à travers une équipe pluridisciplinaire. Celle-ci s'appuiera sur une parfaite connaissance de la communauté, de son passé, de sa sociologie et des règles qui la régissent.

Sur les fondamentaux techniques de la communication, l'engagement des acteurs rappelle aussi les conditions d'une bonne communication de crise :

– *Discours qui émanent du gouvernement décrivent la situation dans toute sa réalité et même si elle est critique.*

– *Ne pas dégager l'impression d'une défaite de l'État qui a baissé les bras, laisse la population à elle-même et que le pays est définitivement condamné.*

– *Être à l'affût du moindre signe qui donne l'espoir que nous pouvons nous en sortir,*

– *Ne pas mettre le focus sur les obstacles, sur les récalcitrants mais de faire ressortir les modèles de résistance, de résilience sur le terrain,*

– *Établir les conditions qui favorisent une bonne écoute ainsi qu'une communication cohérente et bien programmée, c'est-à-dire fréquente sans être pléthorique, harassante. Surtout s'il y a aggravation de la situation*

– *Eviter la surcharge cognitive qui inhibe, émousse l'écoute active,*

– *Lutter sérieusement et de manière experte contre l'agnotologie*[32]*,*

---

[32] L'agnotologie est une discipline aux confins de la philosophie, de la sociologie et de l'histoire des sciences dont l'objet est l'étude des moyens mis en œuvre pour produire, préserver et propager l'ignorance, mais aussi l'étude de l'ignorance elle-même.

– *Faire attention à vouloir appliquer les vieilles recettes de la communication de crise. Ce n'est pas possible face à l'épidémie de coronavirus et ses conséquences.*

– *Mettre en place un processus de prise de décision devant précéder une bonne communication* : échanges sérieux, sincères et sans détour avec les leaders d'opinion et de groupes politiques, religieux, coutumiers qui pourraient, pour différentes raisons, passer outre.

– *Mobiliser toutes les compétences* pour susciter l'adhésion des populations,

Concernant les fondamentaux scientifiques de la communication lors de l'épidémie, une tentative d'analyser la communication de crise à travers la théorie de *l'agnotologie appliquée à la Covid-19* a été proposé. Elle prend en compte la normalité de la critique *entre chercheurs* dans l'activité scientifique avant de décrire la réalité.

Mais la contribution analytique constate la confusion créée par les scientifiques eux-mêmes sur les résultats de la recherche et à travers leurs sorties médiatiques. La réduction de la durée de l'évaluation des articles scientifiques, les conflits et rivalités entre chercheurs et laboratoires. Tout ceci a même poussé des scientifiques à valider les théories complotistes, conspirationnistes et à décrire une période de l'énonciation de la « santé polyphonique ».

L'analyse constate un tsunami informationnel, une infodémie que d'ailleurs l'Organisation Mondiale de la Santé (OMS) a identifié très tôt comme un enjeu important dans nos stratégies de riposte face à la propagation du virus. Même s'il existe « *des scientifiques, des chercheurs, des médecins qui ont toujours respecté le contrat épistémique du faire et du dire scientifiques* ».

Pour la contribution, des croyances traditionnelles et religieuses, des rumeurs, des préjugés, des idéologies populistes et des fausses informations se sont greffés à l'infodémie. Ces fausses informations, facilitées par l'exposition à certains médias sociaux et influenceurs, contribuent à la formation des perceptions et de l'imaginaire.

Enfin, les contributions analytiques préconisent la vigilance, la nuance et la tolérance dans les critiques sur l'action gouvernementale sur les erreurs flagrantes et les incompétences de gestion, s'il y en a. Il faut éviter le nihilisme et les simplifications réductrices d'une situation complexe.

- **Les tentatives de saisine de la communication**

L'engagement des communicants à saisir la communication de crise a été fait à travers une restitution d'une étude de performance de la communication gouvernementale et une enquête journalistique auprès des populations.

Pour l'étude portant sur la performance de la communication gouvernementale, elle se veut d'emblée scientifique avec pour objectifs de saisir *« la qualité de la communication faite autour du Covid-19, depuis son apparition le 2 mars 2020 au Sénégal »*. Le choix de la zone d'enquête (Dakar et Diourbel) est pertinent ainsi que la « *démarche scientifique d'enquête de type psychologique, en collectant des données statistiques fiables sur la question* », Il se pose la question de profils des acteurs d'une étude qui se veut « *de type psychologique* » et de la motivation de « *démonter les arguments d'un soi-disant expert communicant* ».

La contribution publie seulement un « extrait *quelques données majeures du travail* » pour la zone Diourbel. La contribution affirme avoir atteint son objectif de démentir l'expert et conclut que « *L'efficacité des actions de communication est incontestablement établie* », tout en soulignant des facteurs explicatifs de « l'*inefficience globale ou très partielle dans la mise en œuvre d'une action de communication (barrières culturelles, l'indiscipline ; la défiance voulue et organisée parfois) »*. Comme si ces facteurs ne devaient pas être pris en compte dans l'analyse de la performance de la communication du gouvernement.

Les résultats présentés montrent que les populations à 98,70 %, ont été bien sensibilisées. 79,60 % des enquêtes pensent que la maladie est très grave et 19 % qu'elle est grave. Les personnes enquêtées ont cité quatre des symptômes de la maladie. Les canaux de communication sont la télévision *(99 %) et la Radio (88,80 %) qui sont les médias de confiance. 85 % n'ont pas été du tout sensibilisés par les médias sociaux et l'internet* ». En quoi ces résultats (connaissance des symptômes et des canaux de diffusion des messages) peuvent-ils prouver une efficacité de la communication du gouvernement sur l'épidémie ? Est-ce que ces résultats sont capables de montrer que les populations ont adopté les messages de sensibilisation et ont eu des comportements conséquents ? Devant le feed-back (*comportement défiant des jeunes et refus des gestes barrières*), est-ce que la communication gouvernementale s'est ressaisie et s'est ajustée ?

En tout cas, dans la même région (Touba), l'enquête journaliste conclut que « *le respect des gestes barrières est carrément ignoré par une bonne partie de la population. Le déni est clair* ». Les facteurs explicatifs sont nombreux. On peut les scinder en trois grands groupes :

– Gestion de la maladie par les autorités : Gestion fantaisiste et amatrice de la maladie, trop d'errements dans la prise en charge des malades, Absence de prise en charge effective des familles mises en quarantaine, Exagération sur la gravité et la vitesse de la propagation de la Covid-19

– Implications des acteurs : Absence de confiance des populations aux hommes politiques, manipulation des chefs religieux et non-recours aux autorités religieuses, aux autres organisations sociales dans la campagne de sensibilisation

– Approche et contenu de communication : Approche verticale dirigiste, emprunt à l'approche européenne non adapté à nos réalités, discours non contextualisé.

Remarque

Avec la présence d'une enquête journalistique auprès des populations et d'une autre enquête réalisée par l'étude de performance de la communication gouvernementale, il s'avère important d'apporter des clarifications pour les lecteurs. Il ne s'agit pas ici de faire une comparaison d'importance entre les deux. Tous les deux types de travaux ont leur importance même s'ils ne sont pas du même genre. Une enquête journalistique n'est pas toujours une enquête au sens des sciences sociales.

Cette dernière, aussi appelée entretien formel ou interview structurée, est faite à partir d'un questionnaire, avec des questions fermées, appliquées à un échantillon d'une population cible. Les questionnaires sont appliqués, puis saisis dans une maquette pour un traitement statistique. Ce traitement permet d'obtenir des données quantitatives qui peuvent être analysées selon l'angle d'attaque de l'objet scientifique du chercheur et les théories scientifiques de la discipline. Les questionnaires peuvent être complétés par des entretiens non formels et/ou informels ainsi que par des observations. Ces entretiens et observations permettent de récolter des données qualitatives qui permettent de saisir le sens que les acteurs donnent à leur comportement. En exploitant des données quantitatives et des données qualitatives, l'étude scientifique permet de saisir le poids (exemple pourcentage) d'un comportement dans une population donnée et les sens (explication) fournis par des acteurs. Mais aussi et surtout les résultats issus des données quantitatives et qualitatives sont discutés d'avec d'autres résultats et des théories de la discipline scientifique concernée. Des pourcentages et des transcriptions d'interview, sans discussion, ne peut être considérée comme étude scientifique.

Une enquête journaliste est libre d'utiliser plus simplement ce que les méthodologues des sciences sociales dénomment « entretien non formel » et « entretien informel ». Sur le plan technique (travail de journaliste) et non scientifique, une enquête peut être une série d'entretiens informels ou non formels. Il se doit de transcrire fidèlement les paroles de l'interviewé sans trop de calcul de pourcentage. Le fait (ici, la parole de la personne interviewée) est sacré. Le commentaire est libre, il ne s'encombre d'analyse disciplinaire et de discussion d'avec les résultats et théories des sciences sociales.

Pour revenir au sujet, les contributions analytiques de la communication se sont avérées complémentaires tout en restant fidèle à leurs démarches respectives, fondamentalement. Pour les tentatives de saisines, les constations de l'enquête journalistique qui s'est contentée de présenter les réponses des acteurs de terrain, apparait plus en phase avec l'engagement des acteurs y compris des autorités médicales. Elle s'est limitée aux faits, n'a fait preuve d'aucun déterminisme. L'étude de performance a fait preuve de déterminisme en rapport avec sa motivation première à « *démonter les arguments d'un soi-disant expert communicant* ».

Pour conclure, la communication médico-sanitaire témoigne de l'engagement des plusieurs acteurs à apporter leur contribution à la saisine et à la gestion de la crise. Ces acteurs, dans leurs engagements, ont, en rapport avec les normes de leur domaine d'action, de savoir et de discipline, fait plus preuve d'analyses déterministes. A l'exception notable d'une enquête journalistique droit dans son style. Ces analyses n'ont pas forcément eu les effets escomptés dans les interactions systémiques dans les acteurs.

B. Interactions systémiques

Durant toute la crise, il a été noté des interactions médico-sanitaires systémiques, intégrant les réactions des populations à la communication officielle et à l'engagement scientifique et technique de plusieurs spécialistes, notamment ceux des autres membres du corps médical.

Pour rappel, la communication médico-sanitaire compte trois phases : l'Initiative offensive de communication médico-sanitaire (06 mars au 10 mai), le Repli défensif de la communication médico-sanitaire (11 mai au 29 juin) et la déperdition de la communication médico-sanitaire (à partir du 29 juin 2020). L'analyse du jeu d'acteurs peut se faire à travers ces trois phases.

a. Initiative offensive de communication médico-sanitaire : message optimiste, du 06 mars au 10 mai

La communication médico-sanitaire officielle de la Covid-19 s'est construite à partir de la guérison du « cas zéro ». Elle entre en jeu le 06 mars bien après la communication sociopolitique. La stratégie s'est avérée, d'emblée, payante avec un cas zéro « *déclaré guéri* ». Se rappelant surement de l'expérience récente et réussie de la gestion de l'épidémie d'Ebola, les Sénégalais vont penser que l'équipe médicale a les moyens de faire face à la nouvelle épidémie comme elle l'avait fait. C'est plus tard qu'on se rendra compte que les virus diffèrent dans leurs contagiosités et leurs modes de disséminations.

En attendant, les informations sont axées sur les résultats de tests virologiques, en termes de faibles cas positifs (isolement de leurs contacts), de faible cas graves hospitalisés, de faibles cas décédés et de cas déclarés guéris, de personnes hospitalisées. Elle apparait toujours rassurante avec le focus mis sur le faible taux de létalité (0,64 %) et l'augmentation du nombre de cas déclarés guéris (314).

Dans cette communication, la dimension médicale était protubérante face à la dimension sanitaire. Cette proéminence, mettant en exergue la « *réussite médicale* », faisait focus sur la maitrise du risque de dispersion du virus. Elle veut à tout prix éviter la dispersion de la maladie au niveau communautaire. Sait-on seulement où se trouve le virus ?

La mise en exergue de ce « *cas* » donne une impulsion positive à la communication officielle au moment où les chaînes de télévision extérieures et les réseaux sociaux digitaux montrent des milliers de morts ailleurs. La « *réussite médicale* » sénégalaise a un effet sur les masses et leurs imaginaires socioculturelles (scientifique, religieuse, empirique, ...) de l'épidémie. Prend-on en compte que tout le bruit autour du « *cas déclaré guéri* », occupe une place importante dans la construction de la perception des populations ?

Ainsi, les masses sénégalaises rassurées par l'offensive de la communication, trouvent un héros en la personne du professeur Seydi, chef de service des maladies infectieuses du centre hospitalier universitaire de Fann qui avait pris en charge le malade « *déclaré guéri* ». Il apparait de fait comme le chef officiel de la prise en charge de la maladie. Cette confiance n'a pas du tout été entamée par l'annonce du premier mort (Pape Diouf, ancien président de l'Olympique de Marseille) survenu le 31 mars.

Dans les émissions interactives et les sites d'informations, il partage ce statut avec un autre infectiologue de Marseille qui a communiqué sur les résultats positifs de son protocole associant l'*Azitromicyne* et *l'hydroxy chloroquine*. Ce dernier est même « naturalisé sénégalais » par les populations parce que, né à Dakar, il collabore avec des chercheurs au Sénégal depuis longtemps.

La communication du professeur montre que le protocole en cours au Sénégal est en phase avec la pratique du Marseillais. Les deux professeurs se rejoignent dans leurs résultats mais surtout dans le statut de héros de la maladie en Afrique. Il ne reste qu'à trouver des contre héros dans cette lutte, pour ne pas dire des « *traitres* » comme savent en fabriquer l'imaginaire populaire.

Certains spécialistes qui ont osé poser des questions sur la validité scientifique de l'expérience présentée sur les essais médicamenteux, sont traités d'être à la solde des firmes pharmaceutiques au détriment de l'Afrique. Au niveau national, les populations vont trouver un visage à ces scientifiques « *ennemis du peuple* » en la personne du Pr Daouda Ndiaye, pharmacien et éminent scientifique, qui a osé « objectiviser », à juste titre, la dimension pharmacovigilance de l'utilisation de la quinine qui commence à disparaitre des rayons des officines de pharmacie. Les peuples veulent entendre la bonne parole qui entretient l'espoir.

Certains animateurs de ces plateaux télévisés vont jusqu'à sommer l'éminent pharmacien de s'excuser auprès des peuples pour avoir émis des questionnements scientifiques dans son domaine. Les canaux d'information, au lieu de se concentrer sur les faits, oppose des personnes. Ainsi, la communication est polluée par les essais de prise en charge par molécules. A cette polémique s'ajouta le positionnement qui apparaissait problématique concernant les laboratoires privés pour faire les tests et rompre le monopôle.

La communication sur l'itinéraire du premier cas montre une « *chaîne de valeur* » respectable entre les acteurs (clinique privé, CHU et IPD) qui ont interagi. Cet itinéraire met en exergue la compétence, le professionnalisme et la vigilance des médecins ainsi que de la saine relation entre structures médicales, d'une part, et, d'autre part, entre elles et le laboratoire d'analyse en ce début d'épidémie. Mais la communication sur la résilience du système de santé est marginale à cette période, à l'exception de l'alerte du 03 mars du Dr Boubacar Signaté, de SOS Médecin.

Petit à petit, la communication sur les statistiques officielles divise les sénégalais en deux groupes. Le premier groupe de personnes plus ou moins averties, se pose des questions sur les données diffusées pendant cette période en mettant en exergue la faiblesse du nombre de tests (- 500) et surtout son hétérogénéité. Pour ce groupe, les informations fournies ne permettaient d'avoir des informations sur « *l'incidence* » et la « *prévalence* » de la maladie. D'autant qu'il est persuadé que les « cas communautaires » en émergence cachent des « *cas asymptomatiques ou en incubation* » ainsi que la « *circulation du virus et sa contagiosité* ». Ils se mettent, ainsi, à dénoncer le système (*structure agrée, centralité, nombre)* de test.

Le deuxième groupe trouve que les chiffres sont « *préfabriqués* », surtout quand des tests post mortem ont été introduits dans le décompte des cas. Il contestait (« a*y door la* ») et se lançait dans des commentaires informels véhicule de la rumeur, participant au discrédit de l'information. Au lieu d'exprimer sa peur face à la montée des cas, la population émet maintenant des doutes sur les chiffres des communiqués du ministère. Une forme de refoulement ou un refus de voir la réalité en face ? Une famille n'a pas hésité à démentir vivement un résultat positif post mortem sur un de leur membre et d'autres vont même refuser ces tests.

Pendant ce temps, on assiste à l'essaimage de cas communautaires dans presque toutes les régions. Pour les autorités médicales, le non-respect des décisions de gestion sociopolitique (circulation, rassemblement, sortie nocturne, etc.) est à l'origine de la percée communautaire du virus. Elles s'efforcent à les faire respecter, au lieu de chercher à mieux comprendre les réactions des populations, en avertissant sur la gravité de la situation.

Ces voix autoritaires deviennent inaudibles et une impression de monotonie de la séance journalière de communication se dégageait chez les jeunes qui n'y étaient plus assidus. Ces jeunes trouvent que leurs préoccupations n'étaient pas prises en compte dans ce rendez-vous journalier. Par ailleurs, leur compréhension de la terminologie utilisée (« *cas suspect* », « *isolement* », « *cas communautaire* » etc.) n'était pas toujours conforme. Un ami demanda : « *Pourquoi traite-t-on de « suspecte » une personne qui n'a fait que contacter le virus ?* ». J'ai dû prendre le temps nécessaire pour expliquer sans être sûr d'avoir été compris, qu'il ne s'agit d'une personne suspecte mais d'un « *cas suspect* ».

Quelle est l'importance de la terminologie médicale dans cette communication de masse ? Quelle est la nature « informative » de la terminologie, si on prend en compte la gestion communautaire de crise ? Quel type d'analyse compréhensive la population pouvait avoir des chiffres quotidiens ? Sur quoi devrait insister la communication à cet instant ?

En se fondant sur la répétition des messages, la sensibilisation/ communication a, peu ou pas, anticipé sur la capacité d'appropriation du message et sur les questionnements des populations. Les possibilités de feed-back des populations auraient-elles été prises en compte de manière optimum ? Des hypothèses de réajustement en fonction de ces possibilités ont été émises, au départ ? Un plan de contingence, a-t- il été élaboré dès l'alerte précoce ?

Cette phase de communication offensive est axée sur des messages positifs, rassure plus sur la compétence du corps médical qui entraina confiance, empathie et indulgence. Mais, il faut reconnaître, sans accuser, que ce message positif ne prenait pas en compte des caractéristiques intrinsèques (contagiosité, vie de l'air) de l'aléa ni les différences de terrain d'accueil (comorbidité ou non), bref la dangerosité de l'aléa microbiologique.

L'importance de ces éléments n'était peut-être pas connue à ce stade. Avec cette ignorance (caractéristique de l'aléa et résilience de l'organisme), la communication de risque rencontrait un problème d'évaluation (fréquence et gravité du risque) indispensable à une information correcte du public, facteur clé dans la communication de risque. Sans cette évaluation, l'appréhension des chiffres a été très difficile car difficilement contextualisable.

Ainsi, cette première phase offensive se termine sans prendre en charge les personnes engagées qui diffusent des informations contradictoires. On entame la deuxième phase de repli défensif, à la suite d'une décision de gestion sociopolitique prise le 11 mai.

b. Repli défensif de la communication médico-sanitaire : messages d'inquiétude et de peur (11 mai au 29 juin)

La décision présidentielle de « **vivre avec le virus** » fait basculer la communication médico-sanitaire presqu'immédiatement vers un repli défensif. Sans le déclarer, la gestion de la maladie opte pour une immunité collective. Les autorités ministérielles se mettent à la recherche effrénée de PIC d'un aléa dont on ignore encore beaucoup de choses, notamment sa dangerosité intrinsèque ainsi que les capacités d'adaptation et de résilience des organismes. Cette communication inquiétante sur le PIC était-elle liée au poids de la responsabilité sur les épaules ou à d'autres considérations ? Elle va entraîner la communication des mathématiciens et statisticiens dans cette recherche dispersée et infructueuse, ajoutant ainsi à la confusion.

Sans pouvoir démontrer le lien avec la décision de « vivre avec le virus », on note que cette période coïncide avec une montée exponentielle des « *cas testés positifs* ». L'optimisme n'est plus de mise. Pour faire peur, la communication officielle annonce la possibilité d'isolement de l'épicentre, en faisant focus sur l'augmentation des « *cas graves* » (*18 cas en réanimation, le 26 mai)* et des décès (*100,* le 27 juin). Même si ces informations négatives ont été entrecoupées par le bilan du 06 juin qui tente de donner espoir en montrant un nombre de guéris (2512 personnes) supérieur à celui sous traitement (1689), tout en cherchant à garder intacte la confiance au corps médical à travers l'insistance sur le décès en France du « cas transféré ». Mais dans cette communication, la réapparition de « *cas importés* » entraîne des commentaires négatifs sur la gestion de la crise.

On se rend compte que, dans la transaction, la population ne donnait pas le feed-back positif souhaité. Le ministère aurait hésité à supprimer le point de presse quotidien sur la situation de la Covid-19. Aurait-on pu réorienter davantage la communication, sur l'aspect d'éducation pour la santé pour renforcer les capacités, encore faibles, des populations en matière de respect des mesures de prévention individuelles et collectives ? Aurait-on pu chercher à comprendre l'expérience vécue de la pandémie ainsi que l'appréhension de l'aléa et de sa dangerosité dans l'approche de gestion communautaire de l'épidémie par la population ? Aurait-on pu chercher à mieux comprendre les préoccupations de vie quotidienne de la population et de sa composante jeunesse, la plus importante ?

En tout cas, la communication officielle se montre accusatrice envers des populations taxées d'être responsables de la montée en puissance des cas communautaires. Ainsi, elle apparait défensive sans un effort de saisine et de prise en compte de la réaction des populations. Mais cette nouvelle approche défensive couplée à la tactique de faire peur n'a pas fonctionné, surtout que la communication se fait, par ailleurs, parasiter par des polémiques sur les tests.

Ces polémiques portent d'abord sur la fiabilité des tests. D'abord, les autorités tentent de sensibiliser sur les tests à domicile, les produits utilisés, l'implication de l'Interpol, etc. Ensuite, la polémique va s'étendre sur la qualité des tests, la mise à disposition de la souche du virus, la facturation et la transmission de résultats doubles et contradictoires. Enfin, elle va culminer avec le niveau de sensibilité du test car un malade déclaré guéri après deux tests en 48 h, décède après avoir manifesté des symptômes respiratoires. Les polémiques renforcent la position défensive de la communication médico-sanitaire officielle qui décide de ne plus dévoiler les lieux d'origine.

Les laboratoires privés d'analyse microbiologique communiquent sur leur capacité à apporter leur contribution à l'élargissement géographique et à la performance des tests ainsi qu'à la gestion de l'épidémie. Cette communication entraîne une polémique sur une possible stratégie d'accaparement des tests par une rétention volontaire de la souche de virus par l'Institut Pasteur de Dakar. Préoccupé aussi par la polémique sur la fiabilité des tests, l'IPD se trouve obligé de réagir. Sur fond de conflits d'école et de rôle, des interactions polémiques naissent et mettent en exergue des conflits de ressources.

Pendant ce temps, la communication officielle défensive aborde le changement de la stratégie de gestion médicale (prise en charge à domicile) et l'arrêt des tests systématiques sur les cas contacts pour ne concerner que les personnes symptomatiques et vulnérables même si elle est justifiée par la faiblesse du taux de positivité. Bien sûr, il se pourrait aussi que ce changement de stratégie ait d'autres causes. Avec la démultiplication des cas communautaires, tester tous les cas contacts était devenu très lourd techniquement et financièrement. Peut-être que cette démultiplication rendait aussi plus ou moins caduque la notion de « cas contact » pour une maladie transmissible par aérosols.

Il y a cependant un paradoxe de la communication officielle. La communication internationale fait écho de la comorbidité, considérée comme l'aléa le plus dangereux dans l'évolution du virus dans l'organisme. Mais, la communication officielle n'aborde pas encore cette donne. L'infectiologue en chef de la prise en charge médicale de la Covid-19, préfère communiquer sur ses essais cliniques sur la chloroquine, puis sur la contagiosité et la charge virale des cas asymptomatiques (11 juin). Un autre infectiologue aborde la « Covid et maladies parasitaires d'hivernage (20 juin) ». Ce paradoxe de la communication fait apparaitre à ce stade un conflit d'école.

Progressivement, la communication s'élargit sur le système de santé. Elle montre que la résilience et les capacités d'adaptation des structures médicales doivent être améliorées sur plusieurs aspects : capacité d'accueil des structures, performance du plateau médical, gestion des ressources humaines, sécurité du personnel, résilience financière et confiance des populations. Cette communication sur le système de santé montre la présence de conflits de pouvoir, d'école et de ressources dans les structures médicales.

Avec l'augmentation des « *cas testés positifs* » et la mise en exergue des « *cas déclarés guéris* », les statistiques officielles sont de plus en plus contestées. La stratégie de semi-confinement est vivement contestée par les tenants de l'immunité collective. Dès lors, les interactions communicationnelles apparaissent comme un dialogue de sourds entre autorités médico-sanitaires et les autres acteurs. Dans ces conditions, cette phase se termine alors sans prendre en charge les personnes qui diffusent des informations contradictoires. On entame une troisième phase erratique de la communication médico-sanitaire.

c. Déperdition de la communication médico-sanitaire : Communication erratique à partir du 29 juin 2020

Cette phase est caractérisée par un niveau très élevé de contamination qui a rendu l'identification du PIC impossible. Pour ajouter à la confusion, certains acteurs vont prévoir plusieurs PIC et/ou un plateau. Alors que le corps médical a capitalisé une expérience de la maladie, on s'attendait à une communication officielle beaucoup plus recentrée et précise sur le rôle la résilience des organismes (comorbidité) dans l'évolution de la maladie et la gestion de l'épidémie. Mais la communication médico-sanitaire officielle devient erratique.

Au-delà du changement de stratégie, la communication sanitaire se veut, encore, axée sur le respect des gestes barrières à l'approche de la Tabaski alors que la communication médicale se disperse avec la démultiplication des sorties médiatiques des membres officiels ou pas, du corps médical. Les sujets médicaux abordés se diversifient. D'une part, il est fait état de la contagiosité et de la charge virale des cas asymptomatiques, du détail de la symptomatologie, de l'augmentation des malades et du respect des gestes barrières. D'autre part, les acteurs communiquent sur (*i*) la possibilité de trouver des cas graves chez les jeunes âgés de 12 à 35 ans, (*ii*) le taux de létalité (41 %) parmi les cas graves (2 juillet), (*iii*) les séquelles de la maladie et le suivi médical des patients, et (*iv*) le taux (85 %) de décès des patients arrivés à l'hôpital dans un état grave ».

Dans une ambiance d'immunité collective de fait, les cas communautaires dépassent largement les cas contacts (05 août). Les tenants de l'ingénierie de gestion spéculent. Certains s'attendaient à ce que *« 60 % des Sénégalais soient infectés »* alors que d'autres communiquaient sur le PIC que *« le Sénégal est loin d'atteindre »*. En termes de solution, certains médecins tentent un recentrage : « *..., il n'y a que la communauté qui peut inverser la tendance* ». Toutes ces sorties non coordonnées des membres du corps médical rendaient erratique la communication de fin de la crise sanitaire. Mais pour les populations, l'épidémie est terminée

Dans la rue et dans les quartiers, la gestion communautaire était consciente que toute la population a été touchée (infectée) par le virus. Pour la population, la fin de l'épidémie est déjà actée. Pour la population, ceux qui devaient être emportés par la covid-19 sont déjà morts. Ceux qui ont survécu, ont pu résister ou ont été sauvés par Dieu.

Fondamentalement, tout le monde est convaincu que la phase critique de l'épidémie est passée, malgré la croissance exponentielle des « *cas positifs* » dans les statistiques officielles. L'infectiologue en chef de la Covid-19, démultiplie les sorties médiatiques, en interactions avec les nombreuses autres contributions communicatives de certains de ses collègues.

Dans une de ses sorties, il accuse les cas communautaires d'avoir « *tout gâché*, la *contagion communautaire est là. L'épidémie va durer plus longtemps que prévu à cause de la chaîne de transmission communautaire* ». La majorité des Sénégalais, qui pensent que l'épidémie est terminée réagissent vigoureusement. Retenons cette réaction, des plus mesurées, d'un internaute « .... *Franchement nous avons d'autres chats à fouetter, nous n'avons plus du temps à consacrer à vos histoires là. Notre priorité c'est la relance de l'économie pour remettre nos comptes bancaires à niveau. Covid-19, c'est du passé, de l'histoire ancienne, vous nous avez déjà fait perdre bêtement trop de temps pour une comédie qui n'en valait pas la peine. Maintenant ça suffit laissez-nous travailler, s'il te plaît, si ne voulez pas entendre de gros mots.* »

La communication officielle menace de faire revenir à l'état d'urgence à travers un « *confinement ciblé* ». Cette nouvelle terminologie dans une communication officielle insistant sur les cas communautaires (qui dépassent les cas contacts) apparait bizarre pour les populations. Elle crée un débat interminable entre les citoyens.

Dans une ultime sortie, le professeur reprend son optimisme de début de crise. Interrogé sur l'augmentation des cas, il juge la situation de « *sérieuse* » et « *non alarmante* ». Il attribue ce jugement à l'augmentation du nombre de lits et de centres ainsi qu'à l'option de prise en charge à domicile. Il en profite pour pointer du doigt le comportement des populations comme le facteur limitant de la gestion de l'épidémie. Simplement, cette sortie oublie de souligner que la jeunesse de la population est apparue comme un élément essentiel de la résilience des organismes face au virus, certes très contagieux mais dont la virulence apparait faible en l'absence de comorbidité.

Fondamentalement, la communication médico-sanitaire officielle, s'est perdue dans des préoccupations de « *non-respect des mesures barrières* » dans un contexte de « ***vivez avec le virus*** » en contradiction avec sa stratégie de gestion de l'épidémie. Il ne reste aux autorités médicales (infectiologue) que le regret de voir la non-réussite de leurs stratégies de départ, de « *n'avoir pu se départir du virus beaucoup plus tôt.* » à cause du « *comportement* » des populations accusées d'avoir été le facteur limitant de la gestion de l'épidémie.

Sur la gestion de la maladie et de l'épidémie, les nombreuses sorties médiatiques, au-delà de rendre erratique la communication, faisaient apparaitre de nombreux conflits d'école et de rôle entre les membres du corps médical. Les sorties des officiels la qualifiaient de satisfaisante alors qu'elle faisait l'objet de nombreuses critiques de la part d'autres membres du corps médical. Pour ces derniers, la Covid-19 qui apparait comme une maladie systémique, se différencie des autres infections virales émergentes (VIH, Ebola, ...) dont la contagion se fait « *par contact physique* » et la virulence dépend de la résilience (comorbidités) des organismes.

Cette controverse entraîne la communication médico-sanitaire officielle dans tous les sens alors qu'une concentration du message était possible dans un contexte d'une stratégie clair/obscur et non assumée de l'immunité collective. Une Étude interdisciplinaire du GRID (14 Aout) confirme les critiques venant de ces autres spécialistes qui décrivent la stratégie de communication du ministère comme « *une communication sans boussole qui met en avant la dramatisation de la maladie sans être inclusive. Une communication très superficielle et ancrée sur la peur* ».

L'étude proposait « *une communication communautaire intense sur la gestion des comorbidités, la catégorisation de la population, la diversité des acteurs en réseaux intégrant socio-anthropologues, autorités des collectivités territoriales, relais, religieux, mouvements associatifs et organisations communautaires de base.* », rejoignant ainsi, d'autres spécialités médicales.

Dans cet imbroglio, l'EPS s'est faite bousculer par des spécialités médicales dont les rôles étaient plutôt de mettre à sa disposition des évidences scientifiques de l'expérience médico-sanitaire (prise en charge médicale, circulation et dangerosité du virus, importance de la comorbidité et de l'âge). Le cas échéant, elle aurait pu construire des messages plus adaptés envers les communautés. Ainsi, le manque ou la rétention d'évidences scientifiques sur l'aléa et la résilience des organismes peuvent être considérés comme un facteur limitant de la gestion de cette fin de crise.

Pour conclure, cette phase de communication erratique ressemble à une communication de crise non maitrisée. Surfant sur la confiance et l'empathie des populations, les autorités médicales démultiplient les sujets, tout en alternant entre la sensibilisation et le dirigisme dans la communication. Elles communiquent faiblement sur la dangerosité plus ou moins connue scientifiquement du virus et son facteur favorisant (comorbidité). En ne faisant pas focus sur les capacités d'adaptation et de résilience des organismes, elles abordent les sujets périphériques de la communication de risque.

Mais, ce dirigisme thématique n'a pas prospéré. Il est mis à rude épreuve par la sortie d'autres spécialistes médicales sur la comorbidité, alors que les autorités restent dans l'approche classique de gestion des épidémies infectieuses. Le dialogue de sourds s'est installé entre partisans d'une approche classique de l'infectiologie et les autres qui voyaient, plus une spécificité médicale avec un virus « opportuniste » et une maladie « systémique ».

Les conflits d'école et de rôle sont maintenus et prolongés par les sorties répétées et insistantes de la communication officielle donnant plus d'échos aux critiques d'autres spécialités médicales. Il ne restait au Directeur de la Prévention au ministère de la Santé et de l'action sociale que l'expression de « regrets énigmatiques » sur le choix de l'approche de gestion de l'épidémie : « *Nous avions accordé trop de crédibilité, à tout ce que l'ensemble de la communauté scientifique pouvait penser. Le monde entier pensait qu'il s'agissait d'une maladie qu'on pouvait endiguer en quelques semaines dans une proportion gérable. Mais en réalité, on avait sous-estimé le virus. Je suis surpris par l'allure...* ».

Dans cette analyse croisée, le jeu médico-sanitaire des acteurs de la communication fait apparaitre de nombreux conflits sur les tests de dépistage, les stratégies de testage et les stratégies de gestion médicale.

Premièrement, sur les tests de dépistage, l'engagement des membres du corps médical est plus ou moins centré sur des accusations de « *partialité dans la gestion de la Covid-19 par le MSAS* ». Elle a fait apparaitre des conflits de distribution (*désaccord pour les règles et modalités d'accès de bien ou service*), de pouvoir (*acteurs se disputent le pouvoir, l'influence et les avantages matériels*) et même d'informations (*les parties impliquées s'empêchent de se procurer les informations*) entre structures.

Deuxièmement, sur la stratégie de testage, les laboratoires privés ont initié des actions de communication qui ont entraîné des polémiques sur une éventuelle stratégie d'exclusion et d'accaparement de l'IPD. Centrale de gestion de l'épidémie, la stratégie de testage est devenue sujette à controverse. Le sujet s'est élargi et pointant une « *surveillance épidémiologique* » ignorant la « *circulation active et invisible du virus dans nos populations* ». C'est pour conseiller une stratégie plus offensive sur la recherche des déterminants de « *la prévalence au niveau communautaire est importante* ». Il est recommandé de mettre en place un processus diagnostic fondé sur un « *recours aux TDR détectant les antigènes (TDR-Ag) pour diagnostiquer les infections actives en première ligne et réservant la RT-PCR pour les cas symptomatiques dont le TDRAg est négatif* ». L'engagement des acteurs sur le testage fait apparaitre, des conflits d'école *(acteurs se querellent sur les voies et méthodes pour atteindre les objectifs*) et de rôle (*attentes mutuelles des parties ne coïncident pas avec l'idée que chacun se fait de son rôle*).

Troisièmement, sur la stratégie de gestion médicale, l'engagement des autres spécialités médicales pointe : « *beaucoup de limites ont également été notées, en ce qui concerne nos capacités de prise en charge des patients, particulièrement des patients graves.* ». Il a permis de mettre en exergue au moins trois éléments. Il s'agit d'abord de l'évaluation de « *la prise en charge thérapeutique* », ensuite de l'étude de la relation liaison *« entre la mortalité particulière observée au Sénégal pour le Covid et l'usage massif, incontrôlé et irrationnel de l'Azithtromycine et de l'hydroxy chloroquine dans le pays »* et, enfin, le prise en charge de la comorbidité. Tous ces trois éléments sont en rapport avec la nécessité de mise en place d'une équipe médicale avec plusieurs spécialités médicales et pharmaceutiques. Ils cachent aussi des conflits d'école et de rôle.

Pour la prise en charge des malades et la gestion médico-sanitaire de l'épidémie, l'infectiologie a occupé toutes les places dans la gestion officielle de la maladie et des ressources laissant peu de place aux autres spécialités médicales et pharmaceutiques.

Il est recommandé d'être inclusif par rapport aux autres spécialistes médicales pour impliquer toutes *« les sociétés savantes »*. Pour eux, *« La vérité est que nous avons plus de cas graves et de cas sévères que nous ne le pensons. Une des erreurs que nous commettons tous, c'est d'oublier que la Covid est certes une infection virale, mais qui devient une maladie systémique. Autrement dit, qu'elle peut atteindre les différents organes, mais elle peut aussi s'exprimer tout à fait différemment. Un diabétique peut déséquilibrer son diabète du simple fait qu'il a une infection quelle qu'elle soit ou d'une agression extérieure quelle qu'elle soit ».*

Par ailleurs, on note la question d'ouverture à la médecine traditionnelle : « *les derniers résultats scientifiques sur les extraits polaires d'Artemisia annua confirment à nouveau tout l'intérêt et la place de cette plante et d'autres dans la lutte endogène contre la Covid-19.* ».

Fondamentalement, les sociétés savantes ne sont pas d'accord sur la gestion médicale officielle. Elles souhaitent une implication de toutes les spécialités acteurs. Surtout que la Covid-19 est apparue plus comme une maladie opportuniste sur le lit des comorbidités métaboliques (Diabète, AVC, etc.). Il ne s'agit plus seulement d'une affaire d'infectiologue aussi bien sur le plan sanitaire que médical.

Pourtant, la prise de parole de l'infectiologue en chef de la covid-19, bien encadrée par des communicants et en intelligence avec l'engagement des autres spécialistes, aurait pu avoir plus d'effet sur les populations. Cette prise de parole aurait aidé les porteurs de maladies chroniques (obésité, hypertension, diabète, etc.) et leur entourage à plus faire attention. Le jeu des acteurs sur cette stratégie de gestion médicale, révèle des conflits d'école, tout en cachant des conflits de pouvoir et de distribution.

… NE PAS CONCLURE…

Gestion de l'épidémie

Le Sénégal a opté pour l'ingénierie de gestion des risques, au début de la Covid-19, en prenant comme repère l'expérience les plus récentes épidémies infectieuses zoonotiques tels que Ebola, Marburg… Comme partout dans le monde, cette ingénierie a reposé sur l'évitement du contact physique, l'isolement de cas positifs, les tests des cas contacts et la prise en charge en infectiologie des malades. Pour ce faire, des mesures de gestion médico-sanitaire (geste barrière, distanciation sociale) et sociopolitiques de semi-confinement (couvre-feu, arrêt du transport interurbain) avec l'adhésion, à des exceptions près, de leaders de communautés religieuses. Le succès de ce choix va être mis à rude épreuve d'emblée par leur impopularité auprès de jeunes. Cette impopularité a reposé, d'une part sur l'inadaptation de ces mesures aux conditions de vie socioéconomique et cultuelle des populations et, d'autre part, sur la gestion communautaire des risques.

En effet très rapidement, la population sénégalaise a expérimenté l'épidémie et construit un savoir endogène empirique sur la maladie, sa contagiosité, sa symptomatologie, sa dangerosité différentielle, sa morbidité, sa mortalité et son traitement (recette de grand-mère). Le virus était dans toutes les maisons pendant que l'ingénierie de gestion continuait de mobiliser la police et la gendarmerie pour extraire des malades, escorter les enterrements et rechercher des cas positifs en fuite.

Les populations n'ont pas adhéré aux mesures sociopolitiques et l'ont montré à travers les manifestations de communautés (jeunes, transporteurs, …), la « *révolte des religieux* » et les comportements envers les forces de l'ordre. Ce qui apparait comme un conflit de pouvoir entre le gouvernement et les communautés cache en réalité un conflit latent de rationalité (d'école, de jugement ou de culture). Le conflit de rationalité entre l'ingénierie de gestion et la gestion communautaire se retrouvaient au centre de la crise sanitaire. L'essentiel est que l'État a pu rajuster progressivement son option en prenant en compte le comportement des populations permettant ainsi d'éviter les escalades malgré les incompréhensions des tenants de l'ingénierie de gestion.

Il ne s'agit nullement pas de pointer cette ingénierie médico-sanitaire pour le compte de la gestion communautaire. En réalité, les deux types de gestion n'ont pas le même temps pour évaluer le risque pour bien définir les mesures de réduction, planifier et informer le public. La gestion communautaire repose sur une approche épistémologiquement empirique et a une démarche ontologique plus directe entrainant une perception et une acceptabilité plus rapidement partagées du risque.

L'ingénierie de gestion n'avait pas l'ensemble des éléments d'évaluation (fréquence et gravité) de l'aléa (virus) et de la résilience (comorbidité) des organismes. Malgré l'alerte précoce, on ne sait pas si un plan de contingence a été élaboré. C'est plus tard que le virus de la Covid-19 apparait comme un virus opportuniste entrainant une maladie plus systémique, contrairement au VIH qui faisait le lit aux maladies opportunistes. A ce stade, la communication officielle aurait pu se recentrer et devenir une communication de risque pour les personnes atteintes de maladies chroniques. La communication de crise devrait être dédoublée par une autre de risque pour les personnes ayant des comorbidités.

Communication de risque et de crise

La communication officielle de risque et de crise a été un chassé-croisé dans le temps entre trois phases de communication sociopolitique (préliminaire, de prise en main et de relâchement) et trois autres phases de communication médico-sanitaire (offensive, défensive et erratique) en léger décalage. La communication sociopolitique était fondamentalement le baromètre de la gestion de la crise. Au début, elle avait pour soubassement l'ingénierie de gestion des risques et s'ajustait sur la dimension médico-sanitaire. Progressivement, elle s'en détachait pour prendre en compte et s'adapter aux réactions communautaires, déroutant la gestion médico-sanitaire et sa communication qui finalement finit de se perdre en cours de route.

Lors de la phase préliminaire de la communication sociopolitique (à partir de fin janvier 2020), l'État est resté sur une stratégie rationnelle et cohérente de gestion de la crise (étudiants sénégalais en Chine). Lorsque le cas zéro est apparu, l'État tout en le gardant secret jusqu'à sa guérison entama une communication sociopolitique discrète mais préventive de gestion de risque. Il cibla les communautés religieuses, en prenant en compte les nombreuses cérémonies cultuelles dans le calendrier socioculturel du pays. Rapidement, il se fait rattraper par la communication médico-sanitaire qui se positionne à partir du 06 mars avec l'information sur le cas zéro « déclaré guéri ».

Après une petite semaine d'hésitation, l'État se décide d'opter le 14 mars pour l'ingénierie de gestion et une deuxième phase communication sociopolitique de prise en main à partir du 14 mars. Il a été aidé fondamentalement par l'évolution positive du cas zéro qui a installé chez les populations un climat de confiance en leurs médecins. Cette évolution a permis ainsi de positionner la phase offensive de communication médico-sanitaire pour une durée d'un mois (jusqu'au 11 mai).

Cette phase offensive de communication médico-sanitaire, axée sur des messages positifs (cas déclaré guéri), a permis de rassurer sur la compétence du corps médical inculquant à la population la capacité à maîtriser la dangerosité de l'aléa. Elle s'est faite dans un contexte où l'ignorance de la pathologie et de l'épidémie dominait encore dans le monde scientifique. Les interactions entre les caractéristiques intrinsèques (contagiosité, vie de l'air) de l'aléa et les différences de terrain d'accueil (comorbidité ou non) n'étaient pas connues. Le risque (fréquence, gravité du virus et comorbidité) n'était pas évalué.

La communication médico-sanitaire de risque souffrait de ce problème d'évaluation indispensable à une information correcte du public, facteur clé dans la réduction effective des risques dans l'option de l'ingénierie de gestion. Elle se retrouve piégée dans des conflits de distribution (*désaccord pour les règles et modalités d'accès de bien ou service*), de pouvoir (*acteurs se disputent le pouvoir, l'influence et les avantages matériels*) et même d'information (*les parties impliquées s'empêchent de se procurer les informations*) entre structures notamment sur les tests de dépistage et les essais thérapeutiques médicamenteux. Cette phase est aussi témoin du conflit d'école (pharmacovigilance et efficacité thérapeutique) sur la quinine.

Pendant ce temps, la communication sociopolitique, dans sa phase 2 (prise en main), avec deux objectifs (interdiction de tout rassemblement et suspension des déplacements entre agglomérations), va battre de l'aile très rapidement à cause de la non adhésion des populations qui réagissent progressivement. La gestion sociopolitique, s'était-elle préparée à cette réaction ? Avait-elle élaboré une stratégie adaptée et un plan de contingence pour faire face ?

Les populations, après un court temps d'observations de la nouvelle forme de communication, décident d'ouvrir le conflit latent préexistant. Elles font monter la tension et organisent des manifestations plus ou moins spontanées alors que certains agents de l'administration n'ont pas fait preuve d'orthodoxies de gestion. Les réactions communautaires s'opposaient totalement aux mesures et protocoles. L'État a voulu faire usage, de manière énergique (arrestations, convocations à la police), de la force régalienne, dans une approche de condamnation des réactions et avec l'appui de certaines communautés religieuses.

Les populations adoptèrent une stratégie de résistance à la répression. Le comportement des acteurs témoignait de conflits ouverts. Cette phase de prise en main devait reposer sur l'expertise alors que les évidences médico-sanitaires sur la maladie se font attendre. Pendant ce temps, les évidences empiriques avaient déjà permis à la population d'élaborer une approche épistémologique et ontologique, de gestion communautaire de la crise. La différence de rationalité mettait en exergue des conflits d'école, de jugement et de culture.

Les éléments de manifestation de ces conflits menaçaient la paix sociale et la sureté de l'État qui n'a pas hésité à mettre en place une stratégie de désamorçage de la bombe sociopolitique[33]. Pendant cette phase, le conflit devient totalement ouvert entre les forces en présence. Ces forces plus ou moins organisées vont remporter la bataille de la gestion sociopolitique avec l'aide de plusieurs facteurs : appréhensions empiriques de la maladie et de ses effets, besoins économiques de jeunes, tergiversation sur le PIC, système de distribution des denrées alimentaires et de Kits.

Malgré la confiance et l'empathie pour les membres du corps médical, les populations ont eu des réactions de non-adhésion aux mesures sociopolitiques. Ces réactions allant crescendo, ont trouvé des échos dans l'engagement d'autres acteurs du corps médical qui prônent déjà l'immunité collective au-delà de ces engagements. C'est dans ce contexte que la communication sociopolitique va avoir son effet boomerang entraînant l'ajustement des mesures et son basculement. Lentement et sûrement la stratégie des populations s'avère payante, entraînant dans son sillage celle médico sanitaire. L'État opta pour une phase de relâchement de la pression et de la communication.

---

[33] Cette bombe sociopolitique a deux composantes dont les politologues ont plus de compétences à appréhender. Il s'agit de la montée en puissance de la popularité d'un opposant ainsi que les manifestations spontanées de jeunes contre le mot d'ordre des khalifes généraux dans les cités religieuses.

La phase 3 (relâchement) de la communication sociopolitique, en consacrant la dominance de la gestion communautaire de la population, débutait le 11 mai avec le discours « *vivez avec le virus* » consacrant l'allégement des mesures de semi confinement. Ce discours entraîne la communication médico-sanitaire dans sa phase 2 (repli défensif) qui va durer du 11 mai au 29 juin.

Cette période est concomitante à l'augmentation des cas communautaires dans la courbe des statistiques officielles. Cette augmentation a réorienté rapidement la communication médico-sanitaire qui va s'axer sur des messages qui tentent de faire peur à la population. Le dirigisme sociopolitique de l'État n'est plus de mise. Le message négatif, pessimiste et apeurant de la communication médico-sanitaire ne passe pas. Cette réorientation de la communication témoigne de l'absence d'effets escomptés en rapport avec les mesures de gestion sanitaire (isolement des cas contacts) et de l'inquiétude des responsables. Au-delà, cette phase est parasitée par la recherche du PIC (des PICs ou du plateau), la reprise avortée des classes et ses corollaires, le prolongement de l'état d'urgence, le débat sur la fermeture des frontières…

La gestion communautaire est dominante. Elle occupe tous les espaces publics et entraine progressivement une déperdition de la communication médico-sanitaire à partir de la fin du mois de juin 2020. Le dialogue de sourds s'intensifie même si les héros de la crise continuent de garder la confiance et l'empathie des populations.

L'ingénierie de gestion continue d'ignorer la faible dangerosité intrinsèque de l'aléa ainsi que les capacités d'adaptation et de résilience des organismes. Mais ce dirigisme communicationnel ne prospère pas auprès d'autres membres du corps médical. L'engagement des autres membres du corps médical qui communiquent sur leur expérience de la maladie dans leurs activités quotidiennes, vient conforter l'expérience des communautés. Cet engagement dans la communication de crise des autres spécialités médicales, met en évidence l'importance de la relation entre le virus et le facteur favorisant sa dangerosité en relation avec la résilience de l'organisme (comorbidité). Ces spécialistes communiquent sur des évidences techniques et scientifiques obtenues à partir de données de terrain ou issues de la littérature internationale. Ces sorties répétées des autres spécialistes, font soupçonner, pour dire le moins, une stratégie de rétention d'information. Elles cacheraient aussi des conflits de ressources, de rôles et de pouvoir. Par ailleurs, ces sorties constituent un appel à la rupture de la gestion de la maladie consacrant le conflit d'école sur les relations Covid/Comorbidités. Par ailleurs, la gestion communautaire commence à avoir une expérience de l'aléa (virus) et mesurer empiriquement sa dangerosité. Et les populations se comportent en conséquence de cette expérience.

Pendant cette période avancée de l'épidémie, la communication officielle n'aborde pas les sujets en rapport avec la virulence relative de l'aléa (virus) et de la résilience (comorbidité). Elle est dans des sujets périphériques même si elle a tendance à répondre indirectement aux autres spécialistes. Elle exprime une satisfaction sur la stratégie de gestion et exprime des regrets accusateurs du comportement des populations. La communication devient erratique.

Cette caractéristique va dans le sens contraire de l'ingénierie de gestion du risque qui prône une information transparente basée sur des évidences scientifiques à travers une évaluation du risque. La gestion médicale, n'aurait-elle pas fait bien de fournir les évidences scientifiques aux spécialistes de l'EPS pour bâtir une stratégie de communication efficace, au lieu de démultiplier les sorties ?

Engagement des acteurs

Durant toutes les phases de communication de risque et de crise, il a été noté des interactions de la communication, de réactions des populations et de l'engagement de scientifiques et des techniciens. Cet engagement s'est fait souvent à travers des approches déterministes.

L'engagement du corps médical dépeint un « *système sanitaire submergé et plus ou moins désorganisé* » sur six (6) points (capacité d'accueil des structures médicales, performance du plateau médical, gestion des ressources humaines, sécurité du personnel médical, résilience financière et confiance des populations). Au début, elle a permis d'aborder la prise en charge médicale de la maladie surtout les essais thérapeutiques, la prise en charge par molécules (Chloroquine, Artémisia ou Covid organic, Association médicamenteuse) ainsi que la fiabilité et les stratégies de gestion des tests. L'engagement de ces acteurs a aussi alimenté le débat sur les stratégies de gestion sanitaire (isolement des cas contacts, confinement, immunité totale) et médicale (comorbidité).

L'engagement des hommes politiques témoigne des conflits de pouvoir entre les gouvernants et les opposants même s'il a toujours été soutenu par des arguments de part et d'autre. Les sorties de défense ou d'attaque ont surtout porté sur les dysfonctionnements des tests, sur la prise de mesures de déconfinement, sur le leadership, sur la gestion de la force covid-19 et sur la stratégie d'appui à la population.

L'engagement de la société civile a mis en exergue des leaders, plus ou moins désorientées, à plusieurs égards. Ils ont tenté d'ajuster leur engagement en fonction des circonstances et de leur positionnement sur le pouvoir et l'opposition. Elle se positionnait au cas par cas. Il est important de noter que les politiques et la société civile sont tous d'accord sur l'opérationnalisation rapide et transparente de l'aide alimentaire aux populations.

L'engagement des guides religieux qui ont communiqué sur la maladie, est plus ou moins resté dans la rationalité reconnaissant la volonté divine à travers, pour certains, la simple expression de sa puissance et, pour d'autres, la punition de l'homme pour la mauvaise gestion de la planète terre qui lui a été confiée. Sur la gestion de la crise, ces guides ont aussi dénoncé l'immersion de l'État laïque dans des pratiques cultuelles (distanciation physique dans les mosquées) alors que l'État devait se limiter à la sensibilisation et à l'EPS.

L'engagement des mathématiques et statisticiens, très volontaire, s'est perdu en cours de route et n'a pas permis de repérer, à temps, la PIC tant recherché. Il a devancé les données de terrain et, surtout, a soulevé la nécessité de former une masse critique de biostatisticiens et biomathématiciens médicaux, en cette période d'émergence d'épidémies zoonotiques.

L'engagement des ingénieries a inversé les étapes (mettre les charrues avant les bœufs) en faisant appel aux médecins à la fin du processus remettant en cause l'approche interdisciplinaire d'invention et d'innovation. Par ailleurs, il est apparu plus concurrentiel que complémentaire, surtout pour le respirateur. Fondamentalement, il peut être retenu que notre ingénierie doit être plus dans l'anticipation que dans le rattrapage. Encore faudrait-il que les moyens nécessaires à la capitalisation de l'expérience et à l'innovation soient mis à disposition.

L'engagement des communicants est apparu dispersé avec des contributions analytiques et des enquêtes permettant des saisir les résultats de la communication. Les contributions analytiques ont été trop englobantes, peu circonstanciées. Elles ont été descriptives sur les pratiques et comportements (*absence de transparence et manipulation des populations, informations erronées et confiance érodée*) des certains de leurs collègues. Elles ont relevé des caractéristiques (absence de la pédagogie, faible mobilisation de toutes les compétences, absence de cohérence) du système de communication dans un contexte d'agnatologie. Fondamentalement, les contributions analytiques de la communication s'avèrent complémentaires tout en restant fidèles à leur démarche.

Les enquêtes (journalistique et d'étude) ont cherché à saisir la performance et les résultats de la communication gouvernementale. L'enquête journalistique a souligné les éléments en rapport avec le relâchement des populations, la multiplication des contaminations et la propension de la théorie du complot. En se contentant de transcrire la parole des interviewés, elle a fait preuve de neutralité axiologique rendant ainsi sacrés les faits, au détriment du libre commentaire.

L'étude sur la pénétration du message dans les communautés a été plus concentrée sur la transmission et la répétition (mécanique ?) des messages oubliant les facteurs d'adoption au quotidien des gestes barrières. Elle a eu une approche déterministe et une démarche déductive d'emblée, orientée à démontrer une idée (impertinence d'un communicant) et non un fait. Au-delà, l'étude de la performance de la communication a fait preuve de faibles vigilances scientifiques (jugement de valeurs des populations et de certains communicants) dans des commentaires explicatifs du refus d'adoption des gestes barrières. Elle aurait pu se faire compléter par une question sur les facteurs d'adoption et d'adaptation des comportements.

Fondamentalement, l'engagement des spécialistes de la communication n'a abordé ni les facteurs d'adoption des messages, ni les questions de rétroaction des populations. Ainsi, la veille communicationnelle n'a pas perçu l'arrivé des effets boomerang.

L'engagement des socio-anthropologues, au minima, aurait pu aborder ces facteurs d'adoption et surtout les facteurs déterminants des réactions des populations et communautés. La communication des socio-anthropologues montrait plus un alignement sur la directive de l'ingénierie de gestion (médecins) que sur l'appréhension objective des logiques sociales des communautés, même si certains ont alerté sur la nécessité d'une approche interdisciplinaire de gestion de la crise.

L'engagement des philosophes apparait neutre. Il n'est pas tombé sur les faciles jugements de valeur. Il n'a pas fait preuve de déterminisme. Elle réfléchit simplement de manière presque détachée et pousse à la réconciliation entre religion et sciences et à la créativité africaine.

Les analyses disciplinaires et les approches déterministes de l'engagement (sociopolitique et médico- sanitaire) des acteurs, bien que pertinente dans leur domaine de savoir, n'ont pas eu les effets escomptés. Il en est de même, pour les analyses disciplinaires déterministes dont les acteurs ont fait preuve dans leur engagement médico-sanitaire.

Par ailleurs, la communication de l'appui à la gestion de la mesure de semi-confinement est très largement dominée par les avis sur des dysfonctionnements des opérations qui révèlent une certaine absence de préparation. L'approche « kits alimentaires », à la place d'envoi par mobile money, a été largement abordée.

Au-delà des conflits liés à l'alignement sur l'ingénierie de gestion médicale, à l'impréparation à la communication de crise, aux jugements de valeurs des communautés, l'engagement communautaire a révélé la nécessité d'une équipe pluridisciplinaire de gestion. Les conflits de rationalités entre l'ingénierie de gestion et la gestion communautaire nécessitent une approche inclusive et interdisciplinaire doublé d'une veille socio-communicationnelle.

Jeu d'acteurs

Fondamentalement, on a assisté à deux jeux d'acteurs parfois croisés et parfois successifs pendant cette crise. Le premier est le jeu sociopolitique d'acteurs à travers les conflits de rationalité (école, valeur, et culture), de ressources et de pouvoir entre les gouvernements et les communautés (populations, religieux, politique et société civile).

Le second est le jeu médico-sanitaire d'acteurs mettant en conflit (école, de rôle et de ressource) les médecins officiels contre les autres membres du corps médical (privé ou non) et impliquant parfois, des acteurs non médicaux et des populations. Cette dualité (sociopolitique et médico-sanitaire) du jeu met en exergue toute la difficulté d'une gestion de l'épidémie tendant à imposer l'ingénierie de gestion à la gestion communautaire de la crise.

Au-delà, des communautés et des autres membres du corps médical, plusieurs autres acteurs (mathématiciens, communicants et socio-anthropologues) ont fait preuve d'engagement pendant la crise sanitaire. Les acteurs, dans leurs engagements, ont fait plus preuve d'analyses déterministes en rapport avec les normes de leurs domaines de savoir. Les approches d'analyse déterministes cachent des jugements de valeur qui ne sont pas absents dans les tentatives de saisines. En effet, ceux qui ont tenté d'appréhender, ont utilisé des hypothèses et démarches d'investigations plus déductives qu'inductives.

Il est important de retenir que l'ensemble des acteurs se sont exprimés avec le paradigme déterministe de ce que doit être le système de santé au Sénégal. À ce niveau, le jeu des acteurs ne révèle pas de conflits sur la submersion du système de santé et la nécessité de sa réforme. Tous les acteurs sont d'accord sur cette nécessité. Le jeu des acteurs faisait apparaitre de nombreux conflits de rationalité (école, jugement et culture), de rôle et de ressources sur d'autres aspects en rapport avec la gestion de l'épidémie.

Pour terminer, ce travail souligne la nécessité d'une analyse approfondie de la communication de risque et de crise sanitaire ainsi que de l'engagement des acteurs. Pour ce faire, il met à disposition les réactions de lecteurs des sites d'informations. Ainsi, il pose des jalons interrogatoires sur la méthodologie de recherche et de recueil d'informations dans les canaux (traditionnels et digitaux) de communication et de leur analyse pour obtenir des données scientifiquement valables, dans des contextes particuliers d'épidémie. Ainsi, il interpelle les méthodologues à l'heure de développement des sites d'information interactive.

Au-delà, le travail pose le problème des complexités de la communication et de l'engagement des acteurs dans ce contexte de développement de la communication interactive en ligne et le développement des réseaux sociaux. Ainsi, il attire l'attention sur la veille communicationnelle interdisciplinaire prenant en compte deux dimensions (médico-sanitaire et sociopolitique) de la communication.

Cette veille est d'autant plus nécessaire qu'il n'y a pas de communication parfaite, il y a tendance à des distorsions qui sont d'autant plus prégnantes que l'on passe de la communication interpersonnelle à la communication de masse. Cette dernière perd un peu de son interactivité et les moyens d'évaluation de sa performance ne sont pas évidents. L'analyse transactionnelle devient plus difficile en présence d'une diversité de rationalités (communautaires, scientifiques, religieuses, professionnelles, etc.). Pour la faciliter, l'association inclusive des acteurs et des disciplines diverses, apparait nécessaire.

Les formations aux approches interdisciplinaires, voire transdisciplinaires, des professionnels prennent de l'importance dans un contexte d'émergence et de réémergence des épidémies zoonotiques attribuées aux changements climatiques. Ce contexte nécessite des réflexions stratégiques pour l'élaboration des systèmes d'alerte précoce et de plans de contingence, prenant en compte les dimensions sociopolitiques et médico-sanitaires, pour une gestion optimum de ces types d'épidémies.

TABLE DES MATIÈRES

Structures éditoriales du groupe L'Harmattan

L'Harmattan Italie
Via degli Artisti, 15
10124 Torino
harmattan.italia@gmail.com

L'Harmattan Hongrie
Kossuth l. u. 14-16.
1053 Budapest
harmattan@harmattan.hu

L'Harmattan Sénégal
10 VDN SICAP AMITIE 3
BP 45034 Dakar-Fann
direction@senharmattan.com

L'Harmattan Cameroun
Tsinga/Derrière polyclinique FECAFOOT
BP 11486 Yaoundé
Jacques.koukam@harmattan.fr

L'Harmattan Burkina Faso
Villa 281, secteur 23 623, rue 14.32
Ouagadougou
zagbie@outlook.fr

L'Harmattan Guinée
Almamya, rue KA 028 OKB Agency
BP 3470 Conakry
harmattanguinee@yahoo.fr

L'Harmattan RDC
185, avenue Nyangwe
Commune de Lingwala – Kinshasa
matangilamusadila@yahoo.fr

L'Harmattan Congo
219, avenue Nelson Mandela
BP 2874 Brazzaville
deunovmikhael@gmail.com

L'Harmattan Mali
Immeuble Mgr Jean Marie Cissé
Aci Hamadallaye
BP 145 Bamako
syllaka@yahoo.fr

L'Harmattan Togo
Djidjole – Maison Amela
face EPP BATOME
02 BP 20680 Lomé
didieramela11@gmail.com

L'Harmattan Côte d'Ivoire
Résidence Karl – Cité des Arts
Abidjan-Cocody
03 BP 1588 Abidjan
harmattan.ivoire@gmail.com

L'Harmattan Bénin
Rue 604, (Immeuble à l'entrée
de la rue UCAO- Cite de Saint-Jean)
Cotonou
stepcorpus@gmail.com

Nos librairies en France

Librairie internationale
16, rue des Écoles
75005 Paris
librairie.internationale@harmattan.fr
01 40 46 79 11
www.librairieharmattan.com

Librairie des savoirs
21, rue des Écoles
75005 Paris
librairie.sh@harmattan.fr
01 46 34 13 71
www.librairieharmattansh.com

www.ingramcontent.com/pod-product-compliance
Lightning Source LLC
LaVergne TN
LVHW021139061026
849535LV00002B/295
* 9 7 8 2 3 3 6 5 0 7 7 9 8 *